Dr. med. Norbert Scholz

Prüfungsfragen für die Podologie

Ergänzungsband zum „Lehrbuch und Bildatlas für die Podologie"

VNM Verlag Neuer Merkur GmbH

Bibliografische Informationen Der Deutschen Bibliothek
Die Deutsche Bibliothek verzeichnet diese Publikation in der Deutschen Nationalbibliografie; detaillierte bibliografische Daten sind im Internet über http://dnb.ddb.de abrufbar.

Verlagsort: Postfach 12 53, D-82141 Planegg

Das Bild- und Fotomaterial stammt - soweit nicht anders angegeben - von Dr. med. Norbert Scholz.

Dr. Norbert Scholz
Prüfungsfragen für die Podologie
1. Auflage - ISBN 3-937346-05-8

Layout und grafische Gestaltung: Martina Stolzmann

Druck: CPI - Clausen & Bosse, Leck

Fragen zum Thema:

In der Ausbildungs- und Prüfungsverordnung für Podologinnen und Podologen (PodAPrV) ist unter anderem festgelegt, wie viel Stunden theoretischen Unterricht (2000 Stunden), wie viel praktischen Unterricht (1000), welche Fähigkeiten vermittelt werden müssen und welche Übergangsregelungen für die gelten, die schon seit mindestens fünf, bzw. zehn Jahren medizinische Fußpflege betreiben. (Hinweis: Den Text des PodAPrV finden Sie in dem „Lehrbuch und Bildatlas für die Podologie", Neuer Merkur Verlag, München, auf Seite 596).

Außerdem ist festgelegt, welche Fächer schriftlich, welche Fächer mündlich und was praktisch geprüft wird.

Der schriftliche Teil der Prüfung umfasst (§5 PodAPrV):
1) Berufs-, Gesetzes- und Staatskunde; Psychologie, Pädagogik und Soziologie.
2) Anatomie und Physiologie
3) Allgemeine Krankheitslehre und Spezielle Krankheitslehre

Der mündliche Teil der Prüfung umfasst (§6 PodAPrV):
1) Theoretische Grundlage der podologischen Behandlung
2) Spezielle Krankheitslehre
3) Arzneimittellehre, Material- und Warenkunde
4) Hygiene und Mikrobiologie

Der praktische Teil der Prüfung umfasst (§7 PodAPrV):
1) Podologische Behandlungsmaßnahmen
2) Podologische Materialien und Hilfsmittel

Aus besonderem Anlass möchte ich den Punkt 1.2 des § 7 zitieren. Hier heißt es:
(1) 2. **Podologische Maßnahmen und Hilfsmittel:**
Der Prüfling hat im Rahmen einer podologischen Behandlung am Patienten jeweils mindestens eine Nagelkorrekturmaßnahme sowie mindestens eine orthotische Korrekturmaßnahme durchzuführen. Dabei hat er sein Handeln zu erläutern und zu begründen.

Die PodAPrV schreibt also nicht vor, welche spezielle Nagelkorrekturmaßnahme der jeweilige Prüfling anwenden muss, auch wenn manche

Berufverbände und Schulen nur die Fraser-Spange lehren und in der Prüfung zulassen. Hier ist zu fragen, ob es in den Verbänden niemanden gibt, der auch andere Spangentechniken beherrscht oder ob die Struk-turen so starr sind, dass neues Wissen keine Chance hat.

Die Ausgestaltung des Lehrplanes ist den Schulen überlassen, soweit sie sich an die Vorgaben im Gesetz halten.

Die auf den folgenden Seiten vorgestellten Fragen können nicht alle Bereiche einer solch umfangreichen Prüfung abdecken und erheben auch keinen Anspruch auf Vollständigkeit. Ich möchte auch betonen, dass es sich hierbei nicht um Original-Prüfungsfragen irgendeiner Podologenprüfung handelt. Wie sollte dies auch möglich sein, da das Gesetz in der jetzigen Form erst seit dem 2. Januar 2002 in Kraft ist. Bei einer zweijährigen Ausbildung könnten Originalprüfungsfragen also erst Ende des Jahres 2004 oder Anfang des Jahres 2005 zur Verfügung stehen. Alle derzeit im Umlauf befindlichen Prüfungsfragen sind also nicht nach den erst am 2. Januar 2002 in Kraft getretenen Vorschriften erstellt worden.

Die vorgestellten Prüfungsfragen sind so gehalten, dass sie entweder mündlich oder schriftlich gestellt werden können. Die Lösung jeder Frage finden Sie direkt im Anschluss an die Frage selbst, in aller Regel mit einem ausführlichen Kommentar und notwendigen Erklärungen. Das Niveau bewegt sich auf dem der heutigen Heilpraktikerprüfung, deren Schwierigkeitsgrad in den letzten Jahren der Verantwortung dieses Berufsstandes angepasst wurde. Die Art der Fragen habe ich am Curriculum des Podologengesetzes ausgerichtet. Die Zuordnung der Fragen zu den einzelnen Fachgebieten erfolgte willkürlich, da keine scharfe Trennung zwischen einigen Fachbereichen möglich ist. So finden Sie im Fachbereich „Anatomie“ Fragen, die durchaus auch in das Fachgebiet „Orthopädie“ passen, oder umgekehrt. Da jede Schule einen weiten Spielraum für die Zusammenstellung der Prüfungsfragen bezüglich des Inhaltes und des Schweregrades hat, sind auch die vorgestellten Fragen von sehr einfach bis kaum lösbar gehalten (immer unter Berücksichtigung der zweijährigen Ausbildungszeit). Die Fragen sollen Ihnen nicht beweisen, dass Sie nichts Wissen, sondern sie sollen ihnen den Mut geben noch das zu lernen, was fehlt. Die Kommentare und Lösungen der Fragen sollen Ihnen also die Möglichkeit geben, zu lernen, ohne alles noch einmal nachschlagen zu müssen.

Noch einige Tipps zu Prüfungsfragen allgemein.
Prüfungsfragen können unter anderem

- eine konkrete Antwort verlangen
- mehrere Lösungen zulassen
- oder Kombinationen von Lösungen zulassen (zum Beispiel: 2, 3 und 4 sind richtig)
- bestimmte Lösungen vorgeben
- einen Kommentar oder ausführliche Erläuterungen fordern

Die Frage kann lauten:

- was ist richtig?
- was ist nicht richtig (was ist falsch)?

Durch diese Art der Fragestellung lässt sich die Anzahl der Prüfungsfragen mit unterschiedlicher Lösung ohne großen Aufwand verdoppeln. Man muss nur das Wort „nicht" einfügen, um eine ganz andere Lösung zu erhalten. Außerdem sind diese Fragen gefährlich, weil nur dieses eine Wort geändert wurde und man die Lösung schon zu kennen glaubt.
In aller Regel ist niemand interessiert, einen Prüfling hereinzulegen. Trotzdem können manche Fragen hinterlistig erscheinen, ohne es zu sein. In jedem Falle ist große Aufmerksamkeit notwendig.

Wenn Sie die Prüfungsfragen bekommen, gehen Sie wie folgt vor:

- Lösen Sie zuerst die Fragen, die Sie problemlos beantworten können.
- Halten Sie sich nicht länger als drei, maximal fünf Minuten mit einer Frage auf.
- Wenn Sie alle Fragen gelöst haben, die Ihnen leicht erscheinen, gehen Sie zu den nächst schwereren über.

Diese Vorgehensweise hat sich bewährt, um nicht mit einer schwierigen Frage 30 Minuten zu verschwenden und für die einfacheren Fragen, die man sicher richtig gelöst hätte, keine Zeit mehr zu haben.

Abschließend möchte ich jeden angehenden Podologen und „frisch gebackenen Podologen" bitten, mir Prüfungsfragen zuzusenden, damit ich diese in den Fragenkatalog aufnehmen kann.

In diesem Sinne viel Spaß und Erfolg beim Raten, Lernen und Üben.

Norbert Scholz

Fragen gemäß § 5 PodAPrV, Punkt 1.1 Beruf-, Gesetzes- und Staatskunde; Psychologie/Pädagogik und Soziologie

Bei diesen Fachgebieten wird Wissen abgefragt, das nicht direkt mit der Podologie, wohl aber mit der Position eines Arbeitgebers (Unternehmers) oder Arbeitnehmers und deren Rechten und Pflichten zu tun hat. Außerdem wird geprüft, ob der Prüfling weiß, welchen gesetzlichen Bestimmungen er als künftig tätiger Podologe/Podologin unterliegt. Auch steuerliche und gewerberechtliche Fragen sowie Fragen zum Umgang mit Menschen und dem Verhalten in der Gesellschaft werden gestellt.

FRAGE 1 **Wer hat für die als Berufskrankheit anerkannte Virushepatitis einer in einem Krankenhaus angestellten Raumpflegerin die Kosten der Heilbehandlung zu tragen?**
a) die Krankenkasse
b) das Krankenhaus
c) die Bundesversicherungsanstalt für Angestellte
d) die Bundesversicherungsanstalt für Angestellte
e) die zuständige Berufsgenossenschaft
f) die vom Krankenhausträger abgeschlossene Haftpflichtversicherung

KOMMENTAR

Institution	Träger
gesetzliche Krankenversicherung	Krankenkassen (a), Seekasse, Bundesknappschaft
gesetzliche Rentenversicherung	Landesversicherungsanstalten, Bundesbahn-VA, Seekasse, Bundes-VA für Angestellte (c), Bundesknappschaft, Landwirtschaftliche Alterskasse
Versorgungswesen	Staat
Sozialhilfe	Gemeinden

Berufskrankheiten und auch die Folgen eines Arbeitsunfalls gehören gleichermaßen zu den Versicherungsfällen der Unfallversicherung. Die entstehenden Kosten tragen, die branchenspezifischen Berufsgenossenschaften, die Knappschaft sowie Eigenversicherungen der öffentlichen Hand.

FRAGE 2 **Die Leistungspflicht bei anerkannten Berufskrankheiten ist geregelt in:**

a) der gesetzlichen Krankenversicherung
b) der gesetzlichen Unfallversicherung
c) dem Bundesversorgungsgesetz
d) der Rentenversicherung der Arbeiter und Angestellten
e) Keine der Aussagen (a) - (d) trifft zu.

LÖSUNG **b**

Berufskrankheiten und auch die Folgen eines Arbeitsunfalls gehören gleichermaßen zu den Versicherungsfällen der **gesetzlichen Unfallversicherung**.

KOMMENTAR

Zu a: Außerberufliche Erkrankungen fallen unter die Leistungspflicht der **gesetzlichen Krankenversicherung**, soweit der Erkrankte nicht privat versichert ist.

Zu b: Ein Versorgungsanspruch nach dem **Bundesversorgungsgesetz** beruht auf der bestmöglichen Wiedergutmachung nach einem vorausgegangenen Opfer an Gesundheit oder einer anderen Benachteiligung, die die Versorgungspflicht der öffentlichen Hand begründet. (Der Text ist so gestelzt, weil es sich um juristische Formulierungen handelt).

Zu d: Leistungen aus der **gesetzlichen Rentenversicherung** kommen erst nach einer zeitlichen Anwartschaft zum Tragen. Hierzu gehören die Sicherung der wirtschaftlichen Existenz im Alter, von Witwe(r)n und Hinterbliebenen sowie der Erwerbsfähigkeit im Sinne von Rehabilitationsmaßnahmen. Mit anderen Worten: die Betroffenen müssen durch Beitragszahlung oder Ersatzzeiten (Bundeswehr, Zivildienst etc.) Ansprüche erworben haben.

FRAGE 3 **Was verstehen Sie unter einem Arbeitgeber?**

a) Nur Aktiengesellschaften können Arbeitgeber sein
b) Nur der Staat kann als Arbeitgeber auftreten
c) Jeder, in dessen Diensten ein Arbeitnehmer tätig ist, zählt zu den Arbeitgebern

LÖSUNG **c**

KOMMENTAR Jeder, der eine Angestellte (Angestellten) im Haus beschäftigt ist also ein Arbeitgeber, auch wenn er die Angestellte (Angestellten) nicht anmeldet. Sollte ein nicht angemeldeter Beschäftigter einen Unfall erleiden, haftet der Arbeitgeber.

FRAGE 4 **Was ist ein Arbeitnehmer?**

a) Nur Beschäftigte im öffentlichen Dienst sind Arbeitnehmer.
b) Jeder, der aufgrund eines privatrechtlichen Vertrages zur Leistung von Arbeit in fremden Diensten (des Arbeitgebers) verpflichtet ist (unselbständige Arbeit leistet), zählt zu den Arbeitnehmern.
c) Nur Beschäftigte, die unter 42 Stunden pro Monat arbeiten, sind Arbeitnehmer.
d) Nur Angestellte sind Arbeitnehmer.

LÖSUNG **b**

KOMMENTAR Arbeitnehmer im Sinne des Gesetzes sind Arbeiter und Angestellte, einschließlich der zu ihrer Berufsausbildung Beschäftigten (Auszubildende).

FRAGE 5 **Welche bösartigen Erkrankungen werden durch Benzol ausgelöst?**

a) bösartige Neubildungen der Blase
b) Panmyelopathie, myeloische Leukämien (spezielle Blutkrebsarten)
c) Bronchialtumoren
d) Hämangioendothelsarkome der Leber
e) Adenokarzinome der Nasenhaupt- oder Nasennebenhöhlen

LÖSUNG **b**

KOMMENTAR Leitsymptome einer chronischen **Benzol**einwirkung sind Mattigkeit, Schwindel, Kopfschmerzen und Magen-/Darmstörungen. Früher oder später stellt sich dann eine Schädigung der Blutbildungsorgane (Knochenmark) ein. Neben einer Depression (Störung) der Hämato- und Thrombopoese (Bildung von Blutzellen und Blutplättchen) können sich maligne (krebsförmige) Entartungen des weißen Blutbildes (v. a. akute **myeloische Leukämien**) bzw. eine **Panmyelopathie** (pan/gr. = ganz, alle; also alle Blutzellen betreffend) entwickeln.

Für den Fußpfleger hat Benzol nur eine Bedeutung, weil manche Lösungsmittel in seinem Umfeld Benzol enthalten können. Für seine tägliche Arbeit am Patienten dürfte dieses Wissen nur von untergeordneter Bedeutung sein.

FRAGE 6 **Eine Mitverursachung durch Viren (Papilloma-Viren, HPV) wird insbesondere für folgende Krebslokalisation angenommen:**
a) Lunge
b) Magen
c) Dickdarm
e) Pankreas (Bauchspeicheldrüse)
f) Zervix (Gebärmutterhals)

LÖSUNG **f**

KOMMENTAR Als mögliche Risikofaktoren bei der Entwicklung eines **Zervixkarzinoms (Gebärmutterhalskrebs)** werden diskutiert:
1. Infektion mit menschlichen **Papilloma-Viren** (Condylomata acuminata)
2. Infektion mit **Herpes simplex-Virus Typ 2**
3. frühzeitige sexuelle Kontaktaufnahme
4. venerische Infektion (Geschlechtskrankheiten)
5. Nikotinabusus (Rauchen, weil durch Rauchen das Immunglobulin A (IGA) vermindert wird, das als Schleimhautschutzfaktor gilt)
6. Geschlechtsverkehr mit häufig wechselnden Partnern

Diese Frage ist für den Fußpfleger nur von geringer Bedeutung. Trotzdem hat auch der Fußpfleger mit humanen Papilloma-Viren in Form von Warzen zu tun. Warzen sind kleine Hauttumoren, die durch Papilloma-Viren hervorgerufen werden. Plantarwarzen werden von den HPV-Typen (Humane-Papilloma-Virus-Typen) 1, 2 und 4, Verrucae vulgaris (normale, vulgäre Warzen) von den HPV-Typen 2 und 4 hervorgerufen.

FRAGE 7 **Die Technischen Richtkonzentrationen (TRK) orientieren sich an den technischen Gegebenheiten unter Einbeziehung arbeitsmedizinischer Erfahrungen im Umgang mit den betreffenden Arbeitsstoffen, weil Technische Richtkonzentrationen**

(TRK) für solche Arbeitsstoffe aufgestellt werden, die nach dem aktuellen Wissensstand mit keiner Krebsgefährdung verbunden sind.

a) Aussage 1 ist richtig, Aussage 2 ist richtig, Verknüpfung ist richtig
b) Aussage 1 ist richtig, Aussage 2 ist richtig, Verknüpfung ist falsch
c) Aussage 1 ist richtig, Aussage 2 ist falsch, keine Verknüpfung möglich
d) Aussage 1 ist falsch, Aussage 2 ist falsch, keine Verknüpfung möglich

LÖSUNG c

KOMMENTAR Hier handelt es sich um einen Fragentyp, bei dem:

1. Die erste Aussage richtig, die zweite Aussage richtig und die Verknüpfung richtig sein kann
2. Die erste Aussage richtig und die zweite Aussage richtig aber die Verknüpfung falsch sein kann
3. Die erste Aussage falsch und die zweite Aussage richtig sein kann
4. Die erste Aussage richtig und die zweite Aussage richtig sein kann, aber eine Verknüpfung keinen Sinn macht
5. Hier sind nicht nur Fachkenntnisse sondern auch Kenntnisse im korrekten Gebrauch der deutschen Sprache notwendig.

Nun zu den krebsgefährdenden und krebserzeugenden Stoffen am Arbeitsplatz und deren Messungen.

Für Substanzen, die mit keiner Krebsgefährdung verbunden sind, werden so genannte **MAK (maximale Arbeitsplatzkonzentrations)**-Werte angegeben. Wird diese Dosis nicht überschritten, so ist nach heutigen Erkenntnissen auch mit keiner Gesundheitsschädigung zu rechnen (Dies entspricht der Erfahrung mit dem jeweiligen Stoff. Streng genommen bedeutet das nur, dass wir bisher noch keine Hinweise auf eine Schädigung durch diesen Stoff am Arbeitsplatz haben).
Für krebserzeugende Substanzen werden hingegen so genannte **TRK (Technische Richtkonzentrations)**-Werte festgelegt, da absolute Wirkungsgrenzdosen weder aus Tierversuchen noch aus epidemiologischen Daten mit genügender Sicherheit abzuleiten sind. Sie orientieren sich an den technischen Gegebenheiten (Stand der Verfahrens-, Lüftungs- und Messtechnik) unter Einbeziehung arbeitsmedizinischer Erfahrungen mit dem betreffenden Arbeitsstoff.

FRAGE 8 **Welche Arten von Arbeitnehmern kennen Sie?**

a) Vollbeschäftigte Arbeitnehmer
b) Teilzeitbeschäftigte Arbeitnehmer
c) Geringfügig beschäftigte Arbeitnehmer
d) Arbeiter
e) Angestellte

LÖSUNG **a - e**

KOMMENTAR Arbeitnehmer untergliedern sich in Arbeiter und Angestellte (Büropersonal). Sowohl Arbeiter als auch Angestellte können Teil- oder Vollzeitbeschäftigte sein. Im Jahr 2003 wurden so genannte Mini-Jobs geschaffen. Hierbei handelt es sich um Arbeitsplätze für Arbeitnehmer, deren Einkommen nicht höher als 400 € pro Monat beträgt. Steuern und Sozialversicherung übernimmt der Arbeitgeber bei diesen Beschäftigten in vollem Umfang.

FRAGE 9 **Was ist ein Arbeitsvertrag?**

ANTWORT Der Arbeitsvertrag begründet das Arbeitsverhältnis. Er kann mündlich oder schriftlich durch zwei übereinstimmende Willenserklärungen zustande kommen (Der Arbeitgeber möchte, dass der Arbeitnehmer bei ihm arbeitet und der Arbeitnehmer möchte bei diesem Arbeitgeber arbeiten). Die Inhalte des Arbeitsvertrages werden weitgehend durch Tarifrecht geregelt, wenn nichts Anderes vereinbart ist.

FRAGE 10 **Pausenindikationen (Gründe für eine Pause) sind:**

1. Zeit für die Nahrungsaufnahme (Frühstück, Mittagessen)
2. Gelegenheit zur Erholung
3. Verhinderung von Ermüdung
4. Arbeitszeitverkürzung

a) Nur 1 ist richtig
b) 2 und drei sind richtig
e) nur 4 ist richtig
d) 1, 2 und 3 sind richtig

LÖSUNG **d**

KOMMENTAR Als **Pausenindikationen** gelten heute:

1. Zeit für die Nahrungsaufnahme (1)
2. Gelegenheit zur Erholung (2)
3. Verhinderung von Ermüdung (3)
4. Leistungssteigerung
5. Erhaltung eines genügenden Wachsamkeitsniveaus.

Definitionsgemäß werden Pausen nicht auf die **Arbeitszeit** angerechnet.

FRAGE 11 **Wodurch wird ein Arbeitsverhältnis beendet?**

a) Nur durch die Kündigung des Arbeitgebers
b) Nur durch die Kündigung des Arbeitnehmers
c) Nur durch den Tod des Arbeitnehmers
d) Das hängt von der Art des Vertrages ab

LÖSUNG **d**

KOMMENTAR

Zu d: Da es befristete Arbeitsverträge gibt, Kündigungsfristen und Tarifverträge, muss man meist in den Arbeitsvertrag oder Tarifvertrag schauen, um genauere Einzelheiten zur Beendigung eines Arbeitsverhältnisses zu erfahren.

Zu a - c: Wenn ein Arbeitnehmer verstirbt, endet auch sein Arbeitsverhältnis. Trotzdem endet ein Arbeitsverhältnis nicht „nur" durch den Tod des Arbeitnehmers.
In den Antworten a bis c stört das Wort „nur". Ein Arbeitsverhältnis kann natürlich durch eine Kündigung des Arbeitgebers oder des Arbeitnehmers beendigt werden, aber eben nicht nur. Die Kündigung muss mit den Verträgen in Einklang stehen.

FRAGE 12 **Wo kann der Versicherte gegen einen rechtsmittelfähigen Bescheid im Rahmen eines Ermittlungsverfahrens wegen einer Berufskrankheit Klage erheben?**

a) Amtsgericht
b) Verwaltungsgericht
c) Sozialgericht
d) Arbeitsgericht
e) Landgericht

LÖSUNG c

KOMMENTAR Kommt es im Rahmen eines **Berufskrankheitenverfahrens** zum Konfliktfall (Auseinandersetzung), so ist die **Sozialgerichtsbarkeit** zuständig.

Zu a: Das **Amtsgericht** ist für alle Rechtsfälle bis zum Streitwert von 5000,- € sowie der Berufungssumme von mehr als 600,- € zuständig (**Gerichtszuständigkeit** bezeichnet die Verteilung der Geschäfte unter den **Gerichten** derselben **Gerichtsbarkeit**. Sie ist im Gerichtsverfassungsgesetz und in den Prozessordnungen gesetzlich geregelt). Den Vorsitz führt ein Richter, es besteht kein Anwaltszwang (außer bei Familienrechtsstreitigkeiten).

Zu b: Bei öffentlich-rechtlichen Streitigkeiten treffen sich die Parteien vor einem **Verwaltungsgericht**. Dabei kann es z. B. um Fragen des Polizei-, Bau- oder Klagerechts gehen.

Zu d: Das **Arbeitsgericht** entscheidet bei Rechtsfällen, in denen es im weitesten Sinne um das Arbeitsverhältnis (Lohn, Kündigung usw.) oder auch um betriebsverfassungsrechtliche Angelegenheiten geht.

Zu e: Rechtsfälle über einem Streitwert von 5000,- € bzw. der Berufungssumme von mehr 600,- € fallen in den Zuständigkeitsbereich des **Landgerichts**. Der vorsitzende Richter hat noch zwei Beisitzer, es besteht Anwaltszwang.

FRAGE 13 **Welche Arten der Kündigung kennen Sie?**

a) Die außerordentliche Kündigung
b) Die ordentliche Kündigung
c) Die jährliche Kündigung

LÖSUNG **a und b**

KOMMENTAR Wir kennen:

a) Die fristlose oder außerordentliche Kündigung
b) Die fristgerechte oder ordentliche Kündigung

Zu a: Die fristlose Kündigung bedarf eines schwerwiegenden Vergehens (nachhaltige Störung des Vertrauensverhältnisses: z. B. bei Urkundenfälschung durch den Arbeitnehmer oder Diebstahl).

Zu b: Die fristgerechte Kündigung regelt sich meist durch Vereinbarungen im Arbeits- beziehungsweise Tarifrecht oder den geschlossenen Arbeitsvertrag.

FRAGE 14 **Wer genießt besonderen Kündigungsschutz?**

a) Schwerbehinderte
b) Betriebsräte
c) Schwangere
d) Wehrpflichtige

LÖSUNG **a - d**

KOMMENTAR Jeder Arbeitnehmer hat einen besonderen Kündigungsschutz aufgrund des Kündigungsschutzgesetzes. Derzeit wird über eine Lockerung diskutiert, so dass es nicht sinnvoll ist, über Fristen zu reden. Darüber hinaus haben Schwerbehinderte auf Grund §§ 12 ff. Schwerbehindertengesetz noch einen besonderen Kündigungsschutz. Danach bedarf die Kündigung des Arbeitsverhältnisses eines Schwerbehinderten durch den Arbeitgeber der vorherigen Zustimmung der Hauptfürsorgestelle.

FRAGE 15 **Die Kohlenmonoxidvergiftung im menschlichen Organismus beruht auf einer**

a) Hämolyse (Zerstörung der roten Blutkörperchen)
b) Methämoglobinbildung
c) Hypoxie (Sauerstoffmangel)
d) Bildung von Porphyrinkörpern (Gruppe von Farbstoffen)
e) Anämie (Blutarmut)

LÖSUNG c

KOMMENTAR Die Giftwirkung von **Kohlenmonoxid** beruht auf seiner hohen Affinität (hohe Bindungsfreudigkeit; 250-mal höher als die des Sauerstoffs) zum Hämoglobin (roter Blutfarbstoff) mit einer Störung des Sauerstofftransportes und nachfolgender **Hypoxie (Sauerstoffmangel)** bis zur inneren Erstickung.

Zu a: Für eine vermehrte **Hämolyse (Auflösung der roten Blutkörperchen)** können folgende toxische (giftige) Substanzen verantwortlich sein:

- exogene (von außen zugeführte) Gifte (z. B. Anilin, Saponin, Arsenwasserstoff, Schlangengifte, Medikamente, s. Punkt „e" usw.)
- endogene Gifte (im Körper entstehende Gifte) (z. B. im Rahmen einer Urämie = Harnvergiftung).

Zu b: Methämoglobin (= Hämiglobin) entsteht aus Hämoglobin durch die oxidative (sauerstoffbedingte) Wirkung von Anilin und weiteren aromatischen Aminoverbindungen, Nitrobenzol, Nitrolacken, Nitrosegasen, Nitroglycerin und ähnlichen Verbindungen, Sulfonamiden, Chinin oder PAS (Paraaminosalicylsäure).

Zu d: Zur exogen ausgelösten Ausscheidung großer Mengen von **Porphyrinkörpern** im Urin kommt es als Zeichen der Hämosynthesestörung (Störung der Bildung eines Blutbestandteiles) bei Lebererkrankungen sowie nach Aufnahme von Blei, Thallium oder Hexachlorbenzol.

Zu e: Zur toxisch bedingten **Anämie** (Verminderung der Erythrozytenzahl/rote Blutkörperchen) kommt es

- im Rahmen eines aplastischen Syndroms – bei chemisch bedingten Hämolysen (siehe (a))

- bei medikamentös verursachten, immunologisch bedingten Hämolysen (Chinin, PAS, Phenacetin, Sulfonamide, Penicillin u. a.) bzw. autoimmunologisch (das Immunsystem des Körpers ist gegen sich selbst gerichtet) bedingten Hämolysen (Alphamethyldopa, Mephenaminsäure).

FRAGE 16 **Was ist eine Probezeit?**

ANTWORT Die Zeit, innerhalb der beide Vertragspartner (Arbeitgeber und Arbeitnehmer) mit Einhaltung einer bestimmten Frist das Arbeitsverhältnis kündigen können. Bei einer einmonatigen Probezeit können beide Vertragspartner bis zum Ablauf des infrage kommenden Monats kündigen. Bei einer drei- oder sechsmonatigen Kündigungsfrist gibt es eine beiderseitige Kündigungsfrist von einem Monat zum Ende des Monats.

KOMMENTAR Wenn es nicht um Prüfungsfragen geht, sollten Sie sich fachkundige Hilfe bei einem Rechtsanwalt holen.

FRAGE 17 **Welches Verfahren zählt nicht zu den berufsgenossenschaftlichen Heilverfahren?**
a) Durchgangsarzt-Verfahren (D-Arzt-Verfahren)
b) Schwerbehinderten-Verfahren (S-Arzt-Verfahren)
c) Heilverfahrens-Arzt-Verfahren (H-Arzt-Verfahren)
d) Hautarzt-Verfahren
e) Verletzungsarten-Verfahren

LÖSUNG b

KOMMENTAR Die von den Berufsgenossenschaften entwickelten **Heilverfahren** dienen der bestmöglichen Behandlung und Rehabilitation von Unfallverletzten. Dazu gehören das

1. Durchgangsarzt-(D)-Verfahren (**a**): Durchgangsarzt (= unfallmedizinisch erfahrener Chirurg) entscheidet, ob der Verletzte kassenärztlich oder fachärztlich, ambulant oder stationär weiterbehandelt wird und leitet gegebenenfalls ein berufsgenossenschaftliches Heilverfahren ein.

2. Heilverfahrensarzt-(H-Arzt)-Verfahren (**c**): nur der H-Arzt ist für die Heilbehandlung zuständig. Der Durchgangsarzt hat weitergehende Befugnisse als der Heilverfahrensarzt.
3. Beratungsverfahren: Bei Bedarf steht dem behandelnden Arzt ein Facharzt beratend zur Seite.
4. Verletztenarten-Verfahren (**e**): Bei einer von 29 festgelegten Verletzungsarten muss der Verletzte in eines der 950 (die Zahl kann sich in Abhängigkeit von Neuzulassungen verändern) ausgewählten Krankenhäuser gebracht werden.
5. Augen- und Ohrenarzt-Verfahren: Personen mit entsprechenden Verletzungen werden schnellstens der zuständigen Facharztbehandlung zugeführt.
6. Hautarzt-Verfahren (**d**): Sie dient der Früherfassung und damit der Prävention (Vorbeugung) beruflich verursachter Hauterkrankungen.

Zu b: Die Feststellung einer **Schwerbehinderung** (= Grad der Behinderung > 50%) erfolgt auf Antrag des Behinderten nach **ärztlicher Begutachtung** durch das zuständige Versorgungsamt. Die Ursachen der Behinderung spielen keine Rolle, die Betrachtungsweise ist final, d. h. alle Behinderungen werden zusammen und in Bezug auf die gesamte soziale Existenz bewertet. Auch Schwerbehinderte können eine volle Erwerbsfähigkeit aufweisen (z. B. blinder Telefonist). Der Betroffene fordert beim Versorgungsamt die Antragsunterlagen an, in die er seine Erkrankungen und die Ärzte einträgt, die ihn behandeln. Das ausgefüllte Formular schickt er unterschrieben an das Versorgungsamt zurück. Dieses bittet die angegebenen Ärzte um Befundberichte oder Gutachten, die von einem Arzt des Versorgungsamtes beurteilt und bezüglich des Ausmaßes einer möglichen Behinderung ausgewertet werden. Das Ergebnis der Begutachtung teilt das Versorgungsamt dem Antragsteller mit einer Rechtsbehelfsbelehrung mit. Wenn der Antragsteller nicht mit der Begutachtung einverstanden ist, kann er innerhalb der angegebenen Frist Widerspruch einlegen.

FRAGE 18 **Kurzpausen sind – bezogen auf den Zeitaufwand – besonders erholungswirksam, weil der Erholungsvorgang im ersten Teil einer Pause weiter fortschreitet als in einem späteren gleich langen Abschnitt.**

LÖSUNG **Beide Aussagen und die Verknüpfung sind richtig.**

KOMMENTAR Der Erholungswert einer Pause hängt von ihrer Länge, der Häufigkeit ihrer Wiederholungen sowie der Länge des vorangegangenen Arbeitsabschnittes ab.
Die Pausenwirkung ist also zeitbezogen: Der Erholungsvorgang schreitet im ersten Teil der Pause weiter fort als in einem späteren Teil, in dem er sogar gegen Null gehen kann. Daher sind Kurzpausen (1 bis 5 Minuten) besonders erholungswirksam. Die gesetzlich vorgeschriebene Mindestlänge einer Ruhepause (z. Zt. 15 Minuten) orientiert sich allerdings am minimalen Zeitbedarf für eine Mahlzeit.

FRAGE 19 **Welche Aussage ist richtig?**

a) Nur der medizinische Fußpfleger mit Praxisräumen muss ein Gewerbe anmelden.
b) Der Podologe mit Titelschutz „Podologe" ist nur für die verkauften Produkte Gewerbesteuerpflichtig.
c) Nur der Podologe muss bilanzieren, nicht der kosmetische Fußpfleger.

LÖSUNG b

KOMMENTAR

Zu a: Natürlich muss jeder Fußpfleger, ob im mobilen Einsatz oder mit Praxisräumen oder sowohl als auch, ein Gewerbe anmelden.

Zu b: Nach vielen unterschiedlich lautenden Gerichtsurteilen steht nun fest: der Podologe mit Titelschutz ist als freiberuflich tätiger Heilberufler einzustufen und muss keine Mehrwertsteuer für seine Dienstleistung abführen. Alle verkauften Produkte sind Mehrwertsteuer- und die Umsätze daraus Gewerbesteuerpflichtig.

Zu c: Weder der Podologe noch der kosmetische Fußpfleger müssen bilanzieren. Für beide reicht eine Einnahme-/Überschussrechnung (zur Sicherheit den Steuerberater fragen).

FRAGE 20 **Vorsorgeuntersuchungen nach berufsgenossenschaftlichen Grundsätzen dürfen nur von Personen durchgeführt werden, die:**
a) einem berufsgenossenschaftlichen Zentrum angehören
b) zur Ausübung des ärztlichen Berufes berechtigt sind
c) zur Vornahme der Untersuchungen ermächtigt sind
d) über Berufserfahrung verfügen

LÖSUNG **b und c**

KOMMENTAR Hier sind beide Voraussetzungen (a und b) gleichzeitig erforderlich. Die Frage hat für den Podologen keine praktische Bedeutung. Die zuständige Berufsgenossenschaft schickt die bei ihr versicherten Personen nur zu ermächtigten, approbierten (zur Ausübung des ärztlichen Berufes berechtigte) Personen (Ärzte).

FRAGE 21 **Als Ursache für Lungenkrebs kommt nach der gültigen Liste der Berufskrankheiten in Betracht:**
a) Asbeststaub
b) Phosphor
c) Benzoldämpfe
d) Isocyanate
e) Aluminiumfluorid

LÖSUNG **a**

KOMMENTAR Folgende chemische Substanzen bzw. industrielle Prozesse werden mit einem erhöhten Risiko für **Lungenkrebs** verbunden:

- Arsenverbindungen
- Hämatitabbau
- **Asbeststaub**
- Nickel
- Bis(Chlormethyl)ether
- Ruß, Teer, Öle
- Cadmium
- Senfgas
- Chlormethyl-Methylether
- Vinylchlorid
- Chrom

Die Frage ist fast mit guter Allgemeinbildung alleine zu beantworten. Asbest ist seit Jahren als krebserregender Stoff für Lungenkrebs im Gespräch. Teilweise werden Gebäude geschlossen und zum Abriss freigegeben, wenn Asbest als Baumaterial verwendet wurde. Wenn ein anderer infrage kommender Stoff als das hier genannte „Asbest“ in der Frage die Lösung wäre, könnte man das schon als gemein betrachten.

FRAGE 22 **Der MIK-Wert (maximale Immissionskonzentration) ist**

a) die tolerierbare Konzentration eines krebserzeugenden Arbeitsstoffes
b) 1/4 des MAK-Wertes
c) der bei Dauerbelastung tolerierbare Anteil eines Schadstoffes in der Umgebung von Industrieanlagen
d) die höchstzulässige Konzentration eines Schadstoffes, der aus einer Verunreinigungsquelle austreten darf
e) 1/4 des TRK-Wertes (Technische Richtkonzentration)

LÖSUNG **c**

KOMMENTAR **Maximale Immissionskonzentrationen (MIK-Werte)** werden bei Umwelt-Luftverunreinigungen in der Umgebung von Industrieanlagen (Einwirkungsort) bestimmt und liegen meist 1 bis 2 Zehnerpotenzen unter dem MAK-Wert (Maximale Arbeitsplatz-Konzentration) der gemessenen Substanz.

FRAGE 23 **Im Krankheitsfall erfolgt nach Ausstellung der Arbeitsunfähigkeitsbescheinigung bei Arbeitern im Beschäftigungsverhältnis zunächst Lohnfortzahlung durch**

a) die zuständige gesetzliche Krankenversicherung
b) die zuständige Landesversicherungsanstalt (LVA)
c) den Arbeitgeber
d) das Arbeitsamt
e) das Sozialamt

LÖSUNG **c**

KOMMENTAR **Lohnfortzahlung** leistet der **Arbeitgeber** sechs Wochen lang nach Beginn der Arbeitsunfähigkeit. Danach erhält der Erkrankte bis zu 78 Wochen innerhalb von drei Jahren für die gleiche Erkrankung Krankengeld von der Krankenkasse in Höhe von 80% des Regellohns.

Zu b: Leistungen aus der **gesetzlichen Rentenversicherung** kommen erst nach einer zeitlichen Anwartschaft zum Tragen. Hierzu gehören die Sicherung der wirtschaftlichen Existenz im Alter, von Witwe(r)n und Hinterbliebenen sowie der Erwerbsfähigkeit im Sinne von Rehabilitationsmaßnahmen (Maßnahmen zur Wiederherstellung der Arbeitskraft).

Zu d: Die **Arbeitsämter** und Landesarbeitsämter zählen zu den Unterbehörden der Bundesanstalt für Arbeit und gehören somit zu den Trägern der Arbeitsförderung (Berufsberatung, Arbeitsvermittlung, Förderung der beruflichen Bildung, Gewährung von Kurzarbeiter-, Schlechtwetter-, Winter- und Arbeitslosengeld sowie Arbeitslosenhilfe). Hier sind Änderungen geplant, deren Auswirkung zum Zeitpunkt der Drucklegung noch nicht klar waren.

Zu e: Das **Sozialamt** gewährt Bedürftigen Sozialhilfe, um ihnen ein menschenwürdiges Leben zu ermöglichen.

Beim Krankengeld sind derzeit einschneidende Änderungen geplant. Künftig soll der Arbeitnehmer sein Krankengeld selbst über eine zusätzliche Versicherung absichern. Im Bereich der Arbeitslosenverwaltung haben und werden sich noch einschneidende Änderungen ergeben.

FRAGE 24 **Die Meldung eines Arbeitsunfalls an die zuständige Berufsgenossenschaft ist nicht erforderlich, wenn**

a) die Verletzung nur leicht ist und die Arbeitsunfähigkeit voraussichtlich nicht mehr als drei Tage betragen wird,
b) die Diagnose feststeht und die Erstbehandlung erfolgreich war,
c) der Durchgangsarzt mehr als 30 km vom Unfallort entfernt wohnt,
d) die voraussichtlichen Behandlungskosten unter 100,- € liegen,
e) keine bleibende Funktionsbeeinträchtigung zu erwarten ist.

LÖSUNG **a**

KOMMENTAR Jeder **Arbeits- und Wegeunfall** ist ab einem gewissen Schweregrad, bzw. wenn eine Arbeitsunfähigkeit für mehr als drei Tage zu erwarten ist, der Berufsgenossenschaft zu melden und einem Durchgangsarzt (meist ein Chirurg) vorzustellen.

Zu b: Auch bei **erfolgreicher Erstbehandlung** ist ab einem be-stimmten Schweregrad der Unfall der Berufsgenossenschaft zu melden.

Zu c: Die Vorstellung beim **Durchgangsarzt** erfolgt in der Regel erst nach der Erstversorgung. Somit ist die zurückzulegende Strecke für den Verletzten wie auch für die Berufsgenossenschaft irrelevant.

Zu d: Entscheidend sind nicht die **Kosten**, sondern die Schwere des Unfalls.

Zu e: Die Meldung ist auf jeden Fall zu erstatten, wenn eine Arbeitsunfähigkeit von mehr als drei Tagen zu erwarten ist, primär also völlig unabhängig von eventuellen **bleibenden Funktionsbeeinträchtigungen**.

FRAGE 25 **Welche Berufsgenossenschaft ist für den Podologen und seine Arbeitnehmer (Mitarbeiter, auch die Raumpflegerin) zuständig?**

ANTWORT Für den Podologen ist folgende Berufsgenossenschaft zuständig: Berufsgenossenschaft für Gesundheitsdienst und Wohlfahrtspflege (BGW), Pappelallee 35/37, 22089 Hamburg
Telefon: (040) 2 02 07 - 0, Telefax: (040) 2 02 07 - 525

FRAGE 26 **Eine AIDS-Erkrankung nach einer Stichverletzung mit einem HIV-kontaminierten Instrument:**

a) kann bei einem Beschäftigten im Gesundheitsdienst als Berufskrankheit anerkannt werden,
b) das Risiko einer HIV-Infektion nach einer Verletzung mit einem kontaminierten Instrument ist ebenso hoch wie das bei Hepatitis B.

LÖSUNG **a**

KOMMENTAR Eine **AIDS-Erkrankung** kann bei einem Beschäftigten im Gesundheitsdienst als Berufskrankheit anerkannt werden, wenn

1. die Infektionsquelle nachgewiesen bzw. wahrscheinlich gemacht werden kann,
2. die Inkubationszeit mit der bekannten Inkubationsdauer übereinstimmt,
3. es sich um eine Neuansteckung handelt.

Aufgrund der hohen Anfälligkeit des Keimes ist das Infektionsrisiko bei Stichverletzungen mit HIV-kontaminierten Instrumenten oder Nadeln geringer als bei Hepatitis B-kontaminierten Instrumenten oder Nadeln.

HIV-Infektionen können auch in der Podologie auftreten. Einerseits sind immer mehr Podologen in ärztlichen Praxen oder Krankenhausambulanzen tätig, andererseits können auch ältere Menschen durch Blutübertragungen oder Blutbestandteile an HIV erkranken (Blutübertragungen bei Operationen oder Tumoren). Ältere Menschen sind heute immer noch die häufigsten Kunden einer Podologenpraxis. Außerdem führt die HIV-Erkrankung im Endstadium zur Pflegebedürftigkeit, so dass hier die professionelle Hilfe eines Podologen erforderlich sein kann. Gerade in solchen Fällen ist einsichtig, dass Fußpflegeinstrumente nicht nur desinfiziert, sondern auch sterilisiert sein müssen.

FRAGE 27 **Die durch anerkannte Berufskrankheiten entstehenden Kosten für eine Heilbehandlung gehen zu Lasten der**

a) Unfallversicherung
b) Krankenversicherung
c) Sozialhilfe
d) Haftpflichtversicherung des zuständigen Unternehmens
e) Rentenversicherung

LÖSUNG **a**

KOMMENTAR **Berufskrankheiten** und auch die Folgen eines Arbeits- oder Wegeunfalls gehören gleichermaßen in den Versicherungsbereich der **gesetzlichen Unfallversicherung**.

Zu b: Außerberufliche Erkrankungen fallen unter die Leistungspflicht der **Krankenversicherung** (gesetzlich oder privat).

Zu c: Im Falle einer Streitigkeit wegen Berufsunfähigkeit ist zwar das Sozialgericht zuständig, aber bei Berufskrankheiten wird keine **Sozialhilfe** gezahlt.

Zu d: Sind z. B. bauliche Mängel Ursache der Berufskrankheit beziehungsweise des Arbeitsunfalls, so wird die **Haftpflichtversicherung des Unternehmens** die Kosten der Behandlung übernehmen müssen.

Zu e: Leistungen aus der **gesetzlichen Rentenversicherung** kommen erst nach einer zeitlichen Anwartschaft zum Tragen. Hierzu gehören die Sicherung der wirtschaftlichen Existenz im Alter, von Witwe(r)n und Hinterbliebenen sowie der Erwerbsfähigkeit im Sinne von Rehabilitationsmaßnahmen.

FRAGE 28 **Die Schätzung einer Minderung der Erwerbsfähigkeit (MdE) im Berufskrankheitenverfahren bezieht sich auf die Verdienstmöglichkeiten:**

a) im allgemeinen Arbeitsmarkt
b) im ausgeübten Beruf
c) in der zuletzt ausgeübten Tätigkeit
d) im erlernten Beruf
e) in der im Arbeitsleben am längsten ausgeübten Tätigkeit

LÖSUNG **a**

KOMMENTAR Bei der **Minderung der Erwerbsfähigkeit (MdE)** handelt es sich um eine in Prozent ausgedrückte Beeinträchtigung der vollen Erwerbsfähigkeit **im allgemeinen Erwerbsleben** aufgrund eines bestehenden Gesundheitsschadens. Als Bezugsgröße gilt dabei die individuelle Erwerbsfähigkeit vor der Gesundheitsschädigung.

Zu c: Der Zustand, in dem der Versicherte aus gesundheitlichen Gründen nicht mehr in der Lage ist, die **zuletzt ausgeübte Tätigkeit** zu verrichten, wird als Arbeitsunfähigkeit bezeichnet – ein Begriff aus der Gesetzlichen Krankenversicherung.

Zu d: Als berufsunfähig wird jemand bezeichnet, dessen Erwerbsfähigkeit auf weniger als die Hälfte derjenigen eines Gesunden **mit gleichwertigen Kenntnissen und Fähigkeiten** gesunken ist.

FRAGE 29 **Für die bestmögliche ärztliche Behandlung und Rehabilitation ihrer Versicherten haben die Berufsgenossenschaften verschiedene Verfahren entwickelt. Hierzu gehört:**
a) Schwerbehinderten-Arzt-Verfahren
b) Hautarzt-Verfahren
c) Badearzt-Verfahren
d) Pflegebedürftigkeits-Verfahren

LÖSUNG **b**

KOMMENTAR

Zu c: Badeärzte arbeiten in Kurkliniken oder als niedergelassene Ärzte in anerkannten Badeorten. Zu den im Rahmen der medizinischen Rehabilitation durchgeführten, meist ambulanten Badekuren gewähren die Kostenträger (in aller Regel gesetzliche Krankenversicherung oder gesetzliche Rentenversicherung) einen Zuschuss.

Zu d: Zuständig für die Prüfung der **Pflegebedürftigkeit** ist der sog. **Medizinische Dienst**, Träger der Gesetzlichen Pflegeversicherung sind die Pflegekassen, ausführende Organe die Krankenkassen. Art und Umfang der Leistungen richten sich nach der Schwere der Pflegebedürftigkeit (Pflegestufen I – III) und danach, ob ambulante, teilstationäre oder vollstationäre Pflege notwendig wird. Hier sind Ände-rungen im Gespräch.

FRAGE 30 **Die Beiträge zur gesetzlichen Unfallversicherung von Arbeitnehmern in Gewerbebetrieben werden geleistet:**
a) allein vom Arbeitgeber
b) 50% vom Arbeitgeber, 50% vom Arbeitnehmer
c) allein vom Arbeitnehmer
d) von den gesetzlichen Krankenkassen
e) 70% vom Arbeitgeber, 30% vom Arbeitnehmer

LÖSUNG **a**

KOMMENTAR Die **Finanzierung der Gesetzlichen Unfallversicherung** erfolgt aus den Beiträgen der **Arbeitgeber** (nur die Verwaltung arbeitet paritätisch).

Zu b: Dieser sog. **paritätische Finanzierungsmodus** wird bei den Gesetzlichen Kranken-, Renten- und Arbeitslosenversicherungen praktiziert.

Zu c: Gehört eine Person nicht zum Pflichtversichertenkreis der Gesetzlichen Kranken-, Unfall- und Rentenversicherung, so kann er sich bei diesen freiwillig selbst versichern, muss jedoch für seine Beiträge **selbst** aufkommen.

Zu d: Die **Gesetzlichen Krankenkassen** sind die Träger der Gesetzlichen Krankenversicherung. Diese wird im Gegensatz zur Gesetzlichen Unfallversicherung paritätisch finanziert (je 50% durch Arbeitnehmer und Arbeitgeber).

FRAGE 31 **Staub in der Inspirationsluft (Luft, die eingeatmet wird) gelangt in die Alveolen (Lungenbläschen) und kann dort deponiert werden bis zu einem aerodynamischen Durchmesser von maximal:**

a) 0,5 – 1 µm
b) 2 – 3 µm
c) 5 – 7 µm
d) 30 – 50 µm
e) 70 – 100 µm

LÖSUNG c

KOMMENTAR Für den Zusammenhang zwischen Staubgröße und Eindringtiefe gilt:

- Grobstaub (> 25 – 200 µm) –> Nasenschleimhaut
- atembarer Staub (> 7– 25 µm) –> Tracheobronchialbaum (Bronchien)
- **Feinstaub (<7 µm)** –> **Alveolen**

Die in den Antwortmöglichkeiten (**d**) und (**e**) aufgeführten Stäube gehören also zum Grobstaub, (**a**), (**b**) und (**c**) zum Feinstaub. Gefragt wurde jedoch nach dem **maximalen aerodynamischen Durchmesser**, der noch eine Sedimentation im Bereich der Alveolen zulässt. Dieser Wert liegt bei ca. 7 µm.

Für den Fußpfleger vielleicht deshalb interessant, weil er beim Schleifen möglicherweise in Abhängigkeit von der Korngröße des Schleifers (Fräsers) alveolengängige Stäube produziert werden, die er selbst einatmet. Jetzt wäre es sinnvoll zu wissen, welche Partikelgrößen beim Schleifen in der Fußpflege auftreten. Diese treten in Abhängigkeit vom Schleifkörpertyp bis zu einer Partikelgröße von 0,5 µm und darüber auf und sind damit Alveolengängig.

FRAGE 32 **Eine Angestellte teilt dem Arbeitgeber mit, dass sie schwanger ist. Welche Verpflichtung hat dann der Arbeitgeber nach dem Mutterschutzgesetz?**

a) Er hat die zuständige Aufsichtsbehörde von der Schwangerschaft zu unterrichten.
b) Die werdende Mutter darf nicht an Bildschirmarbeitsplätzen eingesetzt werden.
c) In den letzten vier Wochen vor dem berechneten Entbindungstermin darf die werdende Mutter auch dann nicht beschäftigt werden, wenn sie dies ausdrücklich wünscht.
d) Nach Ablauf des fünften Schwangerschaftsmonats darf die werdende Mutter keine Tätigkeit mehr ausüben, bei der sie länger als vier Stunden sitzen muss.
e) Bei Mehrlingsschwangerschaften ist die werdende Mutter acht Wochen vor dem berechneten Termin von der Beschäftigung freizustellen.

LÖSUNG **a**

KOMMENTAR Das **Mutterschutzgesetz** enthält Regelungen zum Schutz von Schwangeren und Stillenden, die in einem Arbeitsverhältnis stehen, bezüglich

- der **Auskunftspflicht des Arbeitgebers gegenüber der Aufsichtsbehörde** (Gewerbeaufsicht beziehungsweise Amt für Arbeitsschutz),
- der Arbeitsplatzgestaltung,
- Beschäftigungsverboten entsprechend ärztlichem Attest,
- sechs Wochen vor Entbindungstermin, außer auf ausdrücklichen Wunsch der Schwangeren, –> (**c**) und (**e**) falsch!
- acht Wochen nach der Entbindung, bei Früh- und Mehrlingsgeburten zwölf Wochen,

- für schwere körperliche Arbeit,
- bei Einwirkung von gefährlichen Stoffen, biologischen Noxen (Giften), Strahlen, Hitze, Kälte, Nässe, Vibrationen und Lärm,
- beim Heben und Tragen von Lasten,
- nach dem 3. SSM für Tätigkeiten auf Beförderungsmitteln,
- nach dem 5. SSM für Arbeiten im Stehen, –> **(d) falsch**!
- beim Bedienen von Maschinen mit Fußantrieb (hier ist nicht der Fußschalter eines Fußpflegegerätes gemeint),
- für Tätigkeiten, bei denen Schwangere in erhöhtem Maß dem Risiko des Entstehens von Berufskrankheiten ausgesetzt sind,
- für Tätigkeiten mit erhöhter Unfallgefahr,
- für Akkord- und Fließbandarbeit,
- für Mehr- und Nachtarbeit,
- Kündigungsverbot (während der Schwangerschaft bis vier Monate nach der Entbindung),
- Leistungen (Arbeitsentgelt bei Beschäftigungsverboten und erforderlichen Arztbesuchen, Mutterschaftsgeld).

Da im fußpflegerischen Bereich sehr viele Frauen tätig sind, dürften diese Bestimmungen für eine Podologin/Podologen, die eine schwangere Frau beschäftigen von größter Wichtigkeit sein. Die betroffenen Frauen sollten ihre Rechte kennen.

FRAGE 33 **Der Unfall im Sinne der gesetzlichen Unfallversicherung kann sich bei den unterschiedlichsten Tätigkeiten ereignen. Zu diesen zählt jedoch nicht:**

a) Ausübung eines Ehrenamtes in öffentlichen Institutionen,
b) Gang nach Hause von genehmigter Betriebsfeier,
c) Teilnahme am Betriebssport,
d) Aufenthalt eines Kindes im Kindergarten (Kindergartenbesuch),
e) Gang zur eigenen Wohnungstür, um sich zur Arbeitsstelle zu begeben.

LÖSUNG **e**

KOMMENTAR Der **Versichertenkreis der Gesetzlichen Unfallversicherung** umfasst:

- Beschäftigte, Auszubildende, Behinderte in Behindertenwerkstätten, Heimarbeiter, Landwirte und mitarbeitende Familienangehörige,

- Arbeitslose,
- Entwicklungshelfer, deutsche Beschäftigte in deutschen Dienststellen im Ausland,
- Hilfeleistende im Zivilschutz, bei Unglücks- und Notfällen, Blut- und Organspender,
- Personen, die an arbeitsmedizinischen Vorsorgeuntersuchungen teilnehmen,
- ehrenamtlich in staatlichen Einrichtungen oder öffentlichen Körperschaften Tätige (**a**),
- Kindergartenkinder, Schüler, Studenten (**d**),
- Kranke und Rehabilitanten der gesetzlichen Versicherungen während verordneter Maßnahmen,
- Gefangene,
- freiwillig versicherte Unternehmer.

Die **Leistungsfälle der Gesetzlichen Unfallversicherung** gliedern sich in

- Arbeitsunfall im Rahmen der versicherten Tätigkeit (Arbeit/genehmigte Betriebsfeier/Betriebssport) (**c**).
- Wegeunfall von der Wohnung zur Arbeitsstelle und zurück und in einigen Sonderfällen (z. B. zur genehmigten Betriebsfeier/Betriebssport und zurück) (**b**)
- Unfall bei Heilbehandlung/Berufshilfemaßnahmen
- Berufskrankheit

Zu e: Unfälle innerhalb der Wohnung eines Arbeitnehmers fallen nur dann in den Zuständigkeitsbereich der Gesetzlichen Unfallversicherung, wenn sich seine Arbeitsstelle in dieser Wohnung befindet, sich der Unfall während der versicherten Tätigkeit ereignet und kausal damit verknüpft ist. Ein Unfall beim Gang zur Wohnungstür, um sich zur Arbeitsstelle zu begeben, wird noch nicht als Wegeunfall gewertet.

FRAGE 34 **Der Medizinische Dienst der Krankenversicherung (MDK) übernimmt Aufgaben der Begutachtung und Prüfung in den gesetzlich bestimmten Fällen. Dazu gehört nicht die Begutachtung beziehungsweise Prüfung:**

a) Der Arbeitsunfähigkeit
b) Der Notwendigkeit längerdauernder häuslicher Krankenpflege
c) Der Notwendigkeit von Heil- und Hilfsmittelverordnungen
d) Der Notwendigkeit von Kostenübernahmen im Ausland
e) Des therapeutischen Risikos neuer Arzneimittel

LÖSUNG **e**

KOMMENTAR Der MDK berät die Krankenkassen in medizinischen Fragen und erstellt Gutachten, wenn es um die Wirtschaftlichkeit/Notwendigkeit einer medizinischen Behandlung geht zum Beispiel bei:

- Zweifeln an der Arbeitsunfähigkeit (**a**),
- der Einleitung von Maßnahmen zur Wiederherstellung der Arbeitsfähigkeit,
- längerdauernder häuslicher Pflege (**b**),
- Bewilligung bestimmter Heil- und Hilfsmittel (z. B. Nagelkorrekturspangen, ambulante Dialysebehandlung, orthopädische Maßschuhe, Einlagen, Orthosen) (**c**),
- Kostenübernahmen im Ausland (**d**),
- Vorsorgekuren,
- Schwerstpflegebedürftigkeit,
- der Aufstellung eines Gesamtheilplanes bei Rehabilitationsmaßnahmen.

Laut Arzneimittelgesetz ist das Bundesinstitut für Arzneimittel und Medizinprodukte mit der Prüfung von Arzneimitteln und Medizinprodukten befasst.

Fragen zur Psychologie/Pädagogik und Soziologie

FRAGE 35 **Was verstehen Sie unter dem Begriff Psychologie?**

ANTWORT Psychologie ist die Lehre vom Erleben und Verhalten des Menschen in Beziehung auf sich selbst sowie auf Personen, Ereignisse und Objekte seiner Umwelt.
Oder:
1. Lehre von der Seele
2. Wissenschaft von den bewussten und Unbewussten Vorgängen und Zuständen sowie deren Ursachen und Wirkungen
3. Verständnis für, Eingehen auf die menschliche Psyche
4. Psychische Verhaltens-, Reaktionsweise; psychisches Denken und Fühlen

FRAGE 36 **Welche Untersuchungs- und Forschungsmethoden nutzt die Psychologie?**

ANTWORT
1. Statistik
2. Deskriptive (beschreibende Verfahren)
3. Empirie (Erfahrung)
4. Kasuistik (Fallstudien)

FRAGE 37 **Was verstehen Sie unter Soziologie?**

ANTWORT Die Soziologie beschäftigt sich mit dem Ursprung, der Entwicklung und der Struktur der menschlichen Gesellschaft.

FRAGE 38 **Wodurch unterscheiden sich Psychologie und Soziologie?**

ANTWORT Die Psychologie beschäftigt sich mit dem einzelnen Menschen, die Soziologie mit der menschlichen Gesellschaft.

FRAGE 39 **Was bedeutet die Abkürzung WHO?**

ANTWORT WHO ist die Abkürzung für „World Health Organisation". Sie fördert Gesundheitsprogramme in der ganzen Welt. Das Ziel der WHO ist es, für alle Menschen den höchstmöglichen Gesundheitszustand zu erreichen. Die WHO definiert Gesundheit als einen Zustand des völligen körperlichen, psychischen und sozialen Wohlbefindens.

KOMMENTAR Diese Definition ist unrealistisch. Nach dieser Definition gäbe es keine gesunden Menschen auf der Welt oder immer nur gesunde Menschen für kurze Zeit. Kaum ein Mensch wird ununterbrochen dieser Definition entsprechen.

FRAGE 40 **Was verstehen Sie unter Prävention?**

ANTWORT Prävention bedeutet „etwas vorbeugen". Im Gesundheitswesen bedeutet Prävention „Maßnahmen zur Vorbeugung von Krankheiten einleiten oder ergreifen".

KOMMENTAR Wenn Sie in Ihrer podologischen Praxis leistungsfähige Absauganlagen installieren, beugen Sie Lungenerkrankungen durch Inhalationsstäube und Infektionserreger vor, ohne sie (die Lungenerkrankungen) mit 100%iger Sicherheit zu verhindern.

FRAGE 41 **Welche Möglichkeiten der Prävention kennen Sie?**

1. Impfung gegen Infektionskrankheiten
2. Ausrottung von Krankheitsüberträgern (Ratten, die durch den Rattenfloh früher die Pest übertragen haben; Anopheles-Mücke, die den Malariaerreger überträgt, Tiere die an Tollwut erkrankt sind)
3. Aufklärung über Risikofaktoren (Rauchen, Alkohol, Drogen, Cholesterin, Diabetes)
4. Hygienemaßnahmen:
   a) Asepsis
   b) Antisepsis
   c) Desinfektion
   d) Reinigung
   e) Sterilisation

FRAGE 42 **Welche Möglichkeiten der Prävention haben Sie als Podologin/Podologe?**

1. Indem Sie die Hygienevorschriften in Ihrer Praxis und während Ihrer Arbeit, im Umfeld der Patienten und in Altenheimen peinlich genau einhalten.
2. Durch Aufklärung Ihrer Kunden (tägliches Wechseln der Strümpfe, Waschen der Strümpfe bei mindestens 40° C, tragen von Badeschuhen in öffentlichen Badeanstalten, Sauna, Hotels, keine gemeinsame Benutzung von Handtüchern und Waschlappen.
3. Vorträge in Volkshochschulen und vor Selbsthilfegruppen.
4. Vorträge über Vermeidung von Fußschäden in Zusammenarbeit mit Krankenhäusern
5. Installation von wirkungsvollen Absauganlagen in der Praxis, tragen von Handschuhen und Mundschutz während der Arbeit (Hygienevorschriften)
6. Einsatz von ausschließlich sterilisierten Instrumenten

FRAGE 43 **Beschreiben Sie den Begriff „Psychodynamik"?**

ANTWORT Die „Psychodynamik" beschreibt die Gesamtheit der seelischen Energieimpulse der Tiefenpsychologie. Dabei geht es z. B. um die Rekonstruktion der Entstehung einer neurotischen oder psychotischen Erkrankung durch die Einbeziehung der Lebensgeschichte, der Primärpersönlichkeit und belastenden Ereignissen. Nach FREUD existiert die „Topologie des Unbewussten" (Es – Ich – Überich).

KOMMENTAR Das müssen Sie als Podologe nun wirklich nicht wissen. Es könnte aber gefragt werden.

Literatur:

- Bertelsmann Volkslexikon
- Pschyrembel (1998): Klinisches Wörterbuch. Walter de Gruyter Verlag, Berlin
- Duden (2001): Das Fremdwörterbuch. Bibliographisches Institut & F.A. Brockhaus AG, Mannheim
- Rutkowsky, H., Repschläger, M.: Mein Recht im Alltag

Fragen zur Anatomie

Zur Beantwortung der folgenden Fragen ist ein Anatomieatlas und ein Anatomielehrbuch unerlässlich. Zwar werden die Fragen im Kommentar ausführlich erläutert, können aber die bildliche Darstellung nicht ersetzen. Auch die Übersetzung aller anatomischen Fachbegriffe ins Deutsche würde zu weit führen und auch Missverständnisse produzieren, da viele Begriffe in der deutschen Sprache nicht eindeutig genug definiert sind. Einige der Fragen könnten auch im Fachgebiet „Innere Medizin“, „Orthopädie“ oder „Neurologie“ gestellt werden.

So wie sich das Curriculum der Podologenausbildung nicht am Haupttätigkeitsfeld des Podologen orientiert, finden Sie hier Fragen aus allen Bereichen der Anatomie. Es bleibt den einzelnen Schulen und Prüfern überlassen, inwieweit sie ihren Spielraum bei der Gestaltung der Prüfungsfragen ausnutzen.

FRAGE 1 **Welcher Nerv innerviert den M. abductor pollicis brevis, welcher den M. abductor pollicis longus?**

ANTWORT Der N. medianus innerviert den M. abductor pollicis brevis (Daumenballenmuskel).
Der N. radialis innerviert den M. abductor pollicis longus (an der Dorsalseite des Handgelenks).

FRAGE 2 **Was für Symptome macht eine Sehrindenstörung?**

ANTWORT Vor allem bei Minderdurchblutung im Bereich der A. cerebri posterior kommt es zu Störungen der Sehrinde (Area 17, 18, 19, 39, 40). Dies führt zur kortikalen Amaurose (Seelenblindheit, der Betroffene kann nicht sehen, auch wenn die Netzhaut intakt ist; es fehlt die Verarbeitung des „Gesehenen“), außerdem zu Migraine ophthalmique (betont okzipitaler [Hinterkopfschmerz], parietaler [Scheitelkopfschmerz] Kopfschmerz), Flimmerskotomen (bestimmte Form der Sehstörung).

FRAGE 3 **Beschreiben Sie die anatomische Lage des Pankreas (Bauchspeicheldrüse).**

ANTWORT Die „Bauchspeicheldrüse“ (Pankreas) liegt sekundär retroperitoneal hinter der Bursa omentalis (Bauchfelltasche, die dem Magen dorsal anliegt).
Topographisch (örtlich) benachbart sind den aufgezählten Abschnitten des Pankreas:

- **Caput (Pankreaskopf):** Duodenalschleife nahe bei der Vena portae, Ductus choledochus, Vena mesenterica superior.
- **Corpus (Körper der Bauchspeicheldrüse):** V. cava inferior (untere Hohlvene), Aorta (Körperschlagader), V. lienalis (Milzvene).
- **Cauda (Pankreasschwanz):** Nierenhilus (Einmündung des Gefäßnervenstranges in die Niere), ventrale Nierenfläche, Milz.
- **Processus uncinatus (spezieller Anteil des Pankreas):** dorsal der Mesenterialgefäße.

(Siehe auch Anatomiebuch)

FRAGE 4 **Wodurch ist das Pankreas (Bauchspeicheldrüse) bei abdominalen Traumen so gefährdet?**

ANTWORT Durch seine retroperitoneale (= hinter dem Bauchfell) Lage außerhalb des Bauchfells) an der Wirbelsäule.
Es kann zu Commotio (Erschütterung), Contusio (Quetschung), subkapsulärer Ruptur (Kapsel bleibt stehen), inkompletter Ruptur (bei unverletztem Ductus Wirsungianus) oder totaler Ruptur kommen.

FRAGE 5 **Welche anatomischen Leitstrukturen des Pankreas (Bauchspeicheldrüse) kennen Sie?**

ANTWORT Das Pankreas reitet auf der Aorta, es liegt eng am Truncus coeliacus, die A. lienalis (Milzarterie zieht am Rücken des Pankreas entlang. Im Ultraschall ist die Vena lienalis [Milzvene] die Leitstruktur für das Pankreas).

FRAGE 6 **Wie liegen Arterie, Vene und Lymphknoten in der Leiste?**

ANTWORT Merken Sie sich (R) I V A N: (von medial nach lateral oder von innen nach außen): (Rosenmüller-Lymphknoten), Vene (Vena femoralis), Arterie (Arteria femoralis), Nerv (N. genitofemoralis, Ramus femoralis).

FRAGE 7 **Welche Strukturen sind bei der suprakondylären Oberarmfraktur (oberhalb des Ellenbogens) gefährdet?**

ANTWORT Bei der suprakondylären (distalen) Fraktur des Oberarmes sind der N. medianus und die A. brachialis gefährdet.

KOMMENTAR Der N. radialis windet sich um den Humerus (Oberarmknochen) in der Höhe der Schaftmitte, so dass er bei einer Oberarmschaftfraktur (Humerusschaftfraktur) gefährdet ist.

FRAGE 8 **Beschreiben Sie den Aufbau der Haut.**

ANTWORT Die Cutis (= Haut) teilt sich in:
- Epidermis (Oberhaut): Epidermis (0,8 – 1,4 mm): ist ein mehrschichtig verhorntes Plattenepithel und besteht aus Keratinozyten, Merkel-Tastscheiben (Druckrezeptoren), Melanozyten (Melaninbildende Zellen in der Basalschicht der Epidermis), Langerhans-Zellen (= Epidermissternzellen, Lymphozyten – ektodermaler Herkunft!
- Dermis/Corium (Lederhaut): Dermis besteht aus straffem, faserreichem Bindegewebe (Fasern, Fibroblasten, Makrophagen [Histiozyten], Matrix [hyalinhaltiges „Gel"], Gefäße, [Nerven] – mesodermaler Herkunft.

Merksatz zu den Hautschichten (Schichten von der Hautoberfläche bis zur Basalschicht): „Cornelias und Luzies Großvater spielen gerne Baseball, Papa redet." Epidermis: Stratum corneum (Cornelias), Stratum lucidum (Lucies), Stratum granulosum (Großvater), Stratum spinosum (spielt), Stratum germinativum (gerne), Stratum basale (Baseball). Dermis: Stratum papillare (Papa), Stratum reticulare (redet).

FRAGE 9 **Wie sind Epidermis und Dermis miteinander verbunden?**

ANTWORT Durch eine Verzahnung der Dermis die in die Vertiefungen der Epidermis greifen. Durch diese Oberflächengestaltung:

- wird die Berührungs-/ Haftfläche vergrößert.
- wird die Austauschfläche vergrößert.

Die Papillen des Stratum papillare ragen wie Zähne in die darüberliegende Basalschicht.

FRAGE 10 **Woraus besteht der Waldeyer'sche Rachenring?**

ANTWORT Der Waldeyer-Rachenring besteht aus:

- Seitensträngen
- Gaumenmandeln
- Rachenmandeln
- Zungengrundmandeln
- lymphoepithelialem Gewebe am Kehlkopf.

FRAGE 11 **Wie viele Zähne haben Kinder, wie viele haben Erwachsene?**

ANTWORT Das bleibende Gebiss hat 32 Zähne (einschließlich der Weisheitszähne). Das Milchgebiss besteht nur aus 20 Zähnen.

FRAGE 12 **Warum entstehen die meisten Herzinfarkte im linken Herzen?**

ANTWORT Das Verhältnis zwischen der Sauerstoffversorgung des Myokards (Herzmuskel) durch die Koronarien (den versorgenden Arterien des Herzens) und der Muskelmasse ist im linken Herzen ungünstiger als im rechten Herzen. Da das linke Herz den großen Körperkreislauf versorgen muss ist es kräftiger angelegt. Das rechte Herz versorgt den kleinen Kreislauf (Lungenkreislauf) und benötigt deshalb nicht so viel Muskelmasse, die mit Sauerstoff versorgt werden müßte.

FRAGE 13 **Welcher Nerv versorgt den größten Teil der kleinen Handmuskeln?**

ANTWORT Der N. ulnaris.

Ausnahmen:
- M. abductor pollicis brevis (N. medianus)
- Caput superficiale des M. flexor pollicis brevis (N. medianus)
- M. opponens pollicis (N. medianus)

FRAGE 14 **Geben Sie mit der Neutral-Null-Methode an, welche Bewegungsmöglichkeiten die gesunde Hüfte hat.**

ANTWORT

- 10° – 0° – 130° Beugung, Streckung.
- 45° – 0° – 30° Abduktion, Adduktion.
- 50° – 0° – 45° Innenrotation, Außenrotation.

(Beispiel: keine Abduktion im Hüftgelenk möglich, fixiert in Adduktion: 10/15/0 (Adduktion/Abduktion).)

FRAGE 15 **Welche Tumoren finden sich in Metaphyse, Epiphyse und Diaphyse der Röhrenknochen?**

ANTWORT

- In der Metaphyse gelegen: Osteosarkom, Enchondrom, Osteochondrom;
- Epiphysär: Riesenzelltumor, Chondroblastom;
- Diaphysär: in großen Knochen: Ewing-Sarkom, in Fingerknochen: Enchondrome.

FRAGE 16 **Grundsätzliches: Geben Sie die Definition der Kyphose.**

ANTWORT Dorsal konvexe (z. B. ein Buckel ist nach dorsal konvex gekrümmt) Krümmung der Wirbelsäule in der Frontalebene. Physiologisch (normal bis zu einem gewissen Grad) ist die Kyphose im Brustwirbelsäulenbereich. Die Lendenwirbelsäule und die Halswirbelsäule haben eine physiologische Lordose.

Die Lordose ist der Kyphose entegengesetzt gekrümmt.
Ursachen einer pathologischen (krankhaften) Kyphosierung der Wirbelsäule können sein:

- kongenital (angeboren)
- M. SCHEUERMANN
- infektiös (Tuberkulose)
- degenerativ (M. BECHTEREW)
- bei Osteoporose
- und andere

FRAGE 17 **Beschreiben Sie kurz die Anatomie der Wirbelsäule.**

ANTWORT **Anatomie:** Ein Bewegungssegment besteht aus je zwei Wirbeln, der Bandscheibe und den kleinen Wirbelgelenken.
Man kann drei „Säulen" voneinander abgrenzen:

- Vordere Säule: Wirbelkörper und Bandscheibe
- Mittlere Säule: Hinterer Anteil des Wirbelkörpers, Bandscheibe und Lig. longitudinale posterior.
- Hintere Säule: Wirbelbogen, Gelenke, Bänder (Ligamenta flava, Gelenkkapsel, hinteres Längsband, Ligamentum interspinosum)

Die Einteilung in Säulen ist klinisch für die Abschätzung einer Wir-belsäulenfraktur von Bedeutung. Ist nur eine Säule durch die Fraktur unterbrochen, so kann frühzeitig mit der Mobilisation begonnen werden.

FRAGE 18 **Zählen Sie Hand- und Fußwurzelknochen auf.**

ANTWORT

Handwurzelknochen: Os scaphoideum (Os naviculare = Kahnbein), lunatum (Mondbein), triquetrum (Dreiecksbein), pisiforme (Erbsenbein), trapezium (großes Vieleckbein), trapezoideum (kleines Vieleckbein), capitatum (Kopfbein), hamatum (Hakenbein).
(Merkspruch: Ein Kahnbein fährt im Mondenschein dreieckig um das Erbsenbein, Vieleck groß, Vieleck klein, das Köpfchen muss beim Häkchen sein.)

Fußwurzelknochen: Talus (Sprungbein), Calcaneus (Fersenbein), Os naviculare (Kahnbein), cuneiforme (Keilbeine) (mediale, intermedius, laterale), cuboideum (Würfelbein)
(Merkspruch: Das Sprungbein und das Fersenbein, die wollen in den Kahn hinein und bringen drei Keile fein zum Würfelbein.)

FRAGE 19 **Welche Bänder stabilisieren das obere Sprunggelenk?**

ANTWORT

- Ligamentum deltoideum mediale
- Ligg. fibulotalaria anterior und posterior
- Lig. fibulocalcaneare laterale
- Vordere und hintere Syndesmose

FRAGE 20 **Welche Drüsen des Körpers sind seröse Drüsen?**

ANTWORT Die Eselsbrücke (Papageientränen sind serös) hilft: Seröse Drüsen sind Drüsen, die ein dünnflüssiges Sekret absondern, dazu gehören:

- Parotis (Pa)
- Pankreas (pa)
- Geruchs- und Geschmacksdrüsen und (ge)
- Tränendrüsen (tränen)

FRAGE 21 **Beschreiben Sie die Anatomie des Magens und die besonderen Zelltypen in ihrer Zuordnung zu bestimmten Magenabschnitten.**

ANTWORT Abschnitte, die nacheinander vom Speisebrei passiert werden: Ösophagus (Speiseröhre) – Kardia (Mageneingang) – Fundus (die Magenkuppel, der die Einmündung der Speiseröhre linksseitig überragende Magenabschnitt) – Korpus – Antrum (vor dem Pylorus liegen-de Magenanteil) – Pylorus (Magenpförtner) – Duodenum (Zwölffingerdarm).
Typischerweise kommen **vier Zelltypen** im Magen vor:

- **Hauptzellen** sind der in den Magendrüsen überwiegend vorkommende Zelltyp und produzieren Pepsinogen.

- **Belegzellen** produzieren Säure, Intrinsikfaktor, Lokalisation im Fundus, Korpus.
- **G-Zellen** produzieren (wenigstens das ist leicht zu merken) Gastrin, Lokalisation im Antrum.
- **Nebenzellen**: schleimbildend, kommen im gesamten Magen vor.

FRAGE 22 **Welches Gewicht hat eine gesunde Leber ungefähr?**

ANTWORT Ungefähr 1.500g

FRAGE 23 **In welche anatomischen Abschnitte unterteilen wir den Ureter?**

ANTWORT In drei Abschnitte entsprechend der drei physiologische Engen:

1. Pars abdominalis ist retroperitoneal auf dem M. psoas gelegen, Abgang des Ureters aus dem Nierenbecken (1. Enge);
2. Pars pelvina: überkreuzt die Iliakalgefäße (2. Enge);
3. Pars bulbosa: im Damm-Bereich nach Austritt aus dem Becken; Übergang in die Pars distalis: mit der 3. Enge (dem Übergang in die Harnblase).

FRAGE 24 **Beschreiben Sie den Aufbau der Dünndarmwand.**

ANTWORT **Anatomie:** Am Beispiel der Dünndarmwand kann der schematische Aufbau des Hohlorgans Darm gezeigt werden:

- Schleimhaut: Vom Lumen (vom Inneren der Darmwand) aus gesehen besteht die Schleimhaut (Tunica mucosae) aus folgenden Schichten:
  1. Epithel,
  2. Lamina propria mucosae,
  3. Lamina muscularis mucosae.
  4. Tela submucosa mit dem Plexus submucosus.
  5. Tela muscularis, die aus
     - innerer Ringschicht und
     - äußerer Längsschicht besteht.
  6. Tunica adventitia, Tunica serosa.

Im Dünndarm finden wir im proximalen Anteil (Duodenum und Jejunum) hohe Kerckring'sche Falten. Das Ileum zeigt eine geringere Wanddichte, weniger Zotten und weniger Falten als die proximalen Anteile.

FRAGE 25 **Wie wird das Längsgewölbe des Fußes „verspannt"? Wie sieht die Schichtung des Fußgewölbes aus?**

KOMMENTAR Der menschliche Fuß besitzt drei Stützpunkte, die innerhalb der plantaren Auflagefläche liegen und zwar:

1. dem Processus medialis und lateralis tuberis calcanei (medialer und lateraler Fersenhöcker) (C in der Abbildung)
2. dem Kopf des fünften Metatarsalknochens (B in der Abbildung)
3. dem Kopf des ersten Metatarsalknochens (A in der Abbildung)

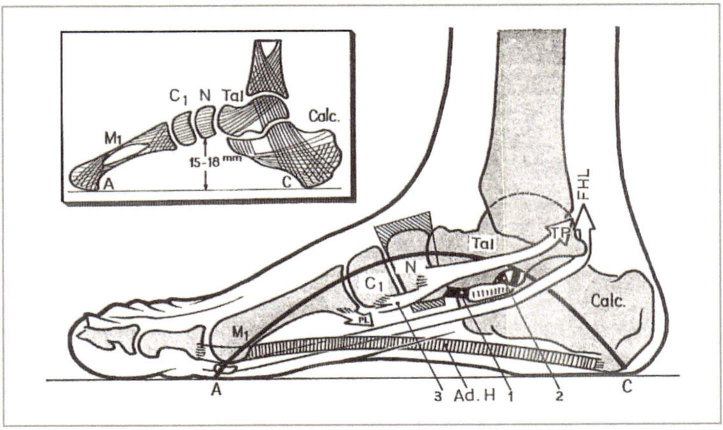

Quelle: Kapandji I A (1985): Funktionelle Anatomie der Gelenke. Band 2, Untere Extremität. Enke Verlag, Stuttgart

Das mediale Fußgewölbe ist am ausgeprägtesten. Der Begriff „Gewölbe" ist in der Medizin umstritten, da die Konstruktion eher einem Dachstuhl gleicht. Da sich die Bezeichnungen Gewölbe und Bogen durchgesetzt haben, verwende ich diese auch.

Im Bereich des medialen Gewölbes liegen folgende Knochen:

- Os metatarsale I (M1), das nur mit dem Köpfchen Bodenkontakt hat.
- Os cuneiforme mediale (C1), welches keine Bodenkontakt hat.
- Os naviculare (Nav), dass eine Art Schlussstein bildet (in der Abbildung gestreift). Es liegt bis zu 18 mm über der Kontaktfläche der Fußsohle.

Die Konkavität des inneren, medialen Bogens des medialen Gewölbes wird durch Bänder und Muskeln gehalten. Unter anderem verbinden Bänder das Cuneiforme mit dem Metatarsale sowie das Naviculare mit dem Cuneiforme. Außerdem sind die Ligamenta calcaneonaviculare plantare (1) und talocalcaneum interosseum an der Sicherung des medialen Gewölbes beteiligt (2). Die Bänder sichern das Gewölbe bei großen kurzfristigen Belastungen, die Muskeln bei Dauerbelastungen.
Der M. tibialis posterior (TP) bildet eine Teilverspannung des medialen Gewölbes im Bereich des Scheitelpunktes des Gewölbebogens. Er bringt das Naviculare nach unten und hinten unter den Kopf des Talus. Geringe Anspannungen dieses Muskels können die Lage des Naviculare verändern und damit das mediale Gewölbe. Ein Teil der Sehne strahlt in das Ligamentum plantare longum ein, wodurch sie auf die drei medialen Metatarsalia wirken.
Der. M. peronaeus longus (PL) verstärkt die Wölbung des medialen Bogens (des medialen Gewölbes) indem er das Metatarsale I plantarflektiert.
Der M. flexor hallucis longus (FHL) verspannt fast den gesamten Bogen. Der M. flexor digitorum longus unterstützt diese Funktion und hält die Wölbung des medialen Bogens aufrecht.
Der M. abductor hallucis (Ad. H) verspannt den gesamten Bogen und verstärkt ihn. Die Mm. extensor hallucis und tibialis anterior setzen an der konvexen Seite des Bogens an und flachen ihn ab.

FRAGE 26 Beschreiben Sie den Bandapparat des Kniegelenkes.

KOMMENTAR Das Kniegelenk wird von

- zwei Kreuzbändern (vom lateralen Femurkondylus zur Area intercondylaris anterior der Tibia [vorderes] und vom medialen Kondylus zur hinteren Fläche [hinteres Kreuzband]) und

- zwei Seitenbändern (Ligg. collateralia fibulare et tibiale) verstärkt.

Zusätzlich zieht an der medialen Seite des Knies der Tractus iliotibialis stabilisierend am Gelenk vorbei.

FRAGE 27 **Beschreiben Sie prinzipiell zu unterscheidende Gelenkformen.**

KOMMENTAR Das „echte" Gelenk ist eine bewegliche Verbindung zweier Knochenenden (mit Hyalinbezug) mit Bandverstärkung und Gelenkkapsel, die Synovia (= Gelenkschmiere) enthält. Man unterscheidet die Gelenke nach der Menge der beteiligten Knochen und der Form der Gelenkenden beziehungsweise -flächen und nach den möglichen Freiheitsgraden der Bewegung im Gelenk.

Bewegliche Knochenverbindungen

Ein Gelenk ist die **bewegliche Verbindung zweier Knochen.** Ein Knochen bildet den Gelenkkopf und der zweite Knochen die Gelenkpfanne. Diese beiden Knochen sind umgeben von der Gelenkkapsel, deren **Innenwand (Synovialmembran)** die **Gelenkschmiere (Synovia)** produziert. Diese ist eine honiggelbe Flüssigkeit und sorgt für reibungarmes Arbeiten des Gelenks. Das Gelenk wird durch Kapselbänder verstärkt. Diese Bänder verbinden medial und lateral die Knochen miteinander. Als Schutz vor Druck und Stoß sind die Schleimbeutel vorgelagert. Bewegliche Knochenverbindungen haben einen Gelenkspalt und werden als Diarthrosen bezeichnet.

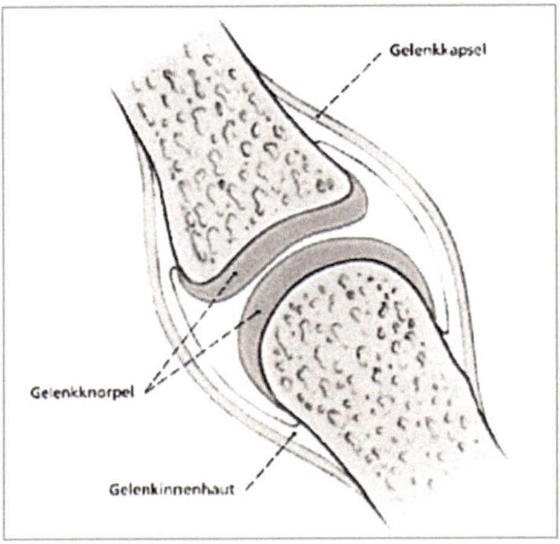

Schematische Darstellung eines Gelenks.

Gelenke lassen sich nach folgenden Gesichtspunkten einteilen:

1. Anzahl der Achsen:
   a) einachsige, b) zweiachsige, c) vielachsige Gelenke
2. Anzahl der Freiheitsgrade: a) ein, b) zwei, c) drei Freiheitsgrade
3. Anzahl der Gelenkkörper: a) einfache Gelenke (Articulatio simplex), b) zusammengesetzte Gelenke (Articulatio composita)
4. Form der Gelenkkörper:
   a) Articulatio plana (Gelenk mit zwei ebenen Gelenkflächen, besitzt zwei Freiheitsgrade). Die Gelenke zwischen den Wirbelkörpern entsprechen dieser Gelenkform.
   b) Scharniergelenk (Ginglymus), besteht aus einem konvexen und einem konkaven Gelenkkörper, das Scharniergelenk hat einen Freiheitsgrad. Es funktioniert ähnlich wie eine Tür. Eine Bewegung ist um eine Achse möglich. Zu den Scharniergelenken zählen z. B. Ellenbogen-, Knie- und Sprunggelenk.
   c) Drehgelenk oder Radgelenk (Articulatio trochoidea), diese Gelenke sind einachsig und haben einen Freiheitsgrad). Beim Radgelenk dreht sich der Gelenkkopf in einem Ring. Das Radgelenk erlaubt eine kreisende Bewegung um eine Achse, z. B. im Ellenbogengelenk zwischen Elle und Speiche (Umwendbewegungen der Hand).
   d) Kondylengelenk (Articulatio condylaris). Die Hauptbewegungen finden in einer Ebene statt. Es sind aber zusätzlich ausgiebige Rotationen um eine dieser Bewegungsebene liegende Achse möglich. Dabei bewegen sich zwei annähernd parallel gestellte Ge-

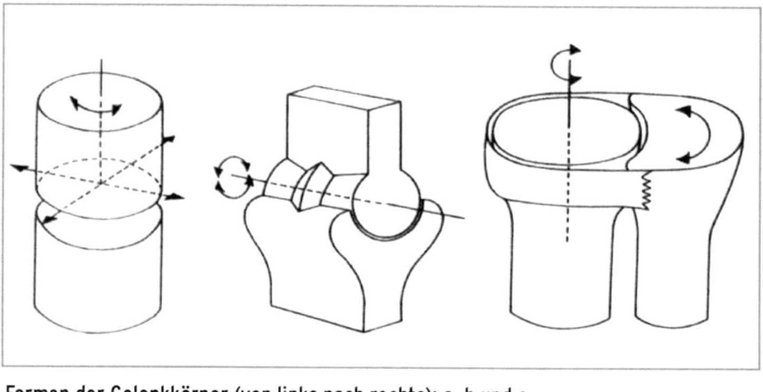

Formen der Gelenkkörper (von links nach rechts): a, b und c ...

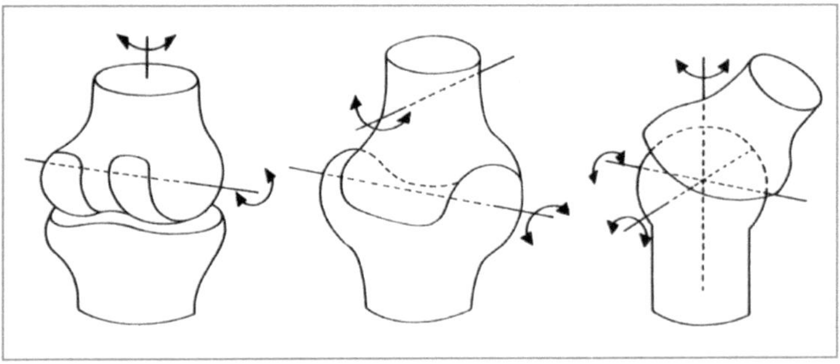

Formen der Gelenkkörper (von links nach rechts):
... d, e, f und g (rechts).

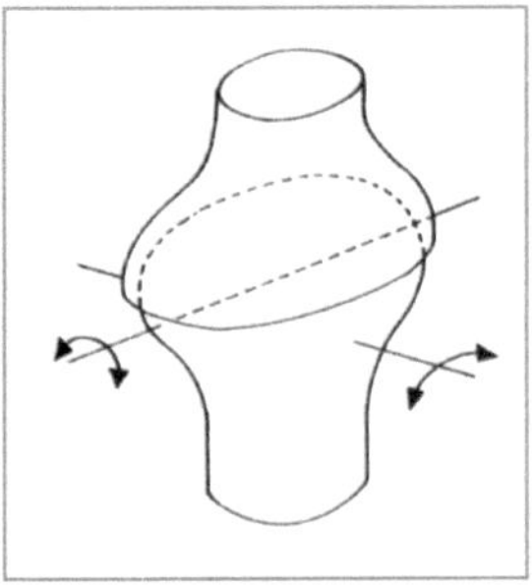

lenkrollen in zwei getrennten Gelenkpfannen. Typische Beispiele sind das Kniegelenk und die beiden Kiefergelenke, die als eine Einheit betrachtet werden müssen.

e) Sattelgelenk (Articulatio sellaris), hat zwei sattelförmige Gelenkkörper. An jedem Gelenkkörper befindet sich eine konkave und eine konvexe Krümmung. Es hat zwei Freiheitsgrade und zwei Hauptachsen. Ist jedoch ein vielachsiges Gelenk in dem als zusammengesetzte Bewegung auch das Kreisen möglich ist. Das Daumengelenk (Articulatio carpometacarpalis pollis) ist beispielsweise ein Sattelgelenk.
f) Kugelgelenk (Articulatio sphaeroidea) ist vielachsig. Es hat eine Gelenkpfanne und einen Gelenkkopf, drei Hauptachsen und drei Freiheitsgrade. Das Schultergelenk ist ein Beispiel für ein Kugelgelenk.
g) Eigelenk (Articulatio ellipsoidea), hat zwei Freiheitsgrade und ist vielachsig. Es besitzt eine konvexe und eine konkave, ellipsenförmige Gelenkfläche. Es besitzt zwei Hauptachsen. Durch zusammengesetzte Bewegungen ist das Kreisen möglich (Radiokarpalgelenk = körpernahes Handgelenk).

FRAGE 28 **Beschreiben Sie den viszerokutanen Reflex. Was sind Head'sche Zonen?**

KOMMENTAR Spinale (aus dem Rückenmark) Afferenzen (zuführende Nervenleitung) aus dem Bereich von inneren Organen (die über das autonome Nervensystem geleitet werden) werden mit kutanen (aus der Haut) Afferenzen bestimmter (korrespondierender) Hautareale gekoppelt: den Head'schen Zonen.
So z. B. der in den linken Arm ausstrahlende Schmerz bei Angina pectoris (Durchblutungsstörungen des Herzens).
Oder einfacher: Erkrankungen innerer Organe können Schmerzen auf der Hautoberfläche verursachen.

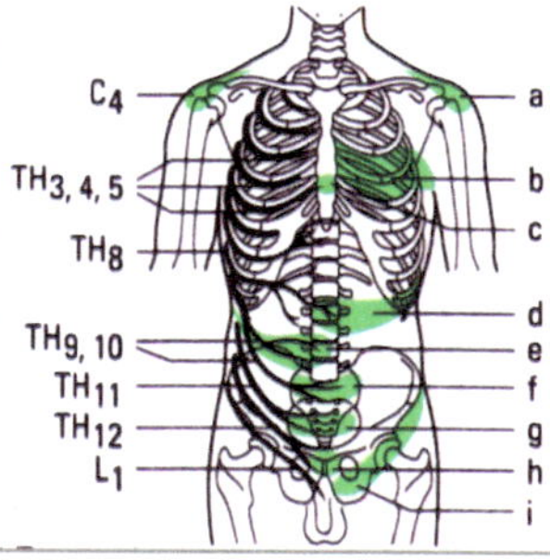

Head-Zonen:
segmentale Versorgung einiger innerer Organe (links) und (grün) Hautbezirke, in denen bei Erkrankung dieser Organe durch viszerokutane Reflexe Hyperästhesie und Hyperalgesie auftreten können;
a: Zwerchfell (C_4); b: Herz (C_8, Th_1); c: Speiseröhre (Th_4, Th_5); d: Magen (Th_8); e: Leber und Gallenblase (Th_8–Th_{11}); f: Dünndarm (Th_{10}); g: Dickdarm (Th_{11}–L_1); h: Harnblase (Th_{11}–L_1); i: Niere und Hoden (Th_{10}–L_1)

FRAGE 29 **Hier ist angewandte Anatomie gefragt: Kennen Sie die klassischen Amputationslinien im Bereich des Vorderfußes?**

KOMMENTAR Verlauf der Amputationslinien durch die Gelenke:

- Lisfranc: Articulationes tarsometatarsales
- Chopart: Articulatio tarsi transversa

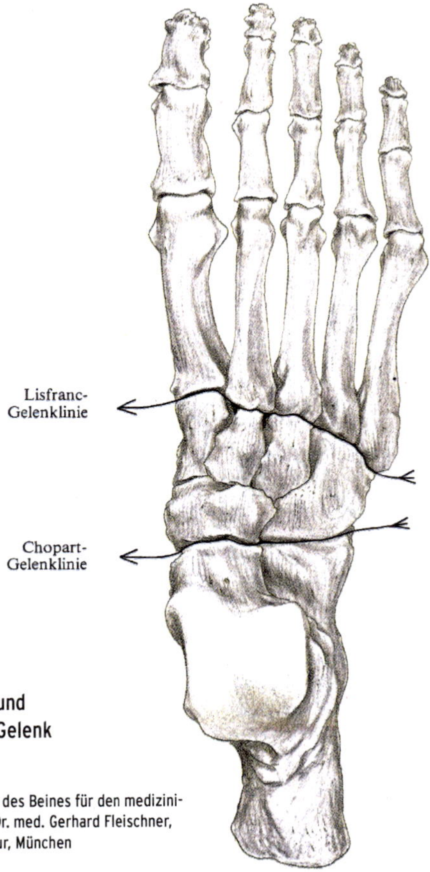

Chopartsches und Lisfrancsches Gelenk

Abbildung aus:
Spezielle Anatomie des Beines für den medizinischen Fußpfleger, Dr. med. Gerhard Fleischner, Verlag Neuer Merkur, München

FRAGE 30 **Welcher Muskel führt zu einem flügelartigen Abstehen des Schulterblattes?**

LÖSUNG M. serratus anterior (vorderer Sägemuskel)

KOMMENTAR Ein flügelartiges Abstehen des Schulterblattes bezeichnen wir auch als Scapula alata oder Engelflügelstellung. Diese entsteht durch eine Lähmung des M. serratus anterior (Druckschädigung des N. thoracicus longus = Rucksacklähmung).

FRAGE 31 **Typisch für eine Epicondylitis radialis humeri (sog. Tennisellbogen) ist vor allem ...**

ANTWORT ... umschriebener Druckschmerz am Epicondylus lateralis humeri.

FRAGE 32 **Hinsichtlich der spastischen Muskeltonuserhöhung (Spastik) gilt:**

a) Sie ist durch passive rasche Muskeldehnung besser auslösbar als durch langsame Dehnung.
b) Sie behindert die Willkürbewegung typischerweise nicht.
c) Im willkürlich ganz entspannten Muskel findet sich typischerweise sehr starke elektrische Daueraktivität.
d) Sie ist in Beugern und Streckern in der Regel gleichstark ausgeprägt.
e) Sie beruht vor allem auf einer Überregbarkeit der Muskelfasermembran.

LÖSUNG **a**

KOMMENTAR Der Muskeltonus kann durch Schädigungen zerebraler (Großhirn) oder zerebellärer (Kleinhirn) Bahnen entweder erhöht (= hyperton) oder reduziert (= hypoton) sein. Der Hypertonus wird dabei in Spastik und Rigor unterteilt.
Der **spastische Muskeltonus** entwickelt sich bei Ausfall des 1. motorischen Neurons, während ein Ausfall des 2. motorischen Neurons zu einer schlaffen Lähmung mit Muskelatrophie (Muskelverkümmerung) führt. Typisch für die spastische Muskeltonuserhöhung, die sich am besten durch **passive rasche Bewegung der betroffenen Extremitäten** feststellen lässt, ist das Taschenmesserphänomen, bei dem der Widerstand bei maximaler Dehnung des Muskels zunächst zu- und bei weiterer Dehnung dann abnimmt. Die Ursache sind die bei einer Spastik auf Dehnung empfindlicher reagierenden Muskelspindeln.

Da die Spastik an den Armen meist die **Beuger** und an den Beinen vorwiegend die **Strecker** betrifft, zeigt sich z. B. bei der Wernicke-Mann-Lähmung (= zentrale spastische Hemiparese, z. B. nach einem Schlaganfall) ein typisches Gangbild mit gebeugten Armen und zirkumduziertem überstrecktem Bein (die betroffenen Patienten halten den Arm der gelähmten Seite vor dem Körper gebeugt mit der Handinnenfläche nach oben und führen das Bein beim Gehen in einem Halbkreis vom Körper weg und wieder zu ihm hin).

Für den Podologen reicht es, wenn er sich die Lösung merkt. Wenn ein Patient mit typischer Wernicke-Mann-Lähmung in der Praxis zur Behandlung erscheint, kann er die Schädigung einordnen.

FRAGE 33 **Unter ossärer Ankylose versteht man eine ...**

ANTWORT ... Gelenkversteifung durch Fusion (Verschmelzung) der artikulierenden Gelenkflächen (die Gelenkflächen, die sich üblicherweise gegeneinander bewegen).

KOMMENTAR Die **ossäre Ankylose** ist eine knöcherne Gelenkversteifung durch **Fusion der artikulierenden Gelenkflächen**. Sie tritt typischerweise bei der Spondylarthritis ankylosans (= Morbus Bechterew) auf.
Es handelt sich dabei um eine, meist jüngere Männer betreffende, chronisch progrediente (fortschreitende) Erkrankung der kleinen Wirbelgelenke und der Wirbelsäulenlängsbänder, die zu einer Wirbelsäulenversteifung führt. Im Endstadium entwickelt sich eine bambusartige Veränderung der gesamten Wirbelsäule (Totalrundrücken). Röntgenologisch findet man an den Wirbelkörpern knöcherne **Randkantenausziehungen** (sog. Wirbelkörperspangen = Syndesmophyten).
Geht die Gelenkversteifung vom Synovialgewebe aus, wie z. B. bei der rheumatoiden Arthritis, so handelt es sich um eine kapsuläre oder fibröse Ankylose.

FRAGE 34 **Bei einer Adduktionskontraktur des rechten Hüftgelenks zeigt sich bei der Inspektion des stehenden Patienten in erster Linie ...**

ANTWORT ... ein Beckenhochstand rechts.

KOMMENTAR Bei der **Adduktionskontraktur** des rechten Hüftgelenks besteht eine völlig aufgehobene Abspreizbarkeit im Hüftgelenk. Beim Gehen muss daher das Becken auf der rechten Seite angehoben werden, damit das rechte Bein am Standbein vorbeibewegt werden kann. Bei der Untersuchung findet man am stehenden Patienten einen **Beckenhochstand rechts**.

FRAGE 35 **Die Athetose ist insbesondere gekennzeichnet durch ...**

ANTWORT ... distal betonte, wurmartige, träge Bewegungen der Extremitäten.

KOMMENTAR Die **Athetose** ist gekennzeichnet durch **langsame**, nicht rhythmische **wurm- bis schraubenförmige Bewegungen** der distalen Extremitäten (meist der Hände), die durch eine Dysfunktion der striatären Hemmung auf das kortikale extrapyramidale System bedingt sind. Zum Verständnis des Kommentars sind leider auch Kenntnisse der Hirnanatomie notwendig. Die Antwort lässt sich aber auch ohne diese Vorkenntnisse verstehen. Es ist nicht zu erwarten, dass der Podologe auch die gestörten Hirnstrukturen kennen muss.

FRAGE 36 **Welche Nervenschädigung führt zu einer Atrophie der Thenarmuskulatur (Muskulatur des Daumenballens)?**

ANTWORT N. medianus.

KOMMENTAR Die **Thenarmuskulatur** (= Daumenballen) wird von den Mm. abductor pollicis brevis, opponens pollicis, flexor pollicis brevis und adductor pollicis gebildet. Die genannten Muskeln werden bis auf den tiefen Anteil des M. flexor pollicis brevis und den M. adductor pollicis (jeweils R. profundus des N. ulnaris) vom **N. medianus** innerviert.

Eine Atrophie der Thenarmuskulatur findet man typischerweise beim Karpaltunnelsyndrom. Bei dieser Erkrankung wird der N. medianus unter dem Ligamentum carpi transversum eingezwängt und durch Druck geschädigt.

FRAGE 37 **Was verstehend Sie unter dem Babinski-Reflex?**

ANTWORT Das Babinski-Phänomen als pathologischer Befund lässt sich zu den pathologischen spinalen Reflexen zählen.

KOMMENTAR Bei Pyramidenbahnläsionen kommt es zum Wiederauftreten phylogenetisch früher Reflexmuster (= **Pyramidenbahnzeichen**, pathologische [krankhafte] spinale Reflexe). Dazu zählen in erster Linie die Reflexe der **Babinski-Gruppe** (Babinski-, Oppenheim- und Gordon-Phänomen). Typisch für die genannten Reflexe ist eine Extension der Großzehe und Plantarflexion der Kleinzehen mit Spreizphänomen, was beim Babinski durch **Bestreichen des lateralen Fußsohlenrandes**, beim Oppenheim durch kräftiges Herabstreichen an der Tibiavorderkante mit Daumen und Zeigefinger und beim Gordon durch Pressen der Wadenmuskulatur ausgelöst werden kann.
Beim Neugeborenen (1. Lebensmonat) sind die Reflexe der Babinski-Gruppe und der **Schreitreflex** (eine beim aufrecht gehaltenen Neugeborenen durch Aufdrücken der Fußsohlen auf die Unterlage ausgelöste Geh/Schreitbewegung) physiologisch (normal). Tritt der Schreitreflex erneut auf, deutet dies auf eine diffuse Hirnschädigung hin.

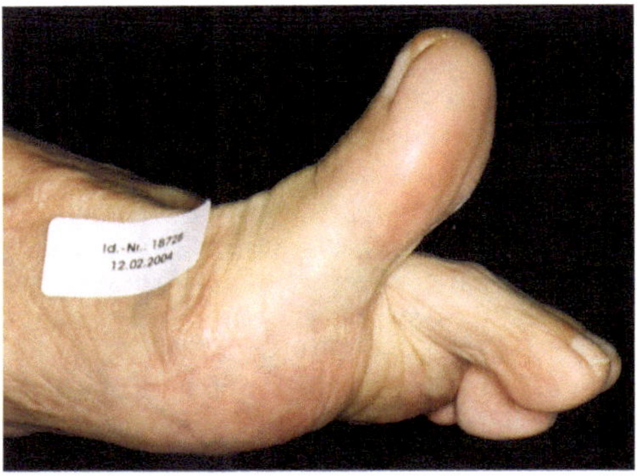

Babinski-Reflex bei einem Patienten nach mehreren Schlaganfällen mit diffuser Hirnschädigung.

FRAGE 38 **Welche Untersuchungsbefunde erwarten Sie bei einer Innenmeniskusläsion (z. B. ausgeprägte Meniskusläsionen bei Sportlern)?**

ANTWORT Bei Innenmeniskusläsion lassen sich häufig am medialen Kniegelenkspalt Schmerzen auslösen, wenn man den Unterschenkel bei Kniebeugung von über 90° gegen den Oberschenkel passiv nach innen oder außen dreht

KOMMENTAR Zur Prüfung der Menisken dienen die folgenden Tests:

- Steinmann I: Bei 60 – 90° Beugung im Kniegelenk spricht ein **Außen**rotationsschmerz für eine **Innen**meniskusläsion und ein **Innen**rotationsschmerz für eine **Außen**meniskusläsion.
- Steinmann II: Wanderung des Schmerzes und der Druckempfindlichkeit am inneren Gelenkspalt von **ventral** nach **dorsal** bei Beugung im Kniegelenk bei Innenmeniskusschaden.
- Böhler-Zeichen: Treten bei Adduktion im Kniegelenk Schmerzen auf, so deutet dies auf eine Innenmeniskusläsion hin. Abduktionsschmerzen sprechen dagegen für eine Außenmeniskusläsion.
- Payr-Zeichen: Bei Innenmeniskusläsion lassen sich im Yoga-Sitz durch Druck auf die Kniegelenke Schmerzen provozieren (in dieser Sitzposition dürften die meisten Mitteleuropäer auch ohne Meniskusläsion Schmerzen haben).
- Apley-Zeichen: In Bauchlage mit 90° angewinkelten Knien wird auf das Kniegelenk in vertikaler Richtung eine Kompression und Rotation ausgeübt. Die Schmerzsymptomatik entspricht dabei Steinmann I.

Bei Verdacht auf Bandläsionen:

- Schubladentest: Der rechtwinklig gebeugte Unterschenkel wird gegenüber dem Femur in sagittaler Richtung zu verschieben versucht. Eine „vordere Schublade“ kann zusammen mit einer Rotationsschublade (gleiche Untersuchungstechnik wie oben, nur mit zusätzlicher Innenrotation des Unterschenkels) Hinweis auf eine Ruptur des **vorderen** Kreuzbandes sein und eine „hintere Schublade“ spricht für eine Läsion des **hinteren** Kreuzbandes.
- Lachmann-Test: Schubladentest, jedoch nur mit 20 – 30° Beugestellung im Kniegelenk.
- Seitenbänder: Schmerzen bei Varusstress (Abduktion im Kniegelenk) sprechen für eine Innenbandläsion und bei Valgusstress (Adduktion) für eine Außenbandläsion.

FRAGE 39 **Ein positives Trendelenburg-Zeichen findet sich am häufigsten bei ...**

ANTWORT ... Schwäche der Abduktoren im Hüftgelenk.

KOMMENTAR Das positive **Trendelenburgsche-Zeichen** beruht typischerweise auf einer Schwäche der abduzierenden Mm. glutaei medius und minimus (Schädigung des N. glutaeus superior). Als Folge kippt das Becken bei jedem Schritt zur Seite des **angehobenen Spielbeins** (gesunde Seite) ab und es entsteht das charakteristische watschelnde Gangbild. Ursache kann z. B. eine unsachgemäße intramuskuläre Injektion im Bereich der Glutaealmuskulatur sein (= Spritzenlähmung). Das Trendelenburgsche-Zeichen tritt auch bei Lähmung des M. gracilis auf.

FRAGE 40 **Welche Aussagen über die Prüfung der Tiefensensibilität (Vibrationssinn) treffen zu?**

a) Gut verwendbar ist dabei eine Stimmgabel von 128 Hz.
b) Dem Patienten muss zu Beginn erklärt werden, was Vibration und was nur eine Berührung ist.
c) Das Aufsetzen der Stimmgabel sollte bevorzugt an den Stellen erfolgen, an denen die Haut direkt auf dem Knochen aufliegt (z. B. über Knochenvorsprüngen: Malleolus medialis, Fibulaköpfchen, Großzehengrundgelenk etc.).
d) Die Test-Stimmgabel hat zwei Dämpfer, auf denen das Vibrationsempfinden in Achteln abgelesen werden kann.

LÖSUNG **a – d**

KOMMENTAR Mit einem Vibrationsgerät oder einer Stimmgabel C 128 kann das Vibrationsempfinden getestet werden. Hierzu wird das Gerät oder die Stimmgabel auf Stellen aufgesetzt, unter denen sich unmittelbar knöcherne Strukturen befinden. So kann man feststellen, ob der Patient die Vibrationen empfindet. Besteht ein deutlicher Unterschied der Pallyästhesie (verringertes Vibrationsempfinden) mit wesentlicher Besserung nach proximal, so spricht dies für eine periphere Polyneuropathie (die diabetische Neuropathie ist eine periphere Polyneuropathie).

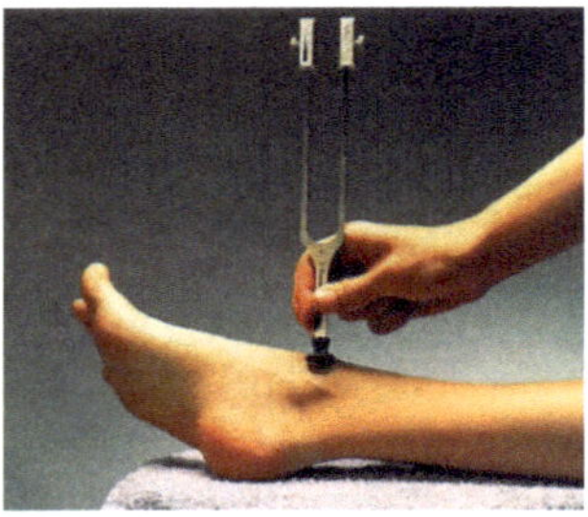

Vibrationstest auf dem Malleolus medialis des rechten Fußes.

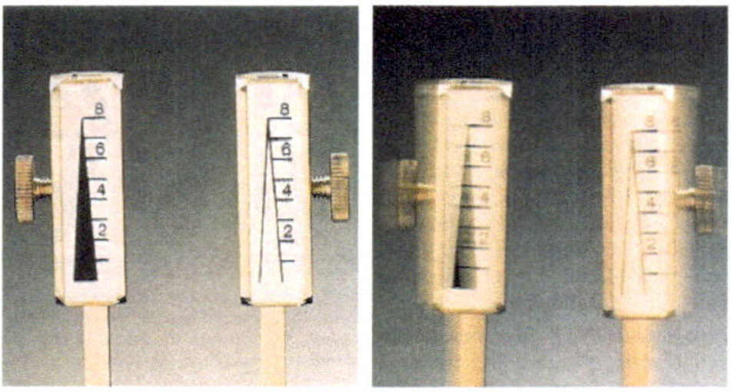

An den beiden Schenkeln der Stimmgabeln befinden sich Gewichte auf denen jeweils eine Skala und ein weißes bzw. schwarzes Dreieck angebracht ist. Schlägt man die Stimmgabel an, so ist je nach Amplitude die Spitze des Dreiecks an verschiedenen Stellen der Skala zu sehen. Die Wahrnehmung der Vibrationsschwelle ist altersabhängig. Unter 40 Jahren ist ein Wert unter 6/8 Skalenanteilen krankhaft, über 40 Jahren sind weniger als 5/8 Skalenanteile als krankhaft zu bewerten.

FRAGE 41 **Charakteristisch für eine komplette Durchtrennung des N. peroneus communis ist in erster Linie:**

a) Watschelgang
b) Steppergang
c) Seiltänzergang
d) Monopedales Hüpfen (Robotergang)
e) Hackengang

LÖSUNG b

KOMMENTAR Der **N. peroneus communis** teilt sich in der Peroneusloge in den N. peroneus superficialis, der beide Mm. peronei innerviert und in den N. peroneus profundus, der hauptsächlich Äste an die

Unterschenkelextensoren (M. tibialis anterior, M. extensor digitorum longus, M. extensor hallucis longus) abgibt.
Ein Ausfall des N. peroneus communis hat daher eine Supinationsstellung des Fußes mit Fußheberschwäche (Hahnentritt- oder **Steppergang**) (**b**) zur Folge.

Ein **watschelndes Gangbild** infolge kontralateralem Absinken des Beckens beim Einbeinstand zur gesunden Gegenseite hin (= positives Trendelenburg Zeichen) findet man z. B. typischerweise im Zusammenhang mit einer **Lähmung der Mm. glutaei medius** und **minimus** (z. B. bei Verletzungen des N. glutaeus superior nach unsachgemäßen intraglutealen Injektionen (Spritzen in den Gesäßmuskel).
Als **Hackengang** bezeichnet man ein unsicheres, stapfendes Gangbild mit der Ferse als Auftrittsfläche; z. B. bei einer Tibialislähmung ohne oder mit Hackenfuß.

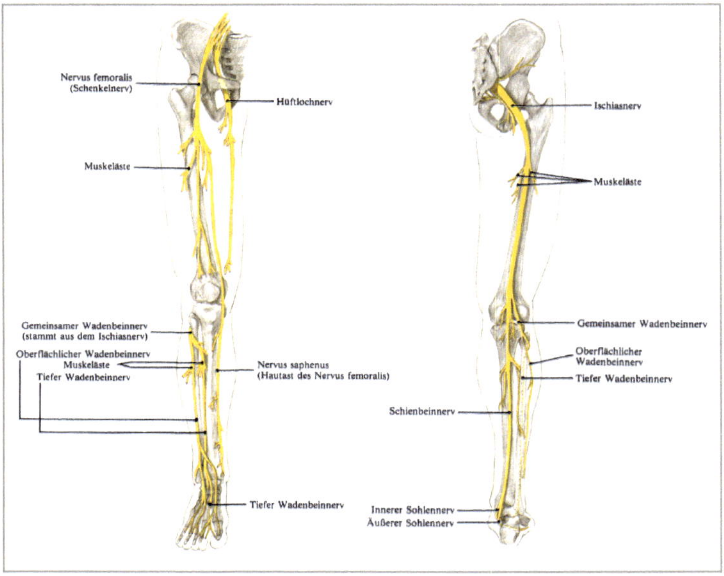

Die Nervenversorgung von vorne (links) und hinten (rechts) des Beines.

Spezielle Anatomie des Beines für den medizinischen Fußpfleger. Fleischner, G. Bd. 1, Verlag Neuer Merkur

Der **Seiltänzergang** dient der Prüfung einer Gangataxie, wie sie als zerebellare (bei Kleinhirnläsionen), spinale (Hinterwurzel- oder Hinterstrangläsion) oder als sensible Ataxie bei Polyneuropathien auftritt. Außerdem wird diese Gangart von alkoholisierten Verkehrssündern auf der Polizeiwache verlangt, um ihre Gangsicherheit zu überprüfen.
Monopedales Hüpfen („Robotergang") kann als Koordinationstest benutzt werden.

FRAGE 42 **Charakteristische Befunde bei akuten Gelenkentzündungen sind:**
a) Achsabweichung des betroffenen Gelenkes
b) Functio laesa
c) Schwellung

LÖSUNG **b und c sind richtig**

KOMMENTAR Eine akute Gelenkentzündung führt **nicht** charakteristischerweise zu einer Gelenkzerstörung oder muskulärem Imbalance (Ungleichgewicht) und damit zu einer Achsabweichung.
Die anderen beiden genannten Symptome **Tumor** (Schwellung durch Austritt eiweißreicher Flüssigkeit aus den Gefäßwänden) und **Functio laesa** (Funktionseinschränkung) zählen neben **Rötung** (= Rubor; durch Histamin bedingte Gefäßerweiterung), **Überwärmung** (= Calor; durch örtliche Stoffwechselsteigerung), **Schmerz** (= Dolor; als Folge der erhöhten Gewebsspannung und schmerzauslösender Entzündungsprodukte, z. B. Bradykinin) zu den klassischen Entzündungszeichen.

FRAGE 43 **Welche Aussage trifft nicht zu? Ein anhaltender Ausfall des N. fibularis communis (N. peronaeus communis) führt unbehandelt typischerweise zu folgenden Veränderungen:**
a) Supinationsstellung des Fußes
b) Achillessehnenverkürzung
c) Spitzfuß
d) Valgusstellung der Ferse
e) Steppergang

LÖSUNG **e**

KOMMENTAR Der **N. peronaeus communis** teilt sich in der Peronaeusloge in den N. peronaeus superficialis, der beide Mm. peronaei innerviert und in den N. peronaeus profundus, der hauptsächlich Äste an die Unterschenkelextensoren (M. tibialis anterior, M. extensor digitorum longus, M. extensor hallucis longus) abgibt.
Ein Ausfall des N. peronaeus communis hat daher eine **Supinationsstellung des Fußes** mit **Spitzfußstellung** und **Achillessehnenverkürzung** sowie Fußheberschwäche (Hahnentritt- oder **Steppergang**) zur Folge.
Eine Valgusstellung der Ferse kommt durch ein Überwiegen der Unterschenkelextensoren zustande, z. B. bei Lähmung des M. gastro-cnemius bei Schädigung des N. tibialis.

FRAGE 44 **Welche Aussage trifft nicht zu? Kennzeichnende Befunde bei akutem arteriellem Verschluss einer großen Hauptarterie an einer Extremität sind:**
a) Ruheschmerz
b) Hautblässe
c) Muskeleigenreflex-Steigerung
d) Unterschiede in der Hauttemperatur zwischen der kranken und der gesunden Extremität
e) Sensibilitätsstörung

LÖSUNG **c**

KOMMENTAR **Muskeleigenreflexsteigerung** gehört **nicht** zu den Zeichen eines akuten arteriellen Verschlusses.

Zu den typischen Symptomen zählen die folgenden sechs „P“:
1. Pain (blitzartiger, starker Schmerz)
2. Paleness (Blässe)
3. Paresthesia (Missempfindung)
4. Pulselessness (Pulslosigkeit)
5. Paralysis (Bewegungsunfähigkeit)
6. Prostration (Schock)

FRAGE 45 **Welche Aussage zum N. fibularis profundus (N. peronaeus profundus) ist richtig?**

a) Er zieht entlang des medialen Fußrandes nach distal.
b) Er versorgt motorisch die Mm. peronaei.
c) Er versorgt motorisch die Strecker am Unterschenkel.
d) Er versorgt motorisch das Caput laterale des M. gastrocnemius.

LÖSUNG c

KOMMENTAR Der Begriff **N. fibularis profundus** ist eine andere Bezeichnung für den N. peronaeus profundus. Der N. fibularis profundus (N. peronaeus profundus) trennt sich vom N. fibularis (peronaeus) communis, nach dem dieser sich um das Wadenbein herumgeschlungen hat und in die Peronaeusloge eingedrungen ist. Der N. fibularis (pero-naeus) profundus erreicht die Streckerloge von lateral (außen) nach Durchtritt durch das Septum intermusculare. Er versorgt die **Exten-sorengruppe des Unterschenkels** (**c**) und die Extensoren des Fußes. Eine Lähmung des Nerven führt zu dem „Steppergang", weil der Fuß nicht mehr angehoben werden kann. Auf dem Fußrücken gibt der N. fibularis (peronaeus) profundus sensible Äste ab für die einander zugekehrten Seiten der 1. und 2. Zehe.

Der **N. fibularis superficialis** versorgt motorisch die **Mm. peronaei** mit plantarflektierender und pronierender Wirkung. Mit seinen **sensiblen Ästen** versorgt er die **Haut des Fußrückens**, einschließlich des medialen Fußrandes.

Der **M. gastrocnemius** gehört zu der Gruppe der oberflächlichen Flexoren des Unterschenkels. Seine beiden Köpfe entspringen jeweils oberhalb der Condylen ossis femoris und strahlen mit ihren Fasern in die Achillessehne. Dieser Muskel überspringt zwei Gelenke, somit unterstützt er im Kniegelenk die Beugearbeit der ischiokruralen Muskeln. Seine Hauptaufgabe liegt aber in der Plantarflexion im oberen Sprunggelenk. Die Innervierung des Muskels erfolgt durch den **N. tibialis**.

Beachten Sie auch die verwirrende Nomenklatur am Fuß. Dorsalextension und Dorsalflexion z. B. bezeichnen die gleichen Bewegungen, und zwar: Annäherung des Fußrückens an das Schienbein.

FRAGE 46 **Welcher Muskel bewirkt Außenrotation im Kniegelenk?**

a) M. biceps femoris
b) M. popliteus
c) M. semimembranosus

LÖSUNG **a**

KOMMENTAR Der **M. biceps femoris (zweiköpfiger Schenkelmuskel)** (**a**), dessen Caput breve (kurzer Kopf) am Labrum laterale der Linea aspera des mittleren Femurdrittels (mittleres Drittel des Oberschenkelknochen) entspringt, rotiert das gebeugte **Knie nach außen**, weil er lateral am Caput fibulae (Köpfchen des Wadenbeins) ansetzt.

Zu c: Der **M. semimembranosus** (**c**) inseriert mit seinem Pes anserinus profundus am Condylus medialis tibiae, somit kann der Muskel das gebeugte Knie nach **innen rotieren.** Unterstützt wird er dabei vom M. semitendinosus, weil dieser mit dem Pes anserinus superficialis ebenfalls am Condylus medialis tibiae ansetzt.

Zu b: Der am lateralen Teil des Condylus lateralis femoris entspringende **M. popliteus** (**b**) zieht nach medial zu seiner Ansatzstelle an der Facies posterior tibiae oberhalb der Linea m. solei. Die Hauptaufgabe besteht darin, das Einklemmen der Kniegelenkkapsel bei Beugung zu verhindern. Außerdem beteiligt er sich an der Beugung und **Innenrotation** des Kniegelenks.

FRAGE 47 **Welche Aussagen sind richtig?**

An der statischen Sicherung des so genannten inneren Längsgewölbes des Fußes sind beteiligt:

a) Plantaraponeurose
b) Lig. plantare longum
c) Lig. calcaneonaviculare plantare (Pfannenband)
d) Lig. mediale (deltoideum)
e) Ligg. tarsi plantaria

LÖSUNG **a, b, c und e sind richtig**

KOMMENTAR Für die statische Sicherung des inneren Längsgewölbes des Fußes sind Bänder auf der Plantarseite (Fußsohle) verantwortlich.

Alle auf der Plantarseite des Fußes befindlichen Bänder nennen wir **Ligg. tarsi plantaria** (**e**), ein Teil davon bildet ein plantares Verspannungssystem, das in drei Ebenen unterteilt werden kann.

1. Die erste Ebene von außen bildet die **Plantaraponeurose (Aponeurosis plantaris, eine derbe Sehnenplatte)** (**a**), die vom Calcaneus (Fersenbein) kommend V-förmig in die Zehengrundgelenke ausstrahlt.
2. Das **Lig. plantare longum** (**b**) stellt die zweite Ebene dar. Es entspringt ebenfalls am Calcaneus und zieht aber nicht soweit distal (körperfern), sondern inseriert (setzt an) mit seinen tiefen Fasern am Os cuboideum und mit seinen oberflächlichen Fasern an den Basen der Metatarsalknochen (Mittelfußknochen).
3. Das dritte Band ist das **Lig. calcaneonaviculare plantare (Pfannenband)** (**c**), welches die Lücke zwischen Calcaneus und Os naviculare schließt und sich so an der Pfannenbildung für den Taluskopf beteiligt. Aus diesem Grund wird es auch als Pfannenband bezeichnet.

Zu d: Das **Lig. mediale** (deltoideum) ist ein Stabilisator für das obere und untere Sprunggelenk. Seine Fasern ziehen vom Malleolus medialis zum Talus (Sprungbein), zum Calcaneus (Fersenbein) und zum Os naviculare (Kahnbein). Es verhindert eine übermäßige Pronationsbewegung (Hebung des Fußaußenrandes).

FRAGE 48 **Welche Antwort zum venösen Abfluss aus dem Bein ist falsch?**

a) Die V. saphena magna sammelt Blut von der vorderen und medialen Seite des Beines.
b) Die V. saphena parva sammelt Blut von der hinteren und lateralen Seite des Unterschenkels.
c) Die Hautvenen des Unterschenkels stehen über Vv. perforantes mit tiefen Venen in Verbindung.
d) Der Blutstrom in den Vv. perforantes ist von den tiefen zu den oberflächlichen Venen hin gerichtet.
e) Das Rete venosum dorsale des Fußes nimmt auch Blut von der Planta pedis (Fußsohle) auf.

LÖSUNG **d**

KOMMENTAR Sehen Sie sich die Frage noch einmal genau an. Sie sollten angeben, welche Antwort falsch ist.
Am **Bein** gibt es ein **tiefes** und ein **oberflächliches Venensystem**. Das oberflächliche nimmt das Blut aus der Haut auf. Diese Venen verlaufen epifaszial (auf oder über der Fascie). Die tiefen Venen begleiten die gleichnamigen Arterien und nehmen das Blut aus dem entsprechenden Versorgungsgebiet auf. Die **Vv. Perforantes** (durchbohrende Venen) (**c**) verbinden die beiden Venensysteme miteinander. Dabei ist die Flussrichtung des Blutes **von den oberflächlichen Venen zu den tiefen Venen** (**d** ist falsch) hin gerichtet. Die tiefen Venen werden durch die Muskelpumpe ausgepresst, so dass mit Erschlaffen der Muskulatur der Druck absinkt und Blut aus dem oberflächlichen in das tiefe System abfließen kann.
Das **Oberflächliche** besteht aus der **V. saphena magna** und der **V. saphena parva**. Beide haben ihren Ursprung im **Rete venosum dorsale**, welches Blut vom Fußrücken und von der **Fußsohle** (**e**) aufnimmt. Die **V. saphena magna** zieht am medialen Fußrand entlang vor dem Innenknöchel zur **medialen Seite des Unterschenkels** (**a**). Dort hat sie durch Vv. perforantes Verbindung zu den tiefen Beinvenen. Im Kniebereich verläuft sie hinter dem Condylus medialis des Oberschenkelknochens und tritt dann auf die Vorderfläche, wo sie im Hiatus saphenus (ovale Öffnung in der Fascia lata des Oberschenkels, direkt unterhalb des Leistenbandes) in die V. femoralis mündet.
Die **V. saphena parva** verläuft am lateralen Fußrand entlang und zieht hinter dem Malleolus lateralis zur **Beugeseite des Unterschenkels** (B). Auch sie steht am Unterschenkel mit den tiefen Beinvenen in Verbindung. In der Kniekehle mündet sie in die V. poplitea.

FRAGE 49 **Der M. biceps femoris (zweiköpfiger Schenkelmuskel):**

a) beugt im Hüftgelenk
b) rotiert das Hüftgelenk nach innen
c) rotiert das Kniegelenk nach außen
d) streckt im Kniegelenk

LÖSUNG **c**

KOMMENTAR Der **M. biceps femoris** gehört mit seinem **Caput longum (langem Kopf)** zur Gruppe der **ischiokruralen Muskeln**. Gemeinsam mit dem M. semimembranosus und dem M. semitendinosus

entspringt das Caput longum am **Tuber ischiadicum (Sitzbein)**. Alle drei Muskeln ziehen zum Unterschenkel und überspringen somit zwei Gelenke, zunächst das **Hüftgelenk**, dort entfalten sie eine **Streckwirkung**, später dann das **Kniegelenk**, das sie bei gemeinsamer Kon-traktion **beugen**.
Bei gebeugtem Knie kann der **M. biceps femoris** das **Knie außenrotieren**, weil er lateral am **Caput fibulae (Köpfchen des Wadenbeins)** ansetzt.

FRAGE 50 **An welcher Stelle können Sie die Beinarterien zur Blutstillung abdrücken (komprimieren)?**

a) A. femoralis in der Lacuna vasorum gegen die Eminentia iliopubica (iliopectinea)
b) A. profunda femoris in der Fossa iliopectinea gegen den Trochanter minor
c) A. poplitea im Hiatus adductorius gegen die Linea aspera
d) A. tibialis anterior im oberen Drittel der Streckerloge gegen den Schienbeinkopf
e) A. fibularis unterhalb des Fibulaköpfchens gegen die Fibula

LÖSUNG **a**

KOMMENTAR

Zu a: Die Kompression der Beinarterien kann an jedem Pulstastpunkt erfolgen. Die Pulsation der **A. femoralis** kann unmittelbar unterhalb des Leistenbandes palpiert werden. An dieser Stelle tritt sie aus der Lacuna vasorum auf den Oberschenkel über. Zur Kompression der Arterie, drücken Sie mit beiden Daumen die Arterie gegen die **Eminentia iliopubica (Beckenrand)**.
Ein weiterer Tastpunkt am Bein befindet sich in der **Kniekehle**. Dort trifft man auf die **A. poplitea**, der Fortsetzung der A. femoralis, die durch Druck gegen die Facies poplitea des Femur verschlossen werden kann.

Zu b: Die A. profunda femoris kann nicht palpiert werden.

Zu c: Die A. poplitea teilt sich mit Verlassen der Kniekehle in die A. tibialis anterior und A. tibialis posterior. Sie kann durch Druck gegen die Facies poplitea des Femur (Oberschenkelknochen) verschlossen werden.

Zu d: Die **A. tibialis anterior** tritt durch die Membrana interossea auf die Vorderseite des Unterschenkels und verläuft in der Tiefe der Extensorenloge (Streckerloge). Erst auf dem Fußrücken ist sie als **A. dorsalis pedis** wieder tastbar und hier auch zu komprimieren.

Zu e: Die **A. tibialis posterior** verläuft in der tiefen Flexorenloge (Beugerloge) und tritt hinter dem medialen Knöchel auf den Fuß über. Die A. fibularis zieht an der medialen Kante der Fibula nach distal und ist hinter dem lateralen (äußeren) Knöchel wieder tastbar. Unterhalb des **Fibulaköpfchens** tritt der **N. peronaeus communis** aus der Kniekehle in die Peronaeusloge über. Dabei ist der Nerv nur von Fascie und Haut bedeckt ist. Hier würden Sie lediglich diesen Nerven schädigen aber keine Blutung stillen. Aber wenn Sie die Blutung nicht stillen, braucht der Patient möglicherweise auch den Nerv nicht mehr.

FRAGE 51 **Eine isolierte Zerstörung des Ligamentum cruciatum posterius (hinteres Kreuzband) des Knies führt in erster Linie zu**

a) einer erhöhten Verschieblichkeit der Tibia gegenüber dem Femur nach vorne (vordere Schublade)
b) einer erhöhten Verschieblichkeit der Tibia gegenüber dem Femur nach hinten (hintere Schublade)
c) einer erhöhten Verschieblichkeit der Tibia gegenüber dem Femur nach lateral

LÖSUNG **b**

Die Kreuzbänder verhindern ein Abgleiten der Oberschenkelkondylen vom Tibiaplateau. Das **Lig. cruciatum posterius** entspringt an der lateralen Fläche des medialen Condylus des Femur (Oberschenkelknochen) und inseriert (setzt an) in der Area intercondylaris posterior der Tibia. Es hat somit einen Verlauf von vorne oben nach hinten unten. Wird das Band zerstört, so ist die **Verschieblichkeit** der Tibia gegenüber dem Femur **nach dorsal** in Beugestellung **erhöht**. Dies entspricht der „hinteren Schublade".

Zu a: Die entsprechende Bewegung nach ventral wird durch das Lig. cruciatum anterius (vorderes Kreuzband) verhindert, das von der medialen Fläche des Condylus lateralis des Femurs zur Area intercondylaris anterior der Tibia zieht und dabei eine Verlaufsrichtung be-

schreibt, die der des Leistenbandes entspricht. Wird isoliert dieses Band zerstört, so ist die **Verschieblichkeit** der Tibia gegenüber dem Femur **nach ventral** erhöht (vordere Schublade). Beide Bänder stehen bei Beugung und Innenrotation unter Spannung, weil sich dann die beiden Bänder umeinander wickeln. Wird das Knie **gestreckt**, so wickeln sich die beiden Bänder voneinander ab, und es kommt zur Schlussrotation von 5° nach außen. Diese fehlt bei Zerstörung der Kreuzbänder.
Die seitliche Stabilisierung des Kniegelenkes übernehmen die **Seitenbänder**. Das mediale Seitenband, Lig. collaterale tibiale, stellt die Verbindung zwischen dem medialen Epicondylus und dem medialen Condylus der Tibia her. Das äußere Seitenband verbindet den lateralen Epicondylus mit dem Fibulakopf. Beide Bänder begrenzen das Maß der Außenrotation und **verhindern eine Seitbewegung** des Unterschenkels gegen den Oberschenkel, so ist das mediale Seitenband bei Abduktion das laterale bei Adduktion des Unterschenkels angespannt.

FRAGE 52 **Ordnen Sie dem „Achillessehnenreflex" die am ehesten zutreffende Segmenthöhe zu!**

a) Th_6 — Th_{12}
b) L_2 — L_4
c) S_1 — S_2

LÖSUNG **c**

KOMMENTAR Durch die Reflexprüfung verschafft sich der Arzt einen groben Überblick über den Ort einer eventuellen Schädigung des Rückenmarkes. Die Segmente L_2 – L_4 besitzen als Kennmuskel den M quadriceps (vierköpfiger Oberschenkelmuskel) und werden durch den Patellarsehnenreflex getestet. Mit dem **Achillessehnenreflex** testet der Arzt die Funktion der Segmente S_1 – S_2 Durch Schlag auf die Achillessehne kommt es zu einer Plantarflexion des Fußes.
Die beiden genannten Reflexe sind Eigenreflexe.

Zu a: Die Segmente Th_6 - Th_{12} werden mit dem Bauchhautreflex getestet, der für den Podologen keinerlei Bedeutung hat. Der Bauchhautreflex ist ein Fremdreflex.

FRAGE 53 **Welcher der genannten Muskeln bewirkt Außenrotation des gebeugten Unterschenkels im Kniegelenk?**
a) M. biceps femoris
b) M. semimembranosus

LÖSUNG **a**

KOMMENTAR Der **M. biceps femoris (zweiköpfiger Schenkelmuskel)** (**a**), dessen Caput breve (kurzer Kopf) am Labrum laterale der Linea aspera des mittleren Femurdrittels (mittleres Drittel des Oberschenkelknochen) entspringt, rotiert das gebeugte **Knie nach außen**, weil er lateral am Caput fibulae (Köpfchen des Wadenbeins) ansetzt.

Zu b: Der **M. semimembranosus** (**b**) entspringt vom Tuber ischiadicum und inseriert mit seinem Pes anserinus profundus am Condylus medialis tibiae, somit kann der Muskel das gebeugte Knie nach **innen rotieren**. Unterstützt wird er dabei vom M. semitendinosus, weil dieser im Pes anserinus superficialis gemeinsam mit dem M. gracilis und dem M. sartorius ansetzt.

FRAGE 54 **Welche Folgen hat eine Verletzung des N. fibularis communis?**
a) Krallenstellung der Zehen
b) Pronationsstellung des Fußes
c) Fußheberschwäche
d) Schwäche der Kniebeuger
e) Verlust der Fähigkeit, die Zehen zu spreizen

LÖSUNG **c**
Die Schädigung des N. fibularis communis (andere Bezeichnung für N. peronaeus communis) führt zu einem Ausfall der Dorsalextensoren (Annäherung des Fußrückens an die Schienbeinvorderkante; auch Dorsalflexion genannt) und Pronatoren (die Pronatoren heben den Fußaußenrand) des Fußes. **Eine Hebung der Fußspitze** wird unmöglich, und es entsteht ein **Spitzklumpfuß** in Plantarflexions- und Supinationsstellung (Supination ist eine Hebung des Fußinnenrandes).

KOMMENTAR **Zu a und b:** Der Ausfall aller Supinatoren und fast aller Flexoren ist auf eine Schädigung des **N. tibialis** zurückzuführen (**Ha-**

ckenfuß). Der Fuß ist dorsal extendiert, **proniert** und die Zehen ebenfalls dorsal extendiert (**Krallenstellung**). Krallenzehen entstehen auch bei einer peripheren Polyneuropathie durch die sensomotorische Neuropathie. Diese kann durch eine Stoffwechselstörung (z. B. Diabetes mellitus) oder Leberschäden (Alkohol, Lösungsmittel) bedingt sein.

Zu d: Zu einem Ausfall der Beugemuskulatur des Kniegelenkes kommt es bei einer Lähmung der N. ischiadicus. Er teilt sich im distalen (körperfernen) Drittel des Oberschenkels in den N. tibialis und N. peronaeus (fibularis) communis.

Zu e: Der N. plantaris medialis et lateralis sind Äste des **N. tibialis** und versorgen die Muskulatur, die für die Spreizung der Zehen verantwortlich ist.

FRAGE 55 **Welcher Nerv ist bei einer Sensibilitätsstörung (Empfindungsstörung) am äußeren Rand der Großzehe am ehesten betroffen?**

a) N. fibularis (peronaeus) profundus
b) N. fibularis (peronaeus) superficialis
c) N. tibialis
d) N. suralis
e) N. saphenus

LÖSUNG **a**

KOMMENTAR

Zu a und b: Der **N. ischiadicus** entsteht aus dem Nervengeflecht L4 – S3 und läuft als stärkster Nerv des Körpers nach kaudal (Richtung Fußsohle) und teilt sich in Höhe des körperfernen Oberschenkeldrittels in den **N. tibialis** und den **N. fibularis communis**.

Der **N. fibularis communis** teilt sich in der Peronaeusloge in einen tiefen und einen oberflächlichen Ast, und zwar:

1. N. fibularis superficialis (b)
   Er versorgt mit seinen sensiblen Ästen die Haut des **medialen** Fußrückens, der **medialen** Fußkante, sowie dorsal die Zehenzwischenräume **II – III**, **III – IV** und **IV – V**.

2. N. fibularis profundus (a)
   Er versorgt sensibel den Zwischenzehenraum I – II, also auch den lateralen Großzehenrand.

Damit wäre die Frage ausreichend beantwortet. Da sich aus ihr aber leicht andere Fragen „basteln“ lassen, hier noch einige Kommentare zu den weiteren Fragen.

Zu c: Der **N. tibialis** geht aus dem N. ischiadicus hervor und verzweigt sich in die Endäste:
- **N. plantaris medialis** und
- **N. plantaris lateralis**

Diese beiden innervieren mit ihren sensiblen Ästen die **Fußsohle** und die **Plantarseite (Unterseite)** der Zehen.

Zu d: Der **N. suralis** ist ein Ast des N. tibialis und versorgt mit dem Endast N. cutaneus dorsalis lateralis den **lateralen** (äußeren) Fußrücken sensibel.

Zu e: Der **N. saphenus** ist ein rein sensibler Ast des N. femoralis und innerviert infrapatellar (unterhalb der Kniescheibe) die Haut des **medialen (inneren)** Unterschenkels.

FRAGE 56 **Welche Aussage über das Beinskelett eines gesunden Erwachsenen in normaler aufrechter Stellung trifft zu?**

a) Die „Traglinie“ des Beines verläuft vom Mittelpunkt des Hüftgelenks bzw. Femurkopfes zum Mittelpunkt des oberen Sprunggelenks bzw. zur Mitte der Knöchelgabel.
b) Die am weitesten distal gelegenen Punkte der Femurkondylen liegen in einer Transversalebene.
c) Die Längsachse des Fußes ist in der Sagittalebene ausgerichtet.
d) Der fibulare (Wadenbein) Knöchel reicht weiter distal als der tibiale (Schienbein).

LÖSUNG **a – d**

KOMMENTAR **Zu a:** Die **Traglinie** des Beines verläuft bei regelhafter Stellung des Kniegelenks vom Mittelpunkt des Caput femoris zum Mittelpunkt des oberen Sprunggelenks.

Zu b: Die mit der Tibia gelenkig verbundenen distalen (körperfernen) **Femurkondylen** liegen in einer **transversalen**, also **horizontalen** Ebene.

Zu c: Das **obere Sprunggelenk** ist ein **Scharniergelenk** zur Hebung und Senkung der Fußspitze. Die Achse läuft **horizontal** durch die Malleolengabel und die Trochlea tali (Sprungbeinrolle).
Im **unteren Sprunggelenk** erfolgt die Pronation (Hebung des lateralen Fußrands) und die Supination (Hebung des medialen Fußrands). Die Achse dieser Bewegung **läuft schräg** von der medialen Oberkante des Caput tali (Sprungbeinkopfes) zur äußeren Fläche des Tuber calcanei (Fersenbein).

Zu d: Die **Knöchelgabel** wird vom **Malleolus medialis** der Tibia und dem weiter distal liegenden **Malleolus lateralis** der Fibula gebildet.

FRAGE 57 **Welche Aussage über den M. peronaeus longus trifft zu?**

a) Er entspringt unter anderem von der proximalen Seitenfläche der Fibula.
b) Er verläuft zusammen mit dem N. fibularis superficialis nach distal.
c) Seine Sehne verläuft u. a. in einer Sehnenfurche des Os cuboideum.
d) Er setzt u. a. an der plantaren Seite des Os metatarsale I an.
e) Er ist Pronator des Fußes.

LÖSUNG **alle Aussagen sind richtig.**

KOMMENTAR Der **M. peronaeus longus** entspringt an der proximalen (körpernahen) Seitenfläche der Fibula (Wadenbein) (**a**). Gemeinsam mit dem M. peronaeus brevis zieht er in einer Rinne um den **Malleolus lateralis (Außenknöchel)**. Die Sehne des M. peronaeus longus biegt dann um den lateralen Fußrand nach medial (innen) und verläuft in einer Knochenrinne des **Os cuboideum (Würfelbein)** (**c**). Sie zieht schräg zum medialen Fußrand hin und setzt an der plantaren Seite des **Os metatarsale I** sowie dem Os cuneiforme mediale (mediales Keilbein) an (**d**).
Gemeinsam bilden M. peronaeus longus et brevis die Peronaeusgruppe, welche für die Plantarflexion und die **Pronation** im unteren Sprunggelenk (USG) zuständig sind (**e**). Der N. fibularis (peronaeus) **superficialis** begleitet und innerviert den M. peronaeus longus et brevis.

- Im Unteren Sprunggelenk sind folgende Bewegungen möglich:
  Pronation = Hebung des lateralen Fußrandes
  Supination = Hebung des medialen Fußrandes
- Im **Oberen Sprunggelenk** erfolgen:
  Plantarflexion (Fußrücken bewegt sich vom Schiebein weg)
  Dorsalextension (Fußrücken nähert sich dem Schienbein)

FRAGE 58 **Welche Aussage über den Meniscus lateralis des Kniegelenks trifft nicht zu?**

a) Er ist hauptsächlich aus kollagenen Faserbündeln aufgebaut.
b) Er ist verschiebbar.
c) Er enthält in seiner äußeren Randzone Blutgefäße.
d) Er ist im Bereich der Area intercondylaris (bzw. Eminentia intercondylaris) fixiert.
e) Er ist mit dem Lig. collaterale laterale verwachsen.

LÖSUNG **e**

In diesem Falle sollten Sie die falsche Frage ankreuzen, also e.

KOMMENTAR Die **Menisci** des Kniegelenks sind Zwischenscheiben, die aus **kollagenem** Bindegewebe und Faserknorpelzellen bestehen. In der Aufsicht ist der **mediale Meniskus C-förmig**, während der **laterale Meniskus** nahezu kreisrund ist. Durch ihre Form und Beschaffenheit können die Menisci die Kontaktfläche zwischen den Femurkondylen und der Tibia vergrößern und so die einwirkenden Kräfte besser verteilen.

- Das **Ligamentum collaterale tibiale** (Innenband) zieht vom Epicondylus medialis des Femur an die Tibia. Es ist mit der Kniegelenkskapsel und dem **Meniscus medialis verwachsen.**
- Das **Ligamentum collaterale fibulare** (Außenband) dagegen läuft vom Epicondylus lateralis zum Caput fibulae (Wadenbeinköpfchen), **ohne** an der Gelenkkapsel oder dem **Meniscus laterale** befestigt zu sein. Daher ist der laterale Meniskus bei Bewegungen im Kniegelenk auch besser verschiebbar als der Mediale.
- Fixiert sind beide Menisci jeweils an einer **Area intercondylaris anterior und posterior**.
- Die Blutversorgung erfolgt über die A. genus media und die Aa. genus inferiores in Form von außenliegenden Randarkaden (bogenförmigen Arterien).

FRAGE 59 **Welche Aussage zu den Venen am Unterschenkel trifft zu?**

a) Die oberflächlichen Venen sind klappenlos.
b) Das Blut der tiefen Venen fließt in die V. saphena magna ab.
c) Die Klappen der Verbindungsvenen zwischen Oberfläche und Tiefe lassen nur einen Abfluss in die Tiefe zu.

LÖSUNG c

KOMMENTAR

Zu a: Auch die oberflächlichen Venen haben **Venenklappen** (**a**), die einen herzwärts gerichteten Strom des venösen Blutes sichern. Werden diese **Klappen insuffizient**, d. h. schließen sie nicht mehr richtig, so kommt es zum Blutrückstau. Dabei erweitern und schlängeln sich die oberflächlichen Venen, es bilden sich so genannte Krampfadern (**Varizen**).
Die **klappenhaltigen Vv. perforantes** verbinden das oberflächliche Venensystem mit dem Tiefen. So kommt es zu einem **Abfluss** des venösen Blutes **in das tiefe Beinvenensystem**. Die tiefen Beinvenen verlaufen gemeinsam mit den Arterien.

Zu b: Die Vena saphena magna ist eine oberflächliche Vene. Das Blut fließt aber nicht von den tiefen in die oberflächlichen Venen sondern umgekehrt.

FRAGE 60 **Welche der nachstehend genannten Bewegungen oder Haltungen sind bei einer Schädigung des N. tibialis im Bereich der Kniekehle am stärksten betroffen?**

a) Zehenstand
b) Fersenstand
c) Pronation des Fußes
d) Hebung des Fußrückens
e) Außenrotation des Unterschenkels

LÖSUNG a

Der **N. tibialis** ist die Fortsetzung des N. ischiadicus und innerviert unterhalb der Kniekehle folgende Muskeln mit Wirkung auf das **o**bere **S**prung**g**elenk **OSG** (Plantarflexion) und das **u**ntere **S**prung**g**elenk **USG** (Supination).

Flexoren-/Supinatorengruppe:

- M. triceps surae (M. gastrocnemius und M. solei)
- M. tibialis posterior
- M. flexor digitorum longus
- M. flexor hallucis longus

Bei einem Ausfall des N. tibialis im Bereich der Kniekehle ist der Fuß dorsalextendiert (der Fußrücken ist der Schienbeinkante angenähert) und proniert (der äußere Fußrand ist gehoben. Es entsteht ein **Hackenfuß**, bei dem der **Zehenstand unmöglich** ist.

N. peronaeus communis:
Eine Schädigung des **N. peronaeus communis** hat typischerweise eine Lähmung der Dorsalextensoren (OSG) und Pronatoren (USG) zur Folge. Dabei wird der Fersenstand, die Pronation des Fußes und die Hebung des Fußrückens unmöglich, es entsteht das Bild des **Spitzklumpfußes (Fußheberschwäche mit Steppergang)**.

FRAGE 61 **Welche wichtigen Funktionen des Blutes kennen Sie?**

ANTWORT
Transport von:
a) Sauerstoff O_2
b) Kohlendioxyd CO_2
c) Nährstoffe, Eiweiße, Kohlenhydrate, Fette
d) Vitamine
e) Hormone
f) Stoffwechselendprodukte
g) Wärme

Weitere Funktionen sind:

- Temperaturregluation
- Abwehrfunktion
- Wundheilung (Gerinnungsfähigkeit)

FRAGE 62 **Was verstehen Sie unter Hämatokrit?**

ANTWORT **Die zellulären Bestandteile am Blutvolumen werden als Hämatokrit bezeichnet.**

Wenn man ungerinnbar gemachtes Blut in einem graduierten Röhrchen zentrifugiert, erhält man den Hämatokrit.
Normbereich:

- Männer: 41 – 50%
- Frauen: 37 – 46%

FRAGE 63 **Was verstehen Sie unter Blutplasma?**

ANTWORT Es ist die gelbliche, eiweißreiche Flüssigkeit, die zu 90% aus Wasser und zu 10% aus Proteinen (7 – 8%) sowie aus Elektrolyten, Lipiden, Hormonen und Vitaminen besteht. Es macht 55% des Gesamtblutvolumens aus. Blutplasma ohne Fibrinogen ist Blutserum.

FRAGE 64 **Wodurch unterscheidet sich Blutplasma von Blutserum?**

ANTWORT Blutserum enthält kein Fibrinogen mehr.

FRAGE 65 **Welche Aussage zum Blut des Erwachsenen trifft zu?**

a) Das Gewicht des Blutes beträgt etwa 20% des Körpergewichtes.
b) Der Anteil der Blutzellen am Blutvolumen beträgt beim Mann normalerweise 0,55.
c) Nach Höhenanpassung ist der Hämatokrit-Wert in der Regel vermindert.
d) Das mittlere Volumen eines Erythrozyten (= MCV) kann aus Hämatokrit-Wert und Erythrozytenzahl pro µl Blut berechnet werden.
e) Der kolloidosmotische Druck des Blutplasmas wird überwiegend durch die Konzentration der Globuline bestimmt.

LÖSUNG **d**

Der Quotient aus dem Hämatokrit-Wert und der Erythrozytenzahl pro µl ergibt das **mittlere Erythrozytenvolumen MCV**.

KOMMENTAR

Zu a: 6 – 8% des Körpergewichts werden durch das Blut bestimmt.

Zu b: Das Blut besteht zu 55 Vol% aus flüssigem Blutplasma und zu 45 Vol% aus Blutzellen, den Erythrozyten, den Leukozyten und den Thrombozyten. Die Erythrozyten machen dabei den weitaus größten Bestandteil aus:

Erythrozyten	4 – 6 Mill/mm^3
Leukozyten	5.000 – 11.000/mm^3
Thrombozyten	15.000 – 400.000/mm^3

Zu c: Am Anfang eines Höhenaufenthaltes nimmt die Erythrozytenzahl durch einen gesteigerten Erythrozytenabbau gelegentlich ab, d. h. der Hämatokrit sinkt. Nach einigen Tagen nimmt jedoch die Erythrozytenzahl und besonders die Retikulozytenzahl (junge Erythrozyten) zu, denn durch den höhenbedingten Sauerstoffmangel findet eine verstärkte **Erythropoese (Bildung von roten Blutkörperchen)** statt. Nach etwa zehn Tagen ist die rasche Erythrozytenzahlerhöhung beendet und es findet in den nächsten Monaten nur noch ein langsamer Anstieg statt. Darauf folgt schließlich ein minimaler Rückgang, der **Hämatokrit** bleibt aber nach dieser Anpassung immer noch deutlich erhöht.

Zu e: Der **kolloidosmotische Druck des Blutplasmas wird zu fast 80% durch Albumin bestimmt**, da es eine relativ hohe Plasmakonzentration (ca. 60% der Plasmaproteine) und eine kleine Molekülgröße hat.

FRAGE 66 **Was kommt als Ödemursache (Wassereinlagerung ins Gewebe) am wenigsten in Frage?**

a) erhöhte Proteindurchlässigkeit der Blutkapillaren
b) erhöhte Proteinkonzentration im Plasma
c) Verödung von Lymphgefäßen
d) venöser Rückstau
e) Tumormetastasen (Tochtergeschwülste einer Krebsgeschwulst) in den Lymphgefäßen

LÖSUNG b

In den Kapillaren findet ein **Austausch von Flüssigkeit** mit dem umgebenden Interstitium (Zwischengewebe) statt. Im Plasma gelöste Stoffe können durch Poren und Interzellularspalten der Kapillaren **frei filtriert** werden. Blutzellen und die meisten **Plasmaproteine** sind jedoch **zu groß**

dafür, sie können die Kapillaren nur gegen erhöhten Widerstand verlassen. Aus diesem Grund sind die Plasmaproteine (vor allem das Albumin) für den osmotischen Druck im Plasma verantwortlich, den man auch **kolloidosmotischen oder onkotischen Druck** nennt.
Kommt es zu pathologischen (krankhaften) Flüssigkeitsansammlungen im Gewebe, entstehen Ödeme. Ursachen dafür sind:

- Anstieg des Blutdrucks in den arteriellen Teilen der Kapillaren.
- Anstieg des Blutdrucks in den venösen Teilen der Kapillaren, z. B. bei **venösem Rückstau.**
- Abfall des onkotischen Druckes durch verminderte Proteinkonzentration (Eiweißkonzentration) im Plasma, z. B. durch **Proteinurie (Eiweißverlust über den Urin).**
- Erhöhte **Proteindurchlässigkeit** der Kapillaren.
- Störung des Lymphabflusses z. B. durch Verödung von Lymphgefäßen oder Tumorkompression und Zustand nach Operationen sowie parasitäre Infiltration der Lymphgefäße.

FRAGE 67 **Welche Aussage trifft für das Lymphgefäßsystem des Organismus nicht zu?**

a) Es werden 2 – 3 l Lymphe pro Tag transportiert.
b) Die Strömung wird durch Klappen gerichtet.
c) Zur Strömung tragen rhythmische Kontraktionen der Gefäßwand bei.
d) Die Eiweißkonzentration der Lymphe ist höher als im Blutplasma.

LÖSUNG **d**

KOMMENTAR

Zu a: Aus den Kapillaren werden pro Tag ca. 20 l Flüssigkeit filtriert und 18 l wieder resorbiert. Die restlichen **zwei Liter** gelangen zusammen mit anderen Stoffen aus dem Interstitium (Zwischengewebe) auf dem **Lymphweg** zurück in den Blutkreislauf.

Zu b: Genau wie in den Venen wird in den Lymphgefäßen die Strömung durch **Klappen** gerichtet, so dass die Lymphe nur nach cranial (kopfwärts) fließen kann.

Zu c: Lymphgefäße mit glatter Muskulatur in ihrer Gefäßwand tragen durch **rhythmische Kontraktionen** zur herzwärts gerichteten Strömung bei.

Zu d: Der Eiweißgehalt der Lymphe variiert regional sehr. In etwa entspricht die **Eiweißkonzentration** der Lymphe aber der des Blutplasmas. Sie ist jedoch nicht generell höher als im Blutplasma.

FRAGE 68 **Bei einem 3-jährigen Kind mit angeborenem Klumpfuß soll im Therapieverlauf Krankengymnastik verordnet werden. Es kommt am ehesten in Frage:**

a) Gangschulung auf dem Fußaußenrand
b) allgemeines Haltungstraining
c) Kräftigungsübungen für die pronierenden und dorsal extendierenden Fußmuskelgruppen
d) Krankengymnastik zur Beeinflussung pathologischer Reflexmuster (nach Bobath oder Vojta)
e) Kryotherapie für die Fuß- und Unterschenkelmuskeln.

LÖSUNG **c**

Der **angeborenen Klumpfuß** besteht in seiner Deformität im wesentlichen aus fünf Komponenten, nämlich dem

- Pes equinus (pferdeähnlich oder Spitzfuß),
- Pes varus (nach innen gekrümmt),
- Pes adductus (lat. herangeführt),
- Supination (angehobener medialer Fußrand) und
- Pes cavus (Hohlfuß).

Mit dem Begriff Klumpfuß oder Talipe equinovarus wird die oben erwähnte komplexe Fußdeformität bezeichnet:

- Talipes (griech. Talus: Knöchel; lat. pes: Fuß) beschreibt das Gehen auf dem Knöchel

In der **Frühbehandlung** des angeborenen Klumpfußes hat sich der so genannte **Etagengips** durchgesetzt. Bei dieser Behandlungsmethode werden die Füßchen zuerst redressiert (manuell), daraufhin ein Gips in Korrekturstellung für wenige Tage bis Wochen angelegt. Das wird so lange wiederholt, bis die Stellung vollständig korrigiert ist. Problem dieser Deformität ist, dass sie eine starke Tendenz zu **Rezidiven** hat. Deshalb muss noch Jahre lang, meistens bis zum Verschluss der Epiphysenfugen **Krankengymnastik** verordnet werden. Aufgrund der anfänglichen Fehlstellung des Fußes bietet sich dafür nur eine Kräftigungsübung für die **pronierende (Fußaußenrand hebende)** und **dor-**

sal extendierenden Fußmuskelgruppen an. Eine Gangschulung auf dem Fußaußenrand ist geradezu **kontraindiziert (verboten)**, da die Patienten eben dieses Gangbild absolut vermeiden sollten, weil es sich hier um das pathologische (krankhafte) Gangbild des nicht behandelten Klumpfußes handelt.

FRAGE 69 **Welche im Vorschulalter erkannte Fußveränderung hat die größte Chance zur spontanen Korrektur?**

a) Kongenitaler Plattfuß (Talus vertikalis/Platypodie/Tintenlöscherfuß)
b) Hohlfuß (Pes cavus/Pes excavatus)
c) Sichelfuß (Pes adductus/Metatarsus adductus)
d) Knick-Senkfuß
e) Klumpfuß (Pes equinovarus)

LÖSUNG **d**

Die verschiedenen Fußveränderungen werden zum Teil konservativ (nicht operativ), zum Teil operativ behandelt. Der congenitale (angeborene) **Plattfuß** (Talus verticalis; vertical stehendes Sprungbein) ist gekennzeichnet durch eine Steilstellung des Talus bei hochstehendem Calcaneus (Fersenbein). Er kommt häufig bei Kindern mit Spina bifida (Spaltbildung der Wirbelsäule) vor. Therapeutisch wird er wie eine Klumpfußbehandlung sofort nach Geburt mit korrigierenden Gipsbehandlungen angegangen. Häufig kann damit kein befriedigendes Ergebnis erzielt werden, so dass operativ die Luxation im Talo-Naviculargelenk reponiert werden muss.
Beim **Hohlfuß** (Pes cavus) entsteht die Fußdeformität durch eine Verstärkung des Fußlängsgewölbes. Der Hohlfuß kommt häufig bei Kindern mit neurologischen Systemerkrankungen wie Spina bifida, Friedreich-Ataxie und Muskelatrophie (Muskelverkümmerung) vor. Auch hier erfolgt die Behandlung konservativ durch korrigierende Einlagen oder operativ mit Durchtrennung der Plantaraponeurose.
Der **Sichelfuß** (Pes adductus) entsteht durch vermehrte Adduktion des Mittelfußes und der Zehen. Auch hier beginnt man sofort beim Neugeborenen mit manueller Redression. Selten muss operativ korrigiert werden in Form einer basisnahen Osteotomie der Metatarsalia.
Der **Knickfuß** (Pes valgus)/**Senkfuß** (Pes planus) entsteht durch valgische Einstellung des Rückfußes und Abflachung des Fußlängsgewölbes. Beim Heranwachsenden kann sich der kindliche Knick-/Senk-

fuß häufig zurückbilden. Zur Beurteilung des Knick-Senkfußes gibt es die Richtlinien nach H. - U. Debrunner:

- Gewölbehöhe: 3-jährig ca. 5 mm, unterste Grenze 2 mm; 6-jährig ca. 7 mm (bei Mädchen etwas mehr)
- Valguswinkel des Kalkaneus: < 6° normal, unauffällig; > 6° – 12° leichter Knickfuß

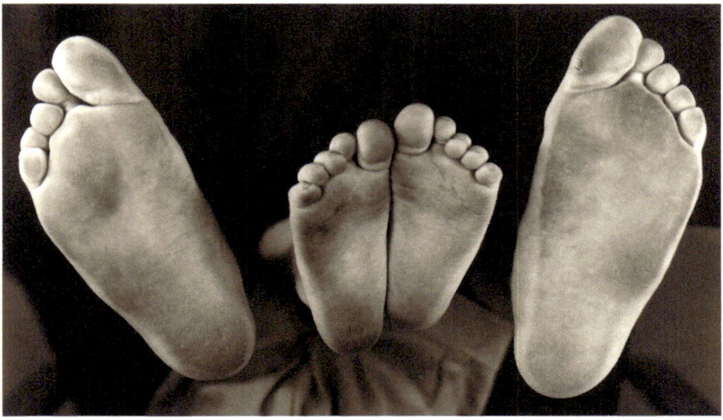

Plattfuß: Sohlenbild einer 25-jährigen Frau und ihres vierjährigen Sohnes. Die Mutter hat einen Plattfuß mit voller Belastung des Fußinnenrandes.

Foto aus Maier, E., Killmann, M.: „Kinderfuß und Kinderschuh" , Verlag Neuer Merkur, München

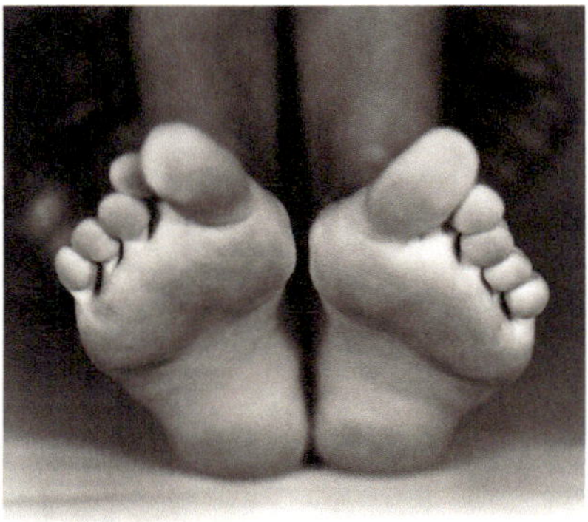

Ballenhohlfuß: Blick auf den aktiv gehobenen Vorfuß mit kontrakter Plantarflexion des medilaen Strahls.

Foto aus Maier, E., Killmann, M.: „Kinderfuß und Kinderschuh" , Verlag Neuer Merkur, München

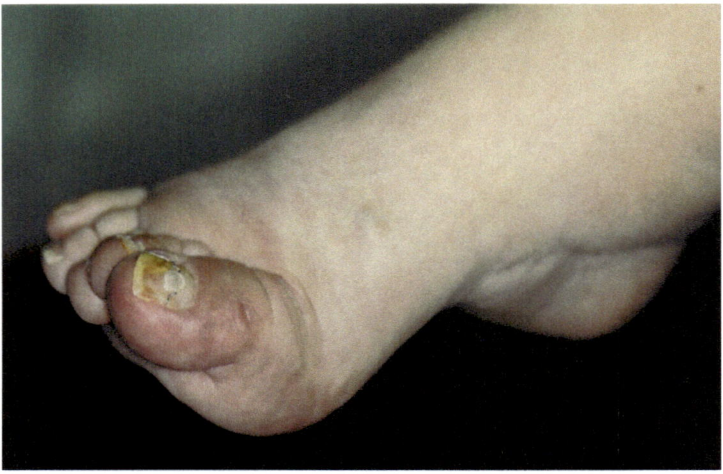

Angeborener Klumpfuß, der behandelt und mit orthopädischen Schuhen versorgt wurde.
Foto: N. Scholz

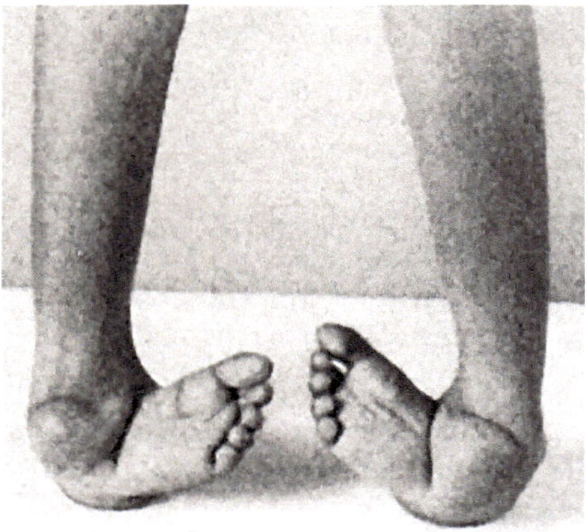

Beidseits unbehandelte Klumpfüße. Als Auftrittsfläche dient der Fußrücken im Bereich des Cuboids.

Foto aus: Stich, R., Bauer, K. H. (1958): Lehrbuch der Chirurgie. Springer Verlag, Heidelberg

FRAGE 70 **Der Hallux valgus ist häufig kombiniert mit:**

a) Knickfuß
b) Hackenfuß
c) Klumpfuß
d) Mehreren Krallenzehen
e) Sichelfuß

LÖSUNG **d**

Unter einem **Hallux valgus** versteht man eine Subluxation im Zehengrundgelenk von Dig I bei gleichzeitig varischer Stellung des Metatarsale I. Ein Hallux valgus entsteht häufig als sekundäre Zehendeformität bei Spreizfüßen.

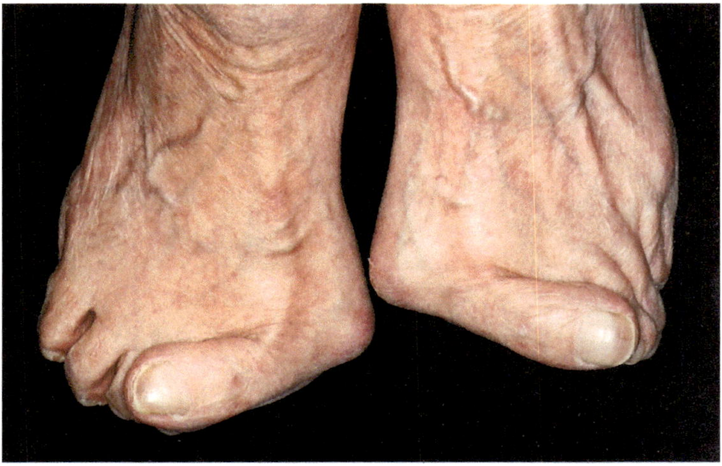

Hallux valgus beider Großzehen mit Luxation (Ausrenkung) im Großzehengrundgelenk.
Foto: N. Scholz

Begleitend werden häufig Hammer- und Krallenzehen gefunden. Von einem Hammerzeh spricht man, wenn das Grundgelenk gestreckt und gleichzeitig eine fixierte Beugung des Zehenendgelenks vorliegt, so dass die Zehenkuppe den Boden berührt. Von einer **Krallenzehe** spricht man, wenn bei gebeugtem Mittel- und Endgelenk die Überstreckung im Grundgelenk so ausgeprägt ist, dass die Zehenkuppe den Boden nicht mehr berührt. Therapiert werden diese Fußdeformitäten mit so genannten Resektions-Interpositions-Arthroplastiken. Dabei wird eine Strecksehnenraffung bei gleichzeitiger Resektion des Köpfchens des Grundglieds vorgenommen. Im podologischen Bereich sind Hammerzehen oder Krallenzehen-Orthesen angezeigt. Außerdem müssen Kuppenschwielen bei Hammerzehen und Clavi (Hühneraugen) auf dem proximalen Interphalangealgelenk und unter den Köpfchen der plantaren Metatarsalien bei beiden Deformitäten entfernt werden.

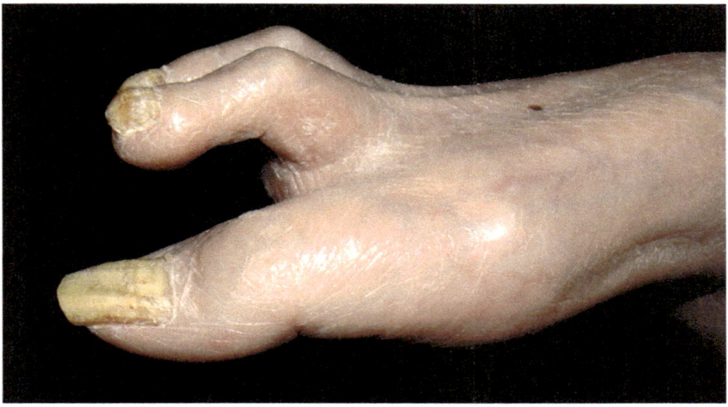

Krallenzehe. Foto: N. Scholz

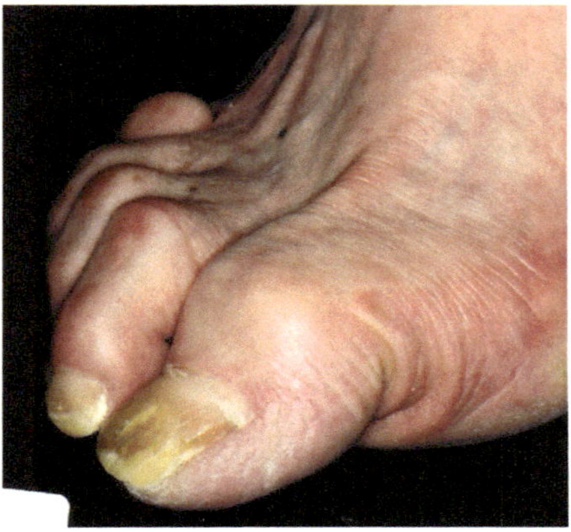

Das Foto links zeigt Hammerzehen mit Streckung des Grundglieds und Beugung im Mittel- und Endglied, bei der Großzehe Streckung im Grund- und Beugung im Endglied. Foto: N. Scholz

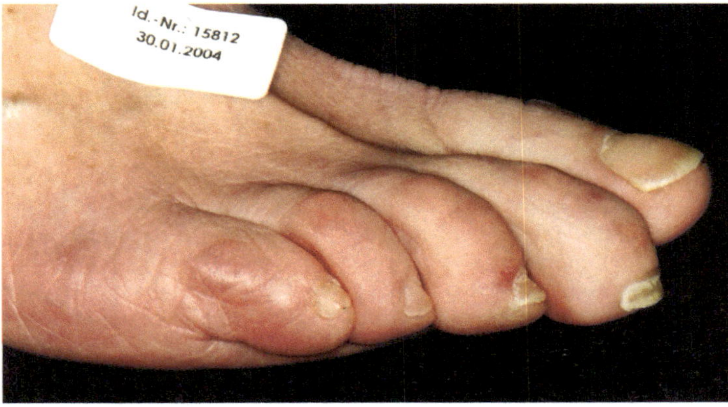

Das Foto zeigt Hammerzehen 2 und 3 mit ausschließlicher Beugung des Endglieds.
Foto: N. Scholz

FRAGE 71 **Wie heißen die knöchernen Stützpunkte des Fußgewölbes?**

ANTWORT Auf ebenen Boden werden diese drei knöchernen Stützpunkte des Fußes gebildet von dem:

- Tuber calcanei (Fersenbeinhöcker)
- Caput des Os metatarsale I (Köpfchen des I. Mittelfußknochens)
- Caput des Os Metatarsale V (Köpfchen des V. Mittelfußknochens)

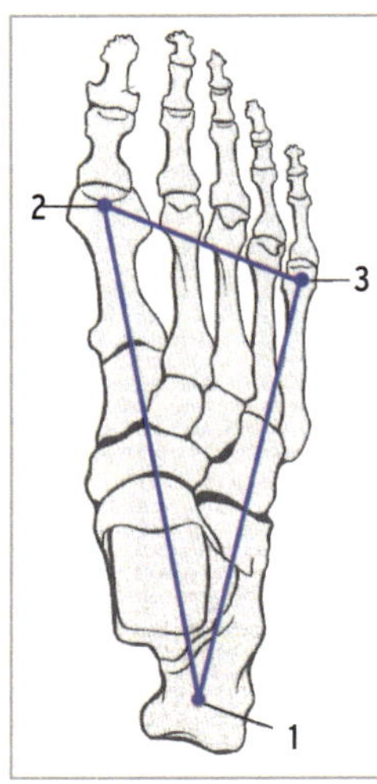

FRAGE 72 **Woraus besteht ein Bewegungssegment der Wirbelsäule?**

ANTWORT **Ein Bewegungssegment besteht aus je zwei Wirbeln, der Bandscheibe und den kleinen Wirbelgelenken.**

Man kann drei „Säulen" voneinander abgrenzen:
- Vordere Säule: Wirbelkörper und Bandscheibe
- Mittlere Säule: Hinterer Anteil des Wirbelkörpers, Bandscheibe und Lig. longitudinale posterior.
- Hintere Säule: Wirbelbogen, Gelenke, Bänder (Ligamenta flava, Gelenkkapsel, hinteres Längsband, Ligamentum interspinosum)

FRAGE 73 **Was verstehen Sie unter einem Fuß- oder Fingernagel?**

ANTWORT Der Nagel ist ein in besonderer Weise verhorntes, hartes, plattenartiges und in der Regel dorsal konvexes Anhangsgebilde der Finger- bzw. Zehenspitzenhaut, das aus einer taschenartigen Einstülpung der Oberhaut (Epidermis) am Fingerrücken hervorwächst.

KOMMENTAR Das hätten Sie nicht gedacht, dass man das so kompliziert ausdrücken kann!

FRAGE 74 **Welche Funktion oder Aufgabe hat ein Fuß- oder Fingernagel?**

ANTWORT Nagel und umgebendes Gewebe, einschließlich der Fingerspitze, bilden eine funktionelle Einheit als Tast- und Greiforgan, deren Gebrauchsfähigkeit bei Fehlen des Nagels beträchtlich gestört ist. Auch für die Ästhetik der Hand oder des Fusses kommt gesunden und gepflegten Nägeln eine große Bedeutung zu.

FRAGE 75 **Was verstehen Sie unter:**

- Hyponychium
- Perionychium
- Kutikula

ANTWORT Als **Hyponychium** bezeichnet man den zwischen Nagelbett und Zehenkuppe (bzw. Fingerbeere) gelegenen dorsalen Epidermisbereich. Die den Nagel proximal und seitlich umfassenden Hautfalten nennt man Nagelwall (**Perionychium**). Das sichelartig den hinteren Anteil des Nagels mit der darunterliegenden Wurzelregion (Matrixregion) deckende dorsale Perionychium bildet ein epitheliales Häutchen, das der Nageloberfläche locker anhaftet und als Nagelhäutchen bezeichnet wird (**Kutikula**).

FRAGE 76 **Was verstehen Sie unter einer Onychisation oder Vernagelung und wie schnell wächst ein Nagel üblicherweise?**

ANTWORT Die Wachstumsgeschwindigkeit des Nagels, d. h. seine Verlängerung über den freien Rand hinaus, ist abhängig vom Ausmaß der Neubildung von Nagelzellen in der Nagelwurzel (Matrix). Das dort gebildete Zellmaterial bildet (differenziert) sich, abweichend vom Verhornungsmechanismus der Oberhaut (Epidermis), ohne ein Keratohyalinstadium zu durchlaufen, in die oben beschriebenen plattenartigen Hornstrukturen, deren Zellen noch Kernreste enthalten. Dieser Vorgang wird als Onychisation oder Vernagelung bezeichnet.

FRAGE 77 **Welche Strukturen sind in der folgenden Abbildung dargestellt? Ordnen Sie die genannten Strkturen den einzelnen Buchstaben zu!**

(1) Längsschnitt durch Zehen-(Finger-)endglied und Zehen- (Finger-)nagel.
(2) Zehen- (Finger)spitze von dorsal.
(3) Schichtung der Zellen im freien Nagelanteil;

a = ______________________________

a_1 = ______________________________

a_2 = ______________________________

a_3 = ______________________________

b = ______________________________

c = ______________________________

d = ______________________________

e = ______________________________

f = ______________________________

Intermediärnagel
freier Nagelrand
Lunula
dorsaler Nagelfalz
Kutikula
Dorsalnagel
Ventralnagel (hyponychiales Keratin)
Hyponychium
Nagelplatte

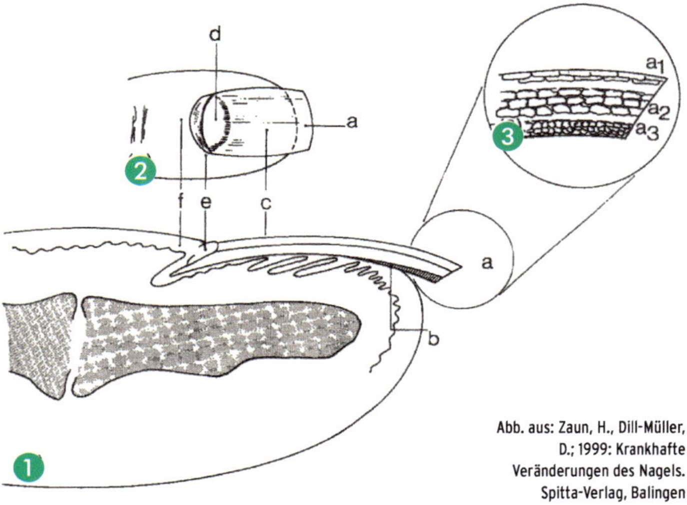

Abb. aus: Zaun, H., Dill-Müller, D.; 1999: Krankhafte Veränderungen des Nagels. Spitta-Verlag, Balingen

LÖSUNG

a = freier Nagelrand
a_1 = Dorsalnagel
a_2 = Intermediärnagel
a_3 = Ventralnagel(hyponychiales Keratin)
b = Hyponychium
c = Nagelplatte
d = Lunula
e = Kutikula
f = dorsaler Nagelfalz

Literatur:

- Beaven, D. W., Brooks, S. E. (1985): Der Nagel in der klinischen Diagnostik. Schattauer Verlag, Stuttgart
- Buchta, M., Sönnichsen, A. (2003): Das Physikum. GK1-Repetitorium. Urban & Fischer Verlag, München
- Classen et al. (1998): Differentialdiagnose Innere Medizin. Urban & Schwarzenberg, München
- Döderlein, L., Wenz, W., Schneider, U. (2002): Fußdeformitäten. Der Klumpfuß. Springer Verlag, Berlin
- Döderlein, L., Wenz, W., Schneider, U. (2002): Fußdeformitäten. Der Knickplattfuß. Springer, Berlin
- Kahle, W., Leonhardt, H., Platzer, W. (1991): dtv-Atlas der Anatomie. Bewegungsapparat Bd. 1. Deutscher Taschenbuch Verlag, München
- Kapandji, I. A. (1985): Funktionelle Anatomie der Gelenke. Band 2, Untere Extremität. Enke Verlag, Stuttgart
- Leiber/Olbrich (1981): Die klinischen Syndrome, 6.Aufl.; Urban & Schwarzenberg, München
- Lohmann/Schubert/Schubert (1984): Symptome u. Diagnostik innerer Krankheiten. 3.Aufl.; Urban & Schwarzenberg, München
- Meyer R. - P. (1996): Fußchirurgie in der Praxis. Springer Verlag, Heidelberg
- Pschyrembel (1998): Klinisches Wörterbuch. Walter de Gruyter Verlag, Berlin
- Sauer/Wilmanns (1985): Internistische Therapie maligner Erkrankungen, 2.Aufl., Urban & Schwarzenberg, München
- Sobotta, J. (1993): Atlas der Anatomie des Menschen, Bd.1, 20.Aufl.; Urban & Schwarzenberg, München
- Sobotta, J. (1993: Atlas der Anatomie des Menschen, Bd.2, 20.Aufl.; Urban & Schwarzenberg, München
- Wirth, C. J. (2002): Orthopädie und orthopädische Chirurgie. Georg Thieme Verlag, Stuttgart
- Zaun, H.; Dill-Müller, D. (1999): Krankhafte Veränderungen des Nagels. Spitta-Verlag, Nürnberg

Fragen zur „Inneren Medizin"

In diesem Kapitel habe ich darauf verzichtet, die Fragen nach „allgemeiner- und spezieller Krankheitslehre" aufzuteilen. Dies ist nicht nur schwierig, sondern in vielen Fällen unmöglich, da die Übergänge fließend sind.

FRAGE 1 **Eine 56-jährige Verkäuferin klagt über heftige ziehende Schmerzen im Bereich des rechten Kieferwinkels, die sofort mit Beginn der Einnahme einer Mahlzeit einsetzen und nach Beendigung des Essens abklingen. Was ist die wahrscheinlichste Ursache dieser Beschwerden?**

a) Zahngranulom
b) Rheumatische Erkrankung
c) Speichelstein

LÖSUNG **c**

KOMMENTAR

Zu a: Als **Zahngranulom** wird das Granulationsgewebe an der Wurzelspitze von Zähnen bezeichnet, deren gangränös (geschwürig) zerfallene Pulpa durch das Wurzelloch eine chronische Entzündung des Kieferknochens unterhält. Das Granulom verursacht auch Schmerzen ohne Nahrungsaufnahme. Der Betroffene hat meist keine Lust zu Essen (wegen der Schmerzen).

Zu b: Im Rahmen einer **rheumatoiden Arthritis** kann es auch zum Befall der temporomandibulären Gelenke (Kiefergelenke) kommen. Eine Synovitis (Entzündung der Gelenkinnenhaut) kann Schmerzen beim Kauen verursachen, ein fortschreitender Befall führt zur Einschränkung der Kieferbeweglichkeit. Bei weitgehender Zerstörung des Gelenks stellt sich aufgrund der posterioren (hinteren) Subluxation des Kiefers das Erscheinungsbild eines fliehenden Kinnes ein. Schmerzen treten nicht nur bei Nahrungsaufnahme sondern grundsätzlich bei Bewegung und Belastung des Kiefergelenkes auf.

Zu c: Speichelsteine (Sialolithen) sind meist aus phosphorsaurem Kalk gebildete Konkremente (Steine) in der Speicheldrüse oder ihren Gängen. Als Krankheitszeichen finden Sie eine mehr oder weniger starke, oft sehr schmerzhafte Schwellung der betroffenen Speicheldrüse. Diese Schmerzen treten in Abhängigkeit von den Mahlzeiten oder nach psychisch-gustatorischen (gustatorisch = geschmacksbedingt) Reizen ein.

FRAGE 2 **Eine 48-jährige Frau hatte im Verlauf der letzten drei Monate in großen Abständen einige Male eine flüchtige, jeweils ca. 5 – 10 Minuten anhaltende Blindheit (Amaurosis) auf dem linken Auge bemerkt. Was ist die Ursache?**

a) Retrobulbärneuritis (Entzündung der Nerven hinter dem Augapfel, meist des N. opticus)
b) Ophthalmische Migräne (Migräne mit visuellen Ereignissen, z. B. Flimmerskotom)
c) Amaurosis fugax (kurzfristige Blindheit)
d) Transitorisch ischämische Attacke (TIA) der A. cerebri posterior (kurzfristige Ausfallerscheinungen durch Minderdurchblutung des Versorgungsgebietes der A. cerebri posterior)
e) Ablatio retinae (Netzhautablösung) links

LÖSUNG c

Zu c: Als **Amaurosis fugax** wird eine flüchtige, reversible (nicht dauerhafte) Erblindung (Dauer 5 – 30 Minuten) bezeichnet, die durch Durchblutungsstörungen der Retina (Netzhaut), meist bedingt durch stenotische (eingeengte) oder ulzeröse (geschwürige) Prozesse an der Karotisgabel (Gabelung der Halsschlagader), hervorgerufen wird. Sie wird zu den TIAs (transitorisch ischämische Attacken) gerechnet, kann rezidivieren (wiederkehren) und geht nicht selten einem Apoplex (Schlaganfall) voraus. TIAs (transitorisch ischämische Attacken) können in Abhängigkeit von der Lokalisation auch zu vorübergehenden Lähmungen führen und sind dann ebenfalls Zeichen für einen bevorstehenden Apoplex (Schlaganfall). Die Durchblutungsstörungen (TIAs) sind meist im Gehirn lokalisiert.

Zu a: Die Entzündung des rückwärtigen Teils des Sehnervs (**Retrobulbärneuritis**) entwickelt sich meist über Tage, beginnt oft mit Schmerzen hinter dem Auge und geht mit nicht flüchtigen zentralen Skotomen (Tunnelblick), Amblyopie (Schwachsichtigkeit) und Visusverminderung (Sehverschlechterung) bis zur Amaurose (Blindheit) einher. Sie ist meist die Erstmanifestation einer Multiplen Sklerose (Erkrankung des zentralen Nervensystems, die in Schüben verläuft) und betrifft damit eher die Gruppe der jungen Frauen zwischen 20 und 40 Jahren (Altersgipfel der Erkrankung).

Zu b: Bei der **ophthalmischen Migräne** gehen dem Halbseitenkopfschmerz meist folgende Krankheitszeichen voraus:

- Eine sich langsam entwickelnde reversible (nicht dauerhafte), gleichseitige Okulomotoriusparese (III. Hirnnerv).
- Ptosis (hängendes Augenlid) und exzentrische Sehstörung (Flimmerskotom) evtl. bis zur Verdunkelung einer Gesichtsfeldhälfte.
- Die Erstmanifestation erfolgt zumeist im Kindes- oder jungen Erwachsenenalter.

Zu d: TIAs der **Arteria cerebri posterior** (Arterie, die den hinteren Teil des Gehirns mit arteriellem Blut versorgt), bewirken eine homonyme obere Quadranten oder Hemianopsie zur Gegenseite, die eventuell mit einer Alexie (Verlust der Lesefähigkeit) einhergeht. Erst der bilaterale (beidseitige) Befall führt zur kortikalen (Ursache nicht im Auge sondern der Hirnrinde bedingt) Blindheit mit intakter Pupillenmotorik und oft mit Anosognosie (Unfähigkeit eine eigene Erkrankung oder Funktionsstörung zu erkennen).

Zu e: Die Netzhautablösung (**Ablatio retinae**) äußert sich in Blitzen-, Schleier- und Schattensehen der betroffenen Seite.

KOMMENTAR

Eine Durchblutungsstörung, die zu solchen Ausfällen führen kann, betrifft in der Regel nicht nur den Ort der Beschwerden. Patienten die solche Beschwerden haben, berichten ihrem Arzt oder ihren Angehörigen oft nicht darüber. Beim medizinischen Fußpfleger aber ist alles nicht so offiziell, die Atmosphäre ist für den Kunden oder Patienten eher wie beim Friseur. Der Podologe kann den Kunden oder Patienten überzeugen, einen Arzt zu Rate zu ziehen. Auch wenn auf den ersten Blick bei Augenerkrankungen kein Zusammenhang zur Podologie zu erkennen ist, gibt es ihn. Diabetiker erleiden im Laufe ihres Lebens häufig Schäden am Auge, den Gefäßen, der Niere und vor allem den Nerven (diabetisches Fußsyndrom).

FRAGE 3 **Bei einer Schwangeren werden im letzten Trimenon (letzten drei Schwangerschaftsmonate) HBs-Antigen und Antikörper gegen HBc- und HBe-Antigen festgestellt.**
Welches Vorgehen ist bei dem Neugeborenen erforderlich?

a) Keine Maßnahmen
b) Abwarten und beobachten, ob ein Ikterus (Gelbfärbung der Haut) auftritt
c) Nur Verabreichung von Hyperimmunglobulin
d) Nur aktives Impfen
e) Simultanimpfung

LÖSUNG e

Antigene:

- HBs-Antigen (Hepatitis B surface Antigen). Weist auf die Anwesenheit des Virus in der Leber hin. Es ist bei akuten und chronischen Infektionen positiv.
- HBc-Antigen (Hepatitis B core Antigen). Nur in Leberzellen nach-weisbar. Von Anfang an vorhanden. Im Serum nicht nachweisbar, da von Anti-HBc komplexiert (gebunden).
- HBe-Antigen (Hepatitis B envelope Antigen). Verkürztes HBc-AG, das nicht fähig ist, zum Kapsid zu werden. Marker für aktive Virusreplikation. Bei chronischen Infektionen oft jahrelang im Serum nachweisbar.

Antikörper:

- AntiHBc-IgG Frühmarker ; bei akuten, chronischen und ausgeheilten Infektionen nachweisbar.
- Anti-HBc-IgM Frühantikörper bei akuter Infektion. Kann bei chronischen Infektionen längere Zeit persisitieren.
- Anti-HBe Spätantikörper. Nachweis spricht für eine Serokonversion und Elimination von HBe-Antigen sowie das Ende der aktiven Virusreplikation (Virusvermehrung).
- Anti-HBs Spätantikörper, der bei einer akuten Infektion nach Verschwinden des HBs-AG auftritt. Signalisiert die Elimination des Virus und die Serokonversion. Einziger Antikörper nach Hep B-Impfung (die mit HBs-Ag erfolgt.)

Die als Folge der Infektion auftretende Leberzellschädigung (siehe Antwort b) beruht auf einer Immunreaktion, die sich gegen virusinduzierte (durch die Viren bedingt) Membranantigene (HBs, HBc) auf der Oberfläche der infizierten Hepatozyten (Leberzellen) richtet. Der Patient wird meist gelb.

Zu e: HBs-Antigen-positive Mütter können das Neugeborene infizieren (vertikale Übertragung). Bei den betroffenen Neugeborenen ist bis spätestens 48 Stunden nach der Geburt eine **Simultanimpfung** (passiv und aktiv) vorzunehmen:

- Passive Impfung: Hepatitis-B-Immunglobulin mit hohem Gehalt an Anti-HBs-Antikörpern (der Patient erhält wirksame Antikörper eines Spenders).
- Aktive Impfung: 3-fach-Impfstoff mit HBs-Antigen aus dem Plasma von HBs-positiven Spendern, heute meist gentechnologisch in Hefezellen hergestellt.

KOMMENTAR Der medizinische Fußpfleger ist weder Gynäkologe noch Geburtshelfer, auch wenn er an einem ähnlichen Stuhl arbeitet. Eine Hepatitis B ist aber in seinem beruflichen Umfeld wichtig. Er könnte sich bei einer solchen Patientin selbst infizieren oder bei schlechter Hygiene die Krankheit auf andere Kunden übertragen.

FRAGE 4 **Welcher der folgenden Laborparameter weist am ehesten auf das Vorliegen eines Lupus erythematodes hin?**

a) HLA B-27
b) Rheumafaktor
c) antinukleäre Antikörper
d) Antistreptolysin-Titer
e) C-reaktives Protein

LÖSUNG **c**

KOMMENTAR

Zu a: HLAB-27 finden wir bei:

- M. Bechterew (Spondilitis ankylosans) in den Laborwerten zu finden (positiv)
- M. Reiter (Gelenk-, Harnröhren- und Bindehautentzündung)
- Arthritis bei Psoriasis (Gelenkentzündung bei Schuppenflechte)
- Colitis ulcerosa (chronisch entzündliche Erkrankung des Dickdarmes)

- M. Crohn (chronisch entzündliche Erkrankung des Dünndarmes)

Zu b: Der Rheumafaktor ist bei vielen Erkrankungen, die dem rheumatischen Formenkreis zugerechnet werden, in den Laborwerten zu finden.

Zu c: Die Autoimmunkrankheit Erythematodes visceralis **(systemischer Lupus erythematodes)** befällt besonders Frauen im 3. Lebensjahrzehnt. Aus dem wechselnden und unterschiedlichen Organbefall resultiert ein außerordentlich vielgestaltiges Krankheitsbild mit Hautausschlag, Arthritis, Pleuritis, Fieber und Hypertonie. Auch das Nervensystem, die Augen, das Herz und die Nieren können betroffen sein, wobei der Befall der inneren Organe (vor allem der Nieren) den Krankheitsverlauf bestimmt.
In der Immunfluoreszenz (spezielle Untersuchungsmethode) gelingt der Nachweis der **antinukleären Antikörper** (ANA; gegen den Zellkerngerichtete Antikörper), wie z. B.:

- Anti-DNA-Antikörper in Serum/Synovia (Gelenkinnenhaut)
- Anti-Nukleoprotein-Antikörper
- Antikörper gegen das Sm-Antigen (Glykoprotein der Zellkerne)
- Antikörper gegen Bestandteile des Zytoplasmas, Erythro-, Leuko- und Thrombozyten, Gerinnungsfaktoren, Kryoglobuline (Globuline, die unter Kälteeinwirkung auftreten) und IgG

sowie von antinukleären Faktoren und des von ihnen bedingten Erythematodes Zell-Phänomens.

Zu d: Der AST-Titer (Antistreptolysin-Titer) ist bei allen Erkrankungen, die durch Streptokokken hervorgerufen werden im Labor zu finden (z. B. beim rheumatischen Fieber und Scharlach).

Patienten mit einem Lupus erythematodes sind schwerkrank und haben häufig auch Gelenkveränderungen an den Füßen.

FRAGE 5 **Wie lange ist die Inkubationszeit beim Scharlach?**

a) Einige Stunden
b) Zwei bis acht Tage
c) Acht bis 14 Tage
d) Zwei bis drei Monate
e) Bis zu sechs Monaten

LÖSUNG b

Scharlach (Scarlatinum) wird durch Streptococcus pyogenes (Gruppe A) hervorgerufen und ist eine akute Infektionskrankheit mit einer **Inkubationszeit** von ca. zwei bis acht Tagen. Scharlach geht mit einer Angina (Halsentzündung) und einem charakteristischen Exanthem (Hautveränderung der äußeren Haut; Enanthem = Hautveränderung der Schleimhaut) einher und neigt zu einem Zweitausbruch nach einem symptomenfreien (beschwerdefreien) Intervall.
Auch hier gibt es einen Bezug zur Podologie. In einem Zeitintervall von sechs Tagen bis sechs Wochen kann es an Händen und Füßen zu einer großflächigen Schuppung mit Ablösung der Haut kommen.

FRAGE 6 **Was verstehen Sie unter einem Präsentiersymptom?**

a) Beschwerden, die als Vorwand zum Arztbesuch dienen, während ein anderes Problem der eigentliche Grund des Besuches ist
b) Bestimmte Beschwerden der äußeren Haut
c) Erkennbare Krankheitszeichen einer mehrere Organ- und Funktionsbereiche betreffenden Erkrankung
d) Beschwerden, die der Patient selbst erkennt
e) Leitsymptome einer Erkrankung

LÖSUNG a

Zu a: Der Begriff des Präsentiersymptoms wurde vom ungarischen Psychoanalytiker Michael Balint geprägt, der darunter eine Gesundheitsstörung verstand, die als Vorwand zum Arztbesuch dient, während ein anderes Problem der eigentliche Grund des ärztlichen Besuches ist.

Zu b: Die verschiedenen Arten der krankhaften Hautveränderungen bezeichnet man als Effloreszenzen.

Zu c: Eine Gruppe von gleichzeitig auftretenden Krankheitszeichen wird unter dem Begriff des Syndroms zusammengefasst.

Zu d: Beschwerden die der Patient selbst kennt.
Darunter wird das subjektive Beschwerdebild des Patienten (das was der Patient fühlt), sein **Krankheitserleben**, in Abgrenzung zu den objek-

tiven Krankheitszeichen verstanden. Diese Beschwerden führen den Patienten meist zum Arzt.

Zu e: Leitsymptome
Hervorstechende Krankheitszeichen oder -beschwerden (Leitsymptome) erleichtern das differentialdiagnostische (die Differentialdiagnose beschäftigt sich mit dem Problem der Erkennung unterschiedlicher Erkrankungen mit ähnlichen Krankheitszeichen) Vorgehen und sind charakteristisch für bestimmte Erkrankungen (ein typisches Leitsymptom der Durchblutungsstörungen des Herzens ist der in den linken Arm ausstrahlende Schmerz, der nach Gabe von Nitropräparaten [ein Medikament, das die Herzgefäße erweitert und den Blutdruck senkt] verschwindet).

FRAGE 7 **An welchem Gelenk ist ein Gichtanfall am unwahrscheinlichsten?**
a) Großzehengrundgelenk
b) Handwurzelgelenk
c) Sprunggelenk
d) Kniegelenk
e) Hüftgelenk

LÖSUNG **e**

Eine Erhöhung der Harnsäurekonzentration im Plasma (Hyperurikämie) kann zur Ablagerung von Uratkristallen im Knorpel, in der Kapsel

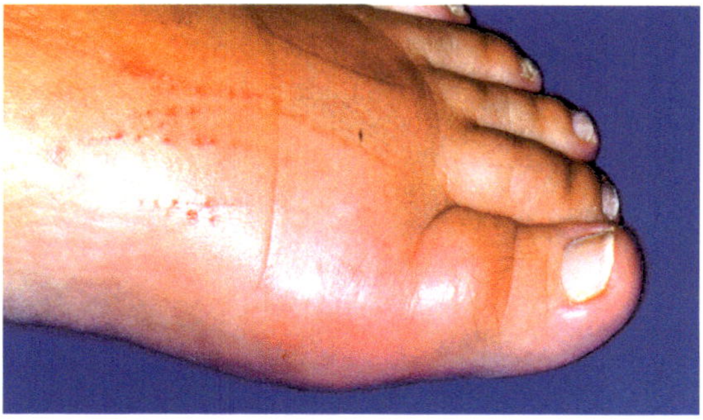

Gichtanfall der Großzehe (Podagra) durch Abscheidung von harnsauren Kristallen in das Gelenk.

und im periartikulären Gewebe (im Gewebe und um das Gelenk herum) führen. Beim akuten **Gichtanfall** zeigen sich die Krankheitszeichen (Symptome) einer akuten Arthritis (Gelenkentzündung) mit Rötung, Schwellung, Druckschmerzhaftigkeit. Bevorzugt betroffen ist das Großzehengrundgelenk (**a**), seltener das Sprunggelenk (**c**). Im höheren Alter beobachtet man polyartikuläre (viele Gelenke betreffende) Erscheinungsformen und atypische Lokalisationen wie Knie- (**d**), Ellenbogen- und Handgelenke (**b**).
Eine normale Harnsäure schließt einen Gichtanfall nicht aus. Die Diagnose wird in der Regel anhand der klinischen Symptome und nicht durch die Laborwerte gestellt.

KOMMENTAR

Zu e: Nicht bakterielle (abakterielle) Entzündungen des **Hüftgelenks** gehören zumeist zum rheumatischen Formenkreis. Eine Gichtarthritis des Hüftgelenks wäre eine Rarität.

FRAGE 8 **Welche Aussage trifft nicht zu?**

Folgende Diätvorschriften sind bei einem 40-jährigen, 178 cm großen Mann mit einem Gewicht von 95 kg im Rahmen der Behandlung einer Arthritis urica angezeigt:

a) Reduktionskost
b) Purinarme Kost (eiweißarme Kost)
c) Alkoholkarenz
d) Reichliche Flüssigkeitszufuhr (Wasser, kein Kaffee)
e) Meiden von Milchprodukten

Zu a: Der stark übergewichtige Patient sollte sein **Körpergewicht** um ca. 17 kg auf ca. 78 kg (Normalgewicht) senken.
Vorsicht ist jedoch bei einer Nulldiät oder einer drastischen Einschränkung der Nahrungszufuhr geboten, da es dabei zum Anstieg des Harnsäurespiegels und zum akuten Gichtanfall kommen kann.

Zu b: Beim Menschen entsteht die Harnsäure als Endprodukt des **Purinabbaus** (in DNA enthalten = Desoxyribonucleinsäure = Erbinformation), daher sollten die Patienten eine purinarme Kost einhalten. Dies bedeutet eine fleischarme Kost und das Verbot von Innereien, da diese sehr purinreich sind.

Zu c: Der Alkoholgenuss sollte eingeschränkt oder, besser noch, verboten werden. Starker Alkoholgenuss löst eine Laktatazidose aus und hemmt dadurch die Harnsäureausscheidung.

Zu d: Um die Ausscheidung der Harnsäure zu verbessern, sollte reichlich **Flüssigkeit** zugeführt werden.

Zu e: Milchprodukte enthalten keine Zellen (keine DNA) und sind damit purinarm; sie können mit Einschränkungen genossen werden. Quark ist eiweißhaltig und sollte nur in Maßen gegessen werden.

FRAGE 9 **Für die Rezidivprophylaxe (Vorbeugung von Rückfällen) der Gicht können folgende Arzneistoffe eingesetzt werden:**

1. Allopurinol
2. Indometacin
3. Benzbromaron
4. Phenylbutazon

a) Nur 3 ist richtig
b) 1 und 3 sind richtig
c) 2 und 4 sind richtig
d) 2, 3 und 4 sind richtig
e) alle sind richtig

LÖSUNG **b**

KOMMENTAR

Zu c: Indometacin und Phenylbutazon sind nichtsteroidale Antiphlogistika (antientzündliche Mittel ohne Kortison), die im akuten Gichtanfall angewendet werden, da sie die Entzündungsreaktion zurückdrängen durch Hemmung der Freisetzung von Entzündungsmediatoren (Stoffe, die Entzündungen auslösen oder unterhalten) aus den Leukozyten (weiße Blutkörperchen), die im betroffenen Gelenk die Harnsäurekristalle phagozytieren (auffressen).
Einen prophylaktischen (vorbeugenden) Effekt haben beide Substanzen nicht, da sie weder die Bildung von Harnsäure hemmen noch deren renale Ausscheidung (Ausscheidung über die Nieren) fördern.

Zu b: Allopurinol ist ein Hemmstoff der Xanthinoxidase und inhibiert (hemmt) die Bildung von Harnsäure aus Hypoxanthin und Xanthin sowie die Bildung von Purinen (Eiweißabbauprodukte). Im akuten Gichtanfall ist es nicht geeignet, sondern nur zur Prophylaxe (Vorbeugung) bei Hyperurikämie. Trotzdem wird man einen Patienten mit einem Gichtanfall auch vorbeugend behandeln, damit der nächste Anfall verhindert wird.
Benzbromaron ist ein Urikosurikum und hemmt die Rückresorption von Harnsäure im proximalen Tubulus (Teil der Niere) durch Hemmung des Transportmechanismus für Harnsäure, somit wird die Harnsäureausscheidung erhöht. Es wird heute meist bei Allergien auf Allopurinol eingesetzt. Da die Harnsäurekonzentration im Urin ansteigen kann, muss für einen ausreichenden Harnfluss und eine Alkalisierung des Harns (bessere Löslichkeit der Harnsäure bei alkalischem pH) gesorgt werden, da es sonst zum Ausfällen von Harnsäuresteinen in Niere oder Harnleitern kommen kann.

Für den Podologen ist die Gicht von Bedeutung, weil sich Gichtanfälle eben häufig am Großzehengrundgelenk zeigen. Der Patient bringt die Schmerzen möglicherweise mit früheren Verletzungen in Zusammenhang. Einen solchen Patienten sollten Sie fragen, ob er am Vortag gut gegessen und getrunken (Alkohol) hat. Opulente Mahlzeiten in Kombination mit Alkoholkonsum können Gichtanfälle auslösen.

FRAGE 10 **Durch Erhöhung des pH-Wertes im Urin kann die Bildung von Harnsäurekonkrementen in den ableitenden Harnwegen vor allem bei Therapie mit Urikosurika bei der Gicht vermindert werden,**
weil
durch Erhöhung des pH-Wertes im Urin die Wasserlöslichkeit von Harnsäure zunimmt.

a) Aussage 1, Aussage 2 und die Verknüpfung sind richtig
b) Aussage 1 ist richtig, Aussage 2 ist richtig, Verknüpfung ist falsch
c) Aussage 1 ist richtig, Aussage 2 ist falsch, keine Verknüpfung möglich
d) Aussage 1 ist falsch, Aussage 2 ist richtig, keine Verknüpfung möglich
e) Aussage 1 ist falsch, Aussage 2 ist falsch, keine Verknüpfung möglich

LÖSUNG a

KOMMENTAR **Urikosurika** (z. B. Benzbromaron) sind Medikamente, die zu einer vermehrten Harnsäureausscheidung durch verminderte tubuläre Rückresorption führen. Durch die gesteigerte Harnsäureausscheidung besteht bei der Therapie der Gicht mit Urikosurika die Gefahr der **Harnsäureausfällung** in den ableitenden **Harnwegen**. Dem kann man mit einer ausreichenden Diurese (viel Flüssigkeitszufuhr zur vermehrten Flüssigkeitsausscheidung über die Nieren) und mit Erhöhung des Harn-pH auf 6,5 – 7 begegnen, weil dadurch die Löslichkeit der Harnsäure verbessert wird. Für den Podologen ist dieses Wissen interessant, für die praktische Arbeit aber unwesentlich.

FRAGE 11 **Bei entzündlichen Gelenkerkrankungen sind antiphlogistische (antientzündliche) Behandlungsverfahren zunächst Therapie der Wahl. Dies trifft nicht zu für die**

a) Gichtarthritis
b) Chronische Polyarthritis im akuten Schub
c) Juvenile (jugendliche) Arthritis
d) Psoriasis (Schuppenflechte) Arthritis
e) Septische (durch Eitererreger bedingte) Arthritis (Gelenkentzündung)

LÖSUNG e

KOMMENTAR

Zu a: Die **Gichtarthritis** entsteht durch Uratkristalle (Natriumurat), die im Binde- und Stützgewebe von Gelenken abgelagert werden. Wir unterscheiden die:

- **primäre Gicht** (erblich bedingte, vermehrte Produktion von Harnsäure)
- von der **sekundären Hyperurikämie (durch Therapie bedingte vermehrte Produktion von Harnsäure; z. B. bei Chemotherapie durch den Zelluntergang)**.

Typischerweise zeigt sich ein akuter Gichtanfall fast immer am Großzehengrundgelenk, auch **Podagra** genannt. Hier kommt es dann zur Rötung, Schwellung und Druckschmerzhaftigkeit mit Funktionseinschränkung des betroffenen Gelenkes. Therapiert wird ein akuter Gichtanfall mit **nichtsteroidalen Antiphlogistika (entzündungs-**

hemmende Medikamente ohne Kortison) sowie Colchizin. Vorbeugend setzen Ärzte auch Allopurinol (Hemmstoff der Xanthinoxidase) und Benzbromaron (hemmt die Rückresorption der Harnsäure in der Niere) ein.

Zu b: Die **chronische Polyarthritis** manifestiert sich zumeist an den Händen mit symmetrischer Schwellung an den Fingergrund- und -mittelgelenken. Typisch ist die so genannte **Morgensteifigkeit** häufig begleitet von Tendovaginitiden (Entzündung der Sehnenscheiden). Manifestiert sich die Krankheit mit einem akuten Schub, kommt es in fast allen Fällen zu einer **Monarthritis** (Entzündung in einem Gelenk) im Bereich der großen Gelenke. Häufig findet sich eine Mitbeteiligung innerer Organe. Laborchemisch sind die Rheumafaktoren oft zu Beginn der Krankheit negativ, später aber bei 80% der Fälle positiv. Therapiert wird die cP (chronische Polyarthritis) im Frühstadium mit **physikalischen** und antiphlogistischen Behandlungsverfahren. Dabei kommen zunächst Antiphlogistika (antientzündliche Medikamente), eventuell Corticosteroide (Kortison) zum Einsatz.

Zu c: Die **juvenile chronische Arthritis** wird in vier verschiedenen Formen eingeteilt:
1. die **systemische Form** (Stillsyndrom) mit Organbefall, vorwiegend im Kleinkindesalter, mit ungünstiger Prognose.
2. die **polyarthritische** Form mit meist symmetrischem Gelenkbefall (Gelenkbefall auf beiden Seiten des Körpers) und kaum Organbefall. Die ANF (antinukleäre Faktoren = gegen Zellen gerichtete Faktoren) sind häufig positiv.
3. Die **oligoarthritische** Form (Entzündung von zwei bis vier Gelenken) **des Kleinkindesalters** mit überwiegendem Befall der unteren Extremitätengelenke geht häufig mit einer chronischen Iridozyklitis (Entzündung der Iris und des Ziliarkörpers) einher. Die ANF (antinukleäne Faktoren) sind meistens positiv.
4. Die **oligoarthritische** Form, meist mit Befall von Hüft- und Iliosakralgelenken, beginnt häufig wie der M. Reiter (entspricht der reiterschen Trias: Gelenkentzündung, Harnröhrenentzündung und Bindehautentzündung) und ist HLA-B27 (dieser Laborwert findet sich auch beim M. Bechterew) assoziiert. Therapiert wird mit physikalischen und antiphlogistischen Verfahren (mit nichtsteroidalen Antiphlogistika, abgekürzt NSAR). Nichtsteroidale Antiphlogistika sind entzündungshemmende Medikamente ohne Kortison.

Zu e: Eine **septische Arthritis** kann nach offenen Gelenksverletzungen, Punktionen, Injektionen oder Operationen vorkommen, zeigt sich meist an einem Empyem (Eiteransammlung in einer Körperhöhle) bzw. **Pyarthros (Eiteransammlung in einem Gelenk)**. Dabei treten natürlich die klassischen Entzündungszeichen wie Rötung, Schwellung, Überwärmung, Fluktuation (Flüssigkeitsansammlung) und Functio laesa (Funktionseinschränkung) auf. Schon bei Verdacht auf eine eitrige Arthritis muss eine **bakteriologische Untersuchung** des Gelenkpunktates durchgeführt werden. Therapiert wird diese Form der Arthritis **chirurgisch** mit einer Synovialektomie (Entfernung der Gelenkinnenhaut) und anschließender **Spülsaugdrainage**. Begleitend wird eine solche septische Arthritis mit einem Antibiotikum behandelt, dessen Wirksamkeit in einer angesetzten Bakterienkultur getestet wurde.

FRAGE 12 **Mit einer primären Adipositas sind typische Symptome bzw. Zusatzerkrankungen verbunden. Hierzu gehört nicht:**

a) Cholelithiasis
b) Menstruationsstörungen
c) Arterielle Hypertonie
d) Diabetes mellitus
e) Harnwegsinfekte

LÖSUNG **e**

Bei Adipositas (Übergewicht) treten gehäuft auf:

- Stoffwechselerkrankungen wie Diabetes mellitus (**d**), Gicht etc.,
- Nierensteine,
- arterielle Hypertonie (Bluthochdruck) (**c**) und Herzinsuffizienz (Herzschwäche),
- Belastungsdyspnoe (Luftnot bei Belastung),
- Gallensteine (**a**), dyspeptische Beschwerden (Beschwerden durch mangelhafte Verdauung) und Blähungen,
- Senk- und Spreizfüße, Gon- und Coxarthrose, Kreuz- und Rückenschmerzen, durch Überlastung der Gelenke
- Krampfadern, Hämorrhoiden, Thrombophlebitis (Venenentzündungen), Thrombosen, Ulcus cruris (Unterschenkelgeschwüre), durch Rückflussstörungen im Bereich der Venen,
- Ekzeme in den Hautfalten,

- Mykosen in den Hautfalten (z. B. unter den Brüsten, in der Leiste und unter den Fettschürzen)
- Menstruationsstörungen (**b**) bis zur Amenorrhoe (keine Periodenblutung mehr), Libido- und Potenzstörungen, verspätete Pubertät, Korpuskarzinom (Gebärmutterkrebs), EPH-Gestose (Schwangerschaftshochdruck) und geburtshilfliche Komplikationen,
- Kopfschmerzen und Schlaflosigkeit,
- Komplikationen nach Unfällen und Operationen

Infektionen der unteren Harnwege treten häufig bei Frauen und im höheren Lebensalter sowie bei intensivem Sexualleben (Honeymoon-Cystitis = Blasenentzündung nach der Hochzeitsnacht) und nach iatrogenen (ärztlichen) Eingriffen im Urogenitaltrakt auf. Harnwegsinfekte sind bei Übergewicht nicht häufiger. Wenn die Adipositas bereits zu einem Diabetes mellitus geführt hat, können aber auch häufiger Harnwegsinfekte auftreten.

KOMMENTAR *Merksatz zur Cholelithiasis: Die „4 F". Die Amerikaner charakterisieren Gallensteinträgerinnen wie folgt: Female, Fat, Forty, Funny.*

FRAGE 13 **Was für eine Erkrankung verursacht das Kristall „Natriumurat"?**

a) Chondrocalcinose
b) Gicht
c) Spondylitis ankylosans
d) Myositis ossificans
e) Tendinosis calcarea

LÖSUNG **b**

KOMMENTAR

Zu a: Bei der **Chondrokalzinose** (anderer Begriff für Pseudogicht) handelt es sich um eine seltene, genetisch (erblich) bedingte Gelenkerkrankung ungeklärter Genese (mögliche Ursache: Nebenschilddrüse), die in ihrem Verlauf der Gicht ähnelt und mit Verkalkungen des Gelenkknorpels durch **Calciumpyrophosphatablagerung** einhergeht.

Zu b: Bei der **Gicht** (Arthritis urica) handelt es sich um eine durch Ablagerung von **Natriumurat** (Natriumsalz der Harnsäure) verursachte

Gelenkerkrankung. Ursächlich ist eine meist erbliche Störung im Purinstoffwechsel (Eiweißstoffwechsel).

Zu c: Spondylitis ankylosans ist ein Synonym (andere Bezeichnung) für den M. Bechterew und bezeichnet eine rheumatische Erkrankung mit überwiegendem Befall der Wirbelsäule und der Iliosakralgelenke (Gelenk zwischen Steißbein und Beckenschaufel). Besondere Kristalle lassen sich dabei nicht in der Gelenkflüssigkeit nachweisen.

Zu d: Die **Myositis ossificans** ist eine Myositis (Muskelentzündung) mit Kalkeinlagerung und Knochenbildung im Bereich der Muskulatur, die spontan oder nach Traumen (Verletzungen) auftritt. Ein typisches Beispiel ist der so genannte Reiterknochen (Verkalkte Schleimbeutel unter dem Sitzbein).

Zu e: Die **Tendinosis calcarea** ist eine degenerative (verschleißbedingte) Erkrankung, die mit Kalkeinlagerungung im Bereich der Sehnen und Sehnenansätze einhergeht (z. B. die Periarthritis humero-scapularis calcarea, abgekürzt „PHSC", zu deutsch „Kalkschulter").

FRAGE 14 **Welche Aussage trifft nicht zu? Anwendungsmöglichkeiten zur lokalen Therapie rezidivierender (immer wiederkehrender) Schmerzen mit dem Cantharidenpflaster, das zu den blasenziehenden Mitteln (Vesikantien) gehört, sind:**

a) Chronisches Lumbalsyndrom
b) Ulcus ventriculi (Magengeschwür)
c) Gonarthrosen (Arthrosen der Kniegelenke)
d) Chronische Arthritis urica (chronische Gicht)

LÖSUNG b

Das blasenziehende **Cantharidenpflaster** (enthält das Gift der „spanischen Fliege") wird im Rahmen der ausleitenden Verfahren eingesetzt und auch als weißer Aderlass bezeichnet. Als Indikationsgebiete wären zu nennen:

- Wirbelsäulenleiden (Wirbelsäulen-Syndrome von der HWS bis zum Sakroiliakalgelenk (**a**), Occipitalneuralgie (Nervenschmerzen des Hinterkopfes), Schulter-Arm-Syndrom, Interkostalneuralgie

(Nervenschmerzen zwischen den Rippen), Morbus Bechterew = Spondylitis ankylosans)
- Tumorschmerzen (isolierte Knochenmetastasen)
- Gelenkleiden (Gonarthrose) (**c**), Handwurzelarthrosen, Tietze-Syndrom, Gichtgelenke (**d**)
- Otitis media, Mastoidherde (Eiterherde im Knochen hinter dem Ohr), Sinusitis (Entzündung der Nasennebenhöhlen), Halslymphknoten
- klimakterische Depressionen.

Bei Ulcus ventriculi werden keine ausleitenden Verfahren eingesetzt.

KOMMENTAR Der Podologe sollte sich hüten, bei einer der Erkrankungen das Cantharidenpflaster zu empfehlen oder möglicherweise selbst anzulegen. Einerseits würde er gegen das Heilpraktikergesetz verstoßen und andererseits gehört zum Einsatz dieser Therapie eine große Erfahrung. Es kommt bei Anwendung des Pflasters je nach Reaktionsfähigkeit und Dauer der Anwendung zu handtellergroßen flüssigkeitsgefüllten Blasen wie bei Verbrennungen 2. Grades. Außerdem kommt es zu großflächigen entzündlichen Reaktionen des umliegenden Gewebes. Die Patienten, die noch nie Kontakt mit dem Cantharidenpflaster hatten, geraten wegen dieser Reaktion meist in Panik.

FRAGE 15 **Ein 68-jähriger alleinlebender, desozialisierter (obdach- oder wohnungslos) Mann bemerkte durch Verunreinigung der Strümpfe, dass an der Fußsohle des rechten Fußes die in der Abbildung gezeigte Veränderung aufgetreten war.**
Vor Jahren erfolgte der letzte Arztbesuch wegen Nekrose (Absterben) der linken zweite Zehe, die teilamputiert werden musste. Der Patient ist wegen einer Arthrose stark gehbehindert. Die körperliche Untersuchung zeigt eine deutliche Herabsetzung der Sensibilität an Unterschenkeln, Füßen, Unterarmen und Händen. Die Aa. dorsales pedum sind tastbar.
Es handelt sich am wahrscheinlichsten um:
a) Gichttophi
b) Arterielle Verschlusskrankheit
c) Malum perforans (diabetische Angioneuropathie)
d) Erfrierungen
e) Immer wiederkehrende arterielle Embolien

LÖSUNG c

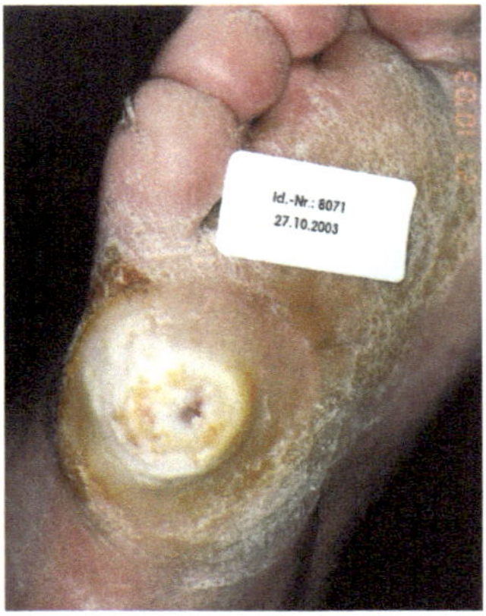

Malum peforans. Foto: N. Scholz

Die Abbildung zeigt ein trophisches neuropathisches Ulcus, wie es im Rahmen einer autonomen diabetischen Neuropathie typischerweise an stark belasteten Stellen des Fußes auftreten kann. Aufgrund der oft gleichzeitig bestehenden sensiblen Neuropathie werden neuropathische Ulcera vom Patienten oft erst spät bemerkt und sind meist bereits stark superinfiziert (mit Keimen belegt).

Zu a: Im Rahmen der chronischen Gicht wird Natriumurat in der Subkutis (unter der Haut), vor allem in der Umgebung erkrankter Gelenke in Form von weißlich-gelblichen, verschieblichen, meist schmerzlosen Knötchen (**Gichttophi**) abgelagert. Diese finden wir auch im Ohrläppchen.

Zu b: Im Stadium IV der **peripheren arteriellen Verschlusskrankheit** (pAVK) kann es ebenfalls zu Ulzera und Gangrän im Bereich der Unterschenkel und Füße kommen. Die Lokalisation richtet sich nach dem betroffenen Stromgebiet. Die A. dorsalis pedis ist am betroffenen Fuß dann nicht tastbar. Die Patienten haben Ruheschmerzen. Bei dem oben beschriebenen Patienten ist die A. dorsalis pedis tastbar.

Zu d: Von **Erfrierungen** sind meist die Akren (Finger, Zehen, Nase, Ohren) betroffen. Hier kann es bei Erfrierungen 3. Grades zu trockenen oder nassen Nekrosen kommen, die zur Superinfektion neigen.

Zu e: Die **Embolisation (Verschluss einer Arterie mit nicht löslichen Substanzen) von Extremitätenarterien** (Arterien der Beine oder Arme) durch meist aus dem linken Herzen stammende Gerinnsel, führt zur Ischämie (Durchblutungsstörung) und Gangrän des betroffenen Hautareals. Durch eine Embolie wäre extrem selten nur die Fußsohle betroffen.

FRAGE 16 **Welche Substanz kann nach einer kristallinen Ablagerung innerhalb des Gelenkknorpels zu einer entzündlichen Arthropathie führen?**

a) Glucose bei Diabetes mellitus
b) Calciumpyrophosphat
c) Homogentisinsäure
d) Zystin
e) Keine der Substanzen a – d

LÖSUNG **b**

KOMMENTAR Substanzen, die nach Ausfällung von Kristallen zur Ablagerung innerhalb des Gelenkknorpels führen, werden unter dem Sammelbegriff der **metabolischen Arthropathien** zusammengefasst. Die wohl bekannteste Arthropathie dieser Art ist die so genannte Gicht (Arthritis urica), die durch eine Erhöhung des Plasmaharnsäurespiegels zur Ablagerung von **Uratkristallen** (Natriumurat) im Knorpel, Kapsel und im periartikulären (im Gewebe um das Gelenk) Gewebe führt. Charakteristischerweise ist meist das Großzehengrundgelenk (**Podagra)** betroffen ist. Die Harnsäure ist hier als Lösung gar nicht aufgeführt.

Zu a: Zucker (Glucose) wird sicher nicht in Gelenken in Form von Kristallen abgelagert. Vielmehr kann ein **Diabetes mellitus** über eine **Ketoacidose** (Stoffwechselentgleisung bei Diabetes mellitus) zur verminderten renalen (Ausscheidung über die Nieren) Harnsäureausscheidung führen, was wiederum eine Gicht begünstigt.

Zu b: Gelenkentzündungen, die durch **Calciumpyrophosphatkristalle** ausgelöst werden, heißen auch Pseudogicht oder Chondrocalcinose.

FRAGE 17 **Eine 51-jährige Patientin klagt über Schlafstörungen, weil sie mehrfach während der Nacht mit brennenden Schmerzen in der rechten Hand erwacht, die sie jeweils rasch durch Schütteln der Hand beseitigen kann. Betroffen sind vor allem die ersten drei Finger.**

Welche Erkrankung ist am wahrscheinlichsten?

a) Wurzelreizsyndrom C6
b) Karpaltunnelsyndrom

c) So genannte Schlaflähmung
d) Partielle Hirnorganische Anfälle
e) Sudecksche Dystrophie

LÖSUNG b

KOMMENTAR

Zu a: Das sensible Versorgungsgebiet der **Wurzel C 6** umfasst den radialen (daumenseitigen) Teil des Unterarms, den Daumen und die radiale Hälfte des Zeigefingers. Zur Wiederholung: Kennmuskeln von C 6 sind: Mm. bizeps brachii und brachioradialis, Kennreflex: BSR (Bizepssehnenreflex).

Zu b: Die geschilderten Beschwerden mit nachts auftretenden brennenden Schmerzen und Kribbelparästhesien (Ameisenlaufen, Taubheitsgefühl) der Hand, bzw. der ersten drei Finger und auch des Unterarms, die sich nach Schütteln der Hand bessern, ist die klassische Beschreibung des **Carpaltunnelsyndroms (CTS, Brachialgia paraesthetica nocturna, b)**. Das CTS wird durch eine Kompression des N. medianus im Carpaltunnel unter dem Retinaculum flexorum (Sehnenband, das das Handgelenk umschließt) hervorgerufen. Betroffen sind in der Mehrzahl Frauen im 40. bis 60. Lebensjahr. Als Ursache kommen in Frage: idiopathisches (Ursache unklar) Auftreten, Schwellung des Nerven durch Ödembildung (Flüssigkeitseinlagerung), z. B. in der Schwangerschaft, Einengung des Nerven nach Brüchen (Frakturen), Ganglien (Überbeine), Lipome (Fettgeschwülste), rheumatoide Arthritis, Gicht, stereotype Bewegungen am Arbeitsplatz (Arbeit mit einer Computermaus) und andere. Außer den nächtlichen Beschwerden können dauerhaft Hypästhesien (verminderte Empfindung) und Dysästhesien (Missempfindungen) der ersten drei Finger sowie eine Thenaratrophie (Verkümmerung des Daumenballens) und Parese (Lähmung) des M. abductor pollicis brevis und M. opponens pollicis auftreten.
Die **Therapie** erfolgt mit Ruhigstellung, abschwellenden Maßnahmen, Lokalanästhetika- oder Korticoidinjektionen, hochdosierter Vitamin B1, B6 und B12-Injektionen. Wenn das alles nicht hilft, bleibt nur die operative Dekompression (Durchtrennung des Retinaculum flexorum).
Alle anderen Antwortmöglichkeiten sind bei der geschilderten Krankheitsgeschichte wenig wahrscheinlich.

Zu c: Eine **Schlaflähmung**, auch Wachanfall genannt, tritt typischerweise bei der Narkolepsie (Schlafanfälle) auf. Dabei kommt es in der Regel beim Einschlafen und Aufwachen zu einer Bewegungsunfähigkeit bei wachem Bewusstsein, die durch Sinnesreize oder passive Bewegungen unterbrochen werden kann.

Zu d: Partielle (fokale) Anfälle können rein motorisch, sensibel oder sensorisch sein. Charakteristisch ist der sogenannte „march of convulsion" mit Ausbreitung der Symptome von distal (körperfern) nach proximal (körpernah) (Jackson-Anfälle) bei vollem Bewusstsein.

Zu e: Die **sympathische Reflexdystrophie (Sudeck-Dystrophie)** tritt bevorzugt an der Hand und am Unterarm in der Regel nach Verletzungen (Knochenbrüchen oder nach Operationen am Unterarm) auf.

FRAGE 18 **Ein 65-jähriger adipöser Patient stürzt beim Treppensteigen infolge eines plötzlichen Kraftverlustes im linken Bein. Er kann das Bein im Kniegelenk nicht mehr aktiv strecken. Oberhalb der Patella ist eine Delle zu tasten. Röntgenologisch besteht links ein Patellatiefstand. Der Wert der Harnsäure im Serum ist erhöht.**

Die beschriebenen Befunde entsprechen am ehesten einer:
a) Innenmeniskuseinklemmung
b) Arthritis urica
c) Quadrizepssehnenruptur
d) Ruptur des Ligamentum patellae
e) Ruptur des vorderen Kreuzbandes

LÖSUNG **c**

KOMMENTAR Die **Quadrizepssehnenruptur** entsteht entsprechend der Patellarsehnenruptur nach Bagatelltraumen (Bagatellverletzungen) sowie unkontrollierten, abrupten Bewegungen. Dabei kommt es zu einem Riss bzw. Abriss des oberen Patellapoles. Auch hier findet sich ein **aktives Streckdefizit** (der Patient kann das Bein nicht im Kniegelenk strecken) und anfangs eine **suprapatellare** Delle (oberhalb der Patella) sowie eine abnorme Patellaverschieblichkeit, insbesondere nach distal (körperfern). Therapiert werden beide Sehnenrupturen zunächst nach dem so genannten **PECH-Schema** nach Böhmer. Dabei steht P für Pause, E für Eiswasser, C für Kompression und H für Hochlagerung. Erst danach wird eine operative Rekonstruktion durchgeführt.

Merke:
- *Quadrizepssehnenruptur: aktives Streckdefizit, suprapatellare Delle.*
- *Patellarsehnenruptur: aktives Streckdefizit, infrapatellare Delle (unterhalb der Patella)*

Zu a: Die **Meniskusverletzung** kommt typischerweise durch eine **Rotation** im Kniegelenk bei gleichzeitig fixiertem Unterschenkel zustande. Dabei können die entstehenden starken Scherkräfte häufig zu einem Riss des Meniskus führen. Klinisch beschreiben die Patienten einen plötzlich einschießenden Schmerz, der dann zu einer **Blockierung** des Gelenks geführt hat. Die typischen **Meniskuszeichen** sind Böhler'sches Zeichen, Steinmann I und II, Apley'sches Zeichen und Payer-Zeichen.

Zu b: Die **Arthritis urica** oder auch einfach Gicht genannt, betrifft vorwiegend in Form der **Podagra** das Großzehengrundgelenk, das Handgelenk (Chiragra) und das Schultergelenk (Omagra). Selten einmal wird das Kniegelenk (Gonagra) befallen. Dabei gelten als auslösende Faktoren für einen akuten Gichtanfall fettreiches Essen, Alkoholabusus sowie körperliche Traumen. Typischerweise weisen die betroffenen Gelenke im akuten Gichtstadium die Zeichen einer Entzündung auf. Bis auf den erhöhten Harnsäurewert weist aber sicher nichts auf eine Arthritis urica des Kniegelenkes hin.

Zu d: Die **Patellarsehnenruptur** entsteht meist nach Bagatelltraumen oder unkontrollierten, abrupten Bewegungen. Das typische Alter liegt zwischen dem 3. und 5. Lebensjahrzehnt. Klinisch findet man ein **aktives Streckdefizit** des betroffenen Beines, eine **infrapatellare** Delle bei **Patellahochstand** sowie abnormer Patellaverschieblichkeit nach proximal (körpernah).

Zu e: Die **Kreuzbandrupturen** werden allgemein in frische, alte, vollständige oder partielle Rupturen unterschieden. Die häufigste Verletzungsursache ist ein Flexions-Valgus-Außenrotationstrauma beim Sport. Typischerweise schildern die Patienten ein Krachen oder Knacken mit anschließenden Schmerzen, Schwellungen, Ergüssen und häufig spontanem Wegknicken bei Belastung. Letzteres wird auch als **Givingway-Phänomen** bezeichnet. Sie sind meist mit einer Schwellung, Erguss und starken Schmerzen verbunden.

FRAGE 19 **Ein 32-jähriger Mann (Größe 175 cm, Gewicht 98 kg) kommt wegen starker Schmerzen in Ihre Fußpflegepraxis und berichtet über plötzlich in der Nacht aufgetretene heftige Schmerzen in der rechten Großzehe.**
Bei der Untersuchung finden Sie eine Rötung, Schwellung und Druckschmerzhaftigkeit des Großzehengrundgelenkes.
Was für eine Ursache halten Sie für am wahrscheinlichsten?
a) akuter Bandscheibenvorfall
b) akute Myositis
c) venöse Insuffizienz
d) Gichtarthritis (Podagra)
e) Multiple Sklerose

LÖSUNG **d**

KOMMENTAR
Zu d: Der übergewichtige Mann leidet am wahrscheinlichsten unter einer sog. **Podagra** (schmerzhafte Monarthritis des Großzehengrundgelenks), der häufigsten Manifestationsform des akuten **Gichtanfalls**. Charakteristisch ist das plötzliche Auftreten der Symptomatik, manchmal ausgelöst durch Ess- und Alkoholexzesse. Beim akuten Gichtanfall kommt es zur Ausfällung von Uratkristallen in der Synovialflüssigkeit. Die Uratkristalle werden von Granulozyten phagozytiert (aufgefressen), dadurch werden Entzündungsmediatoren frei.

Zu a, b, c und e: Ein **akuter Bandscheibenvorfall**, eine **akute Myositis**, eine **venöse Insuffizienz** und eine **Multiple Sklerose** erklären nicht die Entzündung des Großzehengrundgelenks.

FRAGE 20 **Sie finden unter dem Großzehenballen eines Patienten ein Ulkus, das nicht schmerzhaft ist. Die Umgebung ist warm und sieht rosig aus. Welche Ursache ist die wahrscheinlichste?**
a) chronisch venöse Insuffizienz
b) AVK (arterielle Verschlusskrankheit)

c) Polyneuropathie
d) Gicht
e) Rheumatoide Arthritis (cP)

LÖSUNG c

Zu c: Aufgrund der oft gleichzeitig bestehenden „strumpfförmigen“ sensiblen Neuropathie werden **polyneuropathische Ulzera** vom Patienten oft gar nicht oder erst spät (Gefahr der Superinfektion!) bemerkt. Typisch ist auch die rosige Farbe durch die Sympathikusbeteiligung. Bei 30% der Patienten liegt der Erkrankung ein Diabetes mel-litus zugrunde. Andere Ursachen können chronischer Alkoholabusus, chronische Lösungsmittelexposition (Lackierer und Maler, Chemiearbeiter) und Polyneuropathien unklarer Ursache (Genese) sein.

Zu a: Das **Ulcus cruris venosum** tritt meist bei älteren Patienten auf, die postthrombotische Durchblutungsstörungen und trophische (ernährungsbedingte) Veränderungen der Haut (= chronisch venöse Insuffizienz) aufweisen. Der Patient berichtet über ein Spannungsgefühl und Schweregefühl in der betroffenen Extremität. Bei der Betrachtung (Inspektion) zeigen sich oft eine Stauungsdermatose (stauungsbedingte Hautveränderung) mit geröteter, schuppender, nässender Haut, Ödeme (Wassereinlagerungen), weißfleckige Atrophien (Atrophie blanche) und ein pigmentierter (dunklerer) Ulkusrand.

Zu b: Im Stadium IV nach Fontaine der **peripheren arteriellen Verschlusskrankheit** (pAVK) kann es zu schmerzhaften Ulzera (Geschwüren) im Bereich der Unterschenkel und Füße (in der Regel an Druckstellen) kommen. Die Haut ist kühl und livide verfärbt, die Fußpulse sind meist nicht palpabel (nicht tastbar). Als richtungweisend in der Vorgeschichte gelten Risikofaktoren der Arteriosklerose sowie eine Claudicatio intermittens (Schaufensterkrankheit oder intermittierendes Hinken).

Zu e: Als extraartikulärer Befall (außerhalb der Gelenke) im Rahmen der **rheumatischen Arthritis** zeigen sich u. a. so genannte Rheumaknoten als subkutane (unter der Haut gelegen) Knoten juxtaartikulär (im Umfeld der Gelenke), über Knochenvorsprüngen oder Extensorflächen (über Sehnen der Streckmuskeln). Sie können bis zu faustgroß werden, sind nicht schmerzhaft und neigen nicht zur Ulzeration (Geschwürsbildung).

FRAGE 21 **Welches der aufgezählten naturheilkundlichen Verfahren eignet sich nicht zur Therapie von Schlafstörungen?**

a) Kühle Wickel
b) Autogenes Training
c) Melissenbad
d) Cantharidenpflaster
e) Baldrianwurzelextrakt

LÖSUNG **d**

KOMMENTAR

Zu d: Das Cantharidenpflaster gehört zu den so genannten auslei-tenden Verfahren. Diese basieren auf den theoretischen Prinzipien, nach denen eine Krankheit beeinflusst werden kann, indem man durch äußere Maßnahmen schädliche Stoffe aus dem Körper herausleitet. Zu diesen Verfahren zählen vor allem Schröpftherapien, Blutegelbehandlung. Aderlass, Baunscheidtismus und Fontanellentherapie (sowie auch das Anlegen von Cantharidenpflastern). Hierbei wird die blasenziehende Eigenschaft des Cantharidenextraktes aus einer Laufkäferart (Spanische Fliege) ausgenutzt und die sich in dieser Blase angesammelte Lymphe und damit Schmerzmediatoren und „Stoffwechselschlacken“ abgelassen (= weißer Aderlass). Parallel kommt es im Körperinnern zu einer regionalen (örtlichen) Hyperämie (Durchblutungssteigerung) und Lymphdrainage sowie einer erst lokalen, später generalisierten Immunaktivierung. Als Indikationsgebiete haben sich insbesondere Wirbelsäulenleiden, Tumorschmerzen bei isolierten Knochenmetastasen, Arthrosen und Gichtgelenke, Otitiden (Ohrenentzündungen) und klimakterische Depressionen bewährt. Das Cantharidenpflaster wird bei **Schlafstörungen** nicht empfohlen, es erwartet die Patienten im Gegenteil zumeist eine schlaflose erste Nacht, da es ca. vier Stunden nach dem Anlegen unter dem Pflaster zu „brennen“ anfängt und aufgrund der nierenreizenden Wirkung auch leichte brennende Schmerzen von Urethra und Blase auftreten können.

Bei **Schlafstörungen** stehen viele naturheilkundliche Verfahren zur Auswahl. Zum Beispiel:

- Autogenes Training (**b**)
- Bach-Blütentherapie
- Ernährungstherapie (letzte leichte Mahlzeit um 18 Uhr)
- Homöopathie
- Orthomolekulare Medizin
- Physikalische Medizin
  - Hydrotherapie: morgens ansteigende, abends absteigende Vollbäder mit Zusatz von Melisse (**c**), Baldrian, Fichtennadeln oder Lavendel mit anschließendem Leibwickel, kalte Prießnitz-Wadenwickel (**a**), Wassertreten, abends kaltes Sitzbad, Arm-/Knieguss, Sauna
  - Bewegungstherapie: Sport an der frischen Luft, Tanzen, Schwimmen
  - Massage: nur anfangs Bindegewebsmassage
- Phytotherapie: Baldrianwurzel (**e**), Zitronenmelissenblätter, Passionsblumenkraut, Haferstroh, Hopfenzapfen, Lavendelblüten
- Progressive Muskelrelaxation nach Jacobson
- Fußreflexzonenmassage

Bei Schlafstörungen hat der Podologe durch die Fußreflexzonentherapie, Fußbäder (Schiele Fußbadewanne) und Fuß- und Beinmassagen gute Therapiemöglichkeiten. Er muss hier nur vorher mit dem behandelnden Arzt Kontakt aufnehmen, da er möglicherweise die Grenze von der podologischen Behandlung zur ganzheitlichen Therapie überschreitet und damit gegen das Heilpraktikergesetz verstößt. Der Einsatz des Cantharidenpflasters ist für den Podologen verboten.

FRAGE 22 **Welche Behandlungsmöglichkeit ist für den Hallux rigidus nicht in geeignet?**

a) Einlagenversorgung
b) Intraartikuläre Injektion
c) Abrollhilfe
d) Arthroplastik des Großzehengrundgelenkes
e) Absatzerhöhung

LÖSUNG **e**

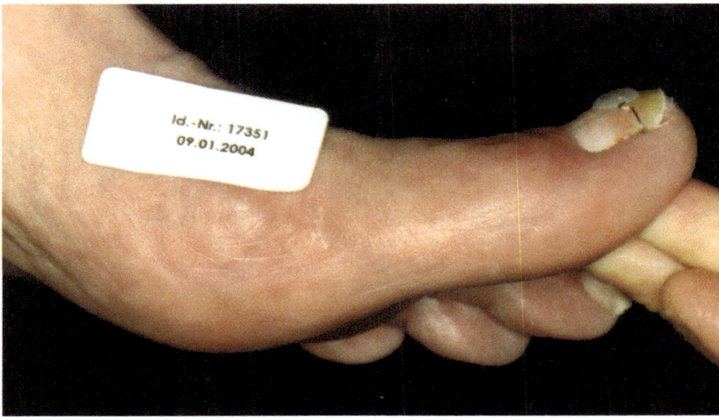

Hallux rigidus (Nebenbefund: dreiteilige Nagelkorrekturspange). Foto: N. Scholz

KOMMENTAR Als **Hallux rigidus** bezeichnen wir die Arthrose des Großzehengrundgelenks mit gleichzeitiger Beugekontraktur des Gelenks. Die Ursache (Ätiologie) ist meist unbekannt. Als Differentialdiagnose muss man immer die Arthritis urica (Gicht) in Betracht ziehen. Aufgrund des Belastungsschmerzes im Großzehengrundgelenk, der vor allem in der **Abrollphase** des Gehens auftritt, gehen die Patienten in einem Schongang mit Abrollen über die Außenkante bei adduziertem (zur Mittellinie angezogenen) Fuß. Meistens ist das Großzehengrundgelenk verdickt und druckdolent (druckschmerzhaft), wobei Zehenspitzengang schmerzhaft bzw. nicht möglich ist. Als konservative Therapie stehen im Frühstadium die Einlagenversorgung (**a**) in Form einer starren Einlage, eine Abrollhilfe (Ballenrolle) zum Abrollen mit steifer Sohle (**c**) bzw. eine intraartikuläre Injektion mit Lokalanästhetikum und Steroid (Kortison) zur Entzündungstherapie (**b**) zur Verfügung. Operativ kann ein Hallux rigidus durch eine Resektions-Interpositions-Arthroplastik nach Keller-Brandes (**d**) behandelt werden.

Zu e: Eine **Absatzerhöhung** als Therapiemöglichkeit wäre **kontraindiziert (nicht erlaubt)**. In diesem Fall würde nämlich der erhöhte Absatz eine Druckerhöhung im Zehengrundgelenk verursachen, die wiederum den Schmerz verstärken würde.

FRAGE 23 **Was ist keine Komplikation einer Blutegeltherapie?**

a) Erysipel (Wundrose)
b) Thromboembolie
c) Narbenbildung an der Bissstelle
d) Infektion durch Mehrfachverwendung von Blutegeln
e) Pruritus (Juckreiz) an der Bissstelle

LÖSUNG **b**

Die **Blutegeltherapie** ist ein ausleitendes Verfahren und entspricht in der Wirkung einem milden Aderlass (Blutmahlzeit pro Tier 10 ml, prolongierte (verlängerte) Nachblutung bis zu 40 ml über einen Zeitraum von bis zu 24 Stunden). Außerdem weisen bestimmte Blutegelwirkstoffe folgende antiphlogistische (antientzündliche) Eigenschaften auf:

- Hirudin: **Hemmung der Blutgerinnung**, diuretische (harntreibende) und antibiotische Wirkung
- Eglin: Hemmung der Verdauungsproteasen
- Bdellin: Plasminhemmer
- Hementin und Orgelase: Hyperämisierung (Durchblutungssteigernd)
- zusätzlich anästhesierende (betäubende) Wirkung
- Indikationsgebiete:
  - vor allem venöse Erkrankungen (akute Thrombophlebitis, variköses Syndrom, postthrombotisches Syndrom, Phlebothrombose)
  - akuter Gichtanfall, Infektionen (Gesichtsfurunkel, Phlegmone, infizierte Insektenstiche)
  - außerdem akute und chronische Otitis media, Mastoiditis, Glaukom, Hämorrhoidalsyndrom, Analthrombose, Wundheilungsstörungen durch postoperativen Lymphstau bzw. infizierte Wunden
- Kontraindikationen: Hämorrhagische Diathesen, Hauterkrankungen an den Applikationsorten, AVK (arterielle Verschlusskrankheit), diabetische Mikroangiopathie;
- Komplikationen: allergische Reaktion auf Blutegelinhaltsstoffe mit Pruritus (sofort oder nach bis zu 4 Tagen) (**e**), Erysipel (selten) (**a**), Narbenbildung an der Bissstelle (**c**), Infektion (nur bei Mehrfachverwendung der gleichen Tiere bzw. bei Verwendung von Tieren, die nicht aus Zuchtanstalten stammen) (**d**).

Zu b: Das mit dem Blutegelspeichel sezernierte (ausgeschüttete) Hirudin ist ein Thrombininaktivator, der die Blutgerinnung hemmt. Daher sind **thromboembolische Komplikationen** im Rahmen der Blutegeltherapie nicht zu befürchten. Ein zu großer Blutverlust kann jederzeit mit Hilfe eines Druckverbandes zum Stehen gebracht werden. Bei Blutern, Markumarpatienten und Patienten, die mit ASS (Acetylsalicylsäure) oder anderen Gerinnungshemmern behandelt werden, ist diese Therapie kontraindiziert (verboten).

FRAGE 24 **Was trifft für das Karpaltunnelsyndrom am wenigsten zu?**

a) Kurzfristige Besserung der Beschwerden durch „Händeausschütteln"
b) Verstärkung der Beschwerden durch bestimmte stereotype Bewegungen mit der Hand
c) Positives Flaschenzeichen
d) Hypothenaratrophie
e) Brachialgia paraesthetica nocturna

LÖSUNG **d**

Zu a und e: Klinische Kennzeichen des Karpaltunnelsyndroms sind: nachts auftretende Schmerzen und Kribbelparästhesien hauptsächlich der ersten drei Finger, die sich nach Schütteln der Hand bessern (Brachialgia paraesthetica nocturna, a, e).

Zu b: Stereotype Tätigkeiten in Handgelenkextension können die Beschwerden verstärken (Bedienen einer Computermaus).

Zu c: Durch die Parese der Daumenabduktion und -opposition kann eine Flasche nicht vollständig umschlossen werden (**so genanntes positives Flaschenzeichen**).

Zu d: Eine **Hypothenaratrophie** tritt bei **Läsionen des N. ulnaris** (Beteiligung der Mm. abductor, flexor et opponens digiti minimi (Kleinfingerabduktion, -beugung, -opposition) auf. Beim **Karpaltunnelsyndrom** finden wir eine Thenaratrophie und Parese des M. abductor pollicis brevis (Daumenabduktion) und M. opponens pollicis (Daumenopposition).

FRAGE 25 **Eine Patientin hat ein nachgewiesenes Karpaltunnelsyndrom. Von einem konsultierten Chirurgen wurde ihr eine Operation angeraten. Die Patientin hat jedoch Angst vor diesem Eingriff und fragt Sie während der Fußpflege nach alternativen (natürlichen) Behandlungsmethoden, die mit ähnlichen oder sogar besseren Heilungsaussichten verbunden sind.**
Was ist der Patientin anzuraten?
a) Manuelle Lymphdrainage
b) Ultraschall mit Diclofenac als Kontaktgel
c) Akupunktur
d) Elektrotherapie mit diadynamischen Strömen
e) Durchtrennung des Retinaculum flexorum

LÖSUNG e

Beim **Karpaltunnelsyndrom** handelt es sich um die häufigste Form eines Nervenkompressionssyndroms im Bereich des Handgelenkes. Der N. medianus wird im Karpaltunnel mechanisch durch Druck geschädigt. Es gibt viele Ursachen:
- chronische Fibrose
- Frakturen/Luxationen des Handwurzelknochens
- distale (körperferne) Speichenbrüche
- Hämatom nach Trauma
- Gichttophi oder Lipome (Fettgeschwulste)
- Tumoren
- und andere

In leichten Fällen können Ruhigstellung und eine einmalige Kortisonspritze Erleichterung bringen. Therapie der Wahl bleibt jedoch die **operative Dekompression mit Spaltung des Retinaculum flexorum.** Trotz groß angelegter Studien zeichnen sich keine positiven Wirkungen der konservativen „alternativen Behandlungsmethoden“ ab, die ähnliche oder bessere Therapieerfolge aufweisen können als das chirurgische Vorgehen!

Zu a: Manuelle Lymphdrainage ist angezeigt bei:
- Ödemen (lymphostatische/venöse/Lipödeme)
- Schwellungen (postoperativ/posttraumatisch)
- Gelenk- und Weichteilrheumatismus zur Schmerzlinderung
- Trigeminusneuralgie, Migräne zur Schmerzlinderung und Vagotonisierung

- Ulcus cruris, Narben, Sklerodermie zur Ödembeseitigung und Heilungsförderung

Zu b: Ultraschall mit Diclofenac als Kontaktgel (Ultraphonophorese) ist angezeigt bei:
- rheumatischem Formenkreis z. B. bei: rheumatischer Arthritis, Spondylitis ankylosans, Arthrosen, vertebragenen (wirbelsäulenbedingte) Schmerzsyndromen, Myalgien (Muskelschmerzen), Epikondylalgie (Tennis- und Golferarm), Periarthropathia humeroscapularis (Schulter-Arm-Syndrom).
- posttraumatische Zustände im Bewegungsapparat (Kontusionen = Quetschungen), Distorsionen, Muskelzerrung, Zustand nach Frakturen/Luxationen, M. Sudeck II und III, verzögerte Kallusbildung und Frakturheilung.
- dermatologische Erkrankungen (Dupuytrensche Kontraktur, Narbenkeloide mit Kontrakturen).

Zu c: Akupunktur hat ein so weites Indikationsspektrum, das nur einige Indikationen genannt werden können, z. B.:
- Schmerzsyndrome
- inkomplette periphere Lähmungen, Hemiparese nach zerebralem Insult (werden in unseren Breitengraden anders behandelt)
- **Bewegungsapparat:** Zerrungen, Prellungen, Verstauchungen, Degeneration, Durchblutungsstörungen, Fehlhaltungen, Blockierungen, Tennisarm, Zervikalsyndrom, Schulter-Arm-Syndrom, Zustand nach Gipsentfernung, M. Sudeck, Tendovaginitis, In-sertionstendinopathie, Lumbalgie, Arthrose, Spondylarthrose, pseudoradikuläre Symptomatik
- **Neuralgien:** Trigeminus-/Zoster-Neuralgie, Phantom-Schmerz, Migräne, Cluster-Kopfschmerz, Zahnschmerzen, Spannungs-/ posttraumatischer /Hypertonie-Kopfschmerz, Interkostalneuralgie
- **Haut:** Ekzeme, allergische Reaktionen
- **Suchterkrankungen**: Nikotin, Alkohol, Esssucht, Heroin, Cokain

Ein großer Teil der genannten Indikationen für die Akupunktur ist in unseren Breitengraden weniger sinnvoll, weil es gut wirksame andere Therapiemethoden gibt. In Entwicklungsländern ist die Therapie mit Akupunktur sinnvoll, da sie in diesen Ländern kostengünstiger ist als andere Therapiemethoden.

Zu d: Elektrotherapie mit diadynamischen Strömen (Bernard'sche Ströme) ist angezeigt bei:
- Schmerzhaften Trigger-Points bei degenerativen/chronisch-entzündlichen Erkrankungen
- posttraumatische Zustände
- Lumbago, Radikulärsyndrom
- Schiefhals
- Arthrosen
- Schultersteife
- Epikondylalgie
- Neuralgien
- Durchblutungsstörungen (M. Raynaud, arterielle Durchblutungsstörungen Stadium II
- M. Sudeck II

KOMMENTAR Gerade im Bereich der physikalischen Maßnahmen werden dem Podologen heute eine große Anzahl von High-Tech-Geräten (Laser, Elektrokauter, wassergefiltertes Infrarotlicht = wIRA-Therapie, Kryotherapie u. a.) angeboten, die bei der Anwendung ohne ärztliche Verordnung in der Regel einen Verstoß gegen das Heilpraktikergesetz bedeuten. Eine Rücksprache mit einem der behandelnden Ärzte ist in jedem Falle geboten.

FRAGE 26 **Cantharidenpflaster sind verboten (kontraindiziert) bei ...**

a) Akuter Niereninsuffizienz
b) Gicht
c) Chronischer Polyarthritis
d) Multipler Sklerose
e) Morbus Bechterew

LÖSUNG **a**

Das blasenziehende **Cantharidenpflaster** ist ein ausleitendes Verfahren und wird auch weißer Aderlass genannt.

Als **Kontraindikationen** sind zu beachten:
- akute Zystitis, Pyelonephritis (Nierenbeckenentzündung), Niereninsuffizienz (giftige Wirkung von Cantharidin auf die Nieren!)

- unklare Hautveränderungen, Gangrän, Ödeme, arterielle Durchblutungsstörungen
- nie auf akut entzündete Gelenke, offene Wunden, Schleimhäute oder in Gelenkbeugen applizieren
- Vorsicht bei pigmentreicher Haut (Gefahr der Hyperpigmentierung)

FRAGE 27 **Welche der genannten Substanzen sind salinische Abführmittel?**
a) Natriumsulfat
b) Trockenextrakt von Bittersüß (Solanum dulcamara)
c) Natriumbicarbonat
d) Samen der Herbstzeitlosen (Colchicum autumnale)
e) Magnesiumsulfat

LÖSUNG **a und e**

KOMMENTAR
Zu a: Natriumsulfat wird auch als **Glaubersalz** bezeichnet. Es gehört zu den salinischen (salzhaltigen) Abführmitteln, bei denen mindestens ein Ion die Darmschleimhaut nicht penetrieren (durchdringen) kann (hier: Sulfat SO2-4). Sie wirken als Füllungsmittel, d. h. sie regen durch Erhöhung des Innendrucks reflektorisch (über Nervenbahnen) die Peristaltik des Darmes (Darmbewegungen) an. Da Salzlösungen auf den osmotischen Druck des Blutes eingestellt werden und die Entwässerung des Körpers unerwünscht ist, setzt man zumeist isotone (Gleichheit von Lösungen bezüglich ihres osmotischen Drucks) Salzlösungen ein. Die isotone Glaubersalz-Lösung ist 3,2%ig.
Außer im Rahmen des Heilfastens kann Glaubersalz in Verbindung mit Aktivkohle auch bei vielen Vergiftungsformen verabreicht werden. Wegen der möglichen Na+-Resorption ist die Gabe jedoch bei Herzinsuffizienz und Ödembildung kontraindiziert, da mit dem Natrium auch Wasser aufgenommen würde und zu einer Volumenbelastung führen könnte.

Zu b: Die in der **Bittersüß (Solanum dulcamara)** enthaltenen Inhaltsstoffe (Furostanolglykoside, Solayamocinoside, Glykoalkaloide, N-freie = stickstofffreie Spirostanglykoside) wirken adstringierend (zusammenziehend), antimikrobiell und schleimhautreizend. Der getrocknete Stengel wird zur adjuvanten (zusätzlichen) Therapie bei chronischem Ekzem eingesetzt.

Zu c: Natriumbicarbonat (Natriumhydrogencarbonat) ist ein systemisches Antacidum (Entsäuerungsmittel, Neutralisationsmittel). Seine Säurebindungskapazität ist zwar hoch, die Wirkung jedoch nur kurz, da es mit Salzsäure (dies befindet sich im Magen) sofort reagiert und Kohlensäure bildet.

Zu d: Der wirksame Bestandteil der **Herbstzeitlosen (Colchicum autumnale)** ist neben anderen Alkaloiden das Colchizin, welches eine mitosehemmende (die Mitose ist eine Phase der Zellteilung), antiphlogistische und antichemotaktische Wirkung aufweist. Es findet Einsatz beim akuten Gichtanfall und familiärem Mittelmeerfieber.

Zu e: Magnesiumsulfat (Bittersalz) gehört auch zu den salinischen Abführmitteln. Die isotone Lösung ist 4%ig, schmeckt extrem bitter und sollte daher in Zitronen- oder Grapefruit-Saft getrunken werden. Die mögliche Magnesium-Resorption kann bei Nierenfunktionsstörung zu Vergiftungserscheinungen (Muskellähmung) führen. Eine weitere Kontraindikation stellt die Myasthenia gravis (spezielle Muskelerkrankung) dar.

FRAGE 28 **Welche der folgenden nichtmedikamentösen Maßnahmen sind zur Behandlung der arteriellen Hypertonie am sinnvollsten?**

a) Proteinarme Diät
b) Purinreiche Kost
c) Körperliche Aktivität
d) Maximal 0,5 l Flüssigkeitszufuhr pro Tag

LÖSUNG **c**

KOMMENTAR Neben der medikamentösen Therapie einer arteriellen Hypertonie ist es wichtig, zuerst ein paar allgemeine Maßnahmen zu befolgen. Dazu gehört:

- Gewichtsreduktion
- körperliches Training **(c)**
- salzarme Diät

- Nikotin und Kaffee meiden
- Alkoholkonsum einschränken
- Ausgleich für Stressphasen schaffen

Zu a: Patienten mit Nierenschwäche (Niereninsuffizienz) sollten eine eiweißarme (proteinarme) Diät einhalten. Für Hochdruckkranke hat dies keine positiven Auswirkungen.

Zu b: Purinarme Kost ist bei Gicht sinnvoll, da eine purinreiche Kost zu vermehrtem Anfall von Harnsäure führt.

Zu c: Ein regelmäßiges, der Belastungsfähigkeit angepasstes Ausdauertraining (Radfahren, Schwimmen, Laufen, Rudern, Walken = strammes Gehen), kann das Herzinfarktrisiko bei Hypertonikern (Hochdruckpatienten) um 50% reduzieren.

Zu d: Die Verringerung der Flüssigkeitszufuhr auf 0,5 l/d ist bei keiner Erkrankung sinnvoll. Bei einer Niereninsuffizienz soll eine Flüssigkeitsbilanzierung (Bilanzierung von Ein- und Ausfuhr) erfolgen und in Abhängigkeit von den Laborwerten wird dann die Zufuhr festgelegt.

FRAGE 29 **Ein 16-jähriger Patient berichtet Ihnen während der Fußpflege, vor zwei Wochen einen fieberhaften Infekt gehabt zu haben, klagt aber immer noch über Durst, obwohl er genügend trinke, sowie über Gewichtsverlust und Müdigkeit. Welche Untersuchung des Blutplasmas bzw. -serums sollte in erster Linie durchgeführt werden?**
Bestimmung von
a) Calcium
b) Natrium
c) Harnsäure
d) Glucose
e) Protein

LÖSUNG **d**

KOMMENTAR

Zu d: Die beschriebene Symptomatik des Patienten legt als Verdachtsdiagnose am ehesten einen **Typ 1 Diabetes mellitus** (< 10% aller Dia-

betiker) nahe. Dieser ist die häufigste Stoffwechselerkrankung im Kindesalter. Jungen und Mädchen sind gleich häufig betroffen, erster Gipfel ist um das 6. Lebensjahr, die klassische Manifestation vor der Pubertät. In 98% besteht ein absoluter Insulinmangel aufgrund Zerstörung der β-Zellen des Pankreas durch Autiommunantikörper. Nur 2% haben einen Type 2 Diabetes, z. B. MODY-Diabetes (maturity onset diabetes of the young).
Klinisch auffällig ist eine Polyurie (krankhaft erhöhtes Harnvolumen) mit **Polydipsie** (krankhaft erhöhtes Durstgefühl), **Gewichtsverlust** und Leistungsminderung. Auslösend ist oft ein vorangegangener **Infekt**.
Als erste Untersuchung sollte zur Suchdiagnostik ein Nüchtern-Blutzucker im Serum und 1-h- BZ postprandial (nach der Mahlzeit) abgenommen werden, als erweiterte Diagnostik gilt der orale Glucosetoleranztest (oGTT) (Norm- und pathologische Werte siehe Tabelle unten). Nach den neuen WHO-Richtlinien, sollte der oGTT allerdings nur noch in der Schwangerschaft zur Diagnostik eines Diabetes eingesetzt werden.

Bewertung	normal	oGTT zur Abklärung	Diab. mellitus
Nüchtern-BZ	< 110 mg/dl	> 110 mg/dl	> 126 mg/dl
2-h-postprandialer BZ	< 140 mg/dl	140-200 mg/dl	> 200 mg/dl

FRAGE 30 **In welchen Fällen sind Schwefelbäder am ehesten sinnvoll?**

a) Chronische rheumatische Erkrankung
b) Arterielle Hypertonie
c) Lungenemphysem
d) Nephrolithiasis
e) Hyperthyreote Struma

LÖSUNG a

KOMMENTAR Zu den Inhaltsstoffen von **Schwefelwässern** gehören Schwefelwasserstoff, Thiosulfate, Hydrosulfide sowie kolloidaler Schwefel.

Die damit angereicherten **Bäder** sind angezeigt bei:

- degenerativen und entzündlichen Gelenkerkrankungen im subakuten oder chronischen Stadium
- Gicht
- dermatologischen Erkrankungen wie Psoriasis, Neurodermitis, Akne vulgaris und chronischen Ekzemen

FRAGE 31 **Was ist als Symptom der chronischen Polyarthritis (rheumatoide Arthritis) an den Fingergrund- und -mittelgelenken am wenigsten wahrscheinlich?**

a) Bewegungsschmerzen
b) Morgensteifigkeit
c) Teigige Schwellungen
d) Herabgesetzte Griffstärke
e) Intensive Rötung

LÖSUNG **e**

KOMMENTAR Nach den unspezifischen Allgemeinsymptomen initial (anfängliche Symptome) bei einer **rheumatoiden Arthritis** mit Müdigkeit, Schwitzen und subfebrilen Temperaturen (37,1 – 38° C Körpertemperatur, axillar gemessen) kommt es zur symmetrischen peripheren Arthritis. Am ehesten trifft es an der Hand die **Handgelenke** und **Fingergrund-** und **-mittelgelenke** sowie an den Füßen die Zehengrund- und -mittelgelenke. Typisch sind die **Schwellung** (**c**) und **Morgensteifigkeit** (**b**). Außerdem kommt es zum **Bewegungs-** (**a**) und Druckschmerz (Gänslen-Zeichen) und zur **Minderung der Kraft** (**d**). Im Spätstadium kommt es zur Ulnardeviation (Abweichung der Finger zur Ulnarseite), Schwanenhals- und Knopflochdeformität und an den Füßen zu Hammerzehen. Das Endstadium ist meist die Ankylose (Gelenkversteifung).

Zu e: Die intensive Rötung der Gelenke finden wir im akuten Schub einer Gicht, nicht bei der einer rheumatoiden Arthritis.

FRAGE 32 **Eine transitorische (transiente) Myopie (vorübergehende Kurzsichtigkeit) kann am ehesten auf folgende unbehandelte Stoffwechselkrankheit hinweisen:**

a) Hyperlipoproteinämie (Fettstoffwechselstörung)
b) Diabetes mellitus
c) Hyperthyreose (Schilddrüsenüberfunktion)
d) Hypothyreose (Schilddrüsenunterfunktion)
e) Hyperuricämie (Gicht)

LÖSUNG **b**

KOMMENTAR

Zu b: Eine **transitorische Myopisierung** oder eine akute Katarakt (Trübung der Linse = grauer Star) sind typische Zeichen einer nicht behandelten **diabetischen Stoffwechselentgleisung**. Es kommt vor, dass dies das erste Zeichen eines bisher nicht bekannten Typ1 Diabetes ist. Der Diabetes kann fast alle okulären Strukturen (Strukturen des Auges) betreffen. Am schlimmsten ist die unbehandelt zur Erblindung führende diabetische Retinopathie (Netzhautschädigung durch Diabetes). Diese tritt aber in der Regel als Spätschaden auf. Deswegen sollten Diabetiker mindestens einmal jährlich ophthalmologisch (augenärztlich) untersucht werden.

Zu a: Eine **Hyperlipoproteinämie** kann je nach Typ Xanthelasmen (gelbliche Verdickungen, periokuläre -> Lipidansammlungen in Makrophagen), einen frühzeitigen Arcus lipoides (gelbliche ringförmige Fetteinlagerung in die periphere Hornhaut) sowie zur retinalen Lipidämie führen.

Zu c: Eine Schilddrüsenüberfunktion kann zu einer endokrinen Orbitopathie (vorstehende Augäpfel = Morbus Basedow) führen.

Zu e: Beim so genannten „gouty hot eye" finden wir Gichtkristallablagerungen im Bereich des kornealen (Hornhaut) und konjunktivalen (Bindehaut) Epithels (Gewebe) und somit kommt es zu Reizzustände in diesen Bereichen.

FRAGE 33 **Erkrankungen der Bauchorgane (abdominale Erkrankungen) können häufig schon an der Körperhaltung und am Verhalten der Patienten erkannt werden.**
Ordnen Sie der Beschreibung „regungsloses Daliegen mit angezogenen Knien, größtmögliches Vermeiden jeder Bewegung" die wahrscheinlichste Verdachtsdiagnose zu!
a) Peritonitis (Bauchfellentzündung)
b) Harnleiterkonkrement (Stein im Harnleiter)
c) Obstruktionsileus (mechanischer Darmverschluss)
d) Leberzirrhose
e) Akute Hepatitis (akute Leberentzündung)

LÖSUNG **a**

KOMMENTAR Eine Bauchfellentzündung (**Peritonitis**) entsteht in der Regel durch die Perforation von Bauchfellorganen. Die typischen Beschwerden sind diagnostisch wegweisend:

- initialer (anfänglicher) Vernichtungsschmerz durch die Perforation
- „Facies abdominalis", kalter Schweiß, periorale Blässe, trockene Schleimhaut, allgemeine Unruhe
- zunehmende diffuse oder lokalisierte Bauchschmerzen, Dauerschmerz
- Bauchdeckenspannung (Hochziehen der Knie zur Entlastung), Patient vermeidet Bewegungen (**a**)
- lokalisierte oder diffuse Druckschmerzhaftigkeit
- Brechreiz, später kotiges Erbrechen (Miserere)
- initial (anfänglich) vermehrte, später fehlende Darmgeräusche
- zunehmende Stuhl- und Windverhaltung
- Fieber, Leukozytose, Senkungsbeschleunigung
- Schockzustand (zunehmende Tachykardie Herzschlagfrequenz über 100), Blutdruckabfall, niedriger Venendruck)
- abnehmende Harnproduktion bis zur Anurie (völliges Versiegen der Harnproduktion)
- zunehmende diffuse Lungenveränderungen bis zur Schocklunge

Zu b: Der eigentliche **Nierenstein** bildet sich in der Kelchnische. Von dort wandert er über den Kelchhals (Enge) in das Nierenbecken und weiter über den Nierenbeckenausgang (Enge) in den Harnleiter. Weitere physiologische (naturgegebene) Engen stellen dort die Gefäßkreuzung und das Harnleiterostium (Einmündung des Harnleiters in die

Blase) dar, bevor der Stein die Blase erreicht. Bleibt der Stein auf dem Weg – meist im Bereich der o.g. Engen – stecken, so wird das als eine Kolik empfunden. Es treten starke Kreuzschmerzen mit wehenartigem Charakter und einem schmerzfreien Intervall auf, der Patient ist motorisch unruhig, die Temperatur erhöht und der Puls bradykard (Herzfrequenz unter 60/min). Beim Wasserlassen zeigen sich Mikro-/Makrohämaturien (nur mikroskoskopisch oder auch mit bloßem Auge sichtbares Blut im Urin), Pollakisurie (häufige Entleerung kleiner Harnmengen) und Dysurie (Schmerzen beim Wasserlassen). Unbehandelt kann ein Nierenstein zum paralytischen Ileus (spezielle Form des Darmverschlusses) und eventuell auch zu einer Peritonitis führen. Die geschilderte Symptomatik entspricht aber nicht diesem Krankheitsbild.

Zu c: Der **Obstruktionsileus** (Darmverschluss durch Verlegung des Darmlumens) gehört zu den mechanischen Ileusformen (Formen des Darmverschlusses, die mechanisch bedingt sind) und entsteht durch Verlegung des Darmlumens. Zum Beispiel durch Gallensteine, verschluckte Fremdkörper, Askariden (Würmer), unverdaute Nahrungsreste, Narbenstränge nach Operationen Einstülpungen des Darmes (Invaginationen). Im Anfangsstadium kommt es aufgrund der Dehnung durch Flüssigkeitsansammlung vor dem Hindernis zu kraftvoller, periodischer Peristaltik, die als kolikartiger Schmerz empfunden wird. Während der Kolik wälzt sich der Patient unruhig im Bett, im Intervall bleibt er vor Erschöpfung liegen.

Zu d: Die **Leberzirrhose** ist die Spätfolge verschiedener Lebererkrankungen und geht klinisch einher mit

- Allgemeinsymptomen (Abgeschlagenheit, Leistungsminderung, Druck-/Völlegefühl im Oberbauch, Übelkeit, Gewichtsabnahme).
- Leberhautzeichen (Spider naevi, Teleangiektasien, Palmar- und Plantarerythem (Rötung von Hand- und Fußflächen), „Lacklippen“, „Lackzunge“, Ikterus mit Pruritus und Kratzeffekten, Weißnägel, Weißfleckung nach Abkühlung, Dupuytrensche Kontraktur).
- hormonellen Störungen (Mann: Verlust der Sekundärbehaarung, Potenzstörungen, Hodenatrophie, Gynäkomastie (Brustbildung beim Mann), Bauchglatze; Frau: Menstruationsstörungen, sekundäre Amenorrhoe).

- Lebervergrößerung und -verhärtung, evtl. mit höckeriger Oberfläche; im Terminalstadium hingegen Leberschrumpfung. Viele Patienten mit Leberzirrhose leben aber trotz ihrer Erkrankung recht beschwerdefrei. Bei einigen entwickelt sich ein Leber-Carcinom (Leberkrebs).

Zu e: Bei einer **akuten (Virus)-Hepatitis** beobachtet man erst ein Prodromalstadium (2 – 9 Tage = ein Vorstadium) mit gastrointestinalen (Magen-Darm-Erscheinungen), grippalen und Gelenkbeschwerden. Dann folgt das Stadium der hepatischen Organmanifestation (4 – 8 Wochen) mit anikterischem/ikterischem (Ikterus = Gelbfärbung der Haut) Verlauf (dann Dunkelfärbung des Urins, Entfärbung des Stuhls, Ikterus und Juckreiz), druckschmerzhafter Leber und Milzvergrößerung sowie Lymphknotenschwellungen. Im Blut finden wir in aller Regel Transmainasenerhöhungen (Leberenzymerhöhungen) und Bilirubinerhöhungen (Leber-/Gallenfarbstoff).

FRAGE 34 **Eine motorisch unruhige Patientin klagt über starke krampfartige Schmerzen im rechten Oberbauch. Bei der Palpation (tastende Untersuchung mit den Händen) besteht eine geringe Abwehrspannung, aber ein deutlicher Druckschmerz im rechten Oberbauch.**
Welche Diagnose ist am wahrscheinlichsten?
a) Akute Pankreatis (akute Entzündung der Bauchspeicheldrüse)
b) Akute Appendizitis (akute Entzündung des Wurmfortsatzes)
c) Ulkusperforation (Durchbruch eines Geschwürs)
d) Divertikulitis (Ausstülpungen des Dickdarmes)
e) Akute Cholezystitis (akute Entzündung der Gallenblase)

LÖSUNG **e**

KOMMENTAR Eine **akute Cholezystitis** wird in über 90% der Fälle durch eine Cholezysto- oder **Choledocholithiasis** (Gallenblasen- oder Gallengangstein, häufig Cysticusverschlussstein) verursacht. Klinisch imponiert ein **krampfartiger Dauerschmerz** im rechten **Oberbauch**, häufig gepaart mit **Abwehrspannung**, sowie Übelkeit und Erbrechen, Fieber, Leukozytose und eventuell Ikterus (Gelbfärbung der Haut). Das gemeinsame Auftreten von Schmerzen im rechten Oberbauch, intermittierendem (immer wiederkehrendem) **Fieber** und **Ikterus** bezeichnet man als **Charcot-Trias**. Sonographisch (bei der Ultraschalluntersuchung) findet man neben Konkrementen häufig eine Wandverdickung und eine Organvergrößerung.

Eselsbrücke: Denken Sie an die „4 F": Gallensteinträgerinnen sind: Female; Fat, Forty, Funny

Zu a: Die akute **Pankreatitis** gehört zum Formenkreis des **„akuten Abdomens"**. Die Ursachen sind vielgestaltig. Zu den häufigsten Ursachen zählen Alkoholmissbrauch, Steinleiden oder **Stenosen (Enge) der Papilla vateri (Einmündung des Pankreas- und Gallenganges in den Dünndarm)** (biliäre Pankreatitis), **alimentäre Exzesse** (fettreiche Nahrung), **Stoffwechselerkrankungen**, sowie **medikamentöse** oder **infektiöse** Ursachen. Die Beschwerden äußern sich in bohrenden, vom Oberbauch gürtelförmig in den Rücken ausstrahlenden Schmerzen, Übelkeit und Erbrechen, Appetitlosigkeit, Meteorismus (Blähungen) bei durch reduzierter Peristaltik verursachtem **Subileus (beginnendem Darmverschluss)** und elastischer Bauchdeckenspannung (**Gummibauch**).

Zu b: Die **akute Appendizitis** kann zwar mit epigastrischen (oberhalb des Bauchnabels) Beschwerden beginnen, jedoch verlagert sich die Symptomatik nach wenigen Stunden in den rechten Unterbauch mit dortigem Druckschmerz und eventuell linksseitigem Loslassschmerz. Ebenso findet man hier Übelkeit, Erbrechen, eventuell Hypoperistaltik, **oral-rektale Temperaturdifferenz** > 0,5° (Temperaturdifferenz zwischen der Messung im Mund und im Enddarm), sowie Leukozytose (Anzahl der weißen Blukörperchen über 10000/m^3).

Zu c: Bei einem Patienten mit **Ulkusperforation** (Magen-Darmdurchbruch) findet man im allgemeinen ein akutes Abdomen: **Akut** einsetzende, **progrediente (stärker werdende) Dauerschmerzen** (keine Kolik), **Hypoperistaltik** (weniger Darmbewegungen) mit reflektorischem Erbrechen, **diffuse Peritonitis** (bretthartes Abdomen) mit Druckschmerz im gesamten Bauch und einer Leukozytose. Radiologisch findet sich **freie Luft unter beiden Zwerchfellkuppeln** (Luft im freien Bauch aus dem Magen-Darm-Trakt). Mögliche Ursachen einer Hohlorganperforation sind, außer einem **Magen- oder Duodenalulkus** (**Geschwür im Magen oder Zwölffingerdarm**), Sigmadivertikulitis, chron. entzündliche Darmerkrankungen, sowie natürlich alle Arten spitzer/offener Traumata (Verletzungen).

Zu d: Die **Divertikulose/Divertikulitis** ist eine Erkrankung des Colons (Dickdarms) (60% im Sigma) beim älteren Patienten. Bei ihr bilden sich wegen ballaststoffarmer Ernährung chronischer Obstipation (Verstopfung) und BGW-Schwäche multiple Mukosa-(Schleimhaut) und Submukosa-Ausstülpungen (**Pseudodivertikel**) durch Muskellücken der Darmwand. Die Krankheitszeichen der Divertikulitis sind denen der **Appendizitis** ähnlich („Altersappendizitis"), jedoch im linken Unterbauch lokalisiert. Die Diagnose wird durch Klinik, Abdomen-Leeraufnahme (freie Luft bei Perforation), Koloskopie (Dickdarmspiegelung) und Gastrografin-KE (Kontrasteinlauf mit Gastrografin) gestellt.

FRAGE 35 **Was haben Tetanus und Gasbrand gemeinsam?**

1. Die Erreger sind obligate Anaerobier (können nur unter Ausschluss von Sauerstoff leben).
2. Die Infektionen gehen zumeist von Bagatellerkrankungen aus.
3. Die Erreger produzieren Ektotoxine.
4. Die Patienten versterben an Nierenversagen und Atemlähmung.

LÖSUNG **1 und 3**

KOMMENTAR Der **Gasbrand** ist eine durch die Ektotoxine (Aussage 3 richtig) des **Clostridium perfringens** hervorgerufene Infektion, die mit einer Gasbildung im infizierten Gewebe einhergeht. Da Clostridium perfringens ubiquitär (überall) vorhanden ist, kommt es bei vielen offenen Verletzungen zu Wundkontaminationen, die jedoch in den seltensten Fällen zu einer manifesten Infektion führen. Klinisch zeigen die Patienten **lokale Schmerzen, Ödem- und Gasbildung** und Schocksymptomatik. Todesursache beim Gasbrand ist die aggressiv verlaufende Infektion der Muskulatur mit Myonekrose (Zerfall der Muskulatur) (Aussage 4 falsch). Behandelt liegt die **Letalität (die Anzahl der Verstorbenen bezogen auf die Anzahl der Erkrankten)** bei 39% (Erkrankung und Tod meldepflichtig!), unbehandelt bei 100%.
Ebenso wie C. perfringens gehört der Erreger des **Wundstarrkrampfes, Clostridium tetani**, zu den obligat **anaeroben Sporenbildnern** (Aussage 1 richtig), die ubiquitär (überall) vorkommend, nach Verletzungen ins Gewebe eindringen. Jedoch sind auch sie, wie C. perfringens im Gewebe auf anaerobe Verhältnisse (sauerstoffreie Umgebung) angewiesen, um sich zu vermehren und ihre **Ektotoxine** zu bilden.

Symptomatisch zeigen die Patienten einen generalisierten erhöhten Muskeltonus (**Ophistotonus**), sowie das Auftreten von Krämpfen (beginnend in der Gesichtsmuskulatur = **Risus sardonicus**) bei unge-trübtem Bewusstsein. Todesursache ist hier meist eine **Atemlähmung**. Die **Letalität** liegt bei 50%.
Tetanusinfektionen sind in Deutschland eher selten, da die meisten Patienten geimpft sind. Trotzdem können Tetanusinfektionen von Bagatellerkrankungen ausgehen.
Der Podologe sollte gegen Tetanus, Hepatitis A und B geimpft sein.

FRAGE 36 **Zu welchen krankhaften (pathologischen) Veränderungen kann es während einer Nulldiät kommen?**

ANTWORT Zu Übelkeit, Erbrechen, gastrointestinalen Beschwerden, orthostatische Kreislaufdysregulationen, Eiweißmangel, Anstieg der Harnsäurekonzentration im Blut (Gichtanfälle), Azidose, Kopfschmerzen, Schlafstörungen u. a.

KOMMENTAR Eine Nulldiät sollte grundsätzlich unter ärztlicher Aufsicht erfolgen. Patienten mit konsumierenden Erkrankungen (z. B. bei Krebs und Tuberkulose) dürfen sich keiner Nulldiät unterziehen. Die Flüssigkeitszufuhr während einer Nulldiät muss zwischen 2,5 und 3 Litern pro Tag liegen. Eine so hohe Flüssigkeitszufuhr ist bei Patienten mit Herzschwäche kontraindiziert. Heute werden Nulldiäten kritisch gesehen. Sie sollten durch eine modifizierte Saftfastenkur nach Buchinger oder durch eine Mayr-Diät ersetzt werden.

FRAGE 37 **Welche Symptome bietet ein Patient bei einer akuten Peritonitis. Was können Sie als Podologe tun?**

ANTWORT **Symptome:** Der Patient ist kaltschweißig, hat eine periorale Blässe (blasses Munddreieck) und eine Facies abdominalis. Beim akuten Abdomen mit Reizzeichen bestehen sowohl auf Druck auslösbare Schmerzen, Bewegungsschmerz (z. B. bei Appendizitis mit Nervenreizung – Schmerzauslösung durch Anziehen des rechten Beines), Spontanschmerz im Abdomen, Abwehrspannung mit bretthartem Bauch (außer bei der akuten Pankreatitis, hier bietet der Patient einen „Gummibauch"). Der Patient ist ruhig, versucht jede Bewegung zu ver-

meiden. Charakteristisch ist das Liegen mit angezogenen Beinen (zur Entlastung der Bauchdecken). Häufig kommt es im Verlauf zu Erbrechen, Hypotonie (erniedrigtem Bludruck), Kreislaufschock, Fieber und letztendlich zu einem paralytischen Ileus (Darmverschluss durch Darmlähmung).
Therapie: Ein Patient mit diesen Krankheitszeichen benötigt schnellstmögliche stationäre Behandlung in einem Krankenhaus. Bitte keine Therapieversuche mit Eisbeutel, Wärmeflasche, Rotlichtlampe oder Kräutertees.

FRAGE 38 Wie errechnen Sie den Schockindex?

ANTWORT Den Schockindex errechnen Sie aus Puls und systolischem Blutdruckwert (der erste gemessene, höhere Blutdruckwert). Sie teilen den Puls durch den systolischen RR-Wert (Blutdruckwert; „RR" ist die Abkürzung für Riva Rocci, den Erfinder der Blutdruckmessmethode). Also z. B.: RR 120/80, Puls 60/min. 60 geteilt durch 120 ergibt 0,5. Das entspricht einem normalen Schockindex (keine Anzeichen für einen Schock).

- Normaler Wert: 0,5,
- drohender Schock bei 1,
- manifester Schock bei Werten über 1,7.

Achtung: Wenden Sie den Schockindex nicht schematisch an. Einen Schock erkennen Sie an dem gesamten Krankheitsbild. Der Schockindex gilt kaum für junge Leute mit guter Herz-Kreislauf-Funktion, bei ihnen kommt es erst spät zur Veränderung der Blutdruck- und Pulswerte. Der „Schockindex" ist eher von akademischer Bedeutung, in der Praxis hat er kaum Bedeutung.

FRAGE 39 Was verstehen Sie unter „ARDS" und wie entsteht es?

ANTWORT „ARDS" bedeutet: Acute Respiratory Distress Syndrome (akute respiratorische Insuffizienz = akutes Lungenversagen).
Es tritt auf bei Schock, Hypovolämie (starkem Flüssigkeitsmangel), Sepsis (Überschwemmung des Organismus mit Eitererregern), Trauma (Verletzung).
Krankheitszeichen (Symptome): Abfall des arteriellen pO2-Wertes (Hypoxämie = Sauerstoffmangel), trotz Sauerstoffgabe rasch progre-

dientes (fortschreitendes) Lungenversagen; radiologische Zeichen (Zeichen in der Röntgenaufnahme des Brustkorbes) sind die eines interstitiellen Ödems (diffuse Verschattung der Lunge durch Einlagerungen von Gewebsflüssigkeit).

FRAGE 40 **Wie wirken sich arteriovenöse Fisteln (arteriovenöse Shunts; Verbindungen zwischen einer Arterie und einer Vene) auf die Herztätigkeit aus?**

ANTWORT Plötzlich auftretend (**akut**) führen sie zur Hypovolämie durch Versacken des Blutes (Volumenmangel).
Chronisch (wenn sie längere Zeit bestehen) führen sie zur Herzinsuffizienz (Herzschwäche) durch Volumenüberlastung durch Shuntperfusion (das arterielle Blut versackt im venösen Gefäßsystem).
Diagnosestellung durch: Auskultation (Abhören mit einem Stethoskop über der vermuteten Fistel): Maschinengeräusch, Schwirren, Kontrolle der peripheren Pulse.

FRAGE 41 **Was ist ein Dumping-Syndrom?**

ANTWORT Dumping = hinplumpsen, herunterstürzen.

1. **Früh-Dumping:** Hypovolämie (Volumenmangel) aufgrund von osmotisch bedingtem Übertreten von interstitiellem Wasser zur Verdünnung des Darminhalts. Die Beschwerden treten ca. 30 min postprandial (nach der Mahlzeit) auf: Völlegefühl, Übelkeit, Schwindel, Tachykardie (Herzschlagfrequenz über 100/min). Auftreten z. B. bei Zustand nach Vagotomie (Durchtrennung des Nervus Vagus im Bauchbereich) und nach Magenresektion.
2. **Spät-Dumping:** Die Beschwerden treten zeitverzögert ca. 2 bis 3 h postprandial auf, zugrunde liegt ein Hyperinsulinismus mit Hypoglykämie (Unterzuckerung mit Schwäche und Übelkeit).
3. **Syndrom der zuführenden Schlinge:** Ursächlich sind: Billroth-II-Magenresektion, Strikturen oder Entzündung durch Stase (Stau) des Gallen-Pankreassekret in dem zuführenden Schenkel. Es kommt zu galligem Erbrechen nach den Mahlzeiten. Seitdem es sehr wirksame Mittel zu Behandlung von Magenschleimhautentzündung und Magengeschüren gibt, werden kaum noch Billroth II-Operationen durchgeführt.

FRAGE 42 **Welche zwei Komplikationen unterscheiden Sie bei einem stumpfen Bauchtrauma?**

ANTWORT

1. Blutung
2. Perforation (Durchbruch)/Ruptur (Riss) eines Hohlorgans mit beginnender Peritonitis (Bauchfellentzündung) (Initialschmerz, freies Intervall, Fieber, Erbrechen).

FRAGE 43 **An welche andere Erkrankung (Differentialdiagnose) denken Sie bei akuten (vernichtenden) thorakalen Schmerzen (Schmerzen im Brustkorb) mit auftretender Schocksymptomatik neben dem Myokardinfarkt (Herzinfarkt) und der Lungenembolie?**

ANTWORT Die Aortendissektion (Riss der großen Körperschlagader, z. B. bei bekanntem Aortenaneurysma = Aussackung der Aorta), sollte mittels Röntgenthorax oder Computertomographie ausgeschlossen werden! Klinisch fällt der rasche Verlauf mit Blutdruckabfall, stärksten Thoraxschmerzen, Blutdruckdifferenz zwischen beiden Armen bei Beteiligung der thorakalen Aorta auf. Bei Befall der Karotiden (Halsschlagadern) kann es auch zu zerebralen Ausfällen kommen.
Achtung: Ein solches Ereignis ist so dramatisch, dass weder Röntgenthorax noch Computertomographie unter ambulanten Bedingungen in Erwägung gezogen werden könnten. Ein solcher Patient hat Glück, wenn er ein entsprechend ausgestattetes Krankenhaus lebend erreicht. Also Notarzt rufen!

FRAGE 44 **Welche Schweregrade einer Lungenembolie kennen Sie?**

ANTWORT **Es gibt vier Schweregrade:**

I: Am häufigsten, verläuft sie als klinisch stumme Embolie (der Patient bemerkt sie nicht).

II: Akute Lungenembolie mit vermindertem pO_2 (Sauerstoff) und vermindertem pCO_2 (Kohlendioxid) in der arteriellen Blutgasanalyse.

III: Akute Lungenembolie mit Blutdruckabfall, Schocksymptomatik, pO_2 kleiner als 80 mmHg, pulmonalarterieller Druck (Druck in der Arteria pulmonalis) erhöht.

IV: Fulminante Lungenembolie mit pulmonalarteriellem Druck über 30 mmHg, Rechtsherzdekompensation (Versagen des rechten Herzen).

FRAGE 45 **Beschreiben Sie kurz die Ein- und die Zwei-Helfermethode der kardiopulmonalen Reanimation des Erwachsenen.**

ANTWORT

1. Rückenlagerung des Patienten auf flacher, fester Unterlage
2. Herzdruckmassage: Druckpunkt in der unteren Sternumhälfte (Brustbein), drei Querfinger über dem Processus xiphoideus (Schwertfortsatz), ausreichende Kompressionstiefe von ca. 4 – 5 cm, Frequenz 100/min, Kompressions- Dekompressionsverhältnis von 1:1).
3. Beatmung: Atemspende oder Masken-/Beutelbeatmung mit Sichtkontrolle (hebt und senkt sich der Thorax = Brustkorb).

1-Helfer-Methode: 15 Kompressionen, zwei Beatmungen im Wechsel.
2-Helfer-Methode: fünf Kompressionen, eine Beatmung.
Eine mechanische Kompressionshilfe ist die so genannte „Cardio-Pump®“. Alle 1 – 2 Minuten Pulskontrolle.

FRAGE 46 **Beschreiben Sie die grobe Einschätzung der Bewusstseinslage am Notfallort.**

ANTWORT

- **Bewusstseinsklar:** Ungestörte Wahrnehmung der Umgebung, prompte Reaktion auf äußere Reize.
- **Benommenheit (Somnolenz):** Verminderte Wahrnehmung, verlangsamte Reaktionen, provozierbare Reizantwort (z. B. auf verbale Ansprache gibt der Patient Angaben zur Person oder zum Geschehen).
- **Bewusstseinsgetrübt:** „Erstarrung“ (Stupor): schläfriger, aber erweckbarer Patient, der auf einfache Aufforderungen oder Schmerzreize reagiert.
- **Bewusstlosigkeit (Koma)**: Unerweckbar, verminderte bis aufgehobene Reaktion auf Schmerzreize, Augen geschlossen.

FRAGE 47 **Mit welcher speziellen Lagerungsform sollten Patienten mit Schädel-Hirn-Trauma gelagert werden?**

ANTWORT Durch Oberkörperhochlagerung von 15 bis 30° und systemische Blutdrucknormalisierung wird die Gefahr eines Hirnödems mit Hirndruck verringert.

KOMMENTAR Die Blutdrucknormalisierung macht der Notarzt!

FRAGE 48 **Wie manifestiert sich der juvenile Diabetes mellitus am häufigsten?**

ANTWORT Der juvenile Diabetes mellitus (Typ 1-Diabetes) manifestiert sich oft sehr dramatisch (in 20% der Fälle mit diabetischem ketoazidotischen Koma: dazu gehören Schock, Gewichtsverlust, Exsikkose (Austrocknung) bei Polyurie, abgeschwächte Reflexe, Oberbauchbeschwerden, akutes Abdomen). Häufig manifestiert sich der Diabetes im Rahmen von banalen Infekten. Charakteristisch ist die relativ rasche Diagnose durch die eindeutigen Krankheitszeichen im Gegensatz zu dem oft verschleierten Altersdiabetes.

FRAGE 49 **Beschreiben Sie die Symptome einer Salicylatintoxikation („Aspirinvergiftung“) eines Kindes.**

ANTWORT Schwindel, Ohrensausen, Verwirrtheit, Kussmaulsche Atmung, Fieber, Gangstörung, Exsikkose (Austrocknung), Krämpfe, Schock, eventuell Blutungen.

FRAGE 50 **Wie sieht die Therapie bei einer hypoglykämischen Entgleisung aus?**

ANTWORT **Stufentherapie nach Bewusstseinsgrad:** Ist der Patient ansprechbar, fühlt den niedrigen Blutzucker selbst: trinken (Saft) oder essen (Apfel, Joghurt, Brot, Traubenzucker).
Bei einem bewusstlosen Patienten müssen Sie als Podologe sofort den Notarzt rufen. Keinem bewusstlosen Menschen irgendwelche Flüssigkeiten oder Nahrung per Os (durch den Mund) verabreichen.

FRAGE 51 **Welche Symptome finden Sie bei einem Herzstillstand?**

ANTWORT

Bei Asystolie kommt es zu:
- Bewusstlosigkeit
- Pulslosigkeit
- Blässe
- Atemstillstand
- Pupillenerweiterung
- zerebralen Krämpfen und
- schließlich zum Tode.

FRAGE 52 **Unter welchen Bedingungen führt eine gastrointestinale Blutung zu Teerstuhl (Melaena)?**

ANTWORT Wenn das Blut für mehr als acht Stunden im Magen-Darm-Trakt verbleibt. Durch den Kontakt mit der Magensäure wird das Blut angedaut (Hämatinbildung).
Definition der oberen gastrointestinalen Blutung aufgrund der Lokalisation proximal des Treitz'schen Bandes (Duodenum = Zwölffingerdarm).

FRAGE 53 **Was verstehen Sie unter einer Polydipsie?**

a) Gesteigerter Harndrang, mit häufigen, unergiebigen Miktionsversuchen (Versuch Wasser zu lassen).
b) Rezidivierendes (immer wiederkehrendes) Auftreten von Doppelbildern bei ophthalmologischer (Erkrankung der Augen) oder nicht-ophthtalmologischer Grunderkrankung.
c) Gesteigertes Durstgefühl mit vermehrter Flüssigkeitsaufnahme.
d) Gesteigerte Libido.
e) Über das normale Maß gesteigerte Nahrungsaufnahme infolge Fehlens eines Sättigungsgefühles (Bulimie) aufgrund psychogener Faktoren.

LÖSUNG **c**

KOMMENTAR Als **Polydipsie** bezeichnet man ein vor allem im Zusammenhang mit einem Diabetes insipidus oder mellitus auftretendes krankhaft gesteigertes Durstgefühl mit übermäßiger Flüssigkeitsaufnahme und entsprechend gesteigerter Urinausscheidung.

FRAGE 54 **Welche Aussage über Ernährungsstörungen trifft zu?**

a) Ein Defekt des Leptinrezeptors, der zu einem Verlust seiner Funktion führt, bewirkt typischerweise Anorexie (Magersucht).
b) Häufig liegt der Adipositas eine verstärkte Aktivierung der Melanocortin-Rezeptoren Typ 4 im Hypothalamus durch α-MSH (α-Melanozyten-stimulierendes Hormon) zugrunde.
c) Die Entstehung einer Adipositas wird durch Mangel an Neuro-peptid Y im Hypothalamus gefördert.
d) Bei Adipositas ist im Allgemeinen die Leptinkonzentration im Blut niedrig.
e) Stammfettsucht ist mit einem erhöhten Risiko für die Manifestation eines Diabetes mellitus Typ 2 verbunden.

LÖSUNG **e**

KOMMENTAR Grundsätzlich halte ich die Beantwortung der gestellten Frage für einen angehenden Podologen für zu schwierig. Wenn sich Fragentypen dieser Art (nur eine Antwort ist richtig) in der Podologenprüfung durchsetzen, sind auch solch schwierige Fragen von einem angehenden Podologen zu lösen. Bei der gestellten Frage sucht sich der Prüfling die Antwort heraus, die er mit Sicherheit für richtig hält. Dies sollte die Antwort „e" sein. Heute weiß fast jedes Schulkind, dass die (Stamm)Fettsucht ein Risikofaktor für die Manifestation eines Altersdiabetes (Typ 2) darstellt.

FRAGE 55 **Welche Aussage trifft NICHT zu?**

Typische Folgekrankheiten der Atherosklerose („Gefäßverkalkung") sind:

a) Aneurysma (Aussackung) des Aortenbogens
b) transitorische ischämische Attacken (TIA = vorübergehende Minderdurchblutung bestimmter Gehirnareale) bei Sklerose der basalen (an der Hirnbasis befindliche) Hirnarterien
c) Schaufensterkrankheit (Claudicatio intermittens = intermittierendes Hinken) bei Stenosen der Beinarterien
d) paralytischer Ileus (durch Nervenlähmung verursachter Darmverschluss) durch hämorrhagischen Dünndarminfarkt nach Obturation

(Verschluss) der A. mesenterica superior (Arterie, die den Dünndarm mit sauerstoffreichem Blut versorgt)
e) renale Hypertonie (durch die Niere ausgelöste Bluthochdruckkrankheit) bei Abgangsstenose (Verengung am Abgang der Nierenarterie) der A. renalis

LÖSUNG a

KOMMENTAR Die obige Frage ist relativ einfach zu lösen. Es wird die Antwort gesucht, die nicht richtig ist. Sie wissen, dass Artherosklerose zur Einengung von Gefäßen (Stenosen) führt. Bei den Fragen b – e werden Erkrankungen beschrieben, die durch die Einengung von arteriellen (sauerstoffreichen) Gefäßen bedingt sind. Diese Einengungen können durch Artherosklerose entstanden sein. Die Aussackung der Aorta durch Artherosklerose finden wir in 85% der Fälle unterhalb der Niere (infrarenal). Also muss diese Antwort falsch sein.

Zu b: Eine Sklerosierung der basalen Hirnarterien oder (häufiger) der A. carotis (Halsschlagader) kann eine **t**ransitorisch **i**schämische **A**ttacke (**TIA**) oder eine **p**rolongierte **r**eversible **I**schämie mit **n**eurologischem **D**efizit (**PRIND**) auslösen. Aus den arthereosklerotischen Plaques werden kleine Thromben ins Gehirn „geschossen".

Zu c: Stenosen der Beinarterien führen zur arteriellen Verschlusskrankheit (AVK), die nach Fontaine folgendermaßen eingeteilt wird:
- Stadium I: Stenosen oder Verschlüsse, die durch Kollateralkreisläufe (Umgehungskreisläufe) ausreichend kompensiert (ausgeglichen) werden und keine Beschwerden verursachen.
- Stadium II: **Claudicatio intermittens** (= Schaufensterkrankheit, da die Patienten schmerzbedingt eine verkürzte Gehstrecke haben und durch Stehen bleiben vor einem Schaufenster das häufige Anhalten zu verbergen versuchen). Je nach Länge der Gehstrecke erfolgt eine weitere Einteilung in ein Stadium:
  IIa bei freier Gehstrecke > 200 m
  IIb bei freier Gehstrecke < 200 m
  IIc kompliziertes Stadium mit Hautverletzung.
- Stadium III: Ruhe- und Nachtschmerzen.
- Stadium IV: Gangrän, Ulzera und Nekrosen.

Zu d: Eine **Stenose des A. mesenterica sup.** kann eine Angina abdominalis (Ortner-Syndrom II) auslösen und im weiteren Verlauf zum hämorrhagischen Dünndarminfarkt mit paralytischem Ileus führen.

Zu e: Eine **Stenose der A. renalis** führt über den Goldblatt-Mechanismus (siehe Physiologie-Lehrbuch) zur Stimulation des Renin-Angiotensin-Aldosteron-Systems und damit zur Hypertonie, was wiederum einen Risikofaktor für die Arterioskleroseentstehung darstellt.

FRAGE 56 **Welche Aussage trifft NICHT zu? Ein Ödem (Wassereinlagerung im Gewebe) kann bedingt sein durch:**

a) schwere chronische Lebererkrankung
b) nephrotisches Syndrom (schwere Nierenerkrankung mit Eiweißverlust über den Harn)
c) Phlebothrombose (Thrombose der tiefen Beinvenen)
d) Herzinsuffizienz (Herzschwäche)
e) Diabetes insipidus centralis (Ausfall des Vasopressins)

LÖSUNG **e**

KOMMENTAR

Zu e: Diabetes insipidus entsteht durch Ausfall von **Vasopressin** (= antidiuretischem Hormon, ADH) und führt über Polyurie (= vermehrte Harnausscheidung; im Extremfall bis zu 40 l/d) mit Polydipsie (= krankhaft gesteigertes Durstgefühl) zur Exsikkose (= hypertone Dehydratation) und Hypernatriämie (zuviel Natrium im Blut/Serum). Ödeme treten daher in der Regel nicht auf. Man kann zwischen einem zentralen und renalen Diabetes insipidus unterscheiden. Diese Unterscheidung ist für die Podologie aber völlig ohne Bedeutung.

Zu a – d: Die anderen genannten Erkrankungen begünstigen entweder über eine Verminderung des onkotischen Druckes (**nephrotisches Syndrom, Lebererkrankung**) durch den Eiweißmangel (Hungerödem) oder über einen erhöhten Gefäßdruck (**Herzinsuffizienz, Phlebothrombose**) eine Ödementstehung.

FRAGE 57 **Charakteristische Befunde bei akuter tiefer Thrombophlebitis (gemeint ist eine Phlebothrombose) am Bein sind:**

a) lokalisierter Druckschmerz
b) Ödem (Flüssigkeitseinlagerung)
c) messbare Temperaturdifferenz zwischen krankem und gesundem Bein
d) Umfangsdifferenz: Umfang des kranken Beines > als der des gesunden

LÖSUNG **a – d**

KOMMENTAR Eine Abflussbehinderung im Bereich der tiefen Beinvenen führt zu einer **ödematösen Schwellung** (mit messbarer Temperatur- und Umfangsdifferenz), verbunden mit einem lokalisierten **Palpationsschmerz** entlang der tiefen Venen (Leiste, Adduktorenkanal, Poplitea, Wade) und Zyanose (blau-livide Verfärbung) der betroffenen Extremität (im Gegensatz zum arteriellen Verschluss).
Diese Krankheitszeichen zählen zu der klassischen Trias, sie treten jedoch nur in ca. 10% der Fälle auf. Weitere Zeichen sind: Wadenschmerz bei Ballotement der Wade (= Ducuing-Zeichen), Wadenschmerzen bei Dorsalflexion im Sprunggelenk (= Homann-Zeichen), Druckschmerz der Plantarmuskeln (= Payr-Zeichen), Kulissendruckschmerz retromalleolär (= Bisgaard-Zeichen) sowie Druckschmerzhaftigkeit entlang der medialen Tibiakante (= Meyer Druckpunkte).
Eine tiefe Beinvenenthrombose tritt zu 90% im Einflussgebiet der V. cava inferior (die Vena cava inferior liegt im Bauchraum) auf und betrifft das linke Bein 5mal häufiger, da es im Bereich der Kreuzungsstelle der linksseitigen Beckenvene/-arterie leichter zu einer Abflussbehinderung kommt.

FRAGE 58 **Welche der folgenden Aussagen zur Lungenarterienembolie trifft nicht zu?**

a) Ausgangspunkt der Embolie ist häufig eine Phlebothrombose im Bereich der unteren Extremitäten (der Beine)
b) Ausdruck eines Lungeninfarktes ist die Hämoptyse (Blut im Auswurf/Speichel)
c) Bei der fulminanten Lungenembolie kommt es zur akuten Dilatation der linken Herzkammer
d) Klinisch imponiert eine Tachypnoe (sehr schnelle Atmung)

LÖSUNG c

KOMMENTAR

Zu a: Der Embolus, der eine **akute Lungenarterienembolie** auslöst, stammt am häufigsten aus dem Beinvenensystem als Folge einer **tiefen Venenthrombose** (a). Sie tritt zu 90% im Einflussgebiet der V. cava inferior (untere Hohlvene) auf und betrifft das linke Bein 5mal häufiger, da es im Bereich der Kreuzungsstelle der linksseitigen Beckenvene/-arterie leichter zu einer Abflussbehinderung kommt.

Zu c: Der plötzliche Anstieg des Lungengefäßwiderstandes durch die Embolie bedingt einen anschließenden Abfall des Herzzeitvolumens mit Überlastung des **rechten Herzens** (**nicht des linken**) (**c ist falsch**) bis zur Rechtsherzinsuffizienz (Herzschwäche) infolge starker Überdehnung (Dilatation) des rechten Ventrikels (rechte Herzkammer). Die Folge ist ein kardiogener (durch das Herzversagen bedingter) Schock mit Kreislaufversagen (akutes Cor pulmonale).

Folgende Krankheitszeichen (Symptome) sind für die Lungenembolie charakteristisch:

- Husten mit **Hämoptoe*** (**b**) (**blutiger Auswurf**) infolge des Lungeninfarktes
- Dyspnoe/**Tachypnoe** (**d**) (bedingt durch die Hypoxie (Sauerstoffmangel) und den gesteigerten Sympathikotonus)
- Schmerzen im Brustkorb (Thoraxschmerzen)
- arterielle Hypotension (Blutdruckabfall)
- Zyanose (Blaufärbung der Haut als Zeichen der Sauerstoffmangelversorgung)
- Todesangst mit Beklemmungsgefühl

FRAGE 59 **Was kann Folge des Diabetes mellitus Typ 1 sein:**

a) Katarakt
b) Proteinurie (Eiweiß im Urin)
c) Gangrän der unteren Extremitäten (Beine)
d) Retinopathie

LÖSUNG **a – d**

---

* Hämoptoe = Aushusten größerer Blutmengen
Hämoptyse = Aushusten von Speichel mit Blutbeimengungen

Beim **Diabetes mellitus Typ 1** besteht ein absoluter Insulinmangel, der wahrscheinlich durch eine genetisch bedingte Autoimmunreaktion in Form von Inselzell-Antikörpern ausgelöst wird und zu einem zunehmenden Verlust der B-Zellen führt. Bei einem B-Zell-Schwund auf ca. 20% der Norm muss mit der Entstehung eines Diabetes mellitus gerechnet werden.
Der sich meist erst im Erwachsenenalter (auch schon vor dem 40. Lebensjahr) manifestierende **Diabetes mellitus Typ 2**, entsteht durch einen erworbenen Defekt des Insulinrezeptors und einer gestörten Insulinsekretion. Im Unterschied zum Typ 1 Diabetes findet man auch nach langjähriger Krankheitsdauer eine normale oder nur mäßig reduzierte Anzahl aktiver B-Zellen. Die Folgekrankheiten des Diabetikers sind entweder direkt auf die Hyperglykämie (erhöhte Blutzuckerwerte) oder auf Störungen des Fett- und Eiweißstoffwechsels zurückzuführen. Die Spätschäden hängen jedoch nicht von dem Typ des Diabetes ab. Die Hyperglykämie kann folgende Spätschäden verursachen:

Zu a: Diabetischer Katarakt (grauer Star) und Neuropathia diabetica (symmetrische, distal betonte sensible Ausfallserscheinungen) durch verstärkte intrazelluläre Akkumulation Ansammlung) von Sor-bitol, was über eine Erhöhung der osmotischen Konzentration einen Flüssigkeitseinstrom mit Quellung der Augenlinse und Myelinscheiden (Umkleidung der Nerven) verursacht.

Zu b und d: Diabetische Mikroangiopathie, die durch Störungen im Stoffwechsel der Basalmembranen und der Kollagenvernetzung kleinerer Gefäße, Schäden an der Niere als **Glomerulosklerose Kimmelstiel-Wilson** und an der Netzhaut als **Retinopathia diabetica** (Mikroaneurysmen, Netzhautblutungen) auslöst.

Zu c:
- Diabetische Makroangiopathie als Ursache für eine **Arteriosklerose mit arteriellen Durchblutungsstörungen**, ausgelöst durch Hypercholesterinämie, Hyperlipidämie und Hyperlipoproteinämie vom Typ I oder IV (fehlende insulinabhängige Hemmung der Lipolyse = Fettabbau). Arterielle Durchblutungsstörungen können auch zur Gangrän führen.
- Diabetische Embryopathie bei Neugeborenen von schwangeren Diabetikerinnen, wenn deren Diabetes nicht gut eingestellt ist.

- Infektanfälligkeit durch Störungen der Granulozytenfunktion mit Pilzinfektionen, Pyelonephritis und Furunkulose (eine Furunkulose gibt oft den ersten Hinweis auf einen Diabetes).
- Diabetische Polyneuropathie mit Ausbildung eines diabetischen Fußsyndroms

In der Frage sind nicht alle Spätschäden als Lösung geannt, die ein Diabetes verursachen kann.

FRAGE 60 **Was sind Ekchymosen?**

a) Einzeln stehende winzige (stecknadelkopfgroße) Pigmentpunkte der Haut
b) Bestimmte Blutaustritte in die Haut
c) Bestimmte vermehrte (netzförmige) Gefäßzeichnungen in umschriebenen Hautbezirken

LÖSUNG **b**

KOMMENTAR Als **Ekchymose** bezeichnet man kleine (> 3 mm), fleckförmige Blutungen in Haut und Schleimhaut, wie sie z.B. im Rahmen einer hämorrhagischen Diathese oder nach Traumen auftreten.

FRAGE 61 **Was ist ein metabolisches Syndrom (Syndrom X oder tödliches Quartett)?**

a) Vermehrte Harnsäure im Blut
b) Eine erbliche Nierenerkrankung
c) Die Kombination aus: Hyperglykämie (Überzuckerung), Fettstoffwechselstörung, Hyperinsulinämie und arterieller Hypertonie

LÖSUNG **c**

FRAGE 62 **Was ist eine Hypoglykämie?**

ANTWORT Mit diesem Begriff bezeichnet man ein Unterzuckerung (Blutzucker unter 60mg/dl).

FRAGE 63 **Was sind die klinischen Zeichen einer Exsikkose (Austrocknung)?**

a) abhebbare Hautfalten
b) verminderte Urinausscheidung
c) trockene Zunge

LÖSUNG **a – c**

FRAGE 64 **Was verstehen Sie unter einer Phlegmone?**

ANTWORT Eine **Phlegmone** ist definiert als eine meist durch **Streptokokken** oder (Staphylokokken) verursachte eitrige Entzündung, die sich entlang von Gewebsspalten im lockeren, faserigen Bindegewebe **diffus** ausbreitet. Begünstigend wirkt hierbei die von Streptokokken gebildete **Hyaluronidase** und das **Fibrinolysin**. Beide ermöglichen durch enzymatische Spaltung von Bindegewebsstrukturen eine rasche Erregerausbreitung. Phlegmone treten z. B. im Bindegewebe der Haut (= **Erysipel/Wundrose**) auf.

FRAGE 65 **Was verstehen Sie unter einer Bromhidrosis?**

ANTWORT Die **Bromhidrosis** (Bromos = Gestank, Hidros = Schweiß) ist eine Sonderform der Hyperhidrosis (85% der Bromhidrotiker leiden auch an einer Hyperhidrose), bei der vermehrt Schweiß fließt, in kurzer Zeit von Bakterien zersetzt wird und stark riecht. Der aus den Duftschweißdrüsen stammende apokrine Schweiß wird durch Bakterien zu Fettsäuren und Ammoniak verstoffwechselt, was zu einem starken Geruch führt. Da der Schweiß individuell zusammengesetzt ist, riecht er muffig, ranzig oder säuerlich und ist für die Betroffenen stark belastend. Dies führt unter anderem auch häufig zu psychischen Problemen. Obwohl sich die Betroffenen meist mehrmals am Tag waschen, bleibt die Angst „zu riechen", was sich bis zu Geruchswahnvorstellungen steigern kann. In den Achselhöhlen, den Handtellern und Fußsohlen finden wir vor allen Dingen emotional ausgelöstes Schwitzen. Der normale Schweiß ist geruchlos, steril, wässrig klar, mit einem pH (Wasser-stoffionenkonzentration) zwischen 3,8 und 6,5, also im sauren Bereich.

Der apokrine Schweiß enthält vor allen Dingen:

- 99% Wasser
- Triglyceride
- Kochsalz
- Harnstoff
- Immunglobuline
- Flüchtige Fettsäuren
- Cholesterin und Milchsäure
- Squalene
- Ammoniak
- Eisen
- Dehydroepiandrosteronsulfat
- Androsteronsulfat

FRAGE 65 **Was ist eine apokrine Bromhidrosis?**

ANTWORT Die apokrine Bromhidrosis ist definiert als: Unangenehmer Geruch bei Erwachsenen bedingt durch Schweißsekretion der apokrinen Drüsen in den Achselhöhlen. Gleichbedeutend (synonym) mit Bromhidrose werden folgende Begriffe gebraucht:

- Osmihidrosis (Osma = Geruch/ Duft)
- Kakhidrosis (kakos schlecht/übel)

FRAGE 66 **Wie würden Sie den Begriff Schweißfüße (Hyperhidrosis pedis) definieren?**

ANTWORT Jede über das normale (physiologische) Maß hinausgehende Schweißbildung am gesamten Körper oder lokalisiert im Bereich bestimmter Körperareale (z. B. an den Füßen) ist als Hyperhidrose zu betrachten. Als unphysiologisch ist hier eine Schweißsekretion anzusehen, die über das notwendige Maß zur Aufrechterhaltung der Körpertemperatur oder Befeuchtung der Haut hinausgeht. Eine exzessive Schweißbildung kann durchaus eine physiologische Reaktion in Abhängigkeit von der jeweiligen Situation darstellen (z. B. bei Angst, Schmerz, Fieber). Unabhängig von der medizinischen Definition kann die Einschätzung was normal und was übermäßig ist, subjektiv sehr unterschiedlich beurteilt werden.

FRAGE 67 **Welche Ursachen führen zu Hyperhidrosis und Schweißfüßen?**

ANTWORT

Psychogen	unter Stress, Angst, Schmerz an Händen Füßen und in der Achsel
Gustatorisch	beim Anblick von Speisen oder während des Essens an Lippen, Stirn und Nase
Klimakterisch	in den Wechseljahren der Frau durch Änderung der hormonellen Situation)
Thermoregulatorisch	zur Aufrechterhaltung der Körperkerntemperatur am Oberkörper und im Gesicht
Symptomatisch	infolge unterschiedlicher Erkrankungen wie z. B. bei: TBC = Tuberkulose, Schilddrüsenüberfunktion, Diabetes mellitus, neurologische und hormonelle Störungen, Tropenkrankheiten wie Malaria, Infekte, Herzinsuffizienz = Herzschwäche, Krebserkrankungen und Nebennierenrindentumoren
Idiopathisch	unklare Ursache, kann am ganzen Körper oder auf bestimmte Körperareale begrenzt auftreten

FRAGE 68 **Welche Substanzen enthält der apokrine Schweiß?**

ANTWORT Vor allem:

- 99% Wasser
- Triglyceride
- Kochsalz
- Harnstoff
- Immunglobuline
- Flüchtige Fettsäuren
- Cholesterin und Milchsäure
- Squalene

- Ammoniak
- Eisen
- Dehydroepiandrosteronsulfat
- Androsteronsulfat

FRAGE 69 **Wie entsteht nach heutiger Erkenntnis der unangenehme Schweißgeruch?**

ANTWORT Die Ursache der starken Geruchsbildung bei manchen Menschen ist derzeit noch Gegenstand der Forschung. Untersuchungen zeigten, dass die Fähigkeit, den typischen unangenehmen Körpergeruch zu erzeugen, hauptsächlich auf aerobe Korynebakterien beschränkt ist. Korynebakterien ließen sich in großer Zahl bei allen Personen mit typischem scharfem Körpergeruch nachweisen. Außerdem wurden Micrococcus sedentarius und Dermatophilus congolenses für die Geruchsbildung verantwortlich gemacht.

KOMMENTAR Hier reicht für die Podologen, dass der Geruch durch bakterielle Zersetzung entsteht. Die verursachenden Bakterien sind im einzelnen noch nicht sicher erkannt.

FRAGE 70 **Warum schwitzen wir?**

ANTWORT Schwitzen ist ein wichtiger Faktor zur Regulierung unserer Körpertemperatur. Durch die Flüssigkeit auf der Haut entsteht Verdunstungskälte. Ohne Schweißdrüsen müssten wir wie die Hunde hecheln und mit heraushängender Zunge herumlaufen. Selbst ohne merkliche Schweißbildung verlieren wir täglich etwa einen halben Liter Flüsigkeit. Bei extremer körperlicher Belastung oder entsprechender Außentemperatur steigert sich die Schweißproduktion auf bis zu 10 Liter und sorgt so für die notwendige Kühlung.

FRAGE 71 **Was ist eine ekkrine Bromhidrosis?**

ANTWORT Die ekkrine Bromhidrose ist definiert als: Unangenehmer, alterunabhängiger Körpergeruch, bedingt durch Schweißsekretion ekkriner Drüsen, meist von den Füßen, ausgehend. Am Fuß heißt diese

Erkrankung „Keratoma sulcatum“. Damit gehört diese Erkrankung zu den keratogenen ekkrinen Bromhidrosen. Gleichbedeutend mit Keratoma sulcatum wird gebraucht:

- Pitted keratolysis
- Plantar pitting
- Keratoma plantaris sulcatum
- Ringed keratolysis
- Superficial non-inflammatory lesions of the feet

Literatur:

- Pschyrembel (1998): Klinisches Wörterbuch. Walter de Gruyter Verlag, Berlin
- Schettler, G., Greten, H. (1990): Innere Medizin. Ein kurzgefasstes Lehrbuch. Band I. Thieme Verlag, Stuttgart
- Schettler, G. (1980): Innere Medizin. Ein kurzgefasstes Lehrbuch. Band II. Thieme Verlag. Stuttgart
- Scholz, N. (2003): Lehrbuch und Bildatlas für die Podologie. Verlag Neuer Merkur, München

Fragen zum orthopädischen Fachgebiet

Die Fragen zum orthopädischen Fachgebiet überschneiden sich mit der „Inneren Medizin", der „Neurologie" und der „Anatomie". Da die Einteilung in Fachgebiete ohnehin willkürlich ist, ergibt sich durch ähnliche Fragestellungen ein zusätzlicher Lerneffekt. Außerdem ergibt sich für den Leser die Möglichkeit, ein und dieselbe Erkrankung aus verschiedenen Blickwinkeln zu betrachten.

FRAGE 1 **Was würden Sie einer älteren rauchenden Patientin mit zunehmender Osteoporose raten?**

ANTWORT Das Inhalationsrauchen ist ein Risikofaktor der Osteoporose: Die Patientin sollte aufhören zu rauchen. Außerdem erhöht Rauchen das Risiko, an Collum-Carcinom (Gebärmutterhalskrebs) zu erkranken, da durch das Rauchen das IGA (Immunglobulin A) verringert wird. Die Gebärmutter gehört zwar auch nicht ins orthopädische Fachgebiet und hat im podologischen schon gar nichts zu suchen. Trotzdem ist es wissenswert.
Insbesondere bei schlanken Frauen ist das Osteoporoserisiko erhöht (Östrogenmangel). Das sollte jedoch kein Grund sein, ihr zur raten, das Gewicht zu steigern!
Weitere Risikofaktoren sind: geringe Skelettmasse, schwache Muskulatur, sitzende Tätigkeit, exzessiver Alkoholkonsum, späte Menarche, frühe Menopause, Nullipara (Frauen, die keine Kinder geboren haben).
Adäquate körperliche Belastung ist die beste Osteoporoseprophylaxe (also regelmäßige sportliche Aktivität).

FRAGE 2 **Welche Wurzelkompressionssyndrome treten relativ häufig auf (welche Höhe, welche diagnostischen Wegweiser haben Sie)?**

ANTWORT **Störung folgender Reflexe in der HWS: C5 und C7, in der LWS: L4 und S1.**

- C5: Biceps-Sehnen-Reflex (Kennmuskel: M. deltoideus brachialis). Der Biceps-Sehnen-Reflex kann auch von C6 innerviert werden.
- C7: Triceps-Sehnen-Reflex (Kennmuskel: M. flexor digitorum profundus, M. triceps brachii).

- L4: Patellar-Sehnen-Reflex (Kennmuskel: M. quadriceps femoris).
- S1: Achilles-Sehnen-Reflex (Kennmuskel: M. extensor digitorum longus, M triceps surae).

Klinische Zeichen der Wurzelkompressionssyndrome am Bein sind: positives MENNELL- und Lasegue-Zeichen, ausstrahlender Schmerz in das Bein, schmerzhafte Skoliose.

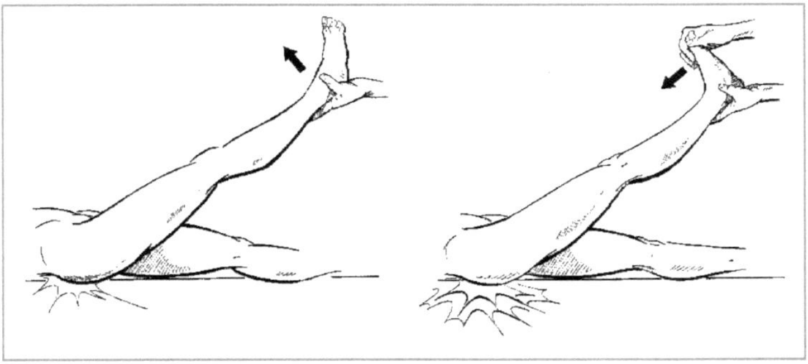

Lasegue-Zeichen rechts positiv bei ca. 45°. Testung bei einem Patienten in Rückenlage. Der Test ist positiv, wenn der Untersucher das entspannte Bein anhebt und dadurch in einem bestimmten Winkel zur Unterlage einen in das Bein einschießenden Schmerz auslöst. Ein langsam zunehmender Schmerz ist nicht als positives Lasegue-Zeichen zu werten.

Wenn das Lasegue-Zeichen positiv ist, kann durch eine passive Dorsalextension des Fußes der Schmerz verstärkt werden (Bragard-Test positiv).

Erklärungen: Ein **Kennmuskel** ist ein – möglichst von einer einzigen Spinalnervenwurzel (= monoradikulär) innervierter – Muskel, dessen isolierte Lähmung auf die Höhe der ursächlichen Schädigung hinweist; z. B. der M. quadriceps femoris bei Wurzelläsion L4.
Mennell-Zeichen: Schmerzen im Iliosakralgelenk, ausgelöst – in Rückenlage – durch senkrechten Druck auf beide Darmbeine bzw. durch Beinüberstreckung (Hyperextension) im Hüftgelenk bei Lagerung auf der Gegenseite (nach GAENSLEN in Bauchlage). Hinweis auf Entzündung bzw. degenerativen Schaden des Gelenks (u. a. bei Bechterew-Krankheit und eventueller Wurzelkompression). Das Mennell-Zeichen

wird eher selten zur Diagnostik von Wurzelkompressionssyndromen eingesetzt.
Lasegue-Zeichen: durch Ischiadikus-Dehnung (in Rückenlage passive Beugung des gestreckten Beines im Hüftgelenk oder Streckung im Knie bei Hüftbeugestellung) ausgelöster heftiger Gesäß-Oberschenkel-Schmerz (und reflektorischer Bewegungswiderstand), und zwar bei radikulärer und peripherer Schädigung des Nervs (z. B. bei Band-scheibenprolaps), aber auch bei Hirndruck (Meningitis).

FRAGE 3 **Welche Haltung und welche Sportart sollte man bei der degenerativen Spinalkanalstenose bevorzugen?**

ANTWORT Gemieden werden sollten Haltungen, in denen die Lendenlordose verstärkt wird (hierdurch wird die Kompression auf die hintere Bandscheibe verstärkt und die Symptomatik durch eine mögliche stärkere Einengung des Spinalkanals verstärkt. Daher gibt es spezielle Sitzkissen mit abschüssiger Sitzfläche). Besser als Gehen ist z. B. Radfahren (verstärkte Kyphose), Liegen in Hyperlordosierung sollte mit speziellen Kissen vermieden werden. Rückenschwimmen und Wassergymnastik. Alle Sportarten mit Erschütterungen der Wirbelsäule (Springen, Joggen, Volleyball und Tennisspielen, Judo u. a.) sind ungeeignet. Patienten mit spinalkanalstenose verspüren Erleichterung beim Vornüberbeugen.

FRAGE 4 **Welche generellen Tips könnten Sie Patienten mit Kreuzschmerzen ohne anatomische Veränderungen zur Besserung der Beschwerden geben (statt Schmerzmittel)?**

ANTWORT

- Stufenbett im akuten Anfall (Bandscheibenprolaps), Entspannungsübungen, Biofeedback, physikalische Maßnahmen (Krankengymnastik, Massage, elektrophysikalische Behandlung, Rückenschule, Wassergymnastik). Der Bandscheibenprolaps wäre aber eine schonende anatomische Veränderung. Er bedarf ärztlicher Mitbehandlung.
- Rückenschulung, sportliche Betätigung, Vermeiden von langem Stehen, langem Sitzen, Beugen und Bücken, inkorrektem Heben. Nach entsprechender krankengymnastischer Vorbereitung ist ein medizinisches Gerätetraining unter professioneller Anleitung sinnvoll.

FRAGE 5 **Was raten Sie Patienten mit chronischen Gelenksbeschwerden?**

ANTWORT Aktive Mitarbeit (Krankengymnastik, regelmäßige Übungen), wenn möglich Schmerzmittelverzicht, Gewichtsreduktion bei Übergewicht (!), Entspannungsübungen, Lernen von entspannten Bewegungsmustern, Muskelaufbautraining. Ernährungsumstellung auf Vollwertkost. (Wenig oder gar keinen raffinierten Zucker, wenig oder gar keinen Alkohol, Gewichtsreduktion auf Normalgewicht, Reduktion der tierischen Eiweiße (ovolaktovegetabile Ernährung = Ernährung ohne Fleisch aber mit Ei- und Milchprodukten). Schwimmen, da im Wasser die Gelenke geringer belastet werden.

FRAGE 6 **Eine ältere Dame, schon einige Jahre ihre Patientin, ist in ihrer Wohnung gestürzt. Sie hat starke Schmerzen im rechten Hüftgelenk. Das Bein ist außenrotiert und scheint im Vergleich zum linken Bein verkürzt. Die Patientin möchte weder einen Arzt sehen noch ins Krankenhaus. Was tun Sie und was für eine Verletzung vermuten Sie?**

ANTWORT Die ältere Dame hat möglicherweise eine Oberschenkelhalsfraktur (OSH-Fraktur). Es muss in jedem Fall eine Röntgendiagnostik durchgeführt werden und wenn eine OSH-Fraktur vorliegt, ist eine Weiterbehandlung im Krankenhaus meist die einzige Möglichkeit. In Ausnahmefällen kann eine eingestauchte Fraktur (Bruch) vorliegen, die nur krankengymnastischer Therapie bedarf, wenn keine weiteren Verletzungen vorliegen. Sie müssen also Ihre Überzeugungskünste spielen lassen, um die Patientin von einer Therapienotwendigkeit zu überzeugen. Wenn die Patientin in einem Altenheim liegt, fällt eine solche Veränderung auch dem Pflegepersonal gelegentlich nicht auf.

FRAGE 7 **Was ist ein Kompartmentsyndrom und wo kann es auftreten?**

ANTWORT Compartment = engl. für Abteil, Abschnitt.
Das Kompartmentsyndrom kann posttraumatisch (nach einer Verletzung), postoperativ (nach einer Operation) durch Druckerhöhung in ei-

ner Muskelfaszienloge (= Kompartiment), durch Muskelverletzung mit Ischämie (Minderdurchblutung), interstitiellem Ödem (Wassereinlagerung außerhalb der Gefäße) oder Einblutung in eine Muskelloge entstehen. Beispiele sind: Tarsal- (im Bereich der Fußwurzel), Karpaltunnel-Syndrom (im Bereich des Handgelenkes (Handwurzel), Volkmann-Syndrom (ischämische Muskelkontraktur im Bereich des Unterarmes).

Für den Podologen ist das Tibialis anterior-Syndrom (im Bereich des Schienbeines) am ehesten von Bedeutung:

- Symptome sind zuerst Schmerzen, Druckgefühl, bei Tibialis-anterior-Syndrom: Großzehen-Heberschwäche, Sensibilitätsverlust im 1. Interdigitalraum.
- Therapie: Dekompression (Druckentlastung) mit Faszienspaltung durch sofortige Operation.
- Komplikationen: Spitzfuß durch bleibende Schädigung des Nervus peronaeus.

KOMMENTAR Die Kompartmentsyndrome an der Hand oder am Unterarm werden für den Fußpfleger weniger interessant sein. Das Prinzip der Schädigung ist aber am Bein das gleiche wie am Arm (siehe Tibialis anterior-Syndrom).

FRAGE 8 **Bleiben die Pulse beim Kompartmentsyndrom erhalten?**

ANTWORT Ja. Die Pulse beim Kompartmentsyndrom bleiben lange erhalten, da der Gewebsdruck zwar zu Nerven- und Gefäßkompressionen führt, jedoch den arteriellen Blutdruck selten übersteigt (wichtig zur Differentialdiagnose des akuten arteriellen Verschlusses).

KOMMENTAR

Ein Kompartmentsyndrom macht akute Beschwerden und muss schnellstens ärztlich behandelt werden. In der Regel muss durch eine Spaltung der Faszien eine Entlastung erreicht werden. In der Vorgeschichte ist meist eine Verletzung oder ein operativer Eingriff gewesen, so dass die Diagnose durch eine kurze aber gezielte Anamnese erleichtert wird.

FRAGE 9 **Wann gilt ein Patient als Schwerbehinderter?**

ANTWORT Bei mehr als 50%iger Minderung der Erwerbsfähigkeit (MdE) gilt der Betroffene als schwerbehindert. So entspricht z. B. der Verlust des Oberschenkels in der Mitte 66% MdE.

FRAGE 10 **Wo sind Knochentumoren häufig lokalisiert?**

ANTWORT

- Vom Knorpel ausgehende meist in der Metaphyse lokalisiert (Osteochondrom, Osteochondrosarkom).
- Vom Knochen ausgehende meist in der Epiphyse lokalisiert (Osteoblastom, Osteoklastom).

Erklärung:
Den Schaftanteil eines Röhrenknochens nennt man **Diaphyse**, seine beiden Enden heißen **Epiphyse**, der Abschnitt zwischen Epi- und Diaphyse Metaphyse. Die beiden Epiphysen sind von einer dünnen Schicht aus hyalinem Knorpel bedeckt.

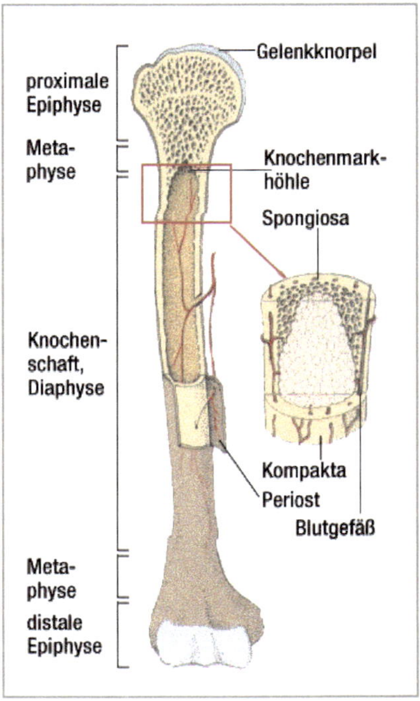

FRAGE 11 **Zählen Sie sichere Knochenbruchzeichen auf.**

ANTWORT Fehlstellung, abnorme Beweglichkeit, Krepitationen (hörbares reiben der Frakturflächen aufeinander), sichtbare Frakturteile bei offener Fraktur.
Unsichere Frakturzeichen sind: Schmerz, Funktionseinschränkung, Hämatom, Schwellung.

KOMMENTAR Sie sollten die sicheren Frakturzeichen nicht provozieren. Dies wäre für einen Patienten sehr schmerzhaft. Andererseits werden Sie hoffentlich nie die Notwendigkeit haben, eine Fraktur zu diagnostizieren.

FRAGE 12 **Wie lange müssen bei konservativer Behandlung von Knochenbrüchen diese im Gips bleiben (Gips bedeutet absolute Ruhigstellung)?**

ANTWORT Richtzeiten sind für die Immobilisation (Ruhigstellung) im Gips bei den Extremitäten:

- **Arm:** Radius (Speiche): drei bis sechs Wochen, Humerus (Oberarm) zwei bis vier Wochen,
- **Bein:** Oberschenkel sechs bis acht Wochen, Unterschenkel acht bis zwölf Wochen.

KOMMENTAR An den Prinzipien einer Knochenbruchbehandlung hat sich seit Jahrhunderten nichts geändert. Die Knochenfragmente müssen reponiert und der Bereich des Bruches für den Zeitraum der Knochenbruchheilung absolut ruhiggestellt werden. Die unterschiedlichen Techniken zur Ruhigstellung haben sich dagegen weiterentwickelt. Heute werden Knochenbrüche in Abhängigkeit von der Art und Lokalisation mit Schrauben, Platten, Zuggurtungen und anderen Systemen ruhiggestellt.

FRAGE 13 **Welches sind die Vorteile der Osteosynthese (Stabilisierung einer Fraktur mit extra- oder intramedullären [im Knochenmark verankerten] Kraftträgern)?**

ANTWORT Hauptvorteile der Osteosynthese sind: schnelle Mobilisation bei anatomisch exakter Reposition, Verminderung der Thrombo-

embolien (weil der Patient Früh mobilisiert werden kann), leichtere Pflege bei Mehrfachbrüchen, Infektionsreduktion.
(Nachteile: Operation, Anästhesie, primäre Knochenheilung).

FRAGE 14 **Wie sieht die Therapie der Patellafraktur aus?**

KOMMENTAR

- Zuggurtung nur bei beweglicher Extremität, bei Querfraktur.
- Bei Patellalängsfraktur Schraubenosteosynthese oder konservative Therapie.

Auch solche Verletzungen sind nicht das typische Einsatzgebiet eines Podologen. Wenn ein Patient eine solche Verletzung in der Vorgeschichte hat, wissen Sie um was es geht.

FRAGE 15 **Wie behandelt man die Oberschenkelschaftfraktur?**

ANTWORT

- Bis zum 2. Lebensjahr: Overhead-Extension, Heftpflasterverband.
- Bei älteren Patienten: Steinmann-Nagelextension.
- Wenn möglich wird mit Osteosynthese (Winkelplatten) behandelt, wenn sich die Brüche suprakondylär befinden.

KOMMENTAR Auch diese Frage wird für Podologen nur von wissenschaftlichem Interesse sein. Möglicherweise haben Sie aber Patienten, die entsprechende Verletzungen erlitten haben. Dann können Sie wenigstens mitreden.

FRAGE 16 **Wie teilt man mediale Oberschenkelhalsfrakturen nach PAUWELS ein?**

ANTWORT

a) I°: Abduktionsfraktur mit einem Frakturwinkel, der kleiner als 30° ist; mit Valgisierung. Dieser Frakturtyp der medialen Oberschenkelhalsfraktur ist seltener, eher stabil und bedarf häufig nur der konservativen Therapie).
b) II°: 30 – 70° Winkel.

a) III°: Winkel größer als 70°: Adduktionsbruch, Varusfehlstellung, Längsverschiebung der Fragmente gegeneinander. Die ungünstigste Variante. Die Bruchfragmente drohen abzurutschen.

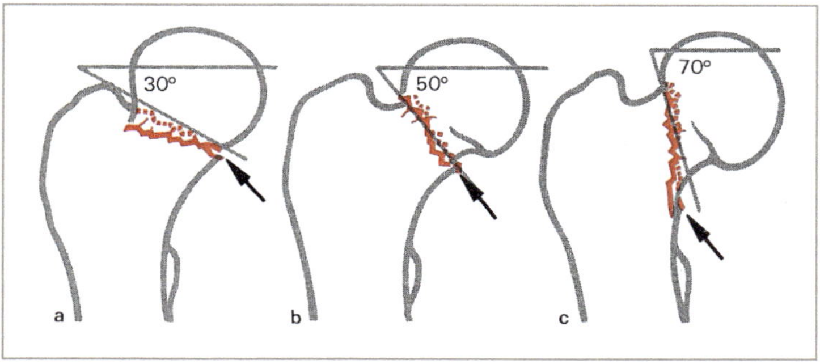

Quelle: Heberer Köle Tscherne (1977): Chirurgie. Springer Verlag, Berlin

FRAGE 17 **Wie hoch ist das Risiko der Femurkopfnekrose bei medialer Oberschenkelhalsfraktur?**

ANTWORT Bei unbehandelten Frakturen kommt es in 20% zur Femurkopfnekrose (Absterben des Femurkopfes, des Kopfes des Oberschenkels).

KOMMENTAR Schon aus diesem Grunde lohnt es sich, einen Patienten oder eine Patientin von einer notwendigen Krankenhausbehandlung bei OSH-Fraktur zu überzeugen.

FRAGE 18 **Worauf weist die „vordere Schublade" bei der Untersuchung des Knies hin?**

ANTWORT Auf die Ruptur (Abriss) des vorderen Kreuzbandes!
(Bei der „vorderen Schublade" lässt sich eine pathologische Beweglichkeit des Unterschenkels nach vorne bei rechtwinklig gebeugtem Knie nachweisen.)

FRAGE 19 **Wie teilt man die distalen Unterschenkelfrakturen nach WEBER ein?**

ANTWORT

- Weber A – Außenknöchelfraktur unterhalb der intakten Syndesmose (Unfallmechanismus: Supination, Adduktion).
- Weber B – Fraktur in Höhe der Syndesmose (Pronation, Eversion), Verletzung der Syndesmose möglich.
- WEBER C – Fraktur oberhalb der Syndesmose (Pronation), Riss der Membrana interossea möglich.

Anmerkung: Frakturtyp WEBER C benötigt immer eine offene Reposition mit Osteosynthese und Bandnähten.
(Sonderfall: MAISONNEUVE: hohe Tibiafraktur und WEBER C in Kombination und Zerreissung der Membrana interossea).

KOMMENTAR Nur von wissenschaftlichem Interesse für den Podologen. Nach Abheilung können sich aber Fehlstellungen in Abhängigkeit von der korrekten Reposition entwickeln. Dadurch ergeben sich Einsatzgebiete für den Podologen (Schwielen, Clavi, Druckstellen).

FRAGE 20 **Worauf muss man bei Unterschenkelfrakturen achten?**

ANTWORT Insbesondere auf die Entwicklung eines Kompartmentsyndroms (Tibialis anterior-Syndrom) und auf Drehfehler (besonders Außendrehfehler haben eine schlechte Prognose).

KOMMENTAR Die Symptome eines Kompartmentsyndromes sind zuerst Schmerzen, Druckgefühl, bei Tibialis-anterior-Syndrom:

- Großzehen-Heberschwäche
- Sensibilitätsverlust im 1. Interdigitalraum.

Therapie: Dekompression (Druckentlastung) mit Faszienspaltung durch sofortige Operation
Komplikationen: Spitzfuß durch bleibende Schädigung des Nervus peronaeus.

FRAGE 21 **Welche Fraktur übersieht man leicht bei Frakturen des distalen Unterschenkels?**

ANTWORT Die Fraktur der Fibula (Wadenbein) bei einer isolierten Fraktur des medialen Malleolus. Deshalb muss immer eine hohe Röntgenaufnahme angefordert werden, um die gesamte Fibula (Wadenbein) beurteilen zu können (mögliche hohe Fibulafraktur bei Weber-C-Fraktur).

Für Podologen nicht wirklich wichtig. Sie sind meist nicht in der chirurgischen Ambulanz wenn ein Patient mit Weber C kommt.

FRAGE 22 **Wo finden Sie das Volkmann-Dreieck?**

ANTWORT Bei der distalen Unterschenkelfraktur mit Absprengung eines dreieckigen Keils im Bereich des distalen Tibiaendes (als hinteres oder als vorderes Dreieck).
Bei der so genannten „trimalleolären" Fraktur bricht neben dem Außen- und Innenknöchel noch der hintere Teil der Tibia (Volkmann-Dreieck).

FRAGE 23 **Wie sieht die Therapie der pertrochanteren Oberschenkelfraktur („pertrochanter" heißt durch den oder die Trochanter. Die Trochanter major oder minor sind die Rollhügel am Oberschenkelknochen, an denen Muskeln ansetzen) aus?**

ANTWORT Zum Beispiel: Osteosynthesemöglichkeiten mit Winkelplatte, Laschenschraube (dynamische Hüftschraube), 3-Lamellenangel, mögliche Endoprothese (der Operateur entscheidet von Fall zu Fall, welche Therapiemaßnahme gewählt wird). Die Oberschenkelhalsfraktur wird nur bei stabiler Abduktionsfraktur nach Pauwels I konservativ funktionell behandelt.

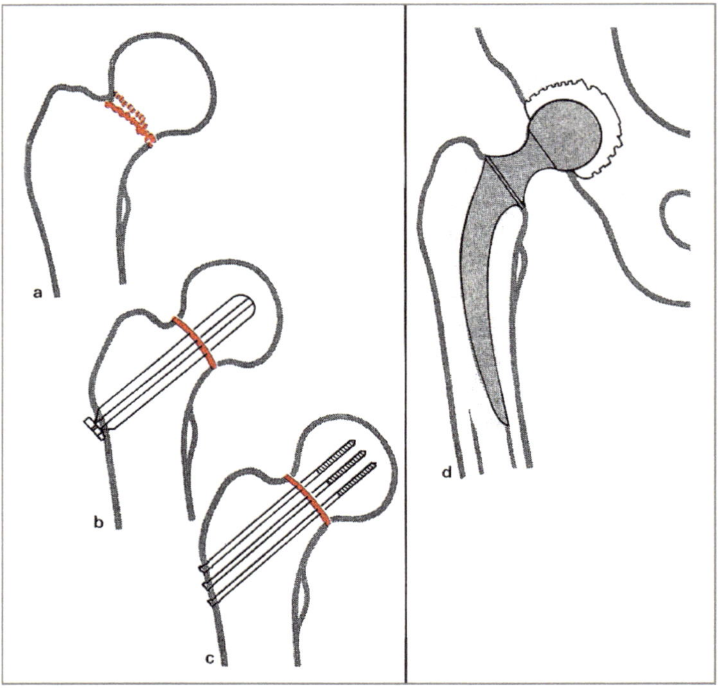

Therapie der Oberschenkelhalsfrakturen (OSH):
a) Konservativ funktionell bei Pauwels I
b) 3-Lamellennagel beim Erwachsenen
c) Verschraubung des Bruches beim Jugendlichen
d) Kopfresektion mit Endoprothese beim greisen Menschen

Der Podologie wird möglicherweise während seines Praktikums mit solchen Fällen konfrontiert. Er kann den Gesprächen in der Ambulanz oder bei einer Visite nur folgen, wenn er weiß, um was es geht. Solche Patienten können sich häufig nicht mehr so weit vorbeugen, dass sie ihre Füße selbst pflegen könnten. Es handelt sich also um potentielle Kunden für den medizinischen Fußpfleger.

Typische Bruchlinien am Oberschenkelhals
a) mediale Schenkelhalsfraktur
b) laterale Schenkelhalsfraktur
c) pertrochantere Schenkelhalsfraktur
d) pertrochantere Schenkelhalsfraktur
e) subtrochantere Schenkelhalsfraktur

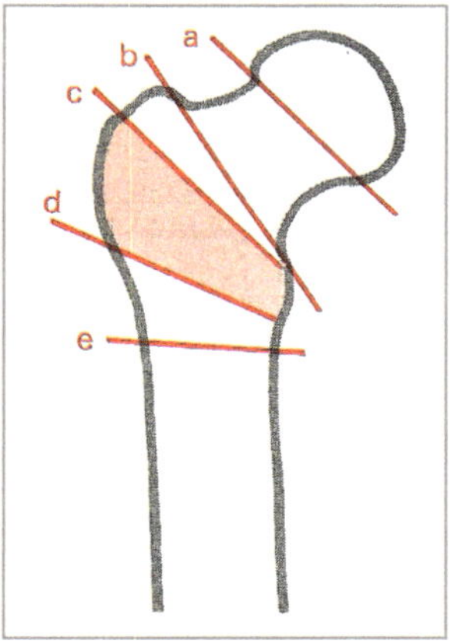

FRAGE 24

a) Wie diagnostizieren Sie eine Achillessehnenruptur?
b) Wie sieht die Therapie der Achillessehnenruptur aus?

ANTWORT

Zu a: Sie dürfen natürlich keine Diagnosen stellen, aber Sie dürfen nachdenken und einen Verdacht äußern.
Symptome einer Achillessehnenruptur:
- Schwellung
- Funktionseinschränkung
- Thomson-Test: Kompression der Wade des betroffenen Beines führt nicht zum Spitzfuß.
- Sonographie (macht meist nur der Orthopäde)

Zu b: Therapie: Operation mit direkter Schraube, postoperativ für drei Wochen in Oberschenkelliegegips in Spitzfußstellung und Kniebeuge, dann drei Wochen lang (Unterschenkelgehgips), für weitere zwei Monate Absatzerhöhung.

FRAGE 25 **Welche Hüftgelenksluxation ist am häufigsten?**

ANTWORT Das Hüftgelenk luxiert häufiger nach hinten (innenrotiertes Bein).
Im Gegensatz hierzu luxiert die Schulter öfter nach vorne unten.

FRAGE 26 **Beschreiben Sie den Entstehungsmechanismus beim Schleudertrauma (Auffahrunfall). (Es geht um den Fahrer, auf dessen Fahrzeug ein anderer Fahrer auffährt).**

ANTWORT Das **Schleudertrauma** der Halswirbelsäule wird auch Peitschenverletzung genannt und entsteht meist bei Auffahrunfällen. Dabei kommt es durch das rapide Abbremsen des Autos zu einer **negativen** Beschleunigung. Vom Entstehungsmechanismus handelt es sich zunächst um eine **Hyperextension** (die Halswirbelsäule wird nach hinten überstreckt) mit anschließender **Hyperflexion** (**übermäßige** Beugung der HWS). Als Folge des Schleudertraumas können sich viele Symptome entwickeln. Es treten besonders häufig **zervikale** (von der Halswirbelsäule ausgehende) **Symptome** mit Schulter-, Nacken- und Armschmerzen auf, gefolgt von **radikulären** (von den Nervenwurzeln ausgehenden) **Symptomen** mit Parästhesien (Missempfindungen) in den Fingerspitzen. In besonders schweren Fällen kann es sogar bis zum Auftreten von medullären (Hirnstamm) Symptomen mit inkompletten bis kompletten **Querschnittsyndromen** und **zerebralen Symptomen** mit Bewusstlosigkeit, Übelkeit und Erbrechen gefolgt von Seh- und Hörstörung kommen. Oft findet sich ein beschwerdefreies Intervall zwischen Verletzung und dem Auftreten der ersten Beschwerden. Dabei kann man von folgendem ausgehen:
Je länger das beschwerdefreie Intervall, umso weniger schwer die Verletzung. Fehlt z. B. ein beschwerdefreies Intervall, findet sich meist eine isolierte Bandscheibenruptur mit Abriss des Ligamentum interspinosum, eine Wirbelluxation bis hin zu Nerven- und/oder Rückenmarksverletzungen. Daraus wird auch ersichtlich, dass eine **manuelle Therapie** (Einrenken) geradezu verboten ist. Bei weniger stark ausgeprägten Schleudertraumata reicht oft das Tragen einer **Schanz'schen Krawatte**. Diese Form der Therapie wird von einigen Ärzten allerdings völlig abgelehnt.

FRAGE 27 **Beschreiben Sie die Einteilung und die Therapie des Schleudertraumas.**

ANTWORT

Grad I: Nackenschmerz, Bewegungsschmerz, Schulter- und Armschmerzen, Parästhesien in den Fingerspitzen.
Grad II: Grad I + Schmerz strahlt in Hinterkopf aus,

Grad III: Grad I, II + Bildung eines retropharyngealen Hämatoms, Schluckbeschwerden. Querschnittssymptomatik, Bewusstlosigkeit, Übelkeit, Erbrechen, Seh- und Hörstörungen.

FRAGE 28 **Was verstehen Sie unter einem rechtsseitigen muskulären Schiefhals bei einem Kind?**

ANTWORT Der Kopf ist nach rechts geneigt und nach links gedreht.

KOMMENTAR Der muskuläre Schiefhals (**Torticollis**) bezeichnet eine beim Neugeborenen oder jungen Säugling auftretende fixierte Schiefstellung des Kopfes. Unbehandelt kann eine sekundäre Fehlentwicklung der HWS und des Gesichtschädels auftreten. Dieses wird als Gesichts- oder **HWS-Skoliose** bezeichnet. Der linksseitige muskuläre Schiefhals beim Kind sieht genau umgekehrt aus (Kopf nach links geneigt und nach rechts gedreht).

FRAGE 29 **Häufig kommt es nach einem Schleudertrauma zu einem verzögerten Auftreten von Symptomen. Wofür spricht dies?**

ANTWORT Oft findet sich nach der Verletzung zunächst ein symptomfreies Intervall. Prinzipiell gilt: Je länger das beschwerdefreie Intervall ist, desto geringer ist der Verletzungsgrad. Derartige pauschale Aussagen sind mit Vorsicht zu genießen.

FRAGE 30 **Zählen Sie Komplikationen von Beckenringfrakturen auf.**

ANTWORT Beckenfrakturen zeigen viele unterschiedliche Symptome je nach Ausmaß der Frakturierung!
Mögliche Symptome sind: Stand- und Bewegungsschmerz, Schwellungen, Blutungen, Nervenausfälle, Instabilität des knöchernen Beckens. Aufgrund des möglichen massiven Blutverlustes kann es zum hämorrhagischen Schock kommen (retroperitoneale Blutung?). Zusätzlich können benachbarte Organe mitbetroffen sein: Blase- oder, Harnröhrenruptur, seltener Darm.

FRAGE 31 **Was verstehen Sie unter dem Begriff My(o)gelosen?**

ANTWORT Schmerzhafte, lokalisierte Muskeltonuserhöhungen (Erhöhung der Muskelspannung) der Skelettmuskulatur im Rahmen von Verspannungen. Wahrscheinlich werden diese Empfindungen durch lokal-chemische Reize ausgelöst.

KOMMENTAR Im Volksmund sind das Muskelverhärtungen- und Verspannungen.

FRAGE 32 **Welche Knorpel sind aus elastischem Knorpel, welche aus Faserknorpel?**

ANTWORT

Faserknorpel:	z. B.:	Temporomandibulargelenk, Disci intervertebrales
Hyaliner Knorpel:	z. B.:	Trachea, knorpelige Vorstufe zur Knochenbildung
Elastischer Knorpel:	z. B.:	Tuba auditiva, Kehldeckel, Ohrmuschel

FRAGE 33 **Ist der M. Paget eine endokrinologische Erkrankung?**

ANTWORT Nein! Der M. Paget (andere Bezeichnungen: Osteitis deformans, Osteodystrophia deformans) ist eine reine Erkrankung der Knochen mit stark überhöhtem, überstürztem Knochenumbau (besonders betroffen sind: Becken, Femur (Oberschenkelknochen), Schädel, Tibia (Schienbein), Wirbelsäule, Clavicula (Schlüsselbein).
Laborwerte: Alkalische Phosphatase im Serum erhöht, bei normalen Serumkalziumwerten.
Die Hydroxyprolinausscheidung im Urin erhöht.
Beim M. Paget „passt der Hut nicht mehr", dies unterscheidet ihn von der Akromegalie, die eher die Weichteile betrifft.
Der **Morbus Paget (Osteitis deformans)** ist gekennzeichnet durch einen krankhaft gesteigerten Knochenumbau, der auf bestimmte Regionen begrenzt ist und dort zu einer **abnormen Knochenstruktur** führt. Die betroffenen Areale sind anfälliger für Brüche und Deformationen (Formveränderungen).

Der Morbus Paget tritt meistens ab dem 40. Lebensjahr auf und ruft bei vielen Betroffenen keine typischen Beschwerden hervor. Deshalb wird die Erkrankung häufig zufällig erkannt.

Die Ursache des **Morbus Paget** ist nicht bekannt. Vermutet wird eine Virusinfektion mit Paramyxoviren, die die Aktivität der knochenabbauenden Zellen (Osteoklasten) fördern und so den ersten Schritt in der Entstehung des Morbus Paget einleiten (dies ist bisher nicht bewiesen). Daraus resultiert ein beschleunigter, jedoch unvollständiger Knochenaufbau, der zu der typischen Knochenarchitektur dieser Erkrankung führt.

FRAGE 34 **Welche Hormone spielen für den Knochenbau eine Rolle?**

ANTWORT Parathormon stimuliert Osteoklasten und bewirkt den Knochenabbau (Calciumanstieg im Blut).
Eselsbrücke: „Osteoklasten kauen."
Calcitonin stimuliert Osteoblasten zum Knochenaufbau durch den vermehrten Einbau von Calcium in die Knochen.
Eselsbrücke: „Osteoblasten bauen."

FRAGE 35 **Welche verschiedenen Stadien der Osteoporose unterscheiden Sie?**

ANTWORT
Definition: Verlust von Knochenmassestruktur, und Funktion mit Knochenschmerzen, Knochendeformierung, pathologischen Frakturen
Stadien:
A: Demineralisierung
B: Potentielle Fraktur/Frakturgefährdung
C: Fraktur

FRAGE 36 **Wie hoch ist der ungefähre Anteil der Menschen in der deutschen Bevölkerung, die an rheumatoider Arthritis bzw. chronischer Polyarthritis leiden?**

ANTWORT Ca. 1 – 2% der Bevölkerung leiden zur Zeit an chronischer Polyarthritis, einer der häufigsten Ursachen für Krankschreibungen. Da es keine Meldepflicht gibt, beruhen die Prozentangaben auf Schätzungen.

FRAGE 37 **Wie sehen die Laborwerte bei der chronischen Polyarthritis (rheumatoiden Arthritis) aus?**

ANTWORT

1. Unspezifische Entzündungszeichen
2. Erhöhte Blutsenkungsgeschwindigkeit und CRP (C-reaktives Protein).
3. Immunologische Befunde:
   Positive Rheumafaktoren (in 80% der Erkrankten positiv = gegen Immunglobulin G-gerichtete IgM-Antikörper), antinukleäre Antikörper (ANA).

Da Podologen noch kein Blut zur Labordiagnostik abnehmen, hat diese Frage nur theoretische Bedeutung für Sie. Vielleicht diskutiert Ihr Kunde seine Werte mit Ihnen. Dann sollten Sie mehr als „ja, ja" sagen können.

FRAGE 38 **Beschreiben Sie die typische Klinik der rheumatoiden Arthritis.**

ANTWORT

- **Unspezifische Allgemeinsymptome:** Müdigkeit, Schwäche, Gewichtsverlust, Nachtschweiß, Bewegungsschmerz.
- **Rheumatypische Gelenkshautveränderungen:** Besonders betroffen sind die Finger- und Handgelenke. Es treten Schwellungen, Rötungen, Destruktion, ulnare Deviation (Abweichung der Finger zur Ellenbogenseite), Schwanenhals- und Knopflochdeformität, Raynaud-Syndrom, Karpaltunnelsyndrom, Rheumaknötchen auf.
- **Viszerale Symptome:** Polyserositis (Entzündung der serösen Häute), Gefäß-, Augenbeteiligung.

FRAGE 39 **Wie sieht die physikalische Therapie der rheumatoiden Arthritis aus?**

ANTWORT

- Thermotherapie:
  a) im akuten Anfall: kühlend,
  b) bei chronischen Beschwerden: Wärmeapplikation
- Hydrotherapie/Bewegungstherapie.
- Massage- und Elektrotherapie.

FRAGE 40 **Definieren Sie Polymyositis (Befall vieler Muskeln) und Dermatomyositis.**

ANTWORT

- Polymyositis: entzündliche System-Erkrankung mit Skelettmuskelbefall (lymphozytäre Entzündung).
- Dermatomyositis: Polymyositis mit Hautbeteiligung (Lilakrankheit wegen der Hautverfärbung im Rahmen der Kollagenose).

FRAGE 41 **Wie äußert sich eine Polymyalgia rheumatica?**

ANTWORT Sie betrifft häufig Frauen über dem 50. Lebensjahr: Muskelschmerz, Bewegungs-Schmerz, Schwäche, Fieber.
Typisch ist die erhöhte Blutsenkungsgeschwindigkeit bei unauffälligem EMG (Elektromyogramm) und unauffälligen Muskelenzymen (Erhöhte Muskelenzyme im Blut wären ein Zeichen für Zerstörung oder Untergang von Muskelzellen, aus denen die Enzyme dann austreten können).

FRAGE 42 **Zählen Sie rheumafaktornegative Arthritiden auf (Gelenkentzündungen, bei denen keine Rheumafaktoren festgestellt werden können).**

ANTWORT M. Bechterew, M. Reiter, Psoriasis-Arthritis, M. Whipple, Arthritiden bei chronisch entzündlichen Darmerkrankungen.

FRAGE 43 **Wie viele der Patienten mit Psoriasis (Schuppenflechte) haben eine begleitende Arthropathie?**

ANTWORT Bis zu 10% der Patienten mit Psoriasis haben eine begleitende Arthritis.
Typisch ist für die Psoriasis-Arthropathie der Befall eines Fingers im Strahl (alle Gelenke eines Fingers sind betroffen). Häufig sind Gelenke in der Nähe des Hautbefalls mitbetroffen. Bei Psoriasis-Patienten sind die Nägel häufig betroffen. Es kommt zu einer Zerstörung der Nagelsubstanz, die mit einer Nagelpilzerkrankung verwechselt werden kann.

FRAGE 44 **Welche Symptomen-Trias bezeichnet man mit Reiter'sche-Trias?**

ANTWORT

- Arthritis,
- Konjunktivitis,
- Urethritis nach Harnwegsinfekt, genitalen oder intestinalen Infektionen (mit Salmonellen, Shigellen, Gonokokken, Mykoplasmen, Chlamydien).

Der Morbus REITER ist ein „Ruhrrheumatismus“ (Ruhrerreger: Shigellen).

KOMMENTAR Hier sind die Fachgebiete Urologie, Orthopädie, Innere Medizin und Augenheilkunde gleichermaßen beteiligt. Trotzdem handelt es sich eigentlich um eine Erkrankung der Inneren Medizin. Wenn Ihnen eine Kunde erzählt, das er Gelenkbeschwerden (vielleicht im Knie oder Sprunggelenk) hat und außerdem unter einer Bindehautentzündung leidet, sollten Sie ihn fragen, ob er auch Brennen beim Wasserlassen hat. Dann ist die Trias perfekt.

FRAGE 45 **Welche klinischen Tests weisen auf einen M. Bechterew hin?**

ANTWORT

- Mennel-Zeichen: Schmerzauslösung in Rückenlage durch Druck auf beide Darmbeine.
- Gaenslen-Zeichen: Beinüberstreckung in Bauchlage.

- Schober-/Ott-Zeichen, Finger-Boden-Abstand: Hinweise auf Beweglichkeit der Wirbelsäule.

FRAGE 46 **Wie entstehen Osteophyten (vom Periost ausgehende umschriebene Knochenneubildung)?**

ANTWORT Durch chronische Fehlhaltung (mechanische Einflüsse) wird der Knochenumbau angeregt (Arthrose). Es kommt zur Degeneration des Knochengewebes und kompensatorischem Anbau.

FRAGE 47 **Wie äußert sich eine Gelenkbeteiligung bei Streptokokkeninfektion?**

ANTWORT Bei Patienten mit einer Infektion mit beta-hämolysierenden Streptokokken Typ A (besonders häufig im Alter von 5 – 15 Jahren) kann es zu Gelenkschwellungen, Rötung und Schmerz der großen Gelenke (springend, d. h. von einem Gelenk zum nächsten wechselnd; selten treten Gelenkdeformierungen auf) kommen.
Weitere Symptome und Befunde sind:
Fieber, Erythema nodosum (akut entzündliche Hauterkrankung des Unterhautfettgewebes), Perikarditis (Entzündung des Herzbeutels), rheumatische Karditis (Entzündung des Herzens; in bis zu 50% der Fälle), Chorea minor Sydenham (gynäkologische Erkrankung bei Infektionen mit Streptokokken).
Hinweise im Labor: Antistreptolysin-O-Titer positiv.

FRAGE 48 **Bei welchen Erkrankungen kann es sekundär zu Gelenk- und Knochendeformierungen kommen?**

ANTWORT

- **Neurologisch:** Syringomyelie (Höhlenbildung im Bereich der grauen Substanz des Rückenmarks) (vor allem an Schulter, Knie), Tabes dorsales (Rückenmarksschwindsucht, auch Neurosyphilis genannt).
- **Endokrinologisch:** Kretinismus (Entwicklungsstörung von Kindern durch Schilddrüsenhormonmangel), Vitamin-D-Mangel (Rachitis).

- **Hämatologisch:** Hämophilie Bluterkrankheit) (mit Gelenkeinblutungen in die großen Gelenke, besonders ins Kniegelenk).

FRAGE 49 **Wann werden im Rahmen der „Balneotherapie" Moorbäder angewendet?**

ANTWORT Moorbäder werden bei chronisch-entzündlichen Prozessen (vor allem des rheumatischen Formenkreises) und bei gynäkologischen Erkrankungen (Sitzbad) angewendet.
Im Moor sind enthalten: Harze, Huminsäuren, Gerbsäuren, Pektin, Zellulose, östrogenartige Substanzen, Schwefel, Salze.

FRAGE 50 **Welche „Kennmuskeln" sollte man sich merken?**

ANTWORT Folgende Muskeln werden von Nerven versorgt, die den folgenden Rückenmarkssegmenten entspringen:
C 6 – M. biceps brachiaii (Biszeps-Sehnenreflex)
C 7 – M. triceps (Trizeps-Sehnenreflex)
L 4 – M. quadriceps femoris (Patella-Sehnenreflex)
L 5 – M. extensor hallucis longus (Tibialis posterior-Reflex, Reithosenhypästhesie)
S 1 – M. trizeps surae (Achilles-Sehnenreflex)

KOMMENTAR Der M. biceps brachiaii kann auch aus C5 innerviert werden.

FRAGE 51 **Wie kommt es zu einem „Tibialis-anterior-Syndrom"?**

ANTWORT Nach muskulärer Belastung oder Traumata (Verletzungen), die zur Schwellung des Muskels führen. In der präformierten Muskelloge kommt es durch die Gewebsschwellung zu einem Anstieg des Logendrucks (= Kompressionssyndrom). Typische Symptome sind: Schmerzen, Sensibilitätsstörungen, N. peronaeus-Schaden (ergibt eine Fußheberschwäche), erst spät tritt ein Pulsverlust der A. tibialis anterior auf.
Therapie: Die einzige und sofortige Maßnahme zur Vermeidung dauerhafter Schäden (Nervenschäden, Muskelnekrosen, eventuell Verlust der Gliedmaße), ist ein operativer Eingriff. Hierbei wird die Muskelfascie gespalten, um eine Entlastung zu erreichen.

FRAGE 52 **Was für eine Gefahr besteht bei einem Psoasabszess?**

ANTWORT

- Gefährdung des N. femoralis, N. ilioinguinalis, N. ilioabdominalis,
- Absinken des Abszess in die Psoasloge.

(Ein Psoasabszess kann bei Tuberkulose als Nierenabszess entstehen. Typisch ist der unscharfe Psoasschatten im Röntgenbild; also schaffen Sie sich noch ein Röntgengerät an?)

Zur Erinnerung:

Der M. psoas major vereinigt sich mit dem M. iliacus zum M. iliopsoas Beide sind umhüllt von der Fascia iliaca, deren Fascienschlauch vom Arcus lumbocostalis medialis bis zum Oberschenkel reicht. Deshalb können eitrige Prozesse (also nicht nur tuberkulöse) als Senkungsabszesse innerhalb des Schlauches bis zum Oberschenkel wandern. Der M. psoas major ist ein vielgelenkiger Muskel. Er entspringt mit einem oberflächlichen Anteil von den Seitenflächen des 12. Brust- und 1. – 4. Lendenwirbels. Mit seinem tiefen Anteil entspringt er von den Processus costales (Rippenfortsätzen) des 1. – 5. Lumbalwirbels. Der M. psoas wirkt im Liegen an der Hebung der unteren oder oberen Körperhälfte mit.

Der Podologe hat selten etwas mit Tuberkulose-Patienten zu tun und einen Psoasabszess wird er allenfalls in seinem Praktikum auf einer chirurgischen Station erleben. Die Tuberkulose hat zwar in den letzen Jahren wieder zugenommen, aber nicht in dem Maße, dass die Podologenpraxen mit Tuberkulosekranken überschwemmt würden. Allerdings gibt es nicht nur tuberkulöse Abszesse in diesem Bereich, die durch den Fascienschlauch wandern könnten.

FRAGE 53 **Welche Symptome macht ein Bandscheibenvorfall im Bereich der Wurzel L4?**

ANTWORT Bei Wurzelschädigung des 4. Lendenwirbels kommt es vor allem zu Paresen (unvollständige Lähmungen) und Atrophie (Verkümmerung) des M. quadrizeps mit Minderung des Patellar-Sehen-Reflexes (Kennreflex). Es kommt zu Ausfallserscheinungen der Sensibilität im Bereich der Außenseite des Knies und von der Vorderseite des Unterschenkels bis zum medialen Fußrand.

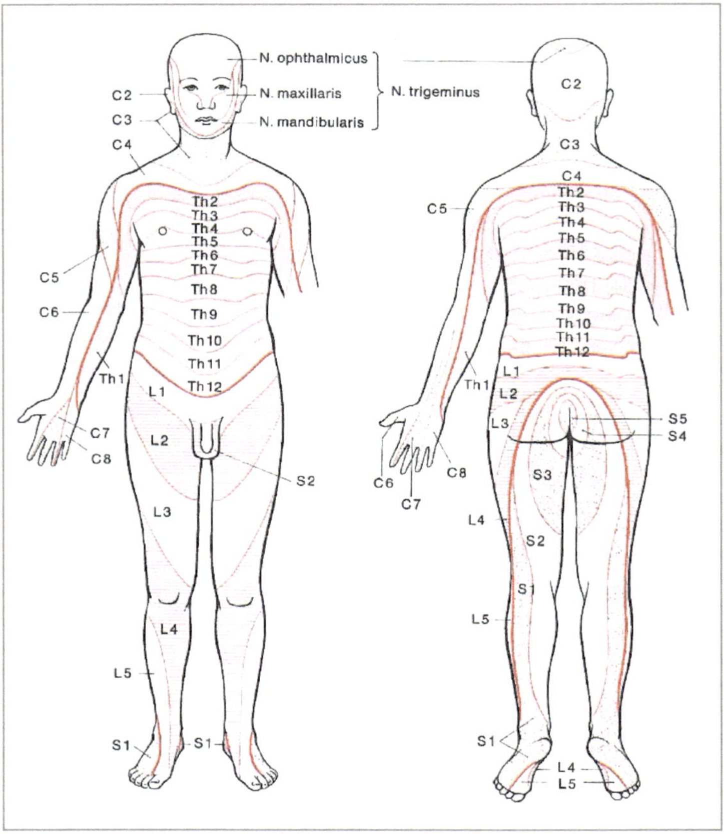

Die segmentale Innervation der Haut (nach Hansen und Schliack)

FRAGE 54 **Was ist eine „Paraspastik“?**

ANTWORT Muskelhypertonie zweier symmetrischer Extremitäten, entweder der oberen oder der unteren Körperhälfte (bis zur Starre), z. B. bei Schädigungen der Capsula interna (somatotopisch gegliederte Markschicht im Gehirn), Rückenmarksschädigungen.

Im Vergleich dazu bedeutet die Spastik: Bei Bewegung kommt es zu zunehmender Muskelspannung aufgrund des Ausfalls kortikaler Systeme (Systeme der Hirnrinde). Die Tetraspastik ist die doppelte Paraspastik (d. h. alle vier Extremitäten sind betroffen).

FRAGE 55 **Grenzen Sie die Myotonie, Myatonie, Myasthenie und Muskelatrophien klinisch voneinander ab.**

ANTWORT

- **Myotonie:** tonischer Muskelkrampf ohne Muskelatrophie, bei guter Kontraktion, verzögertes Erschlaffen,
- **Myatonie:** verringerter bis fehlender Muskeltonus,
- **Myasthenie:** unter Belastung gesteigerte Ermüdbarkeit der willkürlichen Muskulatur (die Muskulatur, die willentlich beeinflussbar ist), mit Erholung in der Ruhephase
- **Muskelatrophie:** verminderte Muskelmasse infolge Verkleinerung des Querschnitts der Muskelfasern (Muskelverkümmerung).

FRAGE 58 **Wodurch kann eine Bewegungseinschränkung bedingt sein?**

ANTWORT

- Reflektorische Schonhaltung: z. B. bei einem Gelenkserguss oder einer Wirbelblockierung;
- Gelenksperre: z. B. eingeklemmter Meniscus articularis oder Einklemmung eines freien Gelenkkörpers;
- Kontraktur: Verwachsungen, Narbenzüge, die Bewegungen in ihrem Ausmaß einschränken oder völlig verhindern (z. B. nach Verbrennungen);
- Fibröse oder bandbedingte Steife
- Ankylose (knöcherne oder kapsuläre Gelenkversteifung).

FRAGE 57 **Beschreiben Sie die Statik des Standes und pathologische Abweichungen.**

ANTWORT

- Drehpunkt im Hüftkopf, Linie durch Hüft-Knie-Sprunggelenk.

- Hüftabduktoren halten bis zum dreifachen des Körpergewichtes (M. glutaeus med., glutaeus min.). Bei Schädigung der Hüftabduktoren kommt es zum Hinken nach Trendelenburg-Duchenne: Bei Stand auf dem kranken Bein sinkt das Becken auf der gesunden Seite ab, dies entsteht durch die Kippung des Rumpfes zur kranken Seite/zum Standbein wird der Lastarm des Gelenks verkürzt
- Beinverkürzung: Adduktionskontraktur, Skoliose, Kniebeuge (auf gesunder Seite Abduktion).
- Quadrizepslähmung: Normalstand mit Drehpunkt des Knies vor dem Körperlot, bei Lähmung des Quadriceps dahinter (Crus recurvatum). Das Kniegelenk wird nur noch von der Gelenkkapsel getragen (z. B. bei der Poliomyelitis, und der Tabes dorsalis = Rückenmarkschwindsucht).

FRAGE 58 **Beschreiben Sie Stellungsanomalien des Hüftgelenks, Rotationsfehler und Winkelfehlstellungen.**

ANTWORT

- Rotationsfehler:
  - Außenrotation des Femurs ist eine Normvariante.
  - Innenrotation bei Muskelungleichgewicht, Kontrakturen, Antetorsion des Femurendes, angeborenem Sichelfuß (bei 5 – 10% der Bevölkerung).
- Antetorsion mit vergrößertem Winkel des Femurs in der Hüftpfanne (größer als 20°), der Schenkelhals erscheint im Röntgenbild verkürzt und zu steil (Coxa valga), führt zu „schielender Kniescheibe".
- CCD-Winkel: Centrum Collum Diaphysen-Winkel beträgt beim Erwachsenen 125 – 126°
  Abweichungen sind:
  - Coxa valga > 140°; Coxa vara <120° ("Hirtenstab"-Femur mit vorstehendem Trochanter)

Die normalen Winkelverhältnisse der einzelnen Knochenstrukturen, vor allem am Bein, sind zum Verständnis bestimmter Veränderungen am Fuß auch für den Podologen von Bedeutung. Für diejenigen, die sich mit Plantarorthesen und Biomechanik beschäftigen, sind sie unerlässlich.

Zur Erinnerung die einzelnen Winkel am Hüftkopf und Femur (Oberschenkel):

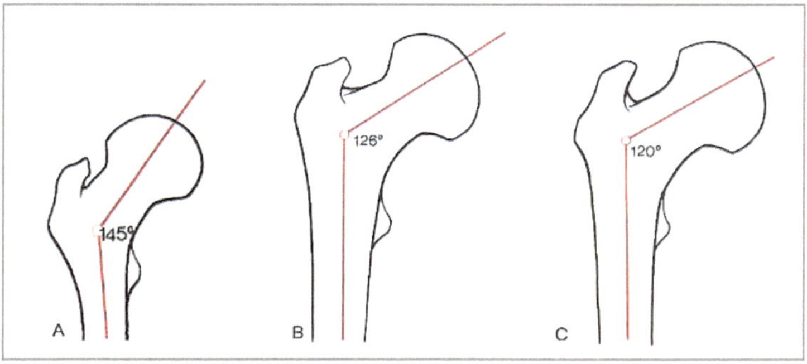

Corpus-Collum-Winkel in Abhängigkeit vom Alter:
A) Bei einem etwa drei Jahre alten Kind
B) Beim reifen Erwachsenen
C) Beim Greis

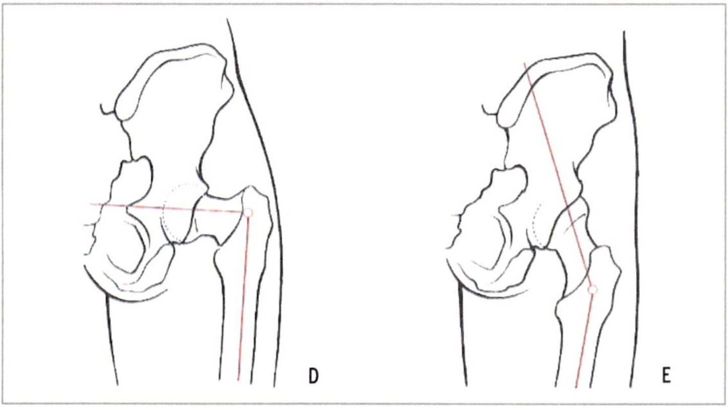

Coxa vara und Coxa valga:
D) Coxa vara
E) Coxa valga

F) Torsionswinkel am Femur (Oberschenkel)

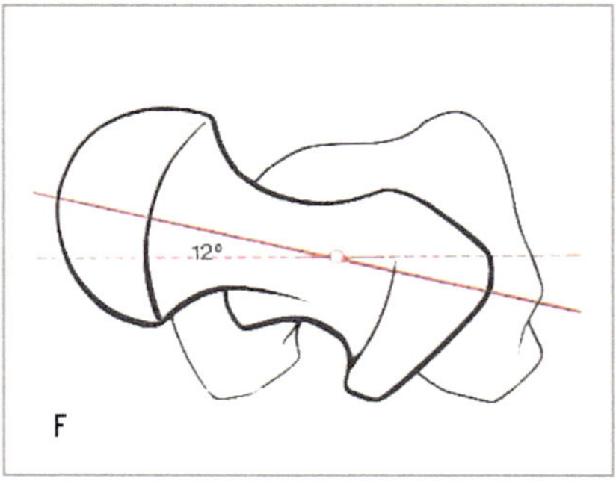

Man findet am Femur einen Verdrehungswinkel (F). Wenn Sie eine Gerade durch das Collum (den Oberschenkelhals) und eine Gerade quer durch die Kondylen ziehen, sehen Sie, dass diese beiden Geraden einen Winkel von etwa 12° bilden. Er schwankt zwischen 4° – 20°.

FRAGE 59 **Geben Sie mit der Neutral-Null-Methode an, welche Bewegungsmöglichkeiten die gesunde Hüfte hat.**

ANTWORT

- 10°–0°–130° Beugung, Streckung.
- 45°–0°–30° Abduktion, Adduktion.
- 50°–0°–45° Innenrotation, Außenrotation.

(Beispiel: keine Abduktion im Hüftgelenk möglich, fixiert in Adduktion: 10/10/0 [Adduktion/Abduktion].)

KOMMENTAR Die Neutral-0-Methode ist eine Messmethode, bei der alle Gelenkbewegungen von einer einheitlich festgelegten Ausgangsstellung aus gemessen werden. Dies vereinfacht die Standardisierung orthopädischer Gutachten und den Informationsaustausch zwischen Ärzten untereinander und den sonstigen medizinischen Assistenzberufen.

FRAGE 60 **Welche Gangstörungen kennen Sie?**

ANTWORT

1. Hinken: Vorkommen bei Lähmungen (z. B. bei spastischer Hemiparese oder Peronaeuslähmung), Fußdeformitäten, Beinverkürzung, Ischialgie, u. a.

2. Kleinschrittiger Gang (Trippelgang): Vorkommen vor allem beim Parkinson-Syndrom und zerebrovaskulärer Insuffizienz.
3. Watschel- oder Entengang: Vorkommen z. B. bei Hüftgelenkluxation, Lähmung der Mm. Glutaei, Rachitis, Coxa vara.
4. Schiebender Gang: Vorkommen bei Arthrose, Spondylitis ankylosans und Arthropathie.
5. Spastischer Gang: Vorkommen bei Amyotropher Lateralsklerose u. a.
6. Ataktischer Gang: breit ausfahrend. Vorkommen z. B. bei Kleinhirnschädigungen.
7. Gangstörungen mit plötzlich einschießenden unwillkürlichen Bewegungen. Vorkommen z. B. bei extrapyramidalen Syndromen.
8. Innen- oder Außenrotationsgang: meist eine gewohnheitsmäßige Normvariante.

FRAGE 61 **Wie verläuft Knochenwachstum, welche Störungen kennen Sie z. B.?**

KOMMENTAR Enchondrale Ossifikation: appositionelles (anlagerndes) Wachstum, Vorkommen bei Knochen mit bipolarer Epiphysenfuge (Epiphysenfuge an beiden enden). Störungen sind:

- Achondroplasie (dominant erbliche Störung des Knochenwachstums infolge Fehlens der Knorpelwachstumszone) Dysproportionierter Minderwuchs (Endgröße ca. 125 cm), verminderte Proliferation (Wachstum) der Epiphyse, Lendenhyperlordosierung, Wirbelsäule hat ungefähr die normale Länge, Extremitäten sind absolut und relativ zu kurz.
- Osteogenesis imperfecta (Glasknochenkrankheit, eine erbliche Bindegewebskrankheit , die zu vermehrter Knochenbrüchigkeit führt): Kollagenbiosynthesestörung mit erhöhter Knochenbrüchigkeit. Symptome sind: blaue Skleren, überstreckbare Gelenke, Schwerhörigkeit durch Otosklerose. Zwei Formen: Osteogenesis imperfecta tarda et congenita. Diagnose: pränatal bei der kongenitalen Form, im Röntgenbild: Auftreibung, Verbiegungen, Zysten in Skelettknochen.
- Morbus Jaffe Lichtenstein: Mesenchymale Störung in 85% monostotischer (einseitig) Befall, z. B. Hirtenstabfemur. Meist einseitige, lokalisiert fibröse Störung der Knochenentwicklung infolge fibröser Dysplasie.

- Morbus Paget: Primäre Knochenerkrankung mit vermehrter osteolytisch-osteoblastischer Aktivität, klinische Auffälligkeiten sind „Säbelscheidentibia", die typische Anamnese mit auffälliger Knochenvergröberung: „Der Hut, Schuhe oder Handschuhe passen nicht mehr". Eine Komplikation des M. Paget ist die mögliche maligne (bösartige) Entartung.

FRAGE 62 **Von welchen Strukturen können Tumoren des Skeletts ausgehen? Wo sind die einzelnen Knochentumore bevorzugt zu finden? Nennen Sie Beispiele.**

ANTWORT Die Beantwortung der Frage kann man sich durch Strukturierung leichter machen: Die Einteilung nach den Strukturen, von denen die häufigsten Tumore des Skeletts ausgehen, liegt dieser Antwort zugrunde.

Vom Bindegewebe ausgehend:

- Fibrom: benigner Tumor, in der Metaphyse der langen Röhrenknochen lokalisiert.
- Fibrosarkom (sehr bösartiger Tumor).

Vom Knorpel ausgehend:

- Im Bereich der Metaphysen Exostosen (Osteochondrome), multiple kartilaginäre Exostosen.
- Im Rahmen von Syndromen: multiple Chondrome = M. Ollier, Chondrome mit Organhämangiomen (Blutschwämme), Pigmentnävi (Muttermale) und Vitiligo = Mafucci-Syndrom. Chondrome gehen vom Endost aus und können entarten:
  - Chondrosarkom (Altersgipfel im Erwachsenenalter).
  - Ein Enchondrom ist ein schmerzloser Tumor an den Händen und Füßen mit pilzartigem Wachstum. Er geht vom Endost aus und wächst im Markraum der Knochen.

Vom Knochen ausgehend:

- Osteoidosteom: Im Röntgenbild zeigt sich eine in der Kortikalis gelegene Aufhellungszone mit Randsaum. Symptome dieses Tumors sind vor allem nächtliche Schmerzen, die auf eine Therapie mit Acetylsalicylsäure typischerweise gut ansprechen, Altersgipfel: 2. Lebensjahrzehnt.
- Osteosarkom: Maligner Knochentumor besonders in den Metaphysen der langen Röhrenknochen vorkommend, der Altersgipfel liegt im jugendlichen Erwachsenenalter.

- Osteoklastom: Riesenzelltumor, semimaligner Tumor ist typischerweise in der Epiphyse lokalisiert, Prädilektionsstellen sind proximale Tibia, distaler Femur. Dieser Tumor ist eine „Zeitbombe"!

Vom Knochenmark ausgehend:

- Plasmozytom, besonders in den platten Knochen (Schädel, Rippen) und das
- EWING-Sarkom (ein maligner Tumor des Jugendalters, der besonders die Röhrenknochen betrifft).

Von den Gefäßen ausgehend:

- Hämangiom mit Wirbelkörperdestruktion, typische Längsstreifung des Wirbelkörpers im Röntgenbild.

Nicht zu vergessen sind die Knochenmetastasen bei malignen (bösartigen) Tumorerkrankungen, die natürlich zu den häufigsten Tumoren des Skeletts gehören.

FRAGE 63 **Welche Tumoren finden sich in Metaphyse, Epiphyse und Diaphyse der Röhrenknochen?**

ANTWORT

- In der Metaphyse gelegen: Osteosarkom, Enchondrom, Osteochondrom;
- Epiphysär: Riesenzelltumor, Chondroblastom;
- Diaphysär: in großen Knochen: Ewing-Sarkom, in Fingerknochen: Enchondrome.

FRAGE 64 **Welche Tumoren metastasieren bevorzugt in den Knochen?**

ANTWORT

- Das Mammakarzinom metastasiert in bis zu 50% in Knochen (Wirbelsäule, Sternum, Rippen, Klavikula) und führt eher zu osteolytischen Läsionen.
- Das Prostatakarzinom metastasiert in bis zu 50%, eher osteoblastisch
- Außerdem: Bronchialkarzinom, Hypernephrom

FRAGE 65 **Beschreiben Sie die Osteomyelitis.**

ANTWORT

- Definition: Hämatogene (über Blutgefäße), lymphogene (über Lymphbahnen) oder direkte Infektion des Knochenmarks, Knochengewebes und Periosts.
- Erreger: Staphylococcus aureus, Streptokokken, Mykobacterium tuberculosis (mit Gibbusbildung, Spina ventosa = aufgetriebene Finger), Treponema pallidum (Syphilis), Salmonellen.
- Diagnostik: Röntgenbild: Brodie-Abszess, Differentialdiagnose ist der maligne Knochentumor.
- Therapie: Antibiotika, bei Brodie-Abszess: Enukleation (Herd ausschälen), Trepanation (Knochen eröffnen).

FRAGE 66 **Welche Krankheitszeichen erwarten Sie bei einer Gicht?**

ANTWORT

- Akuter Anfall mit Fieber, Leukozytose (weiße Blutkörperchen über 10000/ml), Schmerzen (meist Großzehengrundgelenk – Podagra) bei Harnsäurespiegel über 6,5 mg/dl. Besonders im sauren Milieu, in bradytrophem (schlecht ernährtes Gewebe, z. B. Knorpel) Gewebe sammeln sich die Harnsäurekristalle an und führen zu einer Entzündungsreaktion.
- Chronische Gichtsymptome: Befall von Mittelfuß, Sprung-, Knie-, Handgelenk, Gichttophi in der Haut, osteolytische (Knochenauflösung) Knochendefekte, Uratnephropathie (Gichtniere).
- Differentialdiagnose: Pseudogicht mit Calciumpyrophosphatablagerung (Kristalle), Kalksteinen).

KOMMENTAR Eine Harnsäureerhöhung ist nicht immer nachweisbar. Eine Gicht kann auch bei normalen Harnsäurewerten auftreten. Gichtanfälle treten gehäuft nach opulenten Mahlzeiten mit Alkoholgenuss auf.

FRAGE 1 **Wie kommt es zu Schmerzen bei der Arthrose?**

ANTWORT Schmerzen treten besonders bei der aktivierten Arthrose mit akuter Synovitis. (Gelenkinnenhautentzündung), oder bei Gelenksdestruktion, insbesondere bei Inkongruenz der Gelenkkörper auf. Anamnestisch charakteristisch ist der Anlaufschmerz, Verschleißschmerz.

FRAGE 68 **Welche physikalischen Therapiemöglichkeiten kennen Sie bei degenerativen Gelenkerkrankungen?**

ANTWORT

Zum Beispiel Anwendung von:

- Wärme, Kälte bei schmerzhaften Verspannungen, chronischen Schmerzen.
- Ultraschall bei Erkrankungen des Bandapparates.
- Diathermie, Mikrowellendiathermie zur Anwendung bei oberflächlichen Prozessen.
- Kurzwelle zur Wärmeerzeugung in tiefer gelegenen Wirbelsäulenstrukturen.

FRAGE 69 **In welchen Phasen verläuft die Sudeck'sche Atrophie (sympathische Reflexdystrophie), wie wird sie behandelt?**

ANTWORT

- Stadium I (erste Tage): Livide Schwellung, Schmerz.
  Therapie: Ruhigstellung, antiphlogistische Medikamente.
- Stadium II (erste Monate): Straffe Glanzhaut, Kontraktur.
  Therapie: Krankengymnastik.
- Stadium III (Defektheilung): Schmerzlosigkeit, fleckige Entkalkung im Röntgenbild, Atrophie, Kontraktur.
  Therapie: Physiotherapie.

KOMMENTAR Der Podologe behandelt keinen „Sudeck". Er hat aber gelegentlich mit seinen Folgen am Fuß zu kämpfen.

FRAGE 70 **Welche typische aseptischen Knochennekrosen kennen Sie, wann und wo kommen sie vor?**

ANTWORT Die meisten aseptischen Knochennekrosen treten in der Kindheit auf (bei Jungen):

- M. Perthes: Femurkopfnekrose mit plötzlich auftretendem Hinken, schmerzendem Knie, schmerzhafte Innenrotation des Femurs, Muskelatrophie, Abduktionskontraktur. Der M. Perthes ist die häufigste aseptische Knochennekrose, sie kommt bevorzugt bei Knaben im 3. – 9. Lebensjahr vor.
- M. Köhler I: Knochennekrose des Os scaphoideum des Fußes, hauptsächlich bei Jungen im 3. – 8. Lebensjahr.
- M. Köhler II: Osteonekrose des Mittelfußknochens II – IV, besonders bei Mädchen (13 – 18 Jahre).
- M. Osgood-Schlatter: Osteonekrose der Tibiaapophyse, Alter: 12. bis 16. Lebensjahr. Beschwerden sind Belastungsschmerz z. B. beim Gehen. Therapie: Ruhigstellung, Sportverbot.
- M. Calve: Aseptische Knochennekrose der Wirbelkörper, vor allem Lendenwirbelkörper.
  Bei Erwachsenen tritt die aseptische Knochennekrose z. B. als Vibrationsschaden, posttraumatisch, idiopathisch auf.
- M. Kienböck, bevorzugt im 20. – 30. Lebensjahr, Lunatummalazie mit relativer Ulnarverlängerung, Radiusverkürzung, verminderter Dorsalextension der Hand (Berufskrankheit bei Pressluftwerkzeug-Arbeitern).

KOMMENTAR Hier sind einige Erkrankungen genannt, die im Erwachsenenalter meist zu Beschwerden am Fuß führen und deshalb für den Podolgen interessant sind.

FRAGE 71 **In welchen Stadien verläuft der M. Perthes?**

ANTWORT Stadieneinteilung des M. Perthes:
- Stadium I – Initialstadium: Epiphyse des Femurs verschmälert, Gelenkspalt verbreitert,
- Stadium II – Kondensationstadium: Sklerosierung der Epiphyse,
- Stadium III – Fragmentationsstadium: mit scholligem Zerfall (Pilzkopfform),
- Stadium IV – Regenerationsstadium: Ausheilung.

FRAGE 72 **Wie sieht die Prognose der aseptischen Knochennekrose des M. Perthes aus?**

ANTWORT

- Prognose: Es kann zur spontanen Restitution nach bis zu vier Jahren kommen.
- Therapie: Zur Entlastung bei starkem Bewegungsschmerz (Becken-Bein-Fuß-Gips in Abduktions-, Beuge- und leichter Außenrotationsstellung = Thomas-Schiene), oder Varisierungsoperation nach Salter (verbesserte Gelenkkongruenz).

FRAGE 73 **Wie dringend ist die Therapie eines 28-jährigen Berufssoldaten mit Bewegungs- und Ruheschmerz sowie Bewegungsstörung im Bereich des Fußes? Wie sollte das weitere therapeutische Vorgehen geplant werden? (Der Patient hat eine Fußheberschwäche)**

ANTWORT

Verdachtsdiagnose: Kompartmentsyndrom der Tibialis anterior-Loge, z. B. nach Trauma (Verletzung) oder massiver Belastung (20-Kilometermarsch).
Das Kompartmentsyndrom tritt innerhalb von geschlossenen Muskellogen bei Anstieg des Gewebedruckes auf; es kann bei extremer Drucksteigerung zu Drucknekrosen (Absterben des Gewebes durch Druck) von Muskeln und Nerven kommen. Symptome: Spontanschmerz, Lähmungserscheinungen durch Schädigung des N. peronaeus profundus, Spitzklumpfuß, Krallenzehen.
Nach einem 20-Kilometermarsch kann auch eine Marschfraktur auftreten.

Therapie: Notfall bei Lähmungserscheinungen innerhalb von 6 – 12 Stunden Faszienspaltung zur Drucksenkung (später unwiderrufliche Schädigung).
Eine andere Manifestation eines Kompartmentsyndroms ist im Bereich der Beugerloge des Unterarms die Volkmann Kontraktur als Spätstadium (mit überstreckten Fingergrundgelenken, adduziertem Daumen, gebeugtem Handgelenk). Die Volkmann-Kontraktur wird Sie als Podologe weniger betreffen.

FRAGE 74 **Welche Sehnen reißen spontan, traumatisch (oder bei Verletzung)?**

ANTWORT

- Die Sehnen des M. supraspinatus und infraspinatus: Sehnenruptur der „Rotatorenmanschette" (viele ältere Menschen haben eine solche Ruptur, ohne es zu wissen).
- Die lange Bizepssehne: Typischerweise entsteht ein Muskelwulst über der Ellenbeuge, Riss geht ohne große Krafteinbuße einher. Die Indikation zur Operation wird nur bei besonderen Bedingungen (z. B. Leistungssportlern, Musikern) gestellt (Männer stört häufig der Muskelwulst an der falschen Stelle. Der Muskelbauch rutscht in Richtung Ellenbogen).
- Achillessehne: Reißt häufig oberhalb des Fersenbeins, führt unbehandelt zum Hackenfuß.
- Sehnen der Fingerstrecker: Reißen über dem Fingermittelgelenk und verursachen durch Abgleiten auf die Beugeseite die so genannte Knopflochdeformität (vor allem bei der chronischen Polyarthritis). (Dies ist eine typische Verletzung, die sich Hausfrauen und Bundeswehrsoldaten beim „Bettenmachen" zuziehen).

Seltener reißen auch:

- Quadriceps- und
- Patellarsehne,
- Sehne des M. extensor pollicis longus.

FRAGE 75 **Wie verläuft die Frakturheilung, welche therapeutischen Möglichkeiten gibt es?**

ANTWORT Wichtige Voraussetzungen für die Frakturheilung sind: Vitalität des Knochens, Stabilität.

- Primäre Frakturheilung nach stabiler Osteosynthese ohne Kallusbildung = Kontaktheilung. Beispiele sind: Osteosynthese mit Schraube, Platte, Zuggurtung.
- Sekundäre Frakturheilung: über Spaltheilung mit Lamellenknochen. Beispiele sind Frakturbehandlung mit Gips, intramedullärem Marknagel, Bündelnägeln.

KOMMENTAR Wichtig ist die Ruhigstellung der Fraktur, damit keine Pseudarthrose (falsches Gelenk) entsteht. Die Ruhigstellung erfolgt durch die oben genannten Methoden.

FRAGE 76 **Welche Prinzipien der Physiotherapie kennen Sie?**

ANTWORT

- Aktive Bewegungstherapie: isotonisch, isometrisch.
- Passive Bewegungstherapie: bei Spastik, Athetose, Ataxie.
- Neurophysiologische Therapie: nach Bobath, Vojta
- Klassische Massage: bei Muskelverspannung (Myogelose: lokale Verspannung), Streichen, Kneten, Zirkelung, Klopfung, Vibration. (Kontraindikation: lokale Entzündung, frische Verletzung, Gefäßerkrankung, Thrombose).
- Orthopädischer Schuh: Korkbettung (bei Deformität- Klumpfuß); mit dem Ziel der Bremsung unerwünschter Beweglichkeit, als Abrollhilfe, Stilllegung, lokale Entlastung, Verkürzungsausgleich (Der orthopädische Schuh ist ein Hilfsmittel. Er kann eigentlich nicht zur physikalischen Therapie gezählt werden.).
- Hydroelektrische Bäder wirken entlastend bei neuralgischen oder myalgischen Zuständen.

FRAGE 77 **Welche verschiedenen Arten von Verbänden kennen Sie?**

KOMMENTAR

- Wundverband, Salbenverband zur Behandlung von offenen Wunden, Hämatomen, Entzündungen. Hydrokolloidverbände bei Ulcera (Geschwüren).
- Kompressionsverband, z. B. nach Blutung, Punktion oder bei chronisch venöser Insuffizienz.
- Mobilisationsverband oder Fixationsverband, z. B. Tape-Verband bei Läsion des Bandapparates des Sprunggelenks.
- Extensionsverband, z. B. Overhead-Extension bei kindlicher Femurfraktur.
- Stützverband (Gilchrist, Rucksackverband).

FRAGE 78 **Ab wann ist ein Patient Schwerbehindert? Wieviel % MdE (Minderung der Erwerbsfähigkeit) bedeutet eine Oberschenkelamputation?**

KOMMENTAR Ab 50% Minderung der Erwerbsfähigkeit (MdE) ist ein Patient schwer behindert, als Beispiel ca. 60% MdE bei Oberschenkelamputation (Staffelung nach Beweglichkeit, Stumpf, Prothetik).

FRAGE 79 **Beschreiben Sie Fehlhaltungen der Wirbelsäulen. Wie werden sie eingeteilt?**

KOMMENTAR

- Rundrücken: verstärkte Brustkyphose (z. B. bei M. Bechterew).
- Hohlrundrücken: verstärkte Lendenlordose bei Brusthyperkyphose.
- Gibbusbildung: kurzbogige, angulär fixierte Kyphose eines begrenzten Wirbelsäulenabschnittes.
  - Cobb-Winkel: Gesamtkrümmungswinkel gemessen von Neutralwirbeln aus.

  Merksatz: Konvex ist der Buckel der Hex'. Die Rippen treten auf der konvexen Seite vor, die Dornfortsätze weichen zur konkaven Seite hin ab.
- Skoliose des Erwachsenen: knöcherne Abweichung der Wirbelsäule in der Frontalebene. Ursachen können angeborene Asymmetrien der Wirbel (z. B. Blockwirbelbildung) oder erworbene (z. B. statische bei Beckenschiefstand oder nach einer Kinderlähmung) sein.
- Säuglingsskoliose: ausgleichbare Fehlhaltung, Abflachung von Thorax und Hinterhaupt, Reifungsungleichgewicht, meist linkskonvex, C-förmig, nicht wie ein S beim Erwachsenen.
  Skoliose in Säuglingsalter linkskonvex, später im Erwachsenenalter vermehrt rechskonvex (70 – 80%).

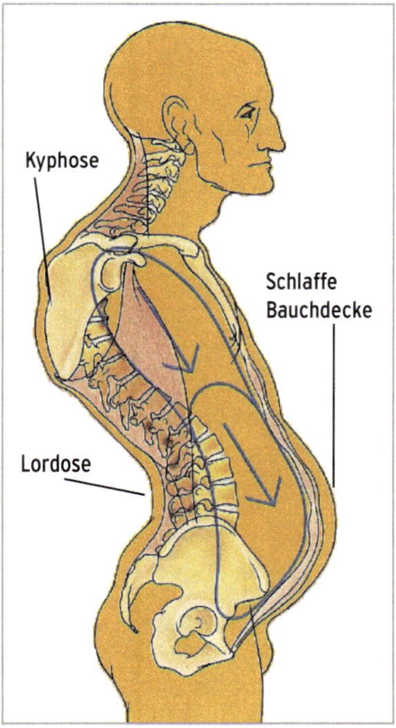

Die Abbildung (links) zeigt eine verstärkte Brustkyphose und verstärkte Lendenlordose.

Abbildung unten: Achsabweichungen der Wirbelsäule in der Frontalebene:

- Segmentweise Versteifung bei bestimmten Bewegungen (links)
- Skoliotische Haltung bei Vertebralsyndrom (Mitte)
- Normale harmonische Krümmung der Wirbelsäule bei Seitneigung (rechts)

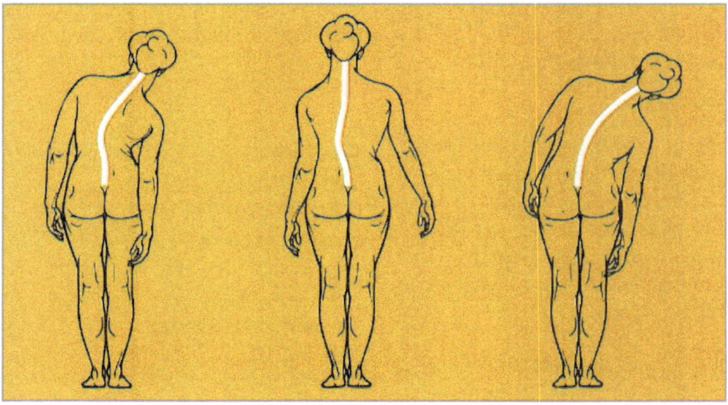

FRAGE 80 **Wie definieren Sie eine Kyphose?**

ANTWORT Die Kyphose ist eine nach dorsal konvexe Krümmung der Wirbelsäule. Sie ist im Bereich der Brustwirbelsäule bis zu einem gewissen Grad normal. Die normale (physiologische Krümmung der Lendenwirbelsäule ist die Lordose.
Ursachen einer pathologischen (krankhaften) Kyphosierung der Wirbelsäule können sein:

- kongenital
- M. Scheuermann
- infektiös (Tuberkulose)
- degenerativ (M. Bechterew)
- bei Osteoporose

KOMMENTAR Merken Sie sich zur Kyphose den Satz: „Konvex ist der Buckel der Hex“ (gleich Kyphose).

FRAGE 81 **Was ist der M. Scheuermann?**

ANTWORT

M. Scheuermann: Fixierter Gradrücken, evtl. mit Lendenkyphose, Schmorl'sche Knötchen (Bandscheibendestruktion mit Gewebeninvasion in die Wirbelkörper), Keilwirbelbildung, Randleistenstörung. Das typische Symptom neben der Fehlhaltung ist der Rückenschmerz.
Therapie: Physiotherapie, Aufrichtekorsette ab einem Krümmungswinkel von mehr als 35°, relative Operationsindikation bei einer Skoliose mit Winkel von 50°.

KOMMENTAR Der M. Scheuermann heißt auch „Osteochondrosis deformans juvenilis vertebralis dorsalis sive lumbalis“. Jetzt wissen Sie, warum sich der Begriff M. Scheuermann so hartnäckig hält.

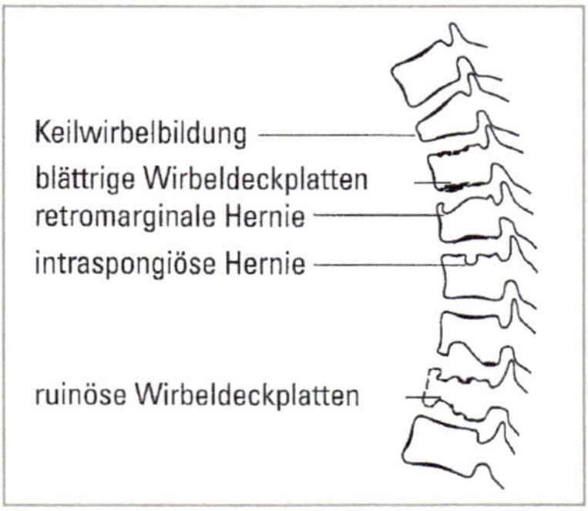

Wirbelsäulenveränderungen bei M. Scheuermann.

FRAGE 82 **Welche prinzipiellen Formen der Skoliose kennen Sie?**

ANTWORT

- Totale oder C-förmige Skoliose (Krümmung nach einer Seite ohne Gegenkrümmung).
- Zusammengesetzte oder S-förmige Krümmung der Skoliose (Krümmung mit Gegenkrümmung).
- Trippelskoliose (Krümmung mit kompensatorischer Krümmung nach kranial und caudal).

FRAGE 83 **Wie werden die Skoliosen eingeteilt?**

ANTWORT Die Skoliosen werden nach ihrem Schweregrand entsprechend dem röntgenologisch ermittelten Skoliosewinkel nach Cobb eingeteilt.

1. Grad: Winkel bis 40° (leichte Skoliose)
2. Grad: Winkel 40° – 60° (mittelschwere Skoliose)
3. Grad: Winkel 60° – 80° (schwere Skoliose)
4. Grad: Winkel über 80° (sehr schwere Skoliose)

FRAGE 84 **Typisch für eine Epicondylitis radialis humeri (sog. Tennisellbogen) ist vor allem:**

a) Abszess im Ellbogengelenk mit erheblicher Anschwellung
b) N. ulnaris-Kompressionssyndrom
c) chronische Luxation oder Subluxation des Radiusköpfchens mit massiver Auftreibung des Epicondylus lateralis humeri
d) umschriebener Druckschmerz am Epicondylus lateralis humeri
e) chronische Osteochondrosis dissecans am Capitulum humeri mit unförmiger knöcherner Auftreibung

LÖSUNG **d**

KOMMENTAR Der so genannte **Tennisellenbogen** (= Epicondylitis radialis humeri) entsteht typischerweise als Insertionstendopathie (Ansatztendinose) bei chronisch mechanischer Überbeanspruchung des Unterarmes (z. B. beim Tennisspielen aber nicht nur).
Beschwerden sind besonders bei Dorsalflexion der Hand oder bei Faustschluss unterarm- und handwärts ausstrahlende Schmerzen.

Meist besteht zusätzlich eine stark druckschmerzhafte, entzündlich be-dingte, örtliche Schwellung im Bereich des Epicondylus radialis hu-meri.

FRAGE 85 **Was verstehen Sie unter einer ossären Ankylose?**

a) Schmerzhafte Gelenkbewegungen
b) Knochenumbauzonen
c) Gelenkversteifung durch Verschmelzung der artikulierenden Gelenkflächen
d) Knöcherne Randausziehungen bei degenerativen Wirbelsäulenerkrankungen

LÖSUNG **c**

KOMMENTAR Unter einer **ossären Ankylose** versteht man eine knöcherne Gelenkversteifung durch **Fusion (Verschmelzung) der artikulierenden (der sich gegeneinander bewegenden) Gelenkflächen**. Sie tritt typischerweise bei der Spondylarthritis ankylosans (= Morbus Bechterew) auf.
Es handelt sich dabei um eine meist jüngere Männer betreffende, chronisch progrediente (fortschreitende) Erkrankung der kleinen Wirbelgelenke und der Wirbelsäulenlängsbänder, die zu einer Wirbelsäulenversteifung führt. Im Endstadium entwickelt sich eine bambusartige Konfiguration der gesamten Wirbelsäule (Totalrundrücken). Geht die Gelenkversteifung vom Synovialgewebe (Gelenkinnenhaut) aus, wie z. B. bei der rheumatoiden Arthritis, so bezeichnet man dies als kapsuläre oder fibröse Ankylose.

FRAGE 86 **Bei einer Adduktionskontraktur des rechten Hüftgelenks zeigt sich bei der Inspektion des stehenden Patienten in erster Linie**

a) ein Beckenhochstand rechts
b) ein Rundrücken
c) eine Beugekontraktur des rechten Kniegelenks
d) eine Spitzfußstellung des linken Fußes

LÖSUNG **a**

KOMMENTAR Bei der **Adduktionskontraktur** des rechten Hüftgelenks kann das Hüftgelenk nicht mehr abgespreizt werden. Beim Gehen muss daher das Becken auf der rechten Seite **angehoben** werden, damit das rechte Bein am Standbein vorbeibewegt werden kann. Inspektorisch (betrachtend) findet man am stehenden Patienten einen **Beckenhochstand rechts**.

FRAGE 87 **Eine Atrophie (Verkümmerung) der Thenarmuskulatur ist vor allem typisch für eine Läsion (Schädigung) des**

a) Ramus palmaris des N. ulnaris
b) N. medianus
c) Ramus profundus des N. radialis

LÖSUNG **b**

KOMMENTAR Die **Thenarmuskulatur** (= Daumenballen) wird von den Mm. abductor pollicis brevis, opponens pollicis, flexor pollicis brevis und adductor pollicis gebildet. Die genannten Muskeln werden bis auf den tiefen Anteil des M. flexor pollicis brevis und den M. adductor pollicis (jeweils R. profundus des N. ulnaris) vom **N. medianus** innerviert. Eine Atrophie der Thenarmuskulatur findet man typischerweise beim Karpaltunnelsyndrom.

Zur Erinnerung: Der N. medianus tritt unter dem Ligamentum carpi transversum (Karpaltunnel) in die Hohlhand. Infolge Platzmangels im Karpaltunnel (Ödeme, Verdickungen des Bandes, Degeneration bei Diabetes mellitus) kommt es zu einer Druckschädigung des Nerven. Die Patienten berichten über Schmerzen und Ameisenlaufen in den ersten drei bis vier Fingern, vor allem nachts.

Betrachten Sie dazu die drei Abbildungen auf der nächsten Seite.

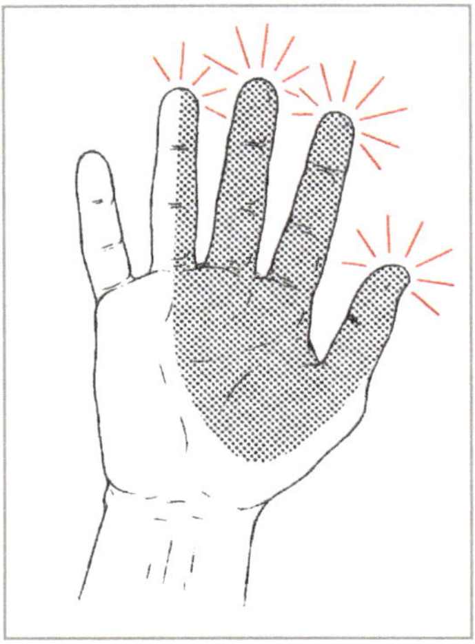

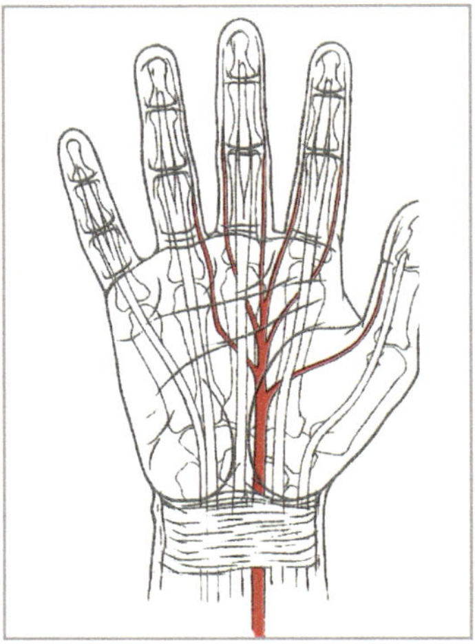

Links: Lokalisation der Parästhesien (Missempfindungen) und Schmerzen beim Carpaltunnelsyndrom (CTS).
Rechts: Verlauf des N. medianus durch den Karpaltunnel.

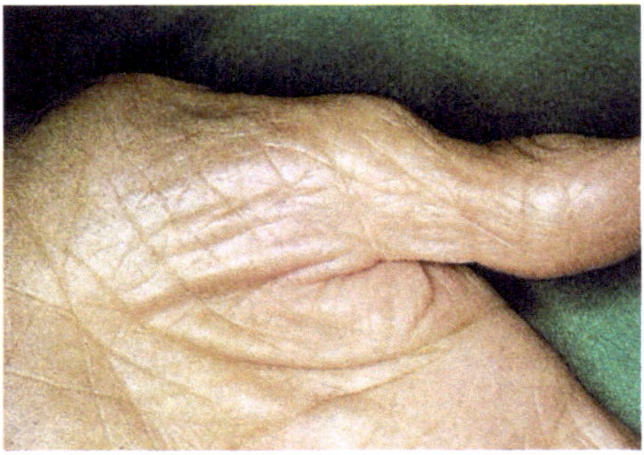

Thenaratrophie an der linken Hand.

Quelle: Vischer T L (1979): Lokalisierte Schmerzsyndrome in der Rheumatologie. Sandoz S. A., Basel

FRAGE 88 **Charakteristische Befunde bei akuten Gelenkentzündungen sind:**

a) Achsabweichung
b) Functio laesa (Funktionsstörung)
c) Schwellung

LÖSUNG **b und c**

KOMMENTAR Eine akute Gelenkentzündung muss **nicht** zu einer Gelenkdestruktion (Gelenkzerstörung) oder einem muskulären Ungleichgewicht und damit zu einer Achsabweichung führen.
Die anderen beiden genannten Symptome **Schwellung** (durch Austritt eiweißreicher Flüssigkeit aus den Gefäßwänden) und **Functio laesa** Funktionseinschränkung durch Schmerzen und Schwellung) zählen neben **Rötung** (= Rubor; durch Histamin bedingte Vasodilatation = Gefäßerweiterung), **Überwärmung** (= Calor; durch örtliche Stoffwechselsteigerung), **Schmerz** (= Dolor; als Folge der erhöhten Gewebsspannung und schmerzauslösender Entzündungsprodukte, z. B. Bradykinin) zu den klassischen Entzündungszeichen.

FRAGE 89 **Was vermuten Sie bei einer Gelenkdeformierung, schmerzhafter Funktionsstörung und federnder Fixation?**

a) Luxation (Ausrenkung)
b) Polyarthritis
c) Gelenkerguss
d) Gicht
e) Knochengeschwulst

LÖSUNG **a**

Die genannte Befundkonstellation ist charakteristisch für eine **traumatische (verletzungsbedingte) Gelenkluxation** (**a**).
Die **Polyarthritis** (**b**) ist definitionsgemäß eine entzündliche Erkrankung mehrerer Gelenke. So findet man bei der chronischen Polyarthritis typischerweise Arthralgien (Gelenkschmerzen) mit Weichteil- und Gelenkschwellung verbunden mit einer Morgensteifigkeit, vor allem der kleinen Fingergelenke.
Der **Gelenkerguss** (**c**) zeigt charakteristischerweise eine Fluktuation. So z. B. als „tanzende Patella“ bei einem Kniegelenkerguss (= federn-

der Widerstand der in Richtung Kondylen gedrückten Kniescheibe, bei gleichzeitiger Kompression der Gelenkkapsel).
Die **Gicht** (**d**) äußert sich im akuten Gichtanfall klinisch in Form einer Monarthritis mit Überwärmung und stark schmerzhafter Schwellung (meist Großzehengrundgelenk = Podagra; seltener Knie-/Sprunggelenk = Gonagra oder Finger- bzw. Handgelenk = Chiragra).
Bei der **Knochengeschwulst** (**e**) findet man eine Verhärtung (Induration) über dem betroffenen Abschnitt.

FRAGE 90 **Einhergehend mit dem Einsinken des vorderen medialen Tragstrahles entsteht der bänderschlaffe Knicksenkfuß. Charakteristisch bei diesem Knicksenkfuß ist vor allem folgender Untersuchungsbefund:**
a) Valgusstellung der Ferse
b) Hammerzehe
c) Fersenhochstand
d) Supinatorische Aufbiegung des Vorfußes
e) Klumpfuß

LÖSUNG **a**

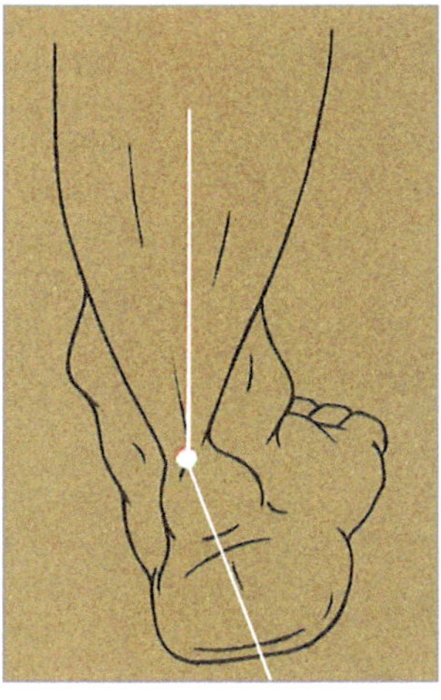
Valgusstellung der Ferse

FRAGE 91 **Der Pes valgus wird am zutreffendsten bezeichnet als:**
a) Sichelfuß
b) Klumpfuß
c) Spitzfuß
d) Knickfuß
e) Hackenfuß

LÖSUNG **d**

FRAGE 92 **Der – nichttherapierte – Lähmungszustand infolge kompletten Ausfalls eines N. tibialis ist in erster Linie gekennzeichnet durch folgenden der genannten Befunde:**
a) Klumpfuß
b) Hackenfuß

LÖSUNG **b**

FRAGE 93 **Welche Aussage trifft nicht zu? Ein anhaltender Ausfall des N. fibularis communis führt unbehandelt typischerweise zu folgenden Veränderungen:**
a) Spitzfuß
b) Steppergang
c) Valgusstellung der Ferse
d) Suppinationsstellung des Fußes
e) Achillessehnenverkürzung

LÖSUNG **c**

KOMMENTAR Beachten Sie: „was trifft nicht zu“

FRAGE 94 **Der N. peronaeus communis teilt sich in der Peronaeusloge in den N. peronaeus superficialis, der beide Mm. Peronaei innerviert und in den N. peronaeus profundus, der hauptsächlich Äste an die Unterschenkelextensoren (M. tibialis ant., M. extensor digitorum longus, M. extensor hallucis longus) abgibt.**
Ein Ausfall des N. peronaeus communis hat daher eine Supinationsstellung des Fußes mit Spitzfußstellung und Achillessehnenverkürzung

sowie Fußheberschwäche (Hahnentritt- oder Steppergang) zur Folge. Eine Valgusstellung der Ferse kommt durch ein Überwiegen der Unterschenkelextensoren zustande, z. B. Lähmung des M. gastrocnemius bei Schädigung des N. tibialis.

FRAGE 95 **Eine deutliche anatomische Längendifferenz zwischen linkem und rechtem Bein führt am wenigsten wahrscheinlich zu**
a) einem Beckenschiefstand
b) einer Seitverbiegung (Skoliose) der Lendenwirbelsäule
c) einer Seitverbiegung (Skoliose) der Brustwirbelsäule
d) einer Spitzfußhaltung am längeren Bein
e) einer Bein-Adduktionsstellung an einem der beiden Hüftgelenke

LÖSUNG **d**

Zur **Spitzfußstellung (d)** mit Supinationsstellung des Fußes und Hahnentritt- oder Steppergang kommt es beim Ausfall des N. peronaeus communis. **Alle** anderen genannten Erkrankungen sind eine direkte Folge der funktionellen **Beinverkürzung**, die der Organismus auszugleichen versucht.

FRAGE 98 **Ein anhaltender Funktionsausfall des N. peronaeus communis führt unbehandelt am häufigsten zu einem:**
a) Spitzfuß
b) Hohlfuß

LÖSUNG **a**

FRAGE 99 **Läsion des Nervus fibularis communis (N. peronaeus communis) führt zu:**
a) Krallenstellung der Zehen
b) Pronationsstellung des Fußes
c) Fußheberschwäche
d) Unfähigkeit die Zehen zu spreizen

LÖSUNG **c**

KOMMENTAR Der **N. peronaeus communis** teilt sich in der Peronaeusloge in den N. peronaeus superficialis, der beide Mm. Peronaei innerviert und in den N. peronaeus profundus, der hauptsächlich Äste an die Unterschenkelextensoren (M. tibialis ant., M. extensor digitorum longus, M. extensor hallucis longus) abgibt.
Ein Ausfall des N. peronaeus communis hat daher eine **Supinationsstellung** des Fußes mit **Fußheberschwäche** (Hahnentritt- oder Steppergang) zur Folge.
Eine **Krallenstellung der Zehen**, zusammen mit einem Hohlfuß und Pronationsstellung des Fußes, findet man bei N. tibialis-Schäden (Bügeleisengang; Fuß kann beim Gehen nicht mehr abgerollt werden).
Eine Unfähigkeit, die **Zehen zu spreizen** resultiert aus einer Läsion des N. plantaris lateralis (Lähmung der Mm. interossei dorsales).

FRAGE 100 **Was vermuten Sie bei einer „tanzenden Patella“?**

a) eine akute Patellaluxation
b) einen Kniegelenkserguss

LÖSUNG **b**

KOMMENTAR Eine **tanzende Patella** ist kennzeichnend für einen größeren Kniegelenkserguss. Bei gestrecktem Kniegelenk kann dabei durch Kompression der Gelenkkapsel und nach dorsal gerichtetem Druck auf die Patella ein federnder Widerstand (= „Tanzen der Patella“) palpiert werden.

FRAGE 101 **Der Hallux valgus ist häufig kombiniert mit:**

a) Knickfuß (Valgusstellung der Ferse)
b) Hackenfuß
c) Klumpfuß
d) Mehreren Krallenzehen
e) Sichelfuß

LÖSUNG **d**

Unter einem **Hallux valgus** versteht man eine Subluxation im Zehengrundgelenk von Dig I nach lateral bei gleichzeitig varischer Stellung des Metatarsale I (Abweichen von Metatarsalknochen I nach medial).

Ein Hallux valgus entsteht häufig als sekundäre Zehendeformität bei Spreizfüßen. Begleitend werden häufig Hammer- und Krallenzehen gefunden. Von einem Hammerzeh spricht man, wenn das Grundgelenk gestreckt und gleichzeitig eine fixierte Beugung des Zehenendgelenks vorliegt. Von einer **Krallenzehe** spricht man, wenn bei gebeugtem Mittel- und Endgelenk eine Überstreckung im Grundgelenk vorliegt (die Krallenzehe berührt den Boden nicht, die Hammerzehe wohl).

FRAGE 102 **Der abgebildete Fußabdruck (s. Abb.) eines 8-jährigen Jungen ist typisch für einen:**

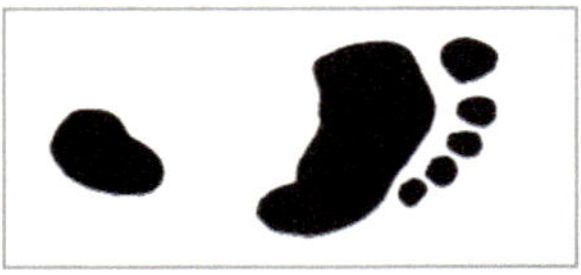

a) Spitzfuß
b) Knick-Senkfuß
c) Hohlfuß
d) Sichelfuß
e) Klumpfuß

LÖSUNG c

Zur Erinnerung die unterschiedlichen Trittspuren bei unterschiedlichen Fußdeformitäen (siehe Abbildung):

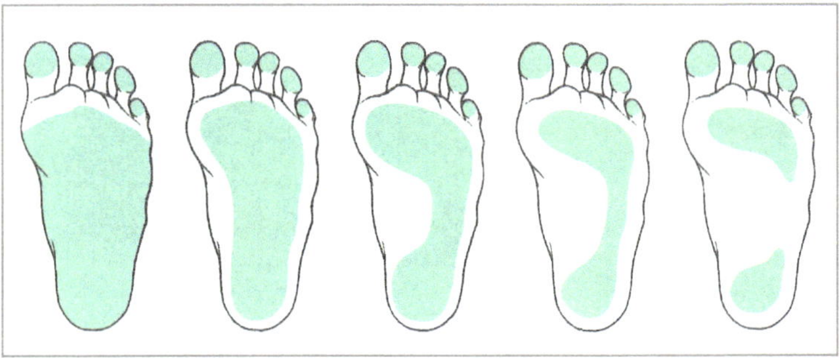

Fußabdrücke:
Mitte: normaler Fußabdruck
Links: Senk-Plattfüße (unterschiedlicher Ausprägung)
Rechts: Hohlfüße (unterschiedlicher Ausprägung)

FRAGE 103 **Zu einer Parese der Plantarflexion eines Fußes und/ oder der Plantarflexion der Zehen dieses Fußes führt am wenigsten wahrscheinlich:**

a) S1-Wurzelläsion
b) Läsion eines Plexus lumbosacralis
c) Läsion eines N. ischiadicus
d) mediales Tarsaltunnelsyndrom
e) Läsion eines N. saphenus

LÖSUNG **e**

KOMMENTAR Bei einer Lähmung der Muskeln, die eine Plantarflexion des Fußes bewirken, ist u. a. der Zehenstand erschwert. Dies kann auf eine Minderinnervation des M. triceps surae (M. gastrocnemius, caput mediale und laterale und M. soleus) zurückzuführen sein, der vom N. tibialis innerviert wird. Entsprechend kommen als mögliche Ursachen eine Schädigung des Plexus lumbosacralis (**b**), eine S1-Wurzelschädigung (**a**), eine Schädigung des N. ischiadicus (**c**) (teilt sich in N. peronaeus und N. tibialis) und eine Schädigung des N. tibialis in Frage.

Zu d: Das (mediale bzw. hintere) Tarsaltunnelsyndrom (Gegenstück zum Karpaltunnelsyndrom an der Hand) ist ein Engpasssyndrom des N. tibialis hinter dem Malleolus internus. Bei einer distalen (körperfernen) Tibialisparese kommt es zur Parese der kleinen Fußsohlenmuskeln mit Krallenzehenstellung und Parese der Plantarflexion der Zehen.

Zu e: Der N. saphenus ist der sensible Endast des N. femoralis. Bei einer Läsion des Nerven findet sich klinisch ein Sensibilitätsausfall (Ausfall der Empfindung) und ein Fehlen der Schweißsekretion an der Innenseite des Unterschenkels.

FRAGE 104 **Fragen zu Fußfehlformen:**
Ordnen Sie den einzelnen Fußabdrücken die richtige Diagnose zu
a) Hohlfuß
b) gesunder Fuß
c) Plattfuß
d) Knickplattfuß

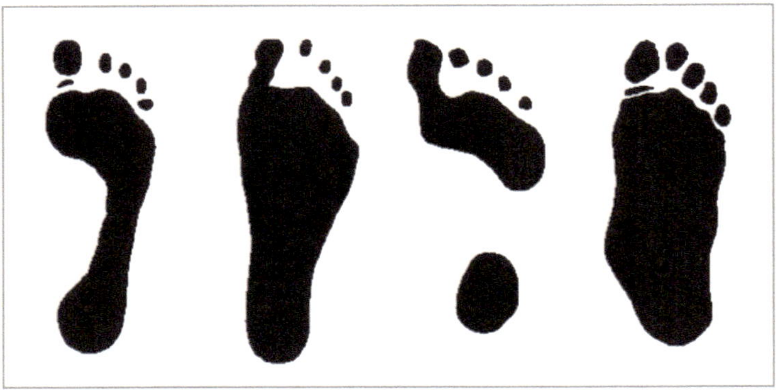

LÖSUNG von links nach rechts: gesunder Fuß; Plattfuß; Hohlfuß; Knickplattfuß

FRAGE 105 **Was ist eine Trittspur?**
a) Ein Gipsabdruck des Fußes
b) Ein anderer Ausdruck für Brandsohle
c) Eine dreidimensionale Darstellung der Fußsohle
d) Eine Umrisszeichnung des Fußes, in der die Belastungszonen des Fußes mittels Blaupause gut abgebildet werden

LÖSUNG **d**

Zu a: Der Gipsabdruck gibt eine dreidimensionale Darstellung der Fußsohle.

Zu b: Die Brandsohle ist ein Teil des Schuhs. Sie liefert eigentlich die beste Trittspur des Kunden/Patienten, kann aber bei geschlossenen

Schuhen nicht in ihrer vollen Ausdehnung eingesehen werden und ist deshalb nicht als Trittspur zu verwenden.

Zu c: Siehe Punkt a

FRAGE 106 **Ordnen Sie den unterschiedlichen Traglinien des Beines die deutschen Begriffe für die entsprechende Fußfehlform zu.**

Ordnen Sie den lateinischen Begriffen die deutsche Übersetzung zu:

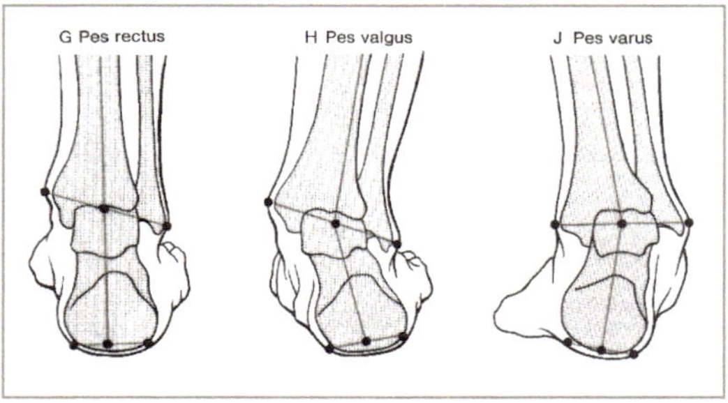

Gesunder Fuß ________________

Knickfuß ________________

Klumpfuß ________________

LÖSUNG

Gesunder Fuß = Pes rectus
Knickfuß = Pes valgus
Klumpfuß = Pes varus

Beim **gesunden Fuß** läuft die Traglinie des Beines durch die Mitte des Hüftkopfes (Caput femoris), die Mitte des Kniegelenkes, senkrecht durch das Schienbein (Tibia) und in der Verlängerung durch die Mitte des Fersenbeins (Calcaneus).

Beim **Knickfuß** bildet die Längsachse durch Talus (Sprungbein) und Calcaneus (Fersenbein) mit der Längsachse des Unterschenkels einen nach außen offenen Winkel.

Beim **Klumpfuß** (Pes varus) bildet die Längsachse durch Talus und Calcaneus mit der Längsachse des Unterschenkels einen nach innen offenen Winkel.

FRAGE 107 **Was ist richtig?**

1. Fußfehlformen sind immer erworben
2. Ursachen für erworbene Fußdeformitäten können sein:
   a) falsches Schuhwerk
   b) Unfälle
   c) Bindegewebs- und Muskelschwäche
   d) Schlaganfälle
   e) Infektionskrankheiten (z. B. Diphterie, Kinderlähmung, Scharlach)
   f) Verletzungen
   g) Immobilität
3. Der Klumpfuß ist meist angeboren.

Eine, mehrere oder alle Antworten können richtig sein.

LÖSUNG **Punkt 1** ist falsch
Punkt 2: alle Antworten sind richtig
Punkt 3 ist richtig

FRAGE 108 **Ordnen Sie dem deutschen Begriff den medizinischen Fachausdruck zu:**

1. Spitzfuß/Pferdefuß ______
2. Hackenfuß ______
3. Knickfuß ______
4. Senkfuß ______
5. Plattfuß ______
6. Spreizfuß ______
7. Hohlfuß ______
8. Klumpfuß ______

a) Pes planus
b) Pes transversoplanus
c) Pes equinus
d) Pes valgus
e) Pes calcaneus
f) Insufficientia pedis
g) Pes cavus oder excavatus
h) Pes equinovarus

LÖSUNG

1. Spitzfuß/Pferdefuß **c**
2. Hackenfuß **e**
3. Knickfuß **d**
4. Senkfuß **f**
5. Plattfuß **a**
6. Spreizfuß **b**
7. Hohlfuß **g**
8. Klumpfuß **h**

FRAGE 109 **Welcher Gang ist für den Spitzfuß typisch?**

a) Steppergang
b) Stolpergang
c) Hinkender Gang
d) Keine Gangstörung

LÖSUNG **a**

Steppergang: Da der Vorfuß nicht angehoben werden kann, hebt der Betroffene den Unterschenkel beim Gehen an, um nicht über den plantar flektierten Fuß zu stolpern oder den Fuß über den Boden zu schleifen.

FRAGE 110 **Wie kann es zu einer Spitzfußstellung kommen?**

a) Durch falsche Lagerung während einer Operation (Peronaeuslähmung)
b) Nach Operationen oder Unfällen mit Beinverkürzung oder Achillessehnenverkürzung
c) Nach Kinderlähmung
d) Durch lange Bettlägerigkeit

LÖSUNG **a – d ist richtig**

Zu a: Während einer Operation wird der Patient unter anderem unterhalb der Kniegelenke in Höhe des Fibulaköpfchens festgeschnallt. Da hier der N. peronaeus (= N. fibularis) verläuft, kann es zu einer Druckschädigung mit der Folge einer Peronaeuslähmung kommen. Um das zu verhindern, muss das Fibulaköpfchen vor der Lagerung entsprechend gepolstert werden.

FRAGE 111 **Was ist ein Fersensporn?**

a) Die Ansatzstelle des Ligamentum plantare longum
b) Eine Teilverknöcherung des Ligamentum calcaneonaviculare
c) Ein Normalbefund
d) Verknöcherte Ursprungsstelle der kleinen Fußmuskeln (M. abductor hallucis und M. flexor digitorum brevis sowie der Plantaraponeurose

LÖSUNG **d**

Zu a: Das Ligamentum plantare longum zieht vom Tuber calcanei zum Os cuboideum und zu den Metatarsalknochen.

Zu b: Das Ligamentum calcaneum naviculare plantare verbindet den Calcaneus mit dem Os naviculare und bildet mit diesem eine Gelenkpfanne für den Taluskopf auf der medialen Fußseite.

Zu c: Der Fersensporn ist kein Normalbefund

Zu d: Der Fersensporn ist die Folge einer chronischen Belastung an der Ursprungsstelle der kleinen Fußmuskeln (M. abductor hallucis und M. flexor digitorum brevis sowie der Plantaraponeurose). Zusätzlich findet man beim Fersensporn oft Fußfehlformen mit flach stehendem Calcaneus (Knick-Senkfuß). In einigen Fällen kann eine Entzündung der Bursa subcalcanearis entstehen, die Hauptursache der klinischen Beschwerden ist. Auch im Bereich des Sehnenansatzes der Achillessehne kann es zu Verkalkungen mit Ausbildung eines Fersenspornes kommen (oberer Fersensporn). Laut Literatur haben 10% der Bevölkerung einen symptomlosen (schmerzlosen) Fersensporn. Als Therapie kommen Weichbettungen, Infiltrationen mit Lokalanästhetika und bei Therapieresistenz auch eine Operation in Frage.

FRAGE 112 **Was ist ein Hallux rigidus?**

a) Eine Abweichung der Goßzehe nach lateral
b) Eine Arthrose des Großzehengrundgelenkes mit schmerzhafter Einschränkung der Dorsalflexion
c) Gichtanfall im Großzehengrundgelenk

LÖSUNG b

Zu a: Die Abweichung der Großzehe nach lateral wird als Hallux valgus bezeichnet.

Zu b: Die Ursache des Hallux rigidus ist bis heute nicht sicher geklärt. Wegen der Schmerzen im Großzehengrundgelenk beim Abrollen des Fußes gehen die Betroffenen in einem Schongang auf der Aussendkante des Fußes. Im Frühstadium helfen Einlagen, Abrollhilfen (Ballenrolle) mit steifer Sohle, intraartikuläre Injektionen mit Kortison und Lokalanästhetika und in fortgeschrittenen Stadien die Operation nach Brandes. Der Hallux rigidus tritt gehäuft beim Diabetes mellitus auf (Cheiroarthropathie).

Zu c: Der Gichtanfall der Großzehe heißt Podagra. Er ist die Folge der Ablagerung von Harnsäurekristallen im Gelenk mit schwerer Entzündung, Schwellung, Rötung, Überwärmung, starken Schmerzen und Bewegungseinschränkung im Großzehengrundgelenk.

FRAGE 113 **Wodurch kann die Bewegungseinschränkung in einem Gelenk bedingt sein?**

a) Reflektorische Schonhaltung: als Beispiel Gelenkerguss;
b) Gelenksperre: z. B. eingeklemmter Meniscus articularis;
c) Kontraktur: Verwachsungen, Narbenzüge, Sehnenverkürzungen;
d) Fibröse Steife: Ankylose.

LÖSUNG **a – d**

Zu a: Um in dem betroffenen Gelenk Schäden zu vermeiden, stellt der Organismus ein solches Gelenk reflektorisch ruhig.

Zu b: Ein abgerissener Miniskus oder ein freier Gelenkkörper (Gelenkmaus) können mechanisch eine Bewegungseinschränkung in einem Gelenk verursachen.

Zu c: Bei bettlägerigen Patienten kommt es häufig zu Beugekontrakturen im Bereich der unteren Extremitäten durch ein überwiegen der Beugemuskulatur und Inaktivität. Nach Operationen oder Verbrennungen können Narbenzüge und Sehnenverkürzungen zur Bewegungseinschränkung führen.

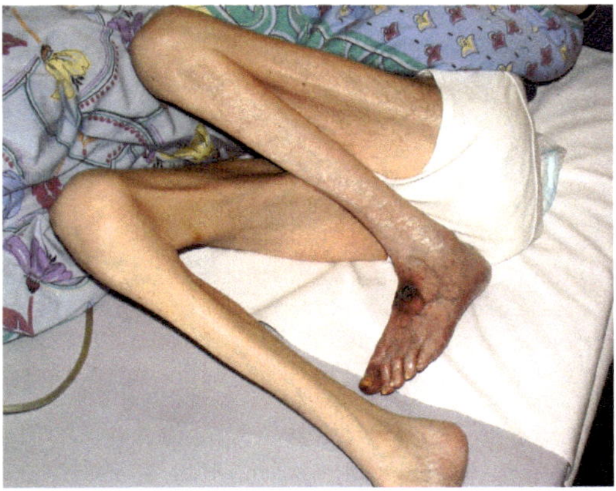

Beugekontraktur der Kniegelenke nach langer Bettlägerigkeit.

Zu d: Zum Beispiel durch eine Kapselschrumpfung bedingte Gelenksteife.

FRAGE 114 **Wie äußert sich ein akuter Gichtanfall?**

a) Das betroffene Gelenk hat alle Zeichen einer akuten Entzündung.
b) Am häufigsten ist das Großzehengrundgelenk betroffen.
c) Die Entzündung ist durch das Ausfällen von Harnsäurekristallen im Gelenk bedingt.
d) Der Gichtanfall wird durch opulente Mahlzeiten im Zusammenhang mit Alkoholgenus gefördert.

LÖSUNG **a – d**

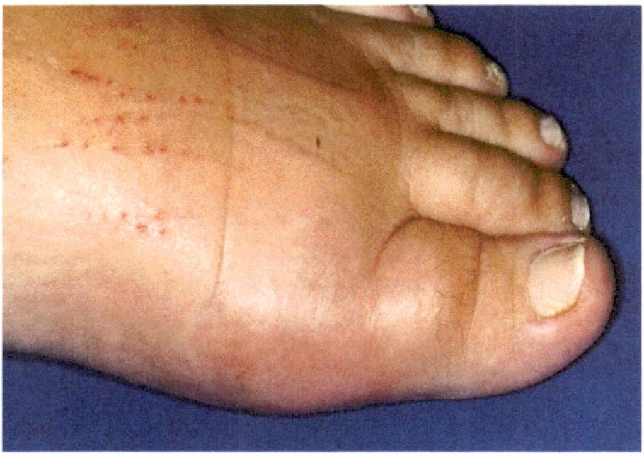

Akuter Gichtanfall der linken Großzehe.

KOMMENTAR Akuter Anfall mit Fieber, Leukozytose (Erhöhung der weißen Blutkörperchen), Schmerzen (meist Großzehengrundgelenk – Podagra) bei Harnsäurespiegel über 6,5 mg/dl (in seltenen Fällen kann es auch bei normalem Harnsäurespiegel zu Gichtanfällen kommen). Besonders im sauren Milieu, in bradytrophem Gewebe (Sehnengewebe, Gelenkkapsel und Synovialhaut) sammeln sich die Harnsäurekristalle an und führen zu einer Entzündungsreaktion. Chronische Gichtsymptome: Befall von Mittelfuß, Sprung-, Knie, Handgelenk, Gichttophi in der Haut, osteolytische (Knochenauflösung) Knochendefekte, Uratnephropathie (Gichtniere).
(Differentialdiagnose: Pseudogicht mit Calciumpyrophosphatablagerung [Kristalle], Kalksteinen).

FRAGE 115 **Wo erwarten Sie beim Hackenfuß Schwielen und Hornhautbildung?**

a) Auf dem Fußrücken.
b) Unter den Mittelfußknochen.
c) An der Ferse, weil der Patient nur hier auftritt.

LÖSUNG **c**

FRAGE 116 **Welche Veränderungen kennzeichnen einen Plattfuß?**

a) Beim Plattfuß ist das Längsgewölbe eingesunken, so dass auf der Trittspur auch der mediale Fußrand sichtbar ist.
b) Beim Plattfuß fehlt auf der Trittspur der Verbindungsstreifen zwischen Vorfuß und Fersenbein.
c) An der medialen Fußkante lassen sich drei Vorwölbungen erkennen.

LÖSUNG **a und c**

Zu b: Der Verbindungsstreifen fehlt beim Hohlfuß.

Zu c:

- Der Innenknöchel ist übermäßig prominent (**a**).
- Der mediale Teil des Taluskopfes (Kopf des Sprungbeines) tritt hervor (**b**).
- Die Tuberositas ossis navicularis drängt nach medial (**c**).

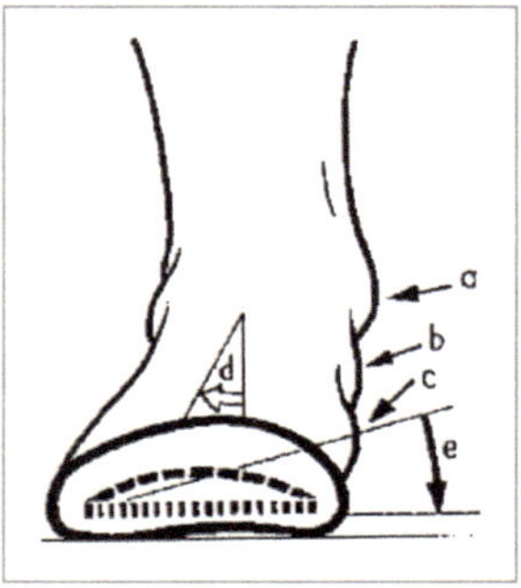

FRAGE 117 **Der Knickfuß**

a) ist meist kombiniert mit dem Senk-Plattfuß.
b) Der Absatz ist lateral abgelaufen.
c) Die Unterschenkelachse bildet mit der Achse des Fersenbeins einen nach lateral offenen Winkel.

LÖSUNG **a und c**

Zu b: Der Absatz ist beim Klumpfuß lateral abgelaufen. Beim Knickfuß ist er medial abgelaufen und die innere Schuhwandung ist ausgeweitet.

FRAGE 118 **Wo erwarten Sie Druckstellen bei Krallenzehen?**

a) Auf der Zehenkuppe.
b) Auf dem distalen Interphalangealgelenk.
c) Auf dem proximalen Interphalangealgelenk.
d) Unter dem Köpfchen des ersten Metatarsalknochens.

LÖSUNG **c und d**

Zu a: Auf den Zehenkuppen ist bei Hammerzehen mit Druckstellen, Hühneraugen und Schwielen, eventuell sogar mit einem Malum perforans zu rechnen.

Zu b: Das distale (körperferne Interphalangealgelenk) ist bei Krallenzehen kaum Druck ausgesetzt. Druck entsteht über dem proximalen (körpernahen) Interphalangealgelenk.

FRAGE 119 **Was ist eine Syndaktylie?**

a) Ein Fuß mit sechs Zehen.
b) Eine Entwicklungsstörung, bei der Finger oder Zehenanlagen nicht vollständig getrennt sind.
c) Eine besondere Form der Hammerzehen.

LÖSUNG **b**

Zu a: Ein Fuß mit sechs Zehen entspricht einer Polydaktylie.

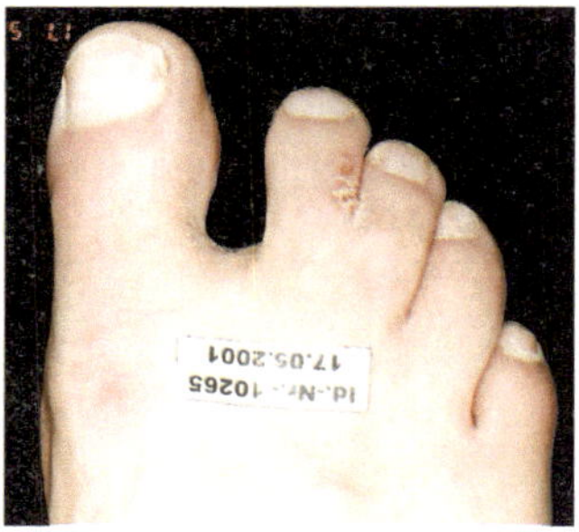

Syndaktylie zwischen zweiter und dritter Zehe.

FRAGE 120 **Wodurch ist ein Spreizfuß (Pes transversoplanus) gekennzeichnet?**

a) Das Quergewölbe ist eingebrochen.
b) Die Mittelfußknochen II, III und IV senken sich, bis sie dauerhaften Bodenkontakt haben.
c) Der Spreitzfuß wird durch falsches Schuhwerk und durch eine Schwäche des M. adductor hallucis begünstigt.
d) Übergewicht spielt keine Rolle bei der Ausbildung eines Spreizfußes.

LÖSUNG **a – c sind richtig**

Zu a: Das Quergewölbe des Fußes wird bei einem Hohlfuß, starkem Übergewicht und hohen, engen Schuhen besonders stark belastet. Ein Hohlfuß wiederum wird durch hohe Schuhe begünstigt. Der Fuß steht wie auf einer schiefen Ebene, die Zehen stoßen an die vordere Schuhwandung und werden krallenförmig verformt. Diese Verformung erhöht den Druck unter den Metatarsalköpfchen, wo sich Schwielen bilden. Der ursprüngliche Bogen des Quergewölbes wird in seiner Richtung umgekehrt und zeigt im Extremfall plantarwärts. In engen Schuhen werden die kleinen Fußmuskeln zur Untätigkeit verdammt und verkümmern (atrophieren).

Zu b: Da sich der vordere Bogen umkehrt (plantarwärts gerichtet ist), erhalten unter Belastung vor allem die Köpfchen der Metatarsalien II, III und IV dauerhaften Bodenkontakt wodurch es zur Schwielenbildung kommt.

Zu c: In engem Schuhwerk können sich die Fußmuskeln kaum oder gar nicht bewegen. Ein Muskel, der nicht belastet wird, verkümmert (Sportler trainieren ihre Muskulatur durch Belastung). Der M. adductor hallucis verklammert mit seinem Caput transversum (mit seinem queren Kopf) das Fußgewölbe. Wenn er verkümmert, verliert das Quergewölbe (der vordere Bogen) Halt. Das Baufett unter den Köpfchen der Metatarsalien trägt ebenfalls zur Ausbildung des vorderen Bogens (Quergewölbe) bei.

Zu d: Übergewicht ist natürlich ein entscheidender Faktor bei der Entstehung eines Spreizfußes.

FRAGE 121 **Welche Aussage(n) ist (sind) richtig?**

a) Ein Hohlfuß (Pes excavatus) ist häufig mit Krallenzehen kombiniert.
b) Er wird durch flaches breites Schuhwerk ohne seitlichen Halt begünstigt.
c) Er tritt gehäuft bei Frauen auf, die hohe, elegante und enge Schuhe tragen.
d) Es bilden sich Clavi über den proximalen Interphalangealgelenken (PIP).

LÖSUNG **a, c und d sind richtig**

Zu a: Der Hohlfuß ist häufig mit Krallenzehen kombiniert, die durch das muskuläre Ungleichgewicht entstehen.

Zu b: Breites Schuhwerk begünstigt natürlich keinen Hohlfuß. Viele Kunden oder Patienten behaupten, breites Schuhwerk hätte bei ihnen zum Spreizfuß geführt. Dies ist natürlich eine Schutzbehauptung, vorausgesetzt sie tragen Schuhwerk mit Fußbett.

Zu c: Das „elegante, enge Schuhwerk" mit hohen Absätzen trägt sicher zur Ausbildung des Hohlfußes bei.

Zu d: Weil der Hohlfuß häufig mit Krallenzehen kombiniert ist, kommt es vor allem auf dem Zehenrücken der Zehen (über dem proximalen Interphalangealgelenk = PIP) zur Ausbildung von Clavi, unter den Köpfchen der Metatarsalien II, III und IV zur Ausbildung von Schwielen und Clavi.

FRAGE 122 **Welche Aussage ist richtig?**

a) In engen Schuhen mit hohen Absätzen wird ein Hallux valgus begünstigt.
b) Wenn die Großzehe zum inneren Fußrand abweicht, wird diese Fehlstellung Hallux valgus genannt.
c) In engen Schuhen weicht die Kleinzehe in Richtung der Großzehe ab.

LÖSUNG **a und c**

Zu b: Die zum inneren Fußrand abweichende Großzehe heißt „Hallux varus". Beim Hallux valgus weicht die Großzehe zum lateralen (äußeren) Fußrand ab. Diese Abweichung wird durch den M. extensor hallucis longus noch verstärkt (siehe Abbildung Frage 90).

Zu c:

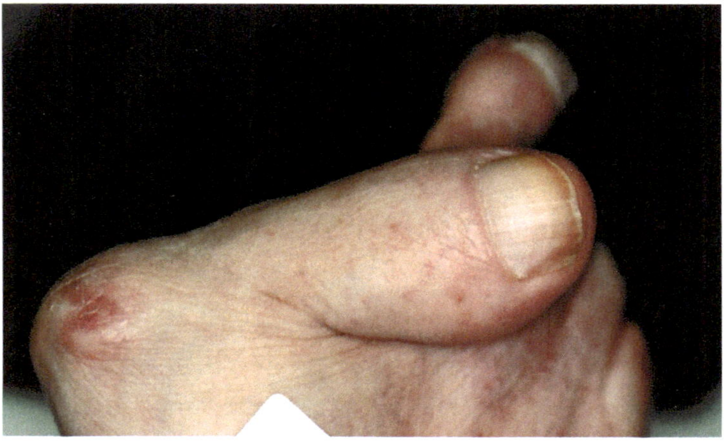

Hallux valgus.

FRAGE 123 **Welche Aussagen zum Plattfuß (Pes planus) sind richtig?**

a) Der Plattfuß ist immer erworben.
b) Die Ursache des Plattfußes wird kontrovers diskutiert.
c) Der Bandapparat des Fußes reicht völlig aus, um das Längsgewölbe zu stabilisieren.
d) Der M. tibialis posterior und der M. peronaeus longus sind an der Stabilisierung des Längsgewölbes beteiligt.

LÖSUNG **b und d sind richtig**

Zu a: Der Plattfuß kann auch angeboren sein. Man nennt ihn dann auch Talus verticalis, Tintenlöscherfuß, Schaukelfuß oder Platypodie. Man vermutet, dass der angeborene Plattfuß auf eine Entwicklungsstörung in der 7. Schwangerschaftswoche zurückzuführen ist. Möglicherweise ist auch eine Zwangshaltung in der Gebärmutter mitbeteiligt.

Manche Autoren vermuten auch eine Vererbung (autosomal-dominant). Beim angeborenen Plattfuß ist das Os naviculare nach dorsal auf den Talushals luxiert, der Talus selbst ist gegenüber dem Calcaneus nach medial und plantar disloziert und nimmt eine vertikale Stellung ein. Es handelt sich um eine seltene angeborene Entwicklungsstörung des Fußes, bei der das männliche Geschlecht häufiger betroffen ist.

Zu b: Sowohl die Ursache des angeborenen als auch die des erworbenen Plattfußes werden kontrovers diskutiert. Möglicherweise sind beide multifaktoriell bedingt, also auf viele Ursachen zurückzuführen.

Zu c: Der Bandapparat des Fußes ist nur für kurze Zeit in der Lage, das Längsgewölbe zu stabilisieren. Er bedarf zur dauerhaften Stabilisierung der aktiven Mithilfe des M. tibialis posterior und des M. peronaeus longus (sehen Sie sich den Verlauf dieser beiden Muskeln in einem Anatomieatlas an, dann verstehen Sie, warum diese beiden Muskeln das Längsgewölbe unterstützen).

Zu d: Der M. tibialis posterior bewirkt eine Plantarflektion und hebt den Fußinnenrand (supiniert).
Der M. peronaeus longus bewirkt ebenfalls eine Plantarflektion und senkt den Fußinnenrand (proniert).
In Schuhen mit hohen Absätzen sind diese beiden Muskeln fast arbeitslos, da der Fuß im Schuh ja bereits plantar flektiert ist. Sie verkümmern (siehe auch die Erklärung zu c).

FRAGE 124 **Funktionsausfall des Nervus fibularis communis (N. peronaeus communis) führt zu einer Sensibilitätsstörung an der**
a) Rückseite des Unterschenkels und am Innenknöchel.
b) Außenseite des Unterschenkels und am Fußrücken.

LÖSUNG **b**

KOMMENTAR Der **Nervus peronaeus communis** innerviert über den sensiblen N. cutaneus surae lateralis die **Außenseite des Unterschenkels**. Er teilt sich dann unterhalb des Fibulaköpfchens in der Peronaeusloge in den N. peronaeus superficialis (und den N. peronaeus profundus), der über die Nn. cutanei dorsales intermedius und medialis den **Fuß- und Zehenrücken** sensibel innerviert. Zudem hat der Ausfall des

N. peronaeus communis durch Ausfall beider Mm. Peronaei und der Unterschenkelextensoren (M. tibialis ant., M. extensor digitorum longus, M. extensor hallucis longus) eine Supinationsstellung des Fußes mit Spitzfußstellung und Achillessehnenverkürzung sowie Fußheberschwäche (Hahnentritt- oder Steppergang) zur Folge.

Literatur:

- Buchta, M., Sönnichsen, A. (2003): Das Physikum. GK1-Repetitorium. Urban & Fischer Verlag, München
- Döderlein, L., Wenz, W., Schneider, U. (2002): Fußdeformitäten. Der Klumpfuß. Springer Verlag, Berlin
- Döderlein, L., Wenz, W., Schneider, U. (2002): Fußdeformitäten. Der Knickplattfuß. Springer Verlag, Berlin
- Döderlein, L., Wenz, W., Schneider, U. (2000): Fußdeformitäten. Der Hohlfuß. Springer Verlag, Berlin
- Kahle, W., Leonhardt, H., Platzer, W. (1991): dtv-Atlas der Anatomie. Bewegungsapparat Bd. 1. Deutscher Taschenbuch Verlag, München
- Leitlinien der Deutschen Gesellschaft für Orthopädie und orthopädische Chirurgie und des Berufsverbandes der Ärzte für Orthopädie (BVO)
- Pschyrembel (1998): Klinisches Wörterbuch. Walter de Gruyter Verlag, Berlin
- Wirth, C. J. (2002) Orthopädie und orthopädische Chirurgie. Georg Thieme Verlag, Stuttgart

Hauterkrankungen

Da es gerade an den Beinen und Füßen (unteren Extremitäten) sehr viele Hautveränderungen gibt, ist die Dermatologie (Lehre von den Hautkrankheiten) für den Podologen ein wichtiges Fachgebiet, wenn auch nicht alle dermatologischen Erkrankungen mit den Füßen zu tun haben. Auch hier überschneidet sich das Fachgebiet „Dermatologie“ mit der Inneren Medizin, Allergologie (Lehre von den allergischen Erkrankungen) und anderen Fachbereichen der Medizin.

FRAGE 1 **Was verstehen Sie unter einer Macula?**

a) flüssigkeitsgefüllter Hohlraum in der Haut
b) flüchtige, juckende, umschriebene Erhabenheit der Haut
c) umschriebene Verfärbung im Hautniveau
d) Hautdefekt durch Verlust des Oberflächenepithels
e) feste Erhabenheit der Haut, z. B. durch Zellvermehrung in der Dermis

LÖSUNG **c**

KOMMENTAR Eine **Macula** beschreibt in der Effloreszenzenlehre eine infolge Änderung des Pigmentgehaltes oder der Durchblutung entstandene, umschriebene Hautverfärbung.

Zu a: Ein **mit Flüssigkeit gefüllter Hohlraum** in der Haut wird als **Bulla** (Vesicula = Blase) bezeichnet. Man unterscheidet eine subkorneal (= unter der Hornschicht) gelegene keratolytische Bulla oder die in bzw. unter der Epidermis entstandene akantholytische oder epidermolytische Bulla. Die Blase gehört zu den primären Effloreszenzen.

Zu b: Als **Urtica** (= Quaddel) bezeichnet man eine stecknadelkopf- bis handtellergroße, runde bis polyzyklische, hellrosafarbene bis weißliche, juckende Primäreffloreszenz, die durch ein Ödem (Wassereinlagerung, meist über Histamin vermittelt) in Epidermis und Korium ausgelöst wird. Beim generalisierten oder lokalen Auftreten von Quaddeln spricht man von einer Urticaria.

Zu d: Ein Hautdefekt durch Verlust des Oberflächenepithels nennt man **Erosio** (je nach Tiefe auch als Exkoriation oder Hautabschürfung bezeichnet).

Zu e: Bei einer Zellvermehrung in der Haut handelt es sich um ein klassisches Entzündungszeichen (= **Tumor**; Tumor bedeutet Schwellung und bedeutet nicht unbedingt eine bösartige Erkrankung).

Zur Erinnerung ein Schema der Effloreszenzen:

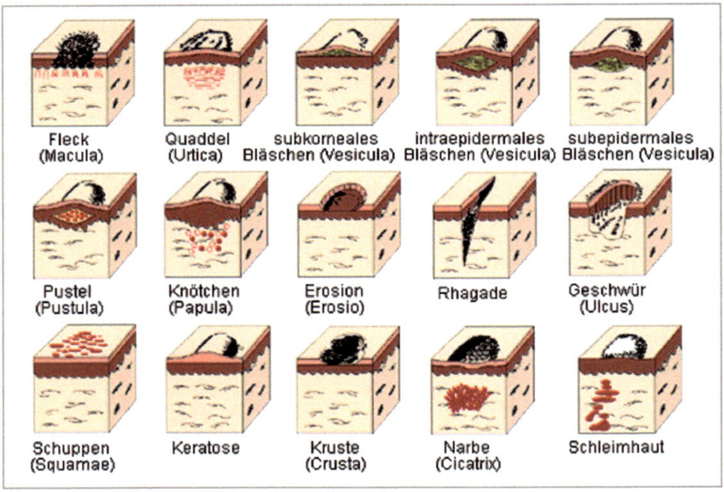

FRAGE 2 **Wie unterscheidet man den Pilzbefall bei Dermatophyten (Befallsmuster)?**

ANTWORT

- Epidermomykose: Ausbreitung in den Hornschichten der Epidermis z. B. Zehenzwischenräume, Interdigitalmykose.

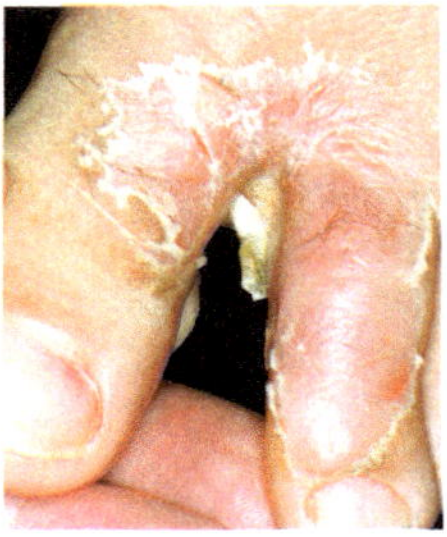
Interdigitalmykose ▶

- Trichomykose (Dermatophyten-Erkrankung der Haare): z. B. Tinea (oberflächliche Hautpilzerkrankung), Favus (Kopfgrind), Mikrosporie (oberflächliche Hautpilzerkrankung).

- Onychomykose: z. B. Nagelmykose (z. B. durch Tricho-phyten)

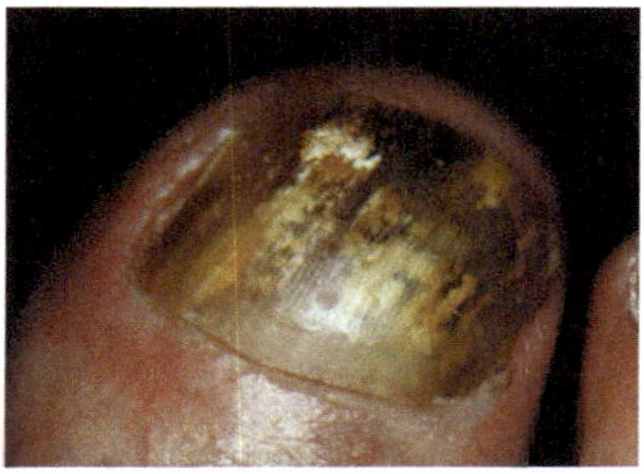

FRAGE 3 **Welche Fläche hat die Haut (Integumentum) eines erwachsenen 70 kg schweren Mannes?**

ANTWORT Die Hautoberfläche eines 70 kg schweren erwachsenen Mannes beträgt ungefähr 1,4 – 1,8 m^2.

FRAGE 4 **Die Verhornung der Haut erfolgt von basal (von der Basalschicht) nach apikal (zur äußersten Hautschicht), vom Stratum basale (Basalschicht) bis zum Stratum corneum (oberste Hautschicht) der Epidermis.**
Wie lange ist die Lebensdauer eines Keratinozyten bis zur Hornschuppe?

ANTWORT Die Keratinozyten (keratinproduzierende Zellen) wandeln ihre Gestalt von der Basalzelle – über Stachelzelle und Körnerzelle zur Hornzelle. Diese Entwicklung dauert bis zur Hornschuppe der Epidermis ca. vier Wochen.

FRAGE 5 **Was verstehen Sie unter Ortho- und Parakeratose.**

ANTWORT Denken Sie an „Orthonyxie". (Ortho, griech. bedeutet gerade, richtig; „Keratose" ist die Verhornung). Also:
Orthokeratose: Verhornung, bei der ein kernloses Stratum corneum besteht (normale Verhornung).
Parakeratose: Kerne im Stratum corneum bleiben bei Verhornung erhalten, das Stratum granulosum verschwindet. Vorkommen bei Entzündung, Psoriasis, Ekzem …

FRAGE 6 **Nennen Sie die Drüsen der Haut, ihre speziellen Funktionen und Vorkommen.**

ANTWORT

Art	Vorkommen	Pathologie
Holokrine Talgdrüsen	Gesamte Haut, besonders im Gesicht, außer an den Handinnenflächen und den Fußsohlen	Sebostase (gestauter Talgfluss), Seborrhoe (fettige Haut und fettige Haare)
Apokrine Drüsen	Anogenital (im Bereich des Darmausganges und der Genitalien), axillär (in der Achsel), perimamillär (um die Brustdrüse herum)	In Abhängigkeit vom Hormonstatus
Ekkrine Schweißdrüsen	Gesamte Haut	Gestörte Wärmeregulation (Thermoregulation)

FRAGE 7 **Nennen Sie kurz die vier großen Funktionen des größten Körperorgans: der Haut!**

ANTWORT

1. Schutzfunktion: vor chemischen, mechanischen Einflüssen und UV-Strahlung
2. Austauschfunktion: von Wasser, Elektrolyten, „Schlacken", aber auch perkutane Resorption (Aufnahme von Stoffen durch die Haut)
3. Reizaufnahme: Tast-, Temperatur-, Schmerzempfindung
4. Thermoregulation: Wärmeabgabe, Körperkerntemperaturregulation, Schweißproduktion.

FRAGE 8 **Beschreiben Sie die verschiedenen Haarformen.**

ANTWORT

- Vellushaar (pigmentarme Haare („Wollhaar", vom 6. Lebensmonat bis zur Pubertät).

- Lanugo-Haar (fetal, Wurzeln reichen bis in die Dermis).
- Terminalhaar (an Stamm, Wimpern, Brauen, Genitalregion und Kopf, die Wurzeln reichen bis in die obere Subcutis).

FRAGE 9 **Wie verändert sich die Haut durch Alterung?**

ANTWORT Die Altershaut ist besonders exogenen (äußeren) Faktoren über Jahre hinweg ausgesetzt gewesen:
- UV-Licht und anderer Strahlung
- Klimaeinflüssen
- Austrocknung
- Chemischen Substanzen

KOMMENTAR Bedingt durch die genannten exogenen Faktoren, nimmt der Hautturgor (Hautspannung) ab, Talg- und Schweißdrüsensekretion lassen nach, Ausbildung von Verrucae seborrhoicae seniles (Alterswarzen), senilen Hämangiome (altersbedingte Blutschwämme), juckende Exsikkationsekzeme (Hautausschläge durch trockene Haut), Verdünnung des Koriums, Hyper-/Depigmentierungen (Altersflecke), Purpura seniles (nach geringen mechanischen Traumata fleckförmige Blutungen), aktinische Keratosen (evtl. Übergang in spinozelluläres Karzinom), Elastosen. Die Folgen dieser Veränderungen sieht der Podologe an den Beinen und Füßen der Patienten oder Kunden. Vor allem die trockene Haut Bedarf der besonderen Pflege und die betroffenen Patienten oder Kunden bedürfen der Anleitung zur Pflege und Beratung.

FRAGE 10 **Wie unterscheidet sich die Behaarung der beiden Geschlechter?**

ANTWORT
- Androgener (männlicher) Behaarungstyp: Barthaare, Ohrhaare, Haare im oberen Pubisdreieck bis zum Nabel, ausgeprägte Stammbehaarung.
- Weiblicher Behaarungstyp (verminderter Androgeneinfluss): geringe Gesichtsbehaarung, fehlende Behaarung der Brüste und Mamillen = Brustwarzen); typisch ist der waagerechte Abschluss der Pubisbehaarung.

FRAGE 11 **Welche Erreger ergeben im Wood-Licht (UV-A-Lampe) welche Farbe?**

ANTWORT

- **Rot:** Erythrasma (Erreger: Corynebacterium minutissimum) – die Fluoreszenz wird durch die Porphyrinabbauprodukte der Bakterien hervorgerufen;
- **Grün:** Mikrosporie („abgemähte Wiesen“ = kreisrunder bis diffuser Befall der Kopfhaut – abgebrochene Haare in Hautniveau);
- **Giftgrün:** Favus (Infektion mit Trichophyton Schoenleinii);
- **Gelb:** Pityriasis versicolor (Erreger: Malassezia furfur).

Wood-Licht (360 nm) wird auch zur Bestrahlung von Psoriasis benutzt (Psoralen und UV-A, langwelliges UV-Licht).

KOMMENTAR Diese Frage wird möglicherweise gestellt, ist für den Podologen aber nur interessant, wenn er später in einer dermatologischen Praxis oder Ambulanz arbeitet. Dies wird in Zukunft durchaus eine Alternative zur eigenen Praxis sein.

FRAGE 12 **Beschreiben Sie die drei Stadien der Verbrennungen und ihre Therapie.**

ANTWORT

1. **Verbrennung I. Grades:** Erythem, Schwellung.
   Therapie: Kühlen, Zinkschüttellösung (Flammazine®), Kortisollotio.
2. **Verbrennung II. Grades:** Ödem, Blasen.
   Therapie: nicht eröffnen, nur punktieren, Kortisonlotion, Metallfolie (keine Narbenbildung).
3. **Verbrennung III.** Grades: Zerstörung von Epidermis und Korium.
   Therapie: desinfizierender Puderverband, Nekrosenabtragung, Spalthautdeckung.

Bei Verbrennungen dürfen Sie ohne ärztliche Verordnung allenfalls Erste Hilfe leisten alles Andere wäre ein Verstoß gegen das Heilpraktikergesetz.

FRAGE 13 **Ab welcher Ausdehnung einer Verbrennung halten Sie eine Krankenhauseinweisung für notwendig?**

ANTWORT

Krankenhausbehandlung ist notwendig:

- bei Kindern: ab 10% der Körperoberfläche.
- bei Erwachsenen: ab 15 – 20% der Körperoberfläche (beachten Sie die Neunerregel).
- lebensbedrohliche Verbrennungen: ab 50% der Körperoberfläche! Besonders der Wasserverlust (akute Gefahr) und Infektionen (nach Tagen) beschränken die Überlebensrate.

KOMMENTAR Als weiterer Anhalt muss natürlich auch das Stadium (Nekrosen im Stadium III) und Begleitschäden durch den Brand (respiratorische Insuffizienz bei Rauchinhalation) gelten und die durch die Verbrennung entstehenden Giftstoffe (Toxine) berücksichtigt werden. Andererseits entscheidet über eine Krankenhauseinweisung der behandelnde Arzt.

FRAGE 14 **Welche Stadien der Erfrierung kennen Sie und wie sieht die Therapie aus?**

ANTWORT

- Ab 10° C Außentemperatur: Perniones- Frostbeulen an Akren (Finger- und Zehen).
- Ab 0° C Außentemperatur: Congelatio (lokale Erfrierungen).

Einteilung in Grade (wie bei Verbrennungen):
I. Grades: Haut weiß, gefühllos; Verlauf: schmerzhaftes Wiederaufwärmen, keine Therapie nötig.
II. Grades: seröse, hämorrhagische (blutige) Blasen; Therapie: desinfizieren, sterile Verbände,
III. Grades: schmerzlose Gewebsnekrose (abgestorbenes Gewebe); Therapie: Abtragen der Nekrose, Amputation der Gliedmaße im Intervall.

KOMMENTAR Erfrierungen und auch Verbrennungen können in der Podologenpraxis durchaus vorkommen. Bei Diabetikern entstehen Verbrennungen häufig, weil sie eine periphere Polyneuropathie haben und

Temperaturen nicht mehr einschätzen können. Deshalb sollte ein Diabetiker sein Badewasser oder Wasser für ein Fußbad mit dem Thermometer kontrollieren. Erfrierungen können durch inadäquate Kleidung oder Schuhwerk, vor allem an Händen, Füßen, Nase und Ohren entstehen. Außerdem können Erfrierungen bei der Anwendung von Kältesprays (z. B. Chloräthyl) auftreten, wenn sie zur Anästhesie an den Akren (Finger, Zehen, Nase oder Ohren) angewendet werden.

FRAGE 15 **Welche Ursachen kann Juckreiz haben?**

ANTWORT
Die Empfindung „Juckreiz" wird über freie Nervenendigungen vermittelt!
- Mechanisch (Stoffe auf der Haut, Kratzen);
- chemische Reize (Histamin (Vasodilatator), interstitielles Ödem (Flüssigkeitseinlagerung im Gewebe);
- im Rahmen von Grunderkrankungen bei Niereninsuffizienz, Leberinsuffizienz, Diabetes mellitus, M. Hodgkin, Autoimmunerkrankungen, Schuppenflechte (Psoriasis), Neurodermitis, Leberentzündungen mit Ikterus (Gelbfärbung der Haut)
- allergisch (Nesselfieber)

FRAGE 16 **Was ist Prurigo?**

ANTWORT Prurigo ist definiert als Erkrankung mit diffusem Juckreiz und typischen urtikariellen Papeln (mückenstichartige Hautveränderung). Wir unterscheiden:
- Strophulus infantum: Juckreiz in der Kindheit, bis zur Pubertät, großknotige Effloreszenzen, charakteristisch: beim Zerkratzen des Herdes hört der Juckreiz auf. Therapie: Zinkschüttelmixtur.
- Prurigo gestationis (Schwangerschaftsjuckreiz): im 2. – 3. Schwangerschaftsmonat bis post partum (nach der Geburt).
- Prurigo simplex (einfacher Prurigo): Atrophie (Verdünnung der Haut), braune Hyperpigmentierung (dunklere Hautfärbung), sonst wie Strophulus infantum.

FRAGE 17 **Was ist der Unterschied zwischen Prurigo und Pruritus?**

ANTWORT

- **Der Prurigo**: Haut-Erkrankung mit Papeln.
- **Der Pruritus**: Symptom (Beschwerde), Empfindung auf der Haut, die zu Juckreiz als Reizantwort führt (wahrscheinlich Histamin vermittelt).

FRAGE 18 **Wie ist eine chronisch rezidivierende Hauterkrankung definiert (charakterisiert)?**

ANTWORT Wenn die Erkrankung nach zweimaliger völliger Remission (Abheilung) rezidiviert (wiederkehrt), spricht man von einer chronisch rezidivierenden Hauterkrankung.

KOMMENTAR Diese Definition ist für Ihre Anamnese und Dokumentation in der Karteikarte wichtig. Patienten oder Kunden mit chronischen Hauterkrankungen müssen Sie mit besonderer Sorgfalt behandeln. Da chronische Hauterkrankungen sich in einer Remissionsphase befinden können, sind sie nicht immer sofort erkennbar (z. B. Psoriasis = Schuppenflechte).

FRAGE 19 **Woraus bestehen dermatologische Externa (äußerlich anwendbare Arzneimittel) prinzipiell?**

ANTWORT

1. Grundlage fest (Zinkoxyd), flüssig (Glycerin, Alkohol, Wasser), Fette (tierisch, synthetisch)
2. Wirkstoff
3. Hilfsstoff

FRAGE 20 **Was ist ein Cornu cutaneum?**

ANTWORT Es handelt sich um ein „Hauthorn“, eine tierhornartige Hyperkeratose (überschießende Verhornung)

KOMMENTAR Das Hauthorn kann zusammen mit Warzen oder einem Plattenepithel-Carcinom auftreten. Als Podologe sollte man sich hüten, eine derartige Hautveränderung zu entfernen. Um sicher zu gehen, dass es sich nicht um eine bösartige Erkrankung handelt, muss die Hautveränderung histologisch (von einem Pathologen) untersucht werden.

FRAGE 21 **Nennen Sie Beispiele für Antiseptika.**

ANTWORT

- Polyvidonjod (Betaisodona®)
- Clomiosol
- Clioquinol (Vioform®)
- Kaliumpermanganat (sollte heute nicht mehr angewendet werden)
- Alkohol 70%ig
- Merbromin 2%ig (nur noch als Rezeptur in der Apotheke erhältlich; früherer Handelsname: „Mercuchrom"
- und andere

FRAGE 22 **Welche Stoffe wirken keratolytisch (hornhautauflösend)?**

ANTWORT

Als Externa zur Auflösung von Schuppen oder Hornhaut wirken z. B. :

- Salicylsäure
- Harnstoff
- Benzoylperoxid
- Vitamin-A-Säure (Retinol)
- Schwefel
- Natronlauge
- Propolis (Kittharz der Bienen)

FRAGE 23 **Welche Stoffe wirken auf der Haut angewandt als Entzündungshemmer?**

ANTWORT Zum Beispiel

- Ichthyol („Zugsalbe")
- Tumenol®
- Kortikosteroide
- Externa mit Kamillenextrakten
- und andere

FRAGE 24 **Was ist ein Erythem, Exanthem, Enanthem?**

ANTWORT

- **Erythem:** Rötung der Haut, aktive Hyperämie (Mehrdurchblutung) mit Glasspatel wegdrückbar, häufig überwärmt);
- **Exanthem:** Ausschlag der Haut.
- **Enanthem:** Ausschlag an der Schleimhaut.

FRAGE 25 **Wie beurteilen Sie Hautveränderungen (generell)?**

ANTWORT

- Inspektion: Größe, Form, Anzahl, Verteilung, Bezeichnung im Rahmen der Nomenklatur in der Dermatologie (Effloreszenzenlehre)
- Palpation (Tasten): Konsistenz, Dicke, Lokalisation in der Tiefe
- Reiben (Dermographismus = Hautschrift), Glasspateldruck, Kratzen (Verletzlichkeit)

FRAGE 26 **Nennen Sie Primäreffloreszenzen (Hautveränderungen) und ihre Lokalisation.**

ANTWORT

- Macula (Fleck – Rötung, weiße Flecken): Primäreffloreszenz, die durch abweichende Färbung auffällt
- Urtica (Quaddel, Nessel – erhabene Effloreszenz aufgrund Ödem in der oberen Dermis)
- Papula (epidermale Papel mit Substanzvermehrung, Infiltrat, Tumor)
- Nodulus (subkutan gelegener Knoten in der unteren Dermis oder tiefer, größer als 5 mm)
- Vesicula (erhabene Effloreszenz in der subkornealen Schicht)
- Bulla (intraepidermal, oder subepidermale Spaltbildung)
- Pustula (subepidermal, angefüllt mit Eiter- Leukozyten, Mikroorganismen)

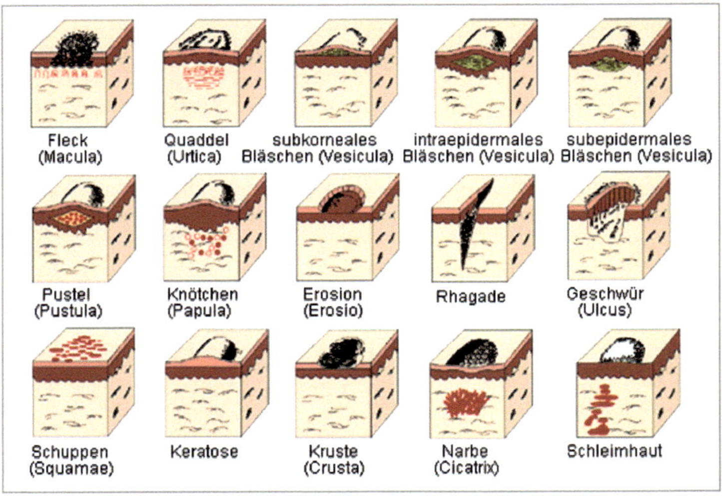

FRAGE 27 **Welche Informationen geben die Farben der Effloreszenzen beziehungsweise die Farbe der Haut?**

ANTWORT

- **Braun:** Melaninzunahme in der Basalzellschicht, Hämosiderinablagerungen (Einlagerung von Eisenabbauprodukten; z. B. bei chronisch venöser Insuffizienz)
- **Rot:** verstärkte Durchblutung, Erythem, flächenhafte Rötung = Erythrodermie, oder punktuelle Rötungen, wie Teleangiektasie, Purpura, Entzündungen
- **Blau:** tiefe Einblutung, Zyanose (Sauerstoffmangel), Hämatom (Bluterguss), Melaninablagerung im Korium
- **Weiß:** verminderte Durchblutung (Kollaps, Blutdruckabfall), Blutgefäßverminderung, bei Anämie, Pseudoleukoderm (im Gegensatz zur umgebenden gesunden Haut verminderte Braunfärbung z. B. bei Narben)
- **Gelb:** Karotineinnahme, Lipidablagerungen (Fettablagerungen), Gallenfarbstoffe, elastisches Fasergewebe
- **Grau-Schwarz:** Ablagerungen von Melanin, Arsen, Quecksilber, Schmutz- oder Kohleeinsprengungen (traumatische Tätowierung = Tätowierung durch Einsprengung von Fremdkörpern, z. B. Asche)

FRAGE 28 **In welcher Hautschicht liegen Vesiculae (Blasen) bei welchen Erkrankungen charakteristischerweise?**

ANTWORT

- Subkorneal (unter der Hornschicht): Impetigo contagiosa
- Intraepidermal (in der Epidermis): akute Dermatitis, Herpes labialis (Lippenbläschen), Pemphigus vulgaris (schwere Erkrankung der Haut mit intradermalen Blasen)
- Subepidermal (unter der Epidermis): M. Duhring, bullöses Pemphigoid (Autoimmunkrankheit und im Zusammenhang mit Tumoren)
- Kutan: Epidermolysis bullosa hereditaria dystrophica (angeborene Erkrankung)

FRAGE 29 **Bis zu welcher Schicht reichen die Substanzdefekte von Erosionen, Exkoriationen, Ulzerationen?**

ANTWORT

- **Exkoriation**: Hautabschürfung bis in das Korium
- **Erosion** (Hautabschürfung): oberflächlich, bis an das Stratum germinativum der Epidermis reichende Verletzung
- **Ulkus** (Geschwür): auch die Dermis betreffend

Achtung: Exkoriationen und Erosionen heilen narbenlos ab, während Ulzerationen als Gewebsdefekte eine Narbenbildung hervorrufen. Alle Verletzungen, die die Basalschicht überschreiten, führen zu Narben.

FRAGE 30 **Wie unterscheiden Sie zwischen Quaddeln bei der generalisierten Urtikaria und den Schwellungen beim Quincke-Ödem?**

ANTWORT Die Lokalisation der allergisch bedingten Schwellung:

- Urtikaria: Ödem im Korium, scharfe Begrenzung der typischen Effloreszenzen (Quaddeln)
- Quincke-Ödem: Ödem in Subkutis, Begrenzung unscharf, schmerzhaft, meist mehrere Tage anhaltend

KOMMENTAR Das Curriculum der Podologenausbildung würde eine solche Prüfungsfrage durchaus hergeben. Zum Beispiel in der „speziellen Krankheitslehre“. Praktisch hat sie für Podologen aber keine Bedeutung.

FRAGE 31 **Definieren Sie Sekundäreffloreszenzen!**

ANTWORT **Definition:** Sekundäreffloreszenzen sind Hautveränderungen, die auf bereits vorgeschädigter Haut durch reparative, degenerative oder entzündliche Prozesse entstehen. Sekundäreffloreszenzen entwickeln sich im Anschluss an Primäreffloreszenzen (z. B.: Squama = Schuppe, Crusta = Kruste; Erosio = Erosion, Excoriatio = Abschürfung, Rhagade oder Fissur = Schrunde, Ulcus = Geschwür, Cicatrix = Narbe, Atrophia = Hautschwund)

FRAGE 32 Nennen Sie die Sekundäreffloreszenzen

ANTWORT

- Squama (Schuppe): übermäßige Verhornung
- Crusta (Serum-, blutgetränkte Kruste)
- Nekrose (Schorf)
- Cicatrix (Narbe): fehlende Hautanhangsgebilde
- Erosio (Schürfung) betrifft nur die Epidermis
- Excoriatio (Schürfung) reicht bis ins Corium, Corpus reticulare
- Rhagaden (Schrunde): Riss in entzündlicher oder hyperkeratotisch veränderter Haut
- Ulcus (Geschwür): Substanzverlust der Haut mindestens bis in die Lederhaut
- Atrophia (Hautschwund)

KOMMENTAR Die Kenntnis dieser Antworten hat für den Podologen täglich von Bedeutung. Er wird bei fast jedem Kunden mit Sekundäreffloreszenzen konfrontiert. Dann ist es schön zu wissen, was man vor sich hat.

FRAGE 33 Wodurch entstehen die fünf klassischen Entzündungszeichen?

ANTWORT

- **Rubor:** Rötung des Hautareals durch die entzündliche Vasodilatation (Gefäßerweiterung mit entsprechender Mehrdurchblutung).
- **Tumor:** Schwellung der betroffenen Region durch exsudative Entzündung und Infiltration.
- **Calor:** Überwärmung der Haut durch die verstärkte Durchblutung (Hyperämie).
- **Dolor:** Schmerz entsteht durch die differenzierte Reizung der afferenten Schmerzfasern.
- **Functio laesa:** Die eingeschränkte Funktion der Haut wird durch die exsudative Entzündung und Infiltration verursacht (die Schutzfunktion der Haut ist vermindert). Außerdem führen Schmerzen zur Funktionseinschränkung.

FRAGE 34 **Was kennzeichnet die seltenen Hautkrankheiten „Ichthyosen“?**

ANTWORT Ichthyosen = fischartige Veränderung der Haut bei erblicher, flächenhafter Verhornungsstörung mit vermehrter Schuppung.

KOMMENTAR Diese Verhornungsstörung betrifft den ganzen Körper, also auch die Füße. Die Behandlung ist aber Sache des Arztes

FRAGE 35 **Wodurch sind Keratoma palmare et plantare hereditarium gekennzeichnet?**

ANTWORT **Definition:** Es handelt sich um Erbkrankheiten mit autosomal-dominantem/rezessivem Erbgang („autosomale Chromosomen“ sind alle Chromosomen, die keine Geschlechtschromosomen sind; „dominant“ heißt, sich ausprägen; Träger dieser Chromosomen erkranken. „Rezessiv“ heißt, prägen sich nicht aus), die aufgrund von flächenhaften Verhornungsstörungen mit wachsartiger, streifiger, schwieliger Hyperkeratose der Handteller oder Fußsohlen und Rhagaden-Bildung führen kann.

FRAGE 36 **Welche Erscheinungen werden durch welche HPV-Infektionen hervorgerufen (Human Papilloma-Virus)?**

ANTWORT

- Verruca vulgaris: HPV 1, 2, 4, 7
- Plantarwarzen: Flachwarzen: HPV 1
- Verruca planae juveniles (flache, leicht erhabene Papeln = Dornwarzen): HPV 3, 10
- Condyloma acuminata/ Riesenkondylome BUSCHKE-LÖWENSTEIN: HPV 6, 11

KOMMENTAR Da Warzen täglich in der Podologenpraxis vorkommen, sollte der Podologe ihre Erreger kennen und wissen, wie er eine Übertragung vermeidet (siehe Hygiene).

FRAGE 37 **Welche Therapiemöglichkeiten gibt es bei Warzen?**

ANTWORT Grundsätzlich sollten Sie als Podologe keine Warzen ohne ärztliche Verordnung entfernen. Sie verstoßen ohne Verordnung eindeutig gegen geltendes Recht.

Folgende Verfahren sind möglich:
1. Abtragung nach Aufweichung mit Salizylatpflaster
2. elektrokaustische Entfernung (Vorsicht: Narbenbildung)
3. Vereisung mit flüssigem Stickstoff (Vorsicht: Erfrierungen)
4. Podophyllin (pflanzliches Mitosegift) bei Condylomata acuminata

An der Universität Jena wurden Erfolg versprechende Studien mit wIRA-Bestrahlung (wassergefiltertes Infrarotlicht) der warzenbefallenen Stellen gemacht. Die Warzen wurden mit Salizylaten aufgeweicht, teilweise abgetragen und sechsmal bestrahlt. Diese Therapieform ist noch zu jung, um generelle Therapieempfehlungen daraus abzuleiten.

FRAGE 38 **Gibt es noch Infektionen mit dem Pockenvirus?**

ANTWORT **Nein: Variola vera** wurde 1979 von der WHO für ausgerottet erklärt.
Aber: Vaccinia abortiva (Impfpocken): nach Impfung mit ca. einer Woche Verzögerung. **Molluscum contagiosum** (Dellwarzen): bei Kindern unter zehn Jahren, typisch ist die zentrale Eindellung der „Pocken".

FRAGE 39 **Welche Patienten erleiden häufig rezidivierend verlaufende Herpes-Zoster-Infektion (Gürtelrose) (Zoster ophthalmicus, oticus oder generalisatus)?**

ANTWORT Gefährdet sind:
- Immunsupprimierte Patienten (Patienten, deren Immunsystem durch Medikamente unterdrückt wird)
- Krebskranke Patienten
- Alkoholiker
- HIV-Infizierte
- Unterernährte Menschen
- Patienten, die mit Kortison behandelt werden

FRAGE 40 **Wie heißt der Erreger des Hand-Fuß-Mund-Exanthems?**

ANTWORT Es handelt sich um das Coxsackie A- Virus Typ A16 (auch A5 und A10).
Inkubationszeit: Vier bis acht Tage.
Verlauf: generalisiertes Stadium mit Fieber, Übelkeit, Bauchschmerzen, dann vesikuläre Stomatitis (Mundschleimhautentzündung), Exanthem mit blasigem Hautausschlag an Händen und Füßen.

KOMMENTAR Obwohl hier auch die Füße betroffen sind, wird der Podologe kaum solche Patienten behandeln, da meist Kinder unter zehn Jahren erkranken.

FRAGE 41 **Wie kann man bakterielle Infektionen der Haut einteilen?**

ANTWORT Nach ihrer
a) Lokalisation.
b) Bindung an Hautanhangsgebilde (vom Haarfollikel, -balg ausgehend: Follikulitis, Furunkel oder Karbunkel, von Schweißdrüsen ausgehen)
c) oder aber ohne Bindung an anatomische Strukturen (Pyodermie).

FRAGE 42 **Beschreiben Sie eine „Wundrose".**

ANTWORT Die Wundrose (Synonym: Erysipel, flammende Röte) wird hervorgerufen durch ß-hämolysierende Streptokokken A. Es kommt von Epitheldefekten (Hautverletzungen, oft sehr klein) ausgehend zu einer flächigen Ausdehnung einer Infektion im oberen Korium. Typisch sind flammenrote Ausläufer (lymphatische Ausbreitung) und Schwellung. Allgemeinsymptome (wie Fieber, Schüttelfrost) können auftreten. Komplikationen sind häufige Rezidive.

KOMMENTAR Die Wundrose tritt häufig im Gesicht und an den Beinen oder Füßen auf. Lokal wird sie mit Antiseptika in kühlenden Lösungen behandelt. Bei vorgeschädigten Patienten (z. B. Diabetikern) ist eine Antibiotische Behandlung notwendig). Wenn Sie als Podolgoe eine

Wundrose vermuten, müssen Sie den Patienten/Kunden zum Arzt schicken. Lieber einmal zu viel als zu wenig.

FRAGE 43 **Wie therapieren Sie einen Patienten mit einer flammenden Röte (Erysipel/Wundrose)?**

ANTWORT Gar nicht. Dies ist eine Fangfrage. Eine solche Erkrankung muss ärztlich versorgt werden. Bis zum Eintreffen des Arztes oder zur Behandlung können Sie folgende Ratschläge geben, vorausgesetzt, der Patient sagt zu, sich ärztlich behandeln zu lassen:

1. Ruhe, Hochlagerung der betroffenen Extremität (Bein oder Arm)

Der Arzt wird in der Regel wie folgt therapieren:

2. Hochdosierte Penizillingabe
3. Eintrittspforte suchen, reinigen und weiter behandeln (z. B. Fußmykose)
4. Rezidivprophylaxe (Depotpenizilline; nur bei Rezidiven)
5. Kühlende Antiseptika (z. B. Rivanol 1:1000)

FRAGE 44 **Was ist ein Ekthyma?**

ANTWORT Es handelt sich um eine Sonderform der A-Streptokokkeninfektion mit ausgestanzten Hautdefekten an den Unterschenkeln, besonders gehäuftes Vorkommen bei Alkoholikern.
Verlauf: Zuerst oberflächlich lokalisierte Infektion (Blase), dann Entwicklung eines wie ausgestanzt aussehenden Ulcus.
Begünstigend wirkt: feucht-heißes Klima (Stiefel, Feuchtigkeit, Hygienemangel).

KOMMENTAR Patienten mit derartigen Veränderungen stellen sich möglicherweise eher bei Ihnen als beim Arzt vor. Sie sollten ihn von der Notwendigkeit einer Behandlung und Beseitigung der Ursachen überzeugen.

FRAGE 1 **Was ist ein Erythrasma?**

ANTWORT Das Erythrasma ist eine Infektion mit dem Corynebacterium minutissimum, „Pseudomykose“.

Das Erythrasma ist eine auffällige aber harmlose, meist beschwerdefreie pilzähnliche Lokalinfektion der Haut.
Diagnose: Unter dem Licht einer UV-A-Lampe (Wood-Licht) Rotfluoreszenz durch Porphyrinbildung der Bakterien.
Befund: karminrote Farbe, schuppiger Fleck ohne Juckreiz, lokalisiert vor allem axillär, bei Männern gehäuft.
Verlauf: Unter Umständen über Jahre persistierende (dauerhafte) Makulae (Flecke) an angewärmten Körperregionen.
Therapie: Erythromycin, Tetracyclin.

KOMMENTAR Für derart beschwerdefreie Hautveränderungen werden Sie als Fußpfleger einer der ersten Ansprechpartner sein. Sie sollten den Patienten immer zum Arzt schicken, wenn Sie eine Hautveränderung bezüglich ihrer Folgen nicht einordnen können.

FRAGE 46 **Beschreiben Sie die Wundrose (Erysipel) und den Schweinerotlauf (Erysipeloid)!**

ANTWORT

Erysipel: Die Wundrose (Synonym: Erysipel, flammende Röte) wird hervorgerufen durch ß-hämolysierende Streptokokken A. Es kommt von Epitheldefekten (Hautverletzungen, oft sehr klein) ausgehend zu einer flächigen Ausdehnung einer Infektion im oberen Korium. Typisch sind flammenrote Ausläufer (lymphatische Ausbreitung) und Schwellung. Allgemeinsymptome (wie Fieber, Schüttelfrost) können auftreten. Komplikationen sind häufige Rezidive.

Erysipeloid: Der Schweinerotlauf = Erysipeloid ist eine Infektion mit Erysipelothrix rhusiopathiae, die häufig Metzger befällt. Charakteristisch ist die Lokalisation am Daumen; der Verlauf ist langsamer als beim Erysipel.

FRAGE 47 **Welche Hauterscheinungen können nach Zeckenbissen auftreten?**

ANTWORT

- Zeckenbiss ohne Reizerscheinungen.
- Erythema chronicum migrans (Frühmanifestation der Borreliose).

- Lymphadenosis cutis benigna (Pseudolymphom, Knoten von rotlivider Farbe im Bereich des Zeckenstichs, z. B. an den Beinen).
- Acrodermatitis chronica atrophicans HERXHEIMER (betrifft alle drei Hautschichten (Epidermis, Cutis, Subcutis).

KOMMENTAR Zecken beißen oder stechen häufig an den Beinen. Sie übertragen die Lyme-Borreliose (Rückfallfieber) und die FSME (Frühsommer-Meningo-Encephalitis). Das Rückfallfieber wird durch das schraubenförmige Bakterium Borrelia burgdorferi hervorgerufen. Die FSME ist eine Viruserkraknung, gegen die geimpft werden kann. Nach Zeckenbissen sollten Sie den Kunden zum Arzt schicken, ohne ihn zu ängstigen.

FRAGE 48 **Wie werden Hautpilze eingeteilt?**

ANTWORT Einteilung in das „DHS-System" und jeweils Beispiele:

D für Dermatophyten: Fadenpilze bilden Hyphen, z. B. Trichophyton, Keratinomyces.
H für Hefen: Dazu gehören: Candida, Malassezia, Cryptococcus. Sie bilden keine Hyphen und Myzele, nur Pseudomyzele.
S für Schimmelpilze: Aspergillus flavus.

FRAGE 49 **Welche Unterscheidung kennen Sie beim Befall mit Dermatophyten (Befallsmuster)?**

ANTWORT

- Epidermomykose: Ausbreitung in den Hornschichen der Epidermis z. B. Zehenzwischenräume, Interdigitalmykose (z. B. Keratinophyten)
- Trichomykose: z. B. Tinea, Favus, Mikrosporie
- Onychomykose: z. B. Nagelmykose (z. B. durch Trichophyten)

FRAGE 50 **Welche Formen der Nagelveränderungen sprechen für Pilzbefall?**

ANTWORT

- Fehlwachstum (Dystrophie, Hypertrophie)
- Onycholyse
- weißliches Netz
- Aufrauhung der Nagelplatte
- subunguinale Hyperkeratose
- Verfärbung (gelblich)
- brüchige Konsistenz

Differentialdiagnose: Klauennagel (Onychogryposis) bei chronischer Druckschädigung, Schuppenflechte (Psoriasis), Neurodermitis, Ursache unklar.

FRAGE 51 **Welche Veränderungen verursacht die Tinea?**

ANTWORT Diese Hautpilzerkrankung ist eine chronische Infektion der Haut mit Dermatophyten (z. B. Trichophyton, Epidermophyton floccosum), bei der sich der Pilz vom Keratin der Haut ernährt. Je nach Befall kommt es zu Onychomykose, Hand-, Intertrigo- oder Inguinalbefall. Eine Form der Tinea ist die Tinea favosa – Erbgrind: Eine chronische, familiäre, narbige Alopezie (Haarausfall). Klinisch auffällig kann ein mausartiger Geruch sein (Wer kennt heute schon einen mausartigen Geruch, wenn er nicht selber Mäuse hat?). Der Erreger ist Trichophyton SCHOENLEINII.

FRAGE 52 **Welche Antimykotika für den Bereich der Dermatologie kennen Sie?**

ANTWORT

Lokale Therapie:

- Dermatophytische Wirkung (Batrafen® = Ciclopiroxolamin), z. B. Batrafen Nagellack.
- Imidazolderivate (gegen alle Pilze – Clotrimazol, Miconazol [Daktar®]),
- Wirkung gegen Hefen: Nystatin (Moronal®)
- Antiseptische Wirkung: Farbstoffe (Gentianaviolett)

Systemische Therapie:

- Gegen Dermatophyten: Griseofulvin (oral!)
- Gegen Dermatophyten und Hefen: Ketokonazol (Nizoral®)
- Gegen Hefen: Amphotericin (Ampho-Moronal®), Flucytosin intravenös
- Terbinafin-HCL
- Itraconazol

FRAGE 53 **Welche auch in Europa häufigen Protozoeninfektionen (Infektionskrankheit der Haut durch Parasiten), die die Haut betreffen, kennen Sie?**

ANTWORT

Krätze: Infektion mit Milben (Skabies). Diese graben Hautgänge (bis 0,5 cm lang) und legen Eier ab. Der Juckreiz tritt besonders nachts auf, das typische Befallsmuster umfasst: Interdigitalfalten, Zwischenzehenfalten, Achselfalten, Penisschaft. Krätze tritt bei mangelnder Hygiene oder bei engem Körperkontakt mit Erkrankten auf.

Läuse (Pedikulose): Befall durch Kopfläuse: Kopfhautekzem, typischerweise lassen sich Nissen am Haarschaft finden. Läuse werden im Kindergarten häufig übertragen. Die Kinder übertragen sie dann auf die übrigen Familienmitglieder.

Kleiderläuse: typische Hauterscheinungen sind: Quaddeln, juckende Papeln, Pyodermie.

Filzläuse (kleiner und breiter als Kopfläuse): befallen Haare, Augenbrauen, Wimpern. Typisch ist ein deutlich geringerer Juckreiz als bei Kopf- und Kleiderlausbefall. Klinisch auffällig sind die typischen Hautläsionen: Tache bleue (bläuliche Flecken). Kleiderläuse sind ein Zeichen für mangelnde Hygiene. Vor allem Obdachlose sind betroffen. In Krisenzeiten (Krieg, Hungersnot, Epidemien) nimmt der Befall zu.

Floh/Pulex irritans (Menschenfloh): typische urtikarielle Papeln mit zentralen Einblutungen. Klinik: häufig in typischer lokalen Häufung, starker Juckreiz. Ebenfalls ein Zeichen mangelnder Hygiene. Auch Hunde- oder Katzenflöhe können den Menschen befallen, wenn der entsprechende Wirt nicht zur Verfügung steht.

KOMMENTAR Die Parasiten sind üblicherweise Wirtsspezifisch. Hundeflöhe befallen nur Hunde, Katzenflöhe nur Katzen. In extremen Situationen (fehlender Wirt) können die beiden letztgenannten auch Menschen befallen. Der Befall mit Krätzmilben, Flöhen und Läusen hat in den letzten Jahren wieder zugenommen.

FRAGE 54 **Welche Dosis der Lichtstrahlung führt zu Hautrötung?**

ANTWORT
- Die minimale Erythemdosis (Lichtdosis, die zur Rötung oder Reizung der Haut führt) ist abhängig von der Wellenlänge des Lichts
- dem Hauttyp
- der Intensität der Lichteinwirkung (hängt wieder vom Abstand ab)
- der Dauer der Lichteinwirkung
- dem Abstand der Lichtquelle

Diese Frage hat allenfalls praktische Bedeutung für Sie, wenn Sie neben der Podologie auch noch Sonnenbänke betreiben. Ansonsten hat sie nur geringe praktische Bedeutung.

FRAGE 55 **Beschreiben Sie die Strahlenwirkung auf die Haut (je nach UV-Strahlen).**

ANTWORT
- **UVA:** 400 – 320 nm: Sofortpigmentierung, Hautalterung
- **UVB:** 320 – 280 nm: indirekte Pigmentierung, Sonnenbrand, Melanozytenstimulation, Karzinogenese (Krebsentstehung)
- **UVC:** 280 – 200 nm: wie UVB (Durch Ozon wird hauptsächlich UVC in der Atmosphäre absorbiert, bei Zunahme des „Ozonlochs" nimmt die Hautschädigung durch UVC-Strahlung zu).

FRAGE 56 **Welche Wellenlänge hat sichtbares Licht?**

ANTWORT Die für den Menschen sichtbare elektromagnetische Strahlung (Licht) liegt im Wellenlängenbereich von etwa 400 bis 800 Nanometer (nm). 1 Nanometer = 1/1.000.000 Millimeter.

FRAGE 57 **Was verstehen Sie unter einer phototoxischen Dermatitis und wie entsteht Sie?**

ANTWORT Unter phototoxischer Dermatitis verstehen wir die Zusammenwirkung von Lichteinfluss und Noxe (schädigender Stoff): z. B. Teer, Porphyrine, Tetrazykline, Cumarine, Nalidixinsäure, Phenotiazine.
Noxe und Licht in Kombination führen zu einer akuten Dermatitis (Entzündung der Haut), Rötung und Bläschenbildung.
Die bullöse Dermatits praetensis „Wiesengräserdermatitis" ist eine Form der phototoxischen Dermatitis mit geröteter Abklatschfigur der Pflanze auf der lichtexponierten Haut.
Eine weitere ist die Berloque-Dermatitis (Berloque = französisch für Kettenanhänger), bei der es nach Auftragen ätherischer Öle (Bergamotte) zu einer Hyperpigmentierung kommt.
Bei der Therapie der Psoriasis macht man sich diese Tatsache zunutzte. Die Patienten erhalten ein Arzneimittel, dass unter Einwirkung von UV Licht einen heilenden Einfluss auf die Schuppenflechte hat.

FRAGE 58 **Wodurch unterscheiden sich die photoallergischen von phototoxischen Reaktionen?**

ANTWORT

- Photoallergische Hautreaktionen treten nur bei zuvor sensibilisierten Menschen (nach Antikörperbildung) auf. Beispiele: Medikamente wie Salicylate, Sulfonamide, Sulfonylharnstoff, Süßstoffe wie Zyklamat. Eine Sonderform ist die polymorphe Lichtdermatose: eine photoallergische Dermatose ohne genaue Kenntnis des Allergens.
- Phototoxische Reaktionen können bei jedem Hauttyp ohne vorherige Sensibilisierung auftreten.

FRAGE 59 **Wann kommt es zu einer cholinergen Urtikaria?**

ANTWORT Nach körperlichen und psychischen Belastungen, Schwitzen, nach Duschen und Baden kommt es bei empfindlichen Personen zu Quaddelbildung (Urtikaria).

FRAGE 60 **Was verstehen Sie unter einer Atopie?**

ANTWORT Die erbliche Überempfindlichkeit mit allergischen Symptomen im Rahmen einer Typ-I-Allergie mit einer Sensibilisierbarkeit gegenüber Allergenen.

FRAGE 61 **Welche Krankheiten gehören zum atopischen Formenkreis?**

ANTWORT

- Asthma bronchiale
- Rhinitis allergica (Heuschnupfen)
- Conjunctivitis allergica (allergisch bedingte Bindehautentzündung)
- Pollinose (andere Bezeichnung für Heuschnupfen)
- Neurodermitis (juckende, schuppende Hauterkrankung)

FRAGE 62 **Welche Faktoren können bei atopischen Erkrankungen Symptome auslösen oder verschlimmern?**

ANTWORT

- Wetter
- Jahreszeit
- Infektionskrankheiten
- Allergenexposition
- Nahrungsgewohnheiten
- emotionale Belastungen
- Infektionskrankheiten (wegen der zusätzlichen Belastung des Organismus)
- Schlafmangel
- Stress
- psychische Belastungen

FRAGE 63 **Welche Therapiemöglichkeiten kennen Sie beim Kontaktekzem?**

ANTWORT

- Meiden des auslösenden Agens (z. B. Nickel)
- Therapie im akuten Stadium der akuten Erkrankung: feuchte Umschläge bei nässendem Ekzem, kortikoidhaltige Lotion
- Therapie im chronischen Stadium: teerhaltige Salben

KOMMENTAR Vorausgesetzt, der Patient kennt die Ursache des Ekzems, ist die erste therapeutische Maßnahme das meiden des Allergens (Schmuck ablegen, Salben meiden usw.). Diese Empfehlung dürfen Sie dem Patienten geben. Akitv (Empfehlungen zur Anwendung von Salben, Cremes oder Einnahme von frei verkäuflichen Arzneimitteln bzw. Nahrungsergänzungsstoffen) dürfen Sie nicht tätig werden. Die Behandlung ist Sache des Arztes. Da Patienten mit Kontaktallergien meist nicht nur auf eine Substanz allergisch sind, könnten Sie mit Ihren Empfehlungen die Angelegenheit noch verschlimmern.

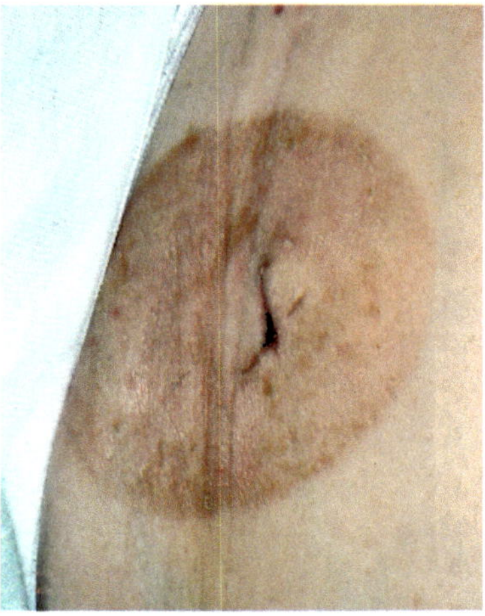

Kontaktallergie auf Pflaster. Typisch ist die scharfe Begrenzung. Bei Schmuckstücken ist das Ekzem häufig nur unter dem Schmuck (Amulett, Uhr, metallische Jeansknöpfe usw.).

FRAGE 64 **Warum wird das endogene Säuglingsekzem „Milchschorf" genannt?**

ANTWORT Weil die Farbe der leicht schuppigen, gelblich-rötlichen Hautveränderung im Gesicht oder an dem Schädel des Säuglings an eingetrocknete Milch erinnert („wie über Feuer getrocknete Milch").

KOMMENTAR Das müssen Sie als Podologe wirklich nicht wissen. Die Kenntnis dieser Frage hat keinerlei therapeutische Konsequenz. Patienten, die im Kindesalter Milchschorf hatten, neigen auch im Erwachsenenalter zu Unverträglichkeiten.

FRAGE 65 **Welche Vitaminmangelerscheinungen können sich an der Haut manifestieren?**

ANTWORT

- **Vitamin-A-Mangel:** trockene Haut, Epitheldefekte an Haut- und Schleimhäuten (Keratomalazie = Einschmelzungsvorgänge an der Hornhaut mangelernährter Kinder);
- **Vitamin-B1-Mangel:** Exsikkation (Störung des Wasserhaushaltes);
- **Vitamin-C-Mangel:** Störung der Kollagenbiosynthese, erhöhte Blutungsneigung, gestörte Wundheilung, Infektanfälligkeit).

FRAGE 66 **An welche Flagge erinnert der M. Raynaud?**

ANTWORT Die 3-Farben-Krankheit – wie die „Tricolore"
Weiß: arterieller Spasmus,
Blau: livide Verfärbung (zyanotisch),
Rot: reaktive Hyperämie.

KOMMENTAR Merken Sie sich die „Tricolore" als Eselsbrücke. Die Erkrankung ist für den Podologen nicht von praktischer Bedeutung. Die nach dem französischen Internisten benannte Symptomatik entsteht durch Gefäßkrämpfe, die anfallsweise, meist an den Fingern 2 – 5 auftreten.

Der Anfall ist gekennzeichnet durch:
- Blässe (Minderdurchblutung = Ischämie)
- Zyanose (Sauerstoffmangel)
- Schmerzhafte reaktiver Hyperämie (Durchblutungssteigerung nach Ende der Gefäßkrämpfe)

FRAGE 67 **Welche epidemiologischen Fakten zur Psoriasis (Schuppenflechte) kennen Sie?**

ANTWORT
- 2 – 5% der Bevölkerung sind betroffen
- erbliche Komponente (Chromosom 6)
- Kombination mit HLA-B27 bei der Psoriasis-Arthropathie
- Zwei typische Altersgipfel:
  – 10. – 25. Lebensjahr
  – 40. – 60. Lebensjahr.

KOMMENTAR Ist nicht wirklich wichtig. Wichter ist möglicherweise zu wissen, was „Epidemiologie“ eigentlich ist.
Definition: Wissenschaftszweig, der sich mit der Verteilung von übertragbaren und nicht übertragbaren Krankheiten und deren physikalische, chemische, psychische und sozialen Determinanten und Folgen in der Bevölkerung befasst. Das bringt Sie aber bei Ihrer Arbeit am Fuß auch nicht viel weiter, könnte und dürfte aber aufgrund des Curriculums gefragt werden. Wichtig für den Podologen sind die bei Psoriatikern auftretenden Arthropathien und Nagelveränderungen.

FRAGE 68 **Welche Hauterscheinungen sind für die Psoriasis (Schuppenflechte) charakteristisch?**

ANTWORT
- „Kerzenflecke“- silbrig weiße Schuppen
- „Letztes Häutchen“ unter allen Schuppen bei Abtragung
- „Blutiger Tau“: nach mehrmaligem Kratzen kommt es zu Blutungen (dünne Haut über den Gefäßen) = Auspitz-Phänomen.
- Sonderformen: Psoriasis pustulosa (kann sich unagenehmer Weise auf der Fußsohle zeigen)

FRAGE 69 **Welche Nagelveränderungen sprechen für eine Psoriasis (Schuppenflechte)?**

ANTWORT Typisch sind:

- Tüpfelnägel (Grübchen)
- Ölflecke
- Onycholyse
- Krümelnägel (bröckeliger Nagel)
- fehlendes Nagelhäutchen

FRAGE 70 **Welche Arbeitsstoffe können Berufsdermatosen verursachen?**

ANTWORT

- Chrom
- Nickel
- Kobalt
- Quecksilber
- organische Lösungsmittel
- Terpentin
- Benzol
- Chlor
- aromatische Kohlenwasserstoffverbindungen
- Formaldehyde
- Düngemittel
- Arzneimittel und andere

Einige dieser Stoffe kommen auch in der Podologie vor. Zum Beispiel Chrom-Nickel-Stahl als Draht für Nagelkorrekturspangen oder Lösungsmittel.

FRAGE 71 **Zählen Sie typische Berufsdermatosen und die angeschuldigten Stoffe auf.**

ANTWORT

Akne:
- Chlor
- Ruß
- Teer (Straßenarbeiter)
- Öl

Hautkrebs (zumeist Spinaliome):
- Anilin
- Pech
- Ruß
- Paraffin
- Teer
- Asbest
- Arsen

FRAGE 72 **Welche Hautveränderungen zeigen sich bei Diabetes mellitus?**

ANTWORT Zum Beispiel:

- Gehäufte bakterielle Infektionen der Haut
- Pilzinfektionen der Haut und der Nägel
- Necrobiosis lipoidica: an Unterschenkelstreckseite (zur Nekrose führende granulomatöse Entzündung der Haut)
- Xanthosis: gelblicher Verfärbung der Palmae (Handinnenflächen)
- Acanthosis nigricans benigna (Dunkelfärbung der Haut)
- Bullosis diabeticorum (diabetische Blasenbildung an Händen/Füßen)
- Rubeosis (Dauergesichtsröte auch Rubeosis faciei genannt)
- Malum perforans
- Ulcera cruris
- Pruritus sine materia

KOMMENTAR **Zur Bullosis diabeticorum** (Diabetische Blasenbildung): Es handelt sich um eine seltene, meist über Nacht spontan auftretende Blasenbildung an den Händen und Füßen von einigen Millimetern bis mehreren Zentimetern Größe. Die Ursache ist ungeklärt. Meist besteht bereits eine Neuropathie oder Gefäßkrankheit. Die Blasen heilen in der Regel spontan nach zwei bis vier Wochen ohne Narbenbildung ab. Rückfälle sind häufig.

Zum Malum perforans (durchbohrendes Fußgeschwür): Typisches Geschwür des Diabetikers an besonders belasteten Stellen (Ferse, Zehenballen, Köpfchen der Metatarsalien).

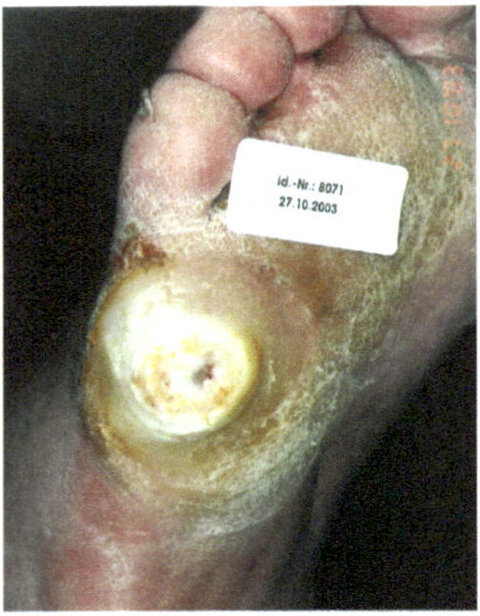

Malum perforans unter dem Köpfchen des Metatarsalknochen V.

Zu Ulcera cruris (Unterschenkelgeschwüre): Treten vor allem bei chronisch venöser Insuffizienz auf. Können aber auch bei Diabetes bevorzugt auftreten. Sie sind am Unterschenkel lokalisiert.

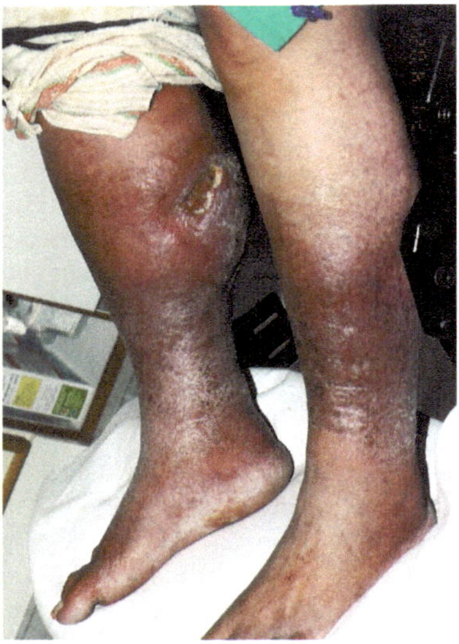

Ulcera cruris bei einer übergewichtigen Typ-2-Diabetikerin mit chronisch venöser Insuffizienz und peripherer Polyneuropathie.

FRAGE 73 **Wo und bei wem kommt es bevorzugt zur Ausbildung einer Necrobiosis lipoidica?**

ANTWORT
Bei 40% der Betroffenen liegt gleichzeitig ein Diabetes mellitus vor. Prädilektionsstellen sind:

- Streckseiten der Unterschenkel
- Fußrücken
- Fußgelenke

Klinischer Befund: scharf begrenzte atrophische (Stellen verkümmerter Haut) Herde mit gelblichen, sklerotisch hartem Zentrum, von Teleangiektasien (Gefäßerweiterungen) durchzogen. Um die Herde herum ist ein rötlicher Randsaum zu sehen.

FRAGE 74 **Welche Faktoren begünstigen das „diabetische Fußsyndrom"?**

ANTWORT

- Lange bestehender, schlecht eingestellter Diabetes mellitus (erhöhte Werte für HbA_{1c}, Retinopathie = Netzhauterkrankung, Nephropathie = Nierenerkrankung).
- Älterer Patient, mit weiteren Risikofaktoren für periphere Durchblutungsstörungen (positive Raucheranamnese, generalisierte Arteriosklerose, metabolisches Syndrom).
- Polyneuropathie (z. B. bei Alkoholabusus), chronisch venöse Insuffizienz, Lymphabflussstörungen.
- Lokale Faktoren: bereits abgeheilte Läsionen, Hautläsionen, schlechte Fußpflege, inadäquates Schuhwerk.

FRAGE 75 **Was ist ein Malum perforans?**

ANTWORT Eine neurotrophe chronische, schmerzlose, nicht-inflammatorische Ulzeration bei neurologischen Störungen an Stellen, auf die Druck oder Traumatisation (Verletzungen) einwirken (Fußsohle, Ferse, Fußrand).

Ursache ist eine Polyneuropathie, durch:

- Diabetes mellitus
- Alkoholmissbrauch
- Tabes dorsalis
- Syringomyelie
- Lepra
- und andere

(Wichtig ist die Abgrenzung zum Ulkus cruris, welches eher durch venöse Abflussstörungen bedingt ist und häufiger an den Unterschenkeln lokalisiert ist.)

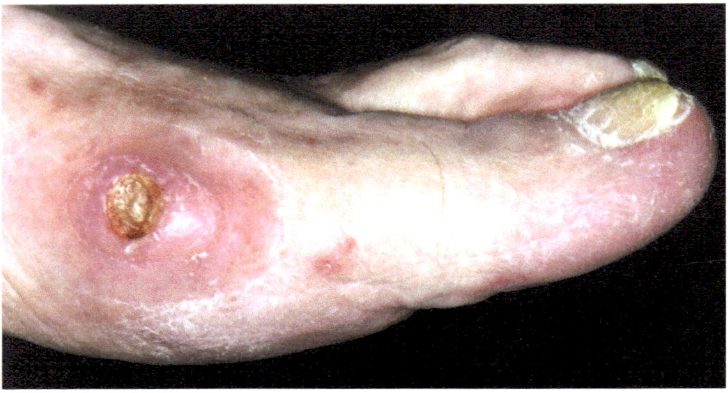

Malum perforans einer älteren Diabetikerin am linken Großzehengrundgelenk.

FRAGE 76 **Beschreiben Sie die Symptomatik beim „diabetischen Fuß".**

ANTWORT

1. Sensible Polyneuropathie (Hyper-, Par-, Hypästhesie, Hyperalgesie) gestörte Empfindung von:
   a) Temperatur
   b) Vibrationen,
   c) Oberflächensensibilität
   d) Schmerz
   e) verminderte Muskeleigenreflexe

2. Motorische Neuropathie:
   a) Atrophie der intrinsischen Fußmuskeln (Mm. interossei und lumbricales)
   b) instabile Fußarchitektur
   c) Hammer- und Krallenzehenbildung
   d) Druckexposition der Metatarsalköpfchens
3. Autonome Neuropathie
   a) Anhidrosis (fehlende Schweißsektretion)
   b) arterio-venöse Shunts (Kurzschlussverbindung zwischen Venen und Arterien)(warmer, roter Fuß)
   c) neuropathisches Ödem
   d) Sturzgefahr

KOMMENTAR Nicht alle der genannten Symptome treten immer beim diabetischen Fußsyndrom auf.

FRAGE 77 **Was ist der Unterschied zwischen Xanthomen und Xanthelasmen?**

ANTWORT

Xanthoma: gelblicher Knoten, vor allem an Unterarmen, Unterschenkeln, Ellbogen, Knie.
Xanthelasma: flächige Plaques an der Lidhaut, periorbital (um das Auge herum).
(Beide Erscheinungen gehen häufig mit Hyperlipidämie einher, aber nicht zwingend).

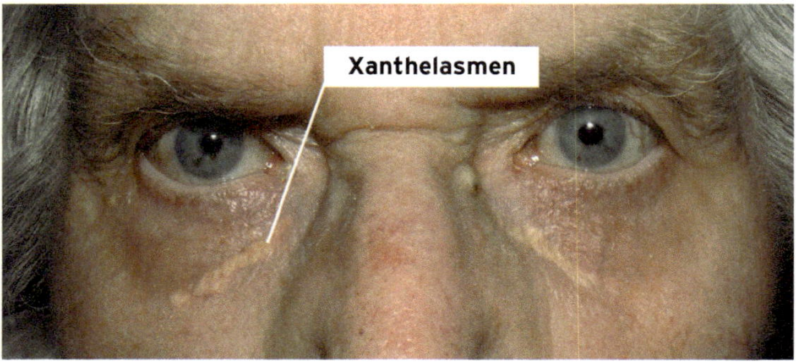

FRAGE 78 **Welche Hautzeichen finden sich bei Hepatopathien (Lebererkrankungen)?**

ANTWORT

- Spider nävi (Naevus araneus = Spinnennävus)
- Plantar/Palmaraerythem (Rötung von Fußsohlen und Handinnenflächen)
- Sekundärbehaarungsverlust aber verstärkte Kopfbehaarung (Östrogeneinfluss)
- weißlich-gelbe Haut
- Lackzunge (Zunge wie lackiert)
- Petechien (kleinste, punktuelle Hauteinblutungen)
- Juckreiz
- sekundäre Porphyrie (Störung der Biosynthese von Häm = Eisen-(II)-Protoporphyrinkomplexe)
- Ikterus (Gelbfärbung der Haut)

FRAGE 79 **Was ist der Unterschied zwischen einer hypertrophen Narbe und Keloidbildung?**

ANTWORT

Hypertrophe (überschießende) Narbe: Ist eine auf verletzte Haut beschränkte überschießende Narbenbildung nach einer Verletzung.
Keloid: Das Keloid wächst auch in ursprünglich unverletzte Haut ein.

FRAGE 80 **Welcher Hauttumor ist semimaligne (nur bedingt bösartig; setzt keine Metastasen)?**
a) Basaliom
b) Spinaliom

LÖSUNG a

KOMMENTAR

Zu a: Das Basaliom wird als semimaligne bezeichnet, da es seltener metastasiert (Tochtergeschwülste produziert), und der Tumor nur zu lokal infiltrierendem (eindringendem) Wachstum neigt. Das Basaliom geht von Basalzellen der Epidermis aus.
Häufigste Lokalisation: Stirn und Nase.

Die typischen Wuchsformen sind: knotig, solide, pigmentiert, gelegentlich in Kombination mit Teleangiektasien, perlschnurartiger Randsaum. Komplikationen: Ulcus rodens, Ulcus terebrans (in Muskulatur und Knochen einwachsend). Es ist 10-mal häufiger als das Spinaliom. (Vorkommen: 20/100000 Einwohner im Jahr in der Bundesrepublik, in Australien 110/100.000 Einwohner.)

Zu b: Das Spinaliom ist kein semimaligner, sondern ein maligner (bösartiger) Tumor!
Ausgehend von proliferierenden Epidermiszellen (Stratum spinosum). Typische Lokalisation am Übergang von Schleimhaut zur Haut (Unterlippe, Zunge, Penis, Vulva).

FRAGE 81 **Nennen Sie die Hauptformen des malignen Melanoms (schwarzer Hautkrebs).**

ANTWORT

- **SSM** – superfiziell spreitendes (sich ausbreitend) Melanom: charakterisiert durch horizontales Wachstum, die häufigste Form (70%).
- **NMM** – noduläres (knotiges) malignes Melanom: auch amelanotische Form, schlechte Prognose, insgesamt 15% der Melanome.
- **LMM** – Lentigo malignes Melanom: typisch vertikales Tumorwachstum, durchbricht die Basalmembran, frühzeitige Metastasierung (Bildung von Tochtergeschwülsten) bei tiefer Infiltration.
- **Akrolentiginöses Melanom:** Auftreten an Händen, Phalangen, Füßen; der Verlauf ist aggressiver als beim LMM und die Prognose ungünstiger. Häufig sind Schwarze in Afrika und den USA betroffen.

FRAGE 82 **Was macht eine melanomähnliche Hautveränderung verdächtig?**

ANTWORT Als Warnsignal merken Sie sich die ABCD-Regel:

- **A**symmetrie (ungleiche Hälften einer gedachten Mittellinie)
- **B**order irregularity (unregelmäßige Begrenzung)
- **C**olor variation (Farbveränderung, Auftreten von Schwarz- oder Rottönen, Abblassungszonen)
- **D**iameter (Durchmesser > 5 mm)

(zusätzlich: leichte Verletzlichkeit, entzündlicher Randsaum, Juckreiz, plötzliche Veränderung).
Wenn alle vier Zeichen positiv sind, besteht ein dringender Verdacht auf ein malignes Melanom.

KOMMENTAR Als Podologe sollten Sie Ihren Verdacht für sich behalten. Manche Patienten können bei einer solchen Diagnose Selbstmordgedanken entwickeln. Deshalb von der Notwendigkeit eines Arztbesuches überzeugen.

FRAGE 83 **Beschreiben Sie kurz die Therapie des Melanoms.**

ANTWORT Exzision mit 3 – 5 cm Sicherheitsabstand, prophylaktische Chemotherapie mit DTIC (Dacarbazin), und anderen Substanzen

FRAGE 84 **Welche Tumoren metastasieren in die Haut?**

ANTWORT Vor allem Karzinome von:
- Mamma
- Magen
- Uterus
- Lunge
- Darm
- Niere

FRAGE 85 **Wie ist die Therapie des Unguis incarnatus (eingewachsener Zehennagel)?**

ANTWORT **Konventionelle Behandlungsmethoden der Humanmedizin zur Therapie des Unguis incarnatus.**
In der Regel sucht der Patient mit einer Paronychie oder eingewachsenem Fußnagel wegen seiner Beschwerden einen Arzt auf, nachdem er häufig selbst vergeblich versucht hat, durch die unterschiedlichsten Manipulationen, sich von seinem Leiden zu befreien. Zu den üblichen Behandlungsmethoden der Humanmedizin gehören:

- antibiotisch wirkende Lösungen und Salben
- Beschleifen des mittleren Nageldrittels der Nagelplatte von proximal nach distal (Eufinger)
- Nagelextraktion
- Abtragung des Nagelbettes
- Emmert Nagelplastik (Keilexzision mit Entfernung der Nagelmatrix)
- ovaläres Adaptationsverfahren
- Keilexzision mit Phenolisation der Nagelmatrix (Phenol ist in Deutschland für diese Therapie nicht zugelassen)
- Amputation des betroffenen Endgliedes in Extremfällen
- Laterale selektive Matrixhornverödung nach Haneke

Sie als Podologe wissen es natürlich besser. Da gibt es doch noch:
- Tamponieren
- Sulci-Protektoren
- Fraser-Spangen
- Goldstadtspangen
- 3TO/VHO-Osthold-Spangen
- Bernd-Stolz-Spangen
- Erki-Häkchen
- Onyclip-Spangen
- und andere

KOMMENTAR Gemäß Heilmittelrichtlinien ist die Therapie des Unguis incarnatus Sache des Arztes (Punkt 17.3.B). Es gibt aber kaum einen Arzt, der Nagelkorrekturspangen anfertigt. Die meisten Ärzte operieren oder ziehen den Nagel. Trotzdem benötigen Sie zur Therapie des Unguis incarnatus eine ärztliche Verordnung, wenn Sie nicht gegen geltendes Recht verstoßen wollen. Einen Unguis incarnatus wie auf der folgenden Abbildung sollten Sie keinesfalls ohne ärztliche Verordnung behandeln:

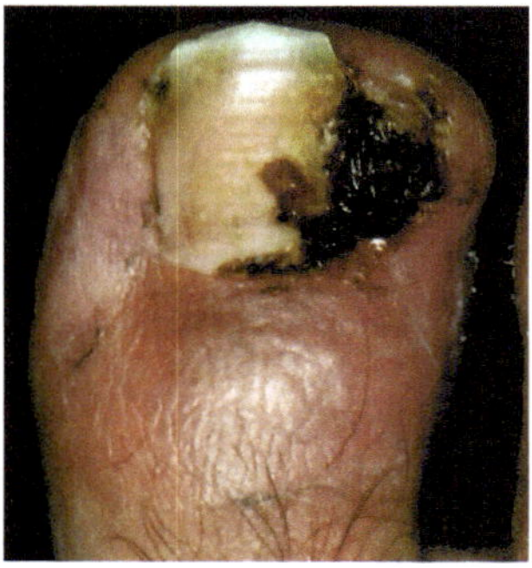

Unguis incarnatus mit entzündetem Nagelwall und Bildung von wildem Fleisch (Hypergranulation).

FRAGE 86 **Was können unterschiedliche Nagelfarben aussagen?**

ANTWORT

- **Gelblich:** Psoriasis, Mykose
- **Braun:** bei Naevus-Zell-Nävi, malignem Melanom
- Alle Nägel **weiß:** Herzfehler, Hepatopathie
- **Grün:** Infektion mit Pseudomonas aeruginosa, Candida
- **Bläulich:** bei Zyanose
- **Schwarz:** subunguales Hämatom (meist im Zusammenhang mit Verletzungen oder Überlastungen, malignes Melanom

FRAGE 87 **Woraus setzt sich die Aknetetrade zusammen?**

ANTWORT

- Akne conglobata
- abszedierende Entzündung (intertriginös, axillär, inguinal)
- Follikulitis im Nacken
- Pilonidalsinus (im Bereich der Analfalte)

FRAGE 88 **Wie kann man eine venöse Insuffizienz der Beinvenen diagnostizieren?**

ANTWORT

- Klinischer Blick/körperliche Untersuchung: Varikosis, postthrombotisches Syndrom, Schwellungen
- Klinische Funktionstest (Perthes, Trendelenburg, Mahorner-Ochsner)
- Apparative Diagnostik: Ultraschall (Doppler-Untersuchungen), Phlebographie

KOMMENTAR

Zu Perthes: Mit dem Test nach Perthes kann man die Durchgängigkeit der tiefen Venen prüfen.
Zu Trendelenburg: Trendelenburg hat zwei Tests zur Prüfung der Funktionsfähigkeit der Venenklappen an den unteren Extremitäten (Beinen) angegeben.
Test 1 prüft die Funktionsfähigkeit der Vv. perforantes.
Test 2 prüft die Klappenfunktion der V. saphena magna.

Zu Mahorner-Ochsner: modifizierter Perthes Test zur Ermittlung insuffizienter Oberschenkel-Perforansvenen.

FRAGE 89 **Wie teilt man die chronisch venöse Insuffizienz (CVI) ein?**

ANTWORT Zunächst teilen wir die die CVI in die primäre, anlagebedingte und die sekundäre erworbende ein. Die bekannteste Einteilung ist die nach Widmer, die drei Stadien kennt:

- **CVI I:** Knöchelödeme
- **CVI II:** Purpura orthostatica, Dermatosklerose (Purpura jeune d'ocre), Siderosklerose, Atrophie blanche
- **CVI III:** Ulcus cruris oder Zustand nach Ulcus cruris

FRAGE 90 **Wo und wann finden Sie eine Capillaritis alba atrophicans?**

ANTWORT Bei arteriellen Durchblutungsstörungen im Bereich des medialen Malleolus.

FRAGE 91 **Wie teilt man die stadienabhängigen Therapieoptionen der AVK (arteriellen Verschlusskrankheit) ein?**

ANTWORT Einteilung der AVK nach FONTAINE:

- **Stadium I und II:** Physiotherapie, Bewegungstraining (Intervalltraining)
- **Stadium III:** Angioplastik nach Potter, perkutane transluminale Angioplastie
- **Stadium IV:** Nekrosenabtragung, Schmerztherapie

Sehr hilfreich ist bis zum Stadium II (evtl. auch noch III) ein tägliches Intervalllauftraining, durch das die Ausbildung eines Kollateralkreislaufes (Umgehungskreislauf) gefördert wird. In jedem Falle besteht für die Patienten striktes Rauch- und Alkoholverbot.

FRAGE 92 **Teilen Sie Hämorrhoiden nach ihrer klinischen Symptomatik ein und nennen Sie die Therapiemöglichkeiten.**

ANTWORT

Stadium I: Pruritus, verstärkte peranale Sekretion, Analekzem: Therapie: lokale Salbentherapie.

Stadium II: Prolaps beim Pressen (geringere Blutungsneigung als zuvor): Therapie: Sklerosierung.

Stadium III: Blutungsneigung, manuell reponierbar, Therapie: submuköse Hämorrhoidektomie.

Stadium IV: Nicht mehr reponierbare, fibrotische Knötchen: Therapie: submuköse Hämorrhoidektomie.

KOMMENTAR Hämorrhoiden sind ein Zeichen für eine Bindegewebsschwäche oder eine Abflussbehinderung. Patienten mit Hämorrhoiden haben häufig auch Varizen (Krampfadern) an den unteren Extremitäten (Beinen). Praktisch sind Hämorrhoiden für den Podologen ohne Bedeutung, wohl aber für den Proktologen (Spezialist für Erkrankungen des Enddarmes).

FRAGE 93 **Wie wird die HIV-Infektion übertragen?**

ANTWORT Bekannte Übertragungswege sind Blut, Sperma, Genitalsekrete.

KOMMENTAR Da in den letzten Jahren HIV-Infektionen durch Bluttransfusionen oder die Verabreichung von Blutprodukten übertragen wurden, können auch Patienten in Altenheimen unter dieser übertragbaren Krankheit leiden. Es sind also nicht nur die gefährdeten Bevölkerungsgruppen (Homosexuelle, Drogenabhängige und berufliche exponierte) betroffen. Somit erhöht sich der Stellenwert der Nutzung steriler Instrumente in der Praxis.

FRAGE 94 **Beschreiben Sie die übliche Stadieneinteilung der HIV-Infektion.**

ANTWORT

- Akutes Stadium der Infektion: ca. sechs Wochen post infectionem (nach der Infektion), mononukleose-ähnlich (entspricht einer Ebstein-Barr-Virus-Infektion = EBV)
- SLS – seropositives Latenzstadium: keine Symptome
- LAS – Lymphadenopathie-Syndrom: Lymphknoten-Schwellung in mehr als 2 extrainguinalen Regionen (außerhalb der Leiste), Persistenz länger als drei Monate.
- ARC – AIDS-Related Complex: Gewichtsverlust, Nachtschweiß, Fieber
- AIDS – Aquired Immunologic Deficiency Syndrom: manifestes Immunmangelsyndrom

FRAGE 95 **Welches sind Hautmanifestationen bei der HIV-Infektion?**

ANTWORT

- Makulöses Exanthem, bei ca. 60% der Erkrankten kommt es zu einer seborrhoischen Dermatitis;
- Infektiöse Erkrankungen (Virusinfektionen z. B. HSV- Herpes simplex Virus, Pilzinfektionen z. B. Candida);
- Kaposi-Syndrom: bei bis zu 30% der AIDS-Patienten.

Merke: Nicht jeder, der eines oder alle dieser Symptome aufweist, ist HIV-infiziert.

FRAGE 96 **Zählen Sie die häufigsten Allergene der Typ-I-Sensibilisierung auf.**

ANTWORT

Ingestionsallergene (Nahrungsmitelallergene): Nuss (Haselnuss, Erdnuss), Milch, Ei, Erdbeere, Apfel

Inhalationsallergene (Allergene, die eingeatmet werden): Staub, Milben, Schimmelpilz

FRAGE 97 **Was verstehen Sie unter einer Onychomykose?**

a) Pilzbefall des oder der Nägel
b) Verdickung der Nagelplatte mit Änderung der Wachstumsrichtung des Nagels
c) Schuppenartiges Abblättern der Nägel
d) Nagelbrüchigkeit in Wachtumsrichtung

LÖSUNG a

Definition: Die Onychomykose ist eine chronische, langsam die Nagelplatte zerstörende Dermatophyten-Infektion der Finger- und/oder Zehennägel.

KOMMENTAR Dermatophyten sind in der Lage, Keratin abzubauen. Sie befallen Haut und Hautanhangsgebilde (Nägel und Haare) von Mensch und Tier. Der häufigste Erreger ist Trichophyton rubrum, er macht etwa 84% der Dermatophytenisolate aus, gefolgt von Trichophyton mentagrophytes und sehr vereinzelt von Epidermophyton floccosum und Microsporum-Arten.

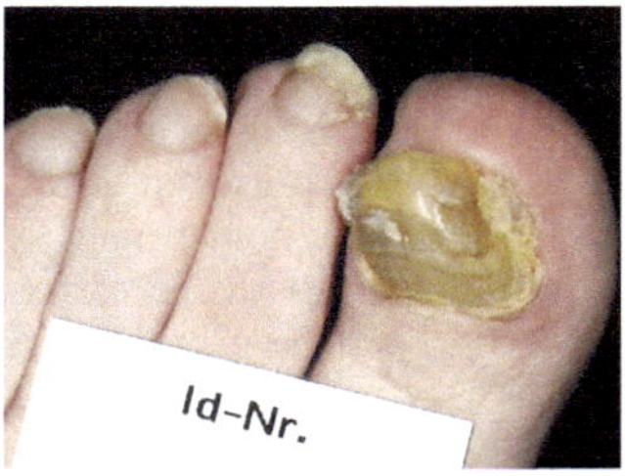

Zu b: Hiermit ist wahrscheinlich die Onychogrypose (Bild rechts) gemeint.

Zu c: Hierbei handelt es sich um die Onychoschisis.

Zu d: Das wäre eine Onychorrhexis.

FRAGE 98 **Welche Arten der Onychomykosen kennen Sie?**

ANTWORT Durch Dermatophyten verursachte Onychomykosen (Tinea unguium)

- **Distale Subunguale Onychomykose (DSO)**
  Die DSO ist bei weitem die häufigste Form. Von einer Infektion der umgebenden Haut ausgehend, dringt der Pilz über das Hyponychium von distal langsam nach proximal gegen die Wachstumsrichtung in das Nagelbett und zur Matrix vor. Durch die sich langsam entwickelnde subunguale Hyperkeratose wird die Nagelplatte

angehoben und verfärbt sich gelblich, wobei zwischen den Nagelzellen durch enzymatische Keratinolyse (Auflösung des Keratins durch Enzyme) gasgefüllte Hohlräume entstehen können. Diese scheinen als streifig-flächige Weißfärbungen durch die obere Nagelplatte hindurch. Die Verfärbung und Verdickung der Nagelplatte nimmt mit der Zeit nach proximal zu, die Nagelplatte wird brüchig, krümelig und löst sich möglicherweise ganz auf. Anfangs sind nur einzelne Nägel befallen, meist sogar nur an einem Fuß oder einer Hand. Ohne Behandlung breitet sich die Infektion langsam auf weitere Nägel aus, bis im Extremfall alle Nägel betroffen sind.

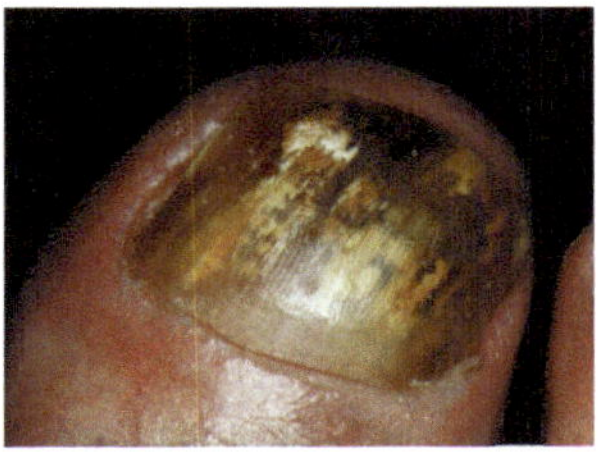

Weit fortgeschrittene DSO (distale subunguale Onychomykose) durch Trichophyton spp.

- **Proximal Subunguale Onychomykose**
  Die PSO ist wesentlich seltener. Die Infektion erfolgt über kleine Verletzungen der Haut des proximalen Nagelwalles die auf das Nagelhäutchen (Cuticula) übergreift, dann entlang des Eponychiums (Epithel der Unterseite des proximalen Nagelwalles) in die Nagelmatrix eindringt. Von der Nagelmatrix aus dringen die Pilze in die Nagelplatte ein und wachsen in der Nagelplatte nach distal weiter aus (ohne Bild).

- **Weiße Superfizielle (oberflächliche) Onychomykose (WSO) Leukonychia trichophytica**
  Die weiße superfizielle Onychomykose (WSO) der Zehennägel wird überwiegend von Trichophyton mentagrophytes hervorgerufen. Hier befinden sich die Pilzelemente in den oberen Schichten des Nagelkeratins.

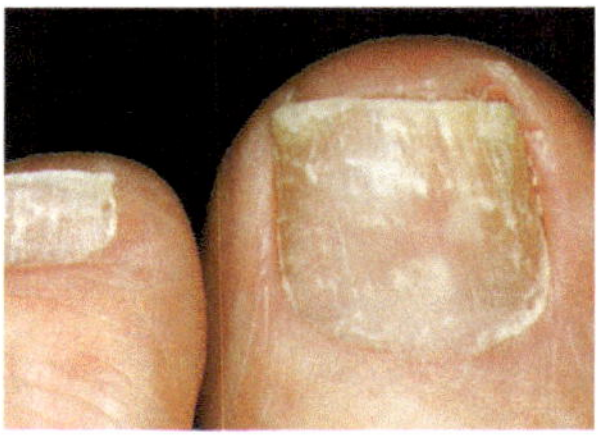

Weiße superfizielle Onychomykose (WSO).

Durch Candida-Arten verursachte Onychomykosen

- **Dystrophische Onychomykose**
  Das klassische Bild der dystrophischen Onychomykose wird bei der chronisch mukokutanen Candidose (Infektion mit Candida im Bereich von Haut- und Schleimhaut) gesehen, einer Krankheit, die mit einer angeborenen Immunschwäche (Immundefekt) einhergeht. Hier ist das gesamte Nagelorgan in seiner Anatomie erheblich gestört (ohne Bild).

- **Candida-Onychomykose** (Onychia et Paronychia candidosa)
  Diese Form der Nagelveränderung wird praktisch immer durch Candida-Arten, überwiegend durch Candida albicans, aber auch von Candida parapsilosis und Candida tropicalis verursacht. Klinisch wird sie durch eine chronische Entzündung des proximalen und lateralen Nagelwalles charakterisiert. Bei längerer Erkrankungsdauer wird die Matrix geschädigt und es kommt zu einer unregelmäßigen Struktur der Nagelplatte, die im Bereich der entzündlichen Nagelwälle Querrillen aufweist, die mitunter durch eine zusätzliche Bakterienbesiedlung grünlich verfärbt sind. Die von Candida-Arten hervorgerufenen Nagelveränderungen zählen nicht zur Tinea unguium, diese Bezeichnung gilt nur für von Dermatophyten verursachte Pilzkrankheiten.

Grundsätzlich kann die Pilzerkrankung eines Nagels nicht durch eine Blickdiagnose gestellt werden, da eine große Zahl anderer Erkrankungen ähnliche Nagelveränderungen verursachen können. Deshalb ist die Differentialdiagnose sehr wichtig (Differentialdiagnose = Überlegungen, welche andere Erkrankungen ähnliche oder gleiche Krankheitszeichen hervorrufen können).

FRAGE 99 **Welche Differentialdiagnosen (welche Krankheiten ähneln) der Nagelpilzerkrankung kennen Sie?**

ANTWORT Die Nagelpilzerkrankung durch Dermatophyten (Tinea unguium) müssen Sie differentialdiagnostisch abgrenzen von:
- Nagelpsoriasis
- Lichen ruber
- Ekzemnägeln
- Mechanische Schädigungen
- Chemische Schädigungen
- Altersbedingten Veränderungen

FRAGE 100 **Welche Abwehrmechanismen gegen Pilze stehen dem menschlichen Organismus zur Verfügung?**

ANTWORT
- die intakte Hornschicht als mechanische Schranke
- die relative Trockenheit der oberflächlichen Haut
- der niedrige Oberflächen-pH-Wert (Säureschutzmantel der Haut)
- ausreichende Hautdurchblutung
- unspezifische Abwehrmechanismen
- spezifische Abwehrmechanismen
- residente Keimflora der Haut (natürlich vorhandene Hautkeime, die ein Ansiedeln von Pilzen in der Regel verhindern)

Nur bei einer Störung dieses komplexen Systems kommt es zu einer Infektion mit Pilzen.

FRAGE 101 **Welche Faktoren begünstigen eine Fußpilzerkrankung?**

ANTWORT
Begleiterkrankungen: Diabetes mellitus, Arterielle Durchblutungsstörungen, Chronisch venöse Insuffizienz (CVI), Traumata (Verletzungen), Zustand nach Knochenmarktransplantation, Periphere Neuropathie, Fußdeformitäten, Lymphabflussstörungen

Sonstige Faktoren: Familiäre Disposition, Ausübung von Sport, Benutzung öffentlicher Duschen, Saunen und so weiter, Immobilisation

(Bettlägerigkeit, Unbeweglichkeit), langsames Nagelwachstum, herabgesetzte Immunabwehr, falsches Schuhwerk, schlechte Hygiene, Arbeit in feuchtem Klima (Küche, Badeanstalt), hohes Alter, Kortisonbehandlung, mangelhaftes Trocknen der Zehenzwischenräume, Behandlung mit Immunsuppressiva (Medikamente, die das Immunsystem unterdrücken), Antibiotika-Behandlung, Einnahme von Ovulationshemmern (Pille), Übermäßiger Konsum von Zucker.

Rein statistisch gesehen begünstigen folgende Faktoren eine Fußpilzerkrankung:
- höheres Infektionsrisiko für Fußpilz in Osteuropa
- Männer leiden 1,6-mal häufiger unter Fußpilz als Frauen
- Nagelpilz tritt bei Männern 1,3-mal häufiger auf als bei Frauen
- Menschen über 65 Jahren leiden 18-mal häufiger unter Nagelpilz
- Zuckerkranke habe ein 40% höheres Risiko an Nagelpilz zu erkranken als Nicht-Diabetiker
- Menschen mit Kreislauferkrankungen haben ein um 60% höheres Risiko an Nagelpilz zu erkranken

Da die Fußpilzerkrankung die Voraussetzung für eine Nagelpilzerkrankung ist, gelten die Zahlen für die Nagelpilzerkrankung entsprechend für Fußpilzerkrankungen.

FRAGE 102 **Welche Komplikationen können beim Diabetiker durch das Ätzen (z. B. mit Albothyl) auftreten?**

ANTWORT Es können schlecht heilende Geschwüre auftreten, weil der Diabetiker eine geschwächte Abwehr hat, häufig unter einer verminderten Durchblutung und einer peripheren Polyneuropathie leidet.

KOMMENTAR Als Prüfer würde ich diese Frage als Fangfrage stellen: Als Podologe dürfen Sie gar nicht ohne ärztliche Verordnung ätzen.
Bei einem Diabetiker sollte überhaupt nicht geätzt werden, wenn Sie schon auf aggressive Antiseptika verzichten, ist das Ätzen schon erst recht abzulehnen.
Trotzdem wird eine solche Frage möglicherweise in vielen Prüfungen gestellt werden. Sie wissen dann, was Sie davon zu halten haben.

Befund nach Anwendung eines Ätzstiftes (Silbernitrat/Höllenstein/Argentum nitricum/AgNO3).

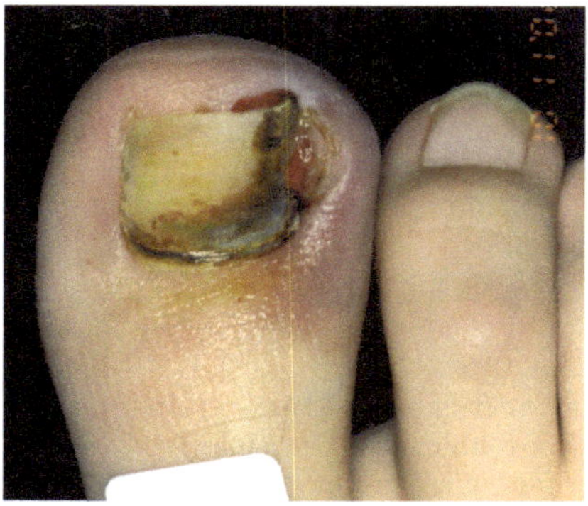

FRAGE 103 **Welche möglichen Ursachen eines Geschwüres kennen Sie?**

ANTWORT

- Arterielle Durchblutungsstörungen
- Druckgeschwür (Dekubitus)
- Diabetes mellitus
- Chronisch-venöse Insuffizienz
- Verletzungen
- Periphere Polyneuropathie

FRAGE 104 **Welche typischen Veränderungen können Sie beim diabetischen Fußsyndrom finden?**

ANTWORT

- Verminderte Schweißsektretion mit trockener Haut
- Vermehrte Verhornung
- Nervenfunktionsstörungen (verminderte Schmerzempfindung, verminderte Temperatur- und Berührungsempfindlichkeit, verminderte Tiefensensibilität)
- Durchbohrendes Geschwür (Malum perforans)
- Diabetische Gangrän
- Osteoarthropathie (Charcot-Fuß als Endstadium)
- Verminderte Vibrationsempfindung

KOMMENTAR Auf diesen Veränderungen wird meist in jeder Podologenprüfung herumgeritten. Sie sind allerdings auch wichtig und müssen erkannt werden. Sie dürfen aber nur bis zum Wagner Stadium 0 auf ärztliche Verordnung zu Lasten der gesetzlichen Kostenträger behandeln, wenn Sie zugelassen sind.

FRAGE 105 **Was ist ein Melanozyt?**

ANTWORT Eine zur Melaninbildung befähigte Zelle. Das Melanin gibt der Haut ihre Farbe und stellt einen Schutzfaktor gegen schädliche UV-Stahlen dar. Die Melanozyten befinden sich in der Basalschicht der Epidermis.

FRAGE 106 **Was kennzeichnet den schwarzen Hautkrebs (Malignes melanom)?**

ANTWORT

- Das maligne Melanom geht von den pigmentbildenden Zellen der Haut (Melanozyten) aus.
- Wird wahrscheinlich durch intensive Sonnenbestrahlung gefördert.
- Kann auf völlig normaler Haut entstehen.
- Kann aus einem Pigmentfleck entstehen, der sich in Größe, Randstruktur und Oberfläche verändert.
- Kann Blutungsneigung haben.
- Kann eine unregelmäßige Struktur und ungleichmäßige Farbe haben.

KOMMENTAR Wenn Ihnen ein Kunde über derartige Veränderungen berichtet, sollten Sie an ein malignes Melanom denken ohne es dem Kunden zu sagen. Sie schicken Ihn zu Hautarzt.

FRAGE 107 **Welche Nagelveränderungen sind bei älteren Patienten zu erwarten?**

ANTWORT

- Langsameres Nagelwachstum durch schlechtere Versorgung (Durchblutungsstörungen, Diabetes)
- Onychorrhexis (längsfaserige Aufsplitterung in Wachstumsrichtung)
- Onychoschisis (schichtweise Absplitterung am freien Nagelrand)
- Perlschnurbildung
- Krümmungszunahme in Wachstumsrichtung und quer zur Wachstumsrichtung
- Bildung von Onychogrypose (Krallennägeln)

KOMMENTAR Diese Veränderungen sind auch bei jüngeren Patienten anzutreffen oder treten unter der Einwirkung von bestimmten Medikamenten oder im Zusammenhang mit bestimmten Erkrankungen auf. Aber eben nicht so häufig wie bei älteren Patienten.

FRAGE 108 **Welche Veränderungen können bei Schuppenflechte an den Nägeln auftreten?**

ANTWORT

- Grübchenbildung (Tüpfel)
- fleckige Weißfärbung
- bröckelnde dystrophische Nägel
- querverlaufende Rillenbildung
- Ölflecke
- Onycholysen (Nagelablösungen)

KOMMENTAR Vielleicht ist es wichtig, zu wissen, wie die Veränderungen entstehen:

- Grübchen (Tüpfel) entstehen durch parakeratotisch verhorntes Zellmaterial, das durch den psoriatischen Befall der dorsalen Matrixregion gebildet wurde.
- Fleckige Weißfärbung entsteht durch eine Fehlverhornung von Zellkomplexen in den mittleren Schichten der Nagelplatte. Die dadurch veränderte Lichtbrechung führt zu den weißen Flecken.

- Bröckelnde dystrophische Nägel sind eine Folge des psoriatischen Befalls der Nagelmatrix (Nagelwurzel).
- Ölflecke entsprechen psoriatischen Papeln im Nagelbett.
- Onycholyse: bei massivem Befall des Nagelbettes kann die Nagelplatte abgestoßen werden.
- Aus diesem Kommentar könnte man locker fünf weitere Fragen machen.

FRAGE 109 **Welche Immunzellen kennen Sie, die für die Immunabwehr der Haut verantwortlich sind?**

ANTWORT

- Langerhans-Zellen der Epidermis. Sie binden Antigene am Ort des Eindringens und transportieren Sie in die Lymphknoten.
- Makrophagen. Sie präsentieren den T-Zellen (T-Lymphozyten) Antigene. Makrophagen gehören zur Zellulären Abwehr.
- T-Zellen tragen durch Sekretion von Zytokinen zur Aktivierung anderer Immunzellen bei. Auch die T-Lymphozyten gehören zur zellulären Abwehr.
- B-Zellen bilden Antikörper (Immunglobuline), die Antigene (gegen den eigenen Körper gerichtete Strukturen) binden können. Sie produzieren die Immunglobuline und verhindern damit in der Regel den Ausbruch einer Erkrankung) Die B-Lymphozyten gehören zur humoralen Abwehr.

KOMMENTAR Solche oder ähnliche Fragen werden sicher in vielen Prüfungen gestellt werden, obwohl sie für die praktische Arbeit des Podologen keine Bedeutung haben. Man muss sie halt lernen.

FRAGE 110 **Welche histologischen Veränderungen entstehen bei Warzen?**

ANTWORT

- Hyperkeratose (überschießende Verhornung)
- Papillomatose (Verdickung der Papillen)
- Akanthose (erhöhte Zahl von Keratinozyten und Verdickung des Stratum spinosum der Epidermis)

FRAGE 111 **Sie versuchen eine hornartige Struktur auf der Fußsohle abzutragen. Auf der Schnittfläche sehen sie einige schwarze Punkte. Was vermuten Sie?**

ANTWORT Sie haben entweder eine Warze oder einen Clavus vascula-ris angeschnitten. Die schwarzen Punkte entsprechen verschlossenen oder abgestorbenen Gefäßen, in denen Blut geronnen ist.

FRAGE 112 **Wie groß darf eine geätzte Fläche auf der Fußsohle maximal sein?**

ANTWORT Auch wenn es in Ihrer Podologenschule gelehrt wurde. Ätzen gehört nicht zu Ihrem Aufgabengebiet. Sie werden auch kaum einen Arzt finden, der Ihnen hierüber eine Verordnung ausstellt. Wenn Sie es trotzdem tun, verstoßen Sie gegen das Heilpraktikergesetz.
Sie begehen schlicht Körperverletzung. Bei Komplikationen könnte Ihre Haftpflichtversicherung die Haftung ablehnen.

KOMMENTAR *Merke: Man sollte immer wissen, was man tut, aber nicht immer alles tun, was man kann.*

FRAGE 113 **Was läuft im lokalen Gewebe bei Verletzung mit Infektion ab?**

ANTWORT In diesem Falle haben Mikroorganismen den ersten Schutzwall (unspezifische Immunabwehr) durchbrochen. Dann tritt der zweite Schutzwall, die spezifische Immunabwehr, in Aktion. Hierbei handelt es sich um die humorale und die zelluläre Immunabwehr. Die humorale wird durch lösliche beziehungsweise zellgebundene Antikörpermoleküle, die zelluläre durch zellgebundene Rezeptoren mit entsprechender Spezifität vermittelt.

KOMMENTAR Es ist wichtig, wie Sie sich in einem solchen Fall verhalten. Sie sollten einen Arzt einschalten. Die Kenntnis des Ablaufs einer spezifischen Immunreaktion ist sehr interessant, hilft Ihnen im konkreten Fall aber nicht viel weiter. Also:
- Infizierte Wunde desinfizieren
- Antiseptische Salbe auftragen

- Steril verbinden
- Mit Kurzmitteilung zum Hausarzt schicken und den Hausarzt möglichst telefonisch über den Hergang der Verletzung mit Infektion unterrichten (Datum der Verletzung, Art der Verletzung, bisherige Maßnahmen usw.)

FRAGE 114 **Welche Nagelveränderungen sehen Sie auf den folgenden Fotos?**

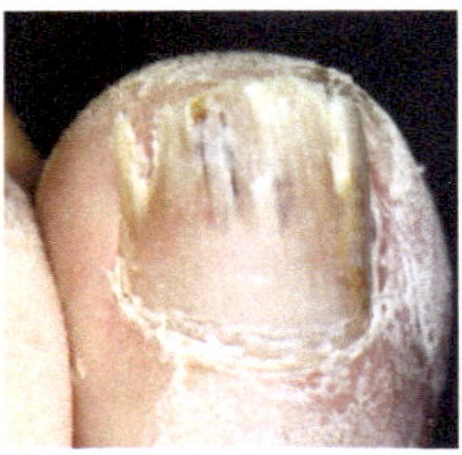
1

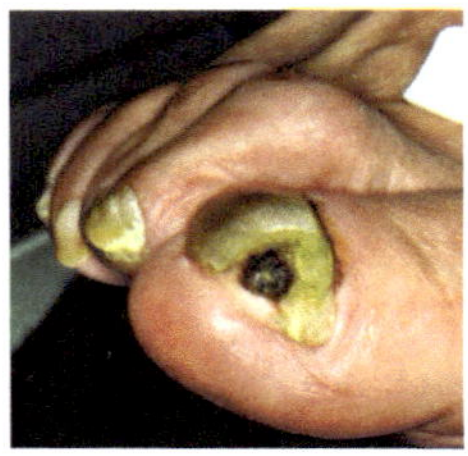
2

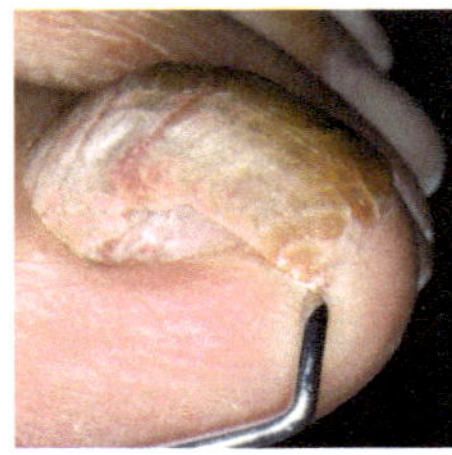
3

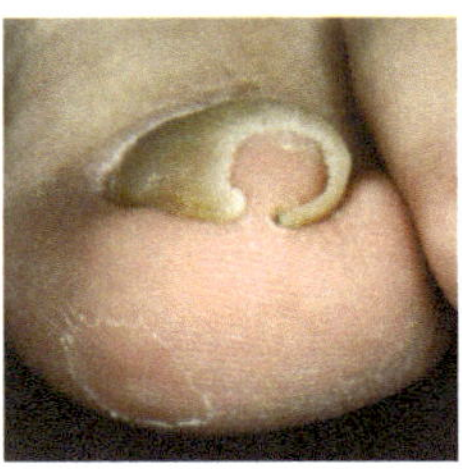
4

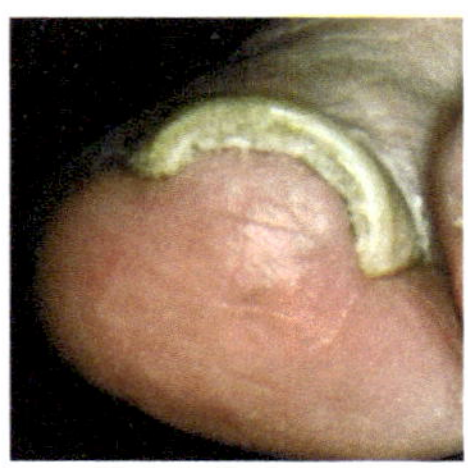
5

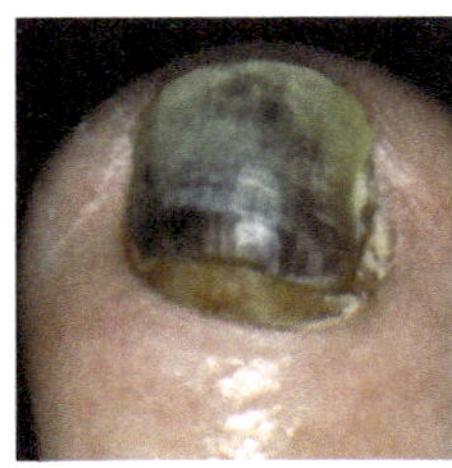
6

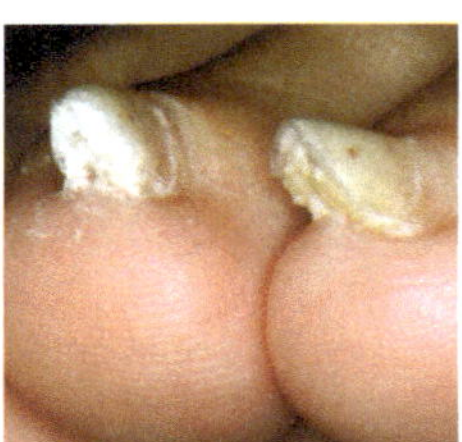
7

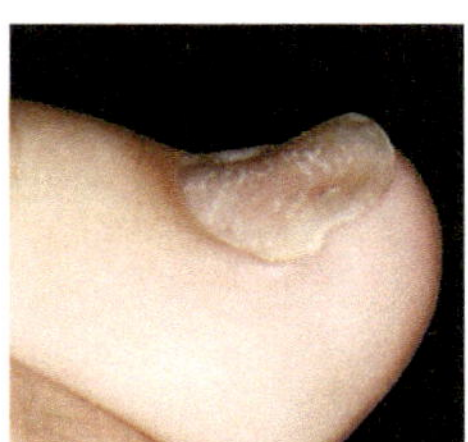
8

ANTWORT

Bild 1: Onychorrhexis. Brüchigkeit des Nagels in Längsrichtung.
Bild 2: Onychogrypose (Klauennägel). Wachstumsstörung nach Verletzungen oder durch Durchblutungsstörungen und nach Medikamenten. Ursache oft unbekannt.
Bild 3: Unguis inflexus (Papageienschnabelnägel) seltenere Wachstumsstörung. Wölbung des Nagels in Wachstumsrichtung.
Bild 4: Unguis convolutus (Rollnagel) quer zur Wachstumsrichtung stark gewölbter Nagel.
Bild 5: Onychauxis (dicke Nagelplatte).
Bild 6: Hämatom sugungual, muss beobachtet werden, ist oft nicht von einem malignen Melanom (schwarzer Hautkrebs) zu unterscheiden. Wenn die Verfärbung mit dem Nagel herauswächst, ist es kein Melanom.
Bild 7: Pachyonychie. Subunguale Verhornungsstörung mit massiven Hornmassen unter der Nagelplatte.
Bild 8: Koilonychie (Löffelnagel).

FRAGE 115 **Was sehen Sie auf dem folgenden Foto?**

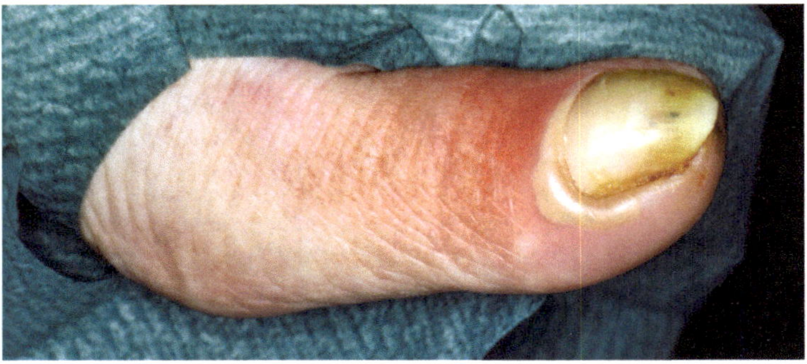

ANTWORT Das Foto zeigt eine ausgedehnte Paronychie im Bereich des medialen und proximalen Nagelwalles der linken Großzehe bei Unguis incarnatus (eingewachsener Fußnagel). Dieser Befund darf nicht vom Podologen behandelt werden. Hier ist ärztlicher Beistand unerlässlich. Auf Anordnung des Arztes können Sie die Nachsorge übernehmen.

FRAGE 116 **Was verstehen Sie unter einer Atrophie blanche?**

ANTWORT Die Atrophie blanche (blanche = frz.: weiß) finden Sie bei der CVI (chronisch-venösen Insuffizienz) charakteristischerweise in der Knöchelregion.

FRAGE 117 **Welche Krankheit wird durch Corynebacterium minutissimum hervorgerufen?**

ANTWORT Das Erythrasma. Es ist eine bakterielee Infektion, die bevorzugt im Genital- und Leistenbereich auftritt. Im Wood-Light zeigt es eine rote Fluoreszen.

FRAGE 118 **Wie hoch schätzen Sie den Anzahl der Neuerkrankungen an malignem Melanom ?**

ANTWORT Die Anzahl der Neuerkrankungen an malignem Melanom hat sich seit den 30er Jahren versechsfacht:

30er Jahre	1-2/100.000
50er Jahre	5/100.000
80er Jahre	6/100.000

Man führt die Steigerung auf eine vermehrte UV-Bestrahlung zurück.

Literatur:

- Kahle, W., Leonhardt, H., Platzer, W. (1991): dtv-Atlas der Anatomie. Bewegungsapparat Bd. 1. Deutscher Taschenbuch Verlag, München
- Keller, R. (1994): Immunologie und Immunpathologie. Eine Einführung. Thieme Verlag, Stuttgart
- Pschyrembel (1998): Klinisches Wörterbuch. Walter de Gruyter Verlag, Berlin
- Rassner, G. (2002): Dermatologie. Lehrbuch und Atlas. Urban & Fischer, München
- Scholz, N. (2003): Lehrbuch und Bildatlas für die Podologie. Verlag Neuer Merkur, München
- Wirth, C. J. (2002) Orthopädie und orthopädische Chirurgie. Georg Thieme Verlag, Stuttgart
- Zaun, H., Dill-Müller, D. (2001): Krankhafte Veränderungen des Nagels. Spitta Verlag, Balingen

Diabetes mellitus

Der Diabetes mellitus selbst spielt für die praktische Tätigkeit des Podologen kaum eine Rolle. Der Podologe hat nur mit den Folgen in Form des diabetischen Fußsyndroms (DFS), der Osteoarthropathie bis zum Charcot-Fuß, den Hautveränderungen (fehlende Schweißsekretion mit Hyperkeratose und Rhagaden), den Ulcera, der diabetischen Gangrän und den Bindegewebsveränderungen (Cheiroarthropathie) zu kämpfen. Er darf zwar nur bis zum Wagner Stadium 0 zu Lasten der gesetzlichen Kostenträger behandeln, wenn er zugelassen ist, muss aber wegen der besonderen Situation des Diabetikers wesentlich vorsichtiger behandeln als bei Nicht-Diabetikern. Außerdem nimmt er eine Vermittler-Position ein, da der Diabetiker die Anweisungen des Arztes aus Unwissenheit oft nicht befolgt oder die Anweisungen immer nur kurz vor den Laborkontrollen einhält. Hier kann der Podologe während der Behandlung aufklärend auf den Zuckerkranken einwirken. Dazu muss er natürlich selbst fundierte Kenntnisse haben, die er dem Patienten (Diabetiker) in verständlichem Deutsch weitergibt.

FRAGE 1 **Was verstehen Sie unter der Nierenschwelle?**

a) Maximale Rückresorptionskapazität der Niere für eine bestimmte Substanz (z. B. Glucose).
b) Die Menge Glucose im Nierenfiltrat, ab der die Niere Glucose rückresorbiert.
c) Es gibt keine Nierenschwelle.

LÖSUNG **a**

Zu a: Die Nierenschwelle für Glucose (Zucker) liegt bei ca. 180 mg/dl oder 180 mg%. Das heißt, wenn die Glucose im Blut einen Wert von 180 mg/dl übersteigt, wird die Rückresorptionskapazität der Niere überschritten und Glucose ist im Harn nachweisbar.

Zu b: Die Niere resorbiert die Glucose bis 180mg/dl. Darüber hinaus ist ihre Kapazität erschöpft. Sie resorbiert also nicht den Anteil, der über 180 mg/dl hinausgeht.

KOMMENTAR Urinteststreifen können Zucker im Urin also erst bei einem Blutzucker von über 180mg/dl anzeigen. 180 mg/dl sind sowohl für den gut eingestellten Diabetiker als auch für den „vermeintlich gesunden" als Nüchternwert eindeutig zu hoch (Normalwert: NBZ bis 110 mg/dl im Blut).

FRAGE 2 **Worin besteht der Unterschied der früheren (vor dem Jahre 2000) Klassifikation des Diabetes mellitus und der seit dem Jahre 2000 von der WHO, der ADA und der DDG einheitlich anerkannten Einteilung?**

a) Die frühere Einteilung erfolgte nach der Therapieart und nach Übergewicht und Normalgewicht.
b) Bei der früheren Einteilung wurde die Einteilung in Typ eins und zwei mit römischen Ziffern und bei der jetzigen Einteilung in arabischen Ziffern angegeben.
c) Die jetzige Einteilung erfolgt nach der Ätiologie (Ursache).

LÖSUNG **a – c**

Zu a: Die frühere Einteilung bedeutete: Typ (römisch) I: insulinpflichtiger Diabetes mellitus (DM Typ I = IDDM = **I**nsulin **D**ependent **D**iabetes **M**ellitus)
Typ (römisch) IIa: normalgewichtiger nicht insulinpflichtiger Diabetes mellitus (DM Typ IIa = NIDDM = **N**on **I**nsulin **D**ependent **D**iabetes **m**ellitus)
Typ IIb übergewichtiger insulinpflichtiger Diabetes mellitus

Zu c:

I. DM Typ 1
  A. Immunologisch vermittelt
  B. Idiopathisch (Ursache unbekannt)

II. DM Typ 2

III. Andere spezifische Typen A-H

IV. Gestationsdiabetes (Schwangerschaftsdiabetes)

KOMMENTAR Merken Sie sich den Diabetes mellitus Typ 1 und 2. Der DM Typ 1 ist immer insulinpflichtig, da hier immer ein absoluter Insulinmangel vorliegt. Der DM Typ 2 wird in der Mehrzahl der Fälle oral behandelt, kann kombiniert oder auch nur mit Insulin behandelt werden. Beim DM Typ 2 liegt ein realtiver Insulinmangel mit geringerer Ansprechbarkeit der Insulinrezeptoren vor.

FRAGE 3 **Welcher Typ des Diabetes mellitus ist am häufigsten?**

a) Der DM Typ 1 ist der häufigste, deshalb wurde er mit „1" bezeichnet.
b) Der Diabetes mellitus Typ 2 ist am häufigsten.
c) Der MODY (maturity-onset diabetes mellitus of the young) ist der häufigste Typ des Diabetes mellitus.

LÖSUNG **b**

Zu a: Der DM Typ 1 ist der immunologisch bedingte oder idiopa-thische DM, der immer mit Insulin behandelt werden muss und früher als DM Typ (römisch) I bezeichnet wurde. Nur etwa 10% aller Diabetiker gehören zu diesem Typ des DM.

Zu b: Etwa 8% unserer Bevölkerung leiden unter einem Diabetes mellitus. 90% davon unter dem Typ 2, 10% unter dem Typ 1.

Zu c: Dieser Typ des Diabetes wurde als „maturity-onset diabetes of the young" bezeichnet und ist gekennzeichnet durch:

- Erkrankungsalter < 25 – 30 Jahre
- Insulinabhängigkeit über mindestens fünf Jahre
- Autosomal-dominater Erbgang (nicht geschlechtsgebunden dominante Vererbung)

Dieser Diabetes-Typ ist nicht sehr häufig.

Grundsätzlich beruhen die Mengenangabe auf Schätzungen, da es keine Meldepflicht für Diabetes mellitus gibt und auch kein zentrales Erfassungsregister.

FRAGE 4 **Was ist ein Gestationsdiabetes?**

a) Dieser Typ des DM gehört zu den häufigsten Stoffwechselstörungen in der Schwangerschaft.
b) Die Schwangerschaft beinhaltet hormonelle Änderungen (Überwiegen von kontrainsulinären Hormonen wie Progesteron, Östrogene und plazentare Hormone), die zu einer diabetischen Stoffwechsellage führen können.
c) Der Gestationsdiabetes mellitus (GDM) ähnelt in seinen Eigenschaften denen eines Typ 2 DM mit einer peripheren Insulinresistenz und einer vermehrten Insulinausschüttung durch die ß-Zellen.

LÖSUNG **a – c**

KOMMENTAR Wichtig ist für Sie, dass Sie wissen, dass es in der Schwangerschaft aufgrund der hormonellen Umstellung zu einer diabetischen Stoffwechsellage kommen kann.

FRAGE 5 **Was ist richtig?**

a) Charakteristisches Zeichen des Diabetes mellitus Typ 1 ist der relative Insulinmangel.
b) Den DM Typ 2 kennzeichnet ein absoluter Insulinmangel.
c) Die Insulinresistenz des übergewichtigen DM Typ 2 kann sich durch eine Normalisierung des Körpergewichtes völlig zurückbilden.

LÖSUNG **c**

Zu a: Charakteristisch für den DM Typ 1 ist die Zerstörung der ß-Zellen der Bauchspeicheldrüse (Pankreas), was letztendlich zum absoluten Insulinmangel führt.

Zu b: Zu Beginn der Erkrankung steht beim DM Typ 2 die Insulinresistenz im Vordergrund, die durch eine abdominelle Adipositas (übermäßige Fettansammlung im Bereich des Bauches) noch verstärkt wird. Die Insulinresistenz versucht der Organismus durch vermehrte Insulinausschüttung wettzumachen, so dass der Typ-2-Diabetiker absurderweise häufig eine Hypersinulinämie (zuviel Insulin im Blut) aufweist. Es ist also Insulin da, das jedoch wegen der mangelnden Ansprechbarkeit der Insulinrezeptoren nicht ausreicht (es besteht ein relativer Insulinmangel).

Zu c: Bei einer Gewichtsreduktion des übergewichtigen Diabetikers vom DM Typ 2 verbessert sich die Ansprechbarkeit der Insulinrezeptoren, so dass die diabetische Stoffwechsellage sich völlig zurückbilden kann.

FRAGE 6 **Welche Faktoren begünstigen die Insulinresistenz vom DM Typ 2?**

a) Übermäßige sportliche Aktivität
b) Höheres Lebensalter
c) Adipositas (männlicher Fettverteilungstyp)
d) Hyperglycämie (Überzuckerung)
e) Alter unter 25 Jahre

LÖSUNG **b, c und d**

Zu a: Sportliche Aktivität verbessert die Ansprechbarkeit der Insulinrezeptoren und drängt die Insulinresistenz zurück.

Zu c: Durch eine abdominelle Adipositas (übermäßige Fettansammlung im Bereich des Bauches) wird die Insulinresistenz verstärkt. Die Insulinresistenz kann sich nach Gewichtsreduktion deutlich zurückbilden und ganz verschwinden.

Zu b und e: Höheres Lebensalter begünstigt, geringes Lebensalter verringert die Insulinresistenz.

FRAGE 7 **Was ist richtig?**

a) Der Zuckerbelastungstest (oGGT = oraler Glucose-Toleranz-Test) sollte nur noch zur Feststellung eines DM in der Schwangerschaft (GDM) durchgeführt werden.
b) Ein venöser oder kapillärer Nüchternblutzuckerwert aus dem Vollblut von > 110 mg/dl bestätigt einen Diabetes mellitus.
c) Eine gestörte Nüchternglucose (IFG) liegt vor bei einem venösen oder kapillären Nüchternblutzucker von > 150 mg/dl.

LÖSUNG **a und b**

KOMMENTAR Es handelt sich hierbei um innereuropäisch festgelegte Definitionen, die auswendig gelernt werden sollten.

FRAGE 8 **Aus welchen Grundbausteinen setzt sich die Nahrung zusammen?**

a) Vitaminen
b) Kohlenhydraten
c) Wasser
d) Eiweißen
e) Fetten

LÖSUNG **b, d und e**

Zu a: Vitamine sind Lebenswichtige Stoffe, die, wie Hormone, Schlüsselstellungen im Stoffwechsel des Organismus einnehmen und vom Organismus nicht selbst hergestellt werden können. Sie fungieren zum Teil als Schutzfaktoren für Enzyme und führen zu Mangelerscheinungen, wenn sie nicht in ausreichendem Maße zugeführt werden. Vitamin-C-Mangel führt zum Skorbut (frühere Seefahrerkrankheit), Vitamin B1-Mangel führt zur Beri-Beri-Krankheit, die mit Muskelschwäche, Parästhesien (Missempfindungen) und Paresen (unvollständige Lähmung) einhergeht. Vitamine gehören aber nicht zu den drei Grundbausteinen unserer Nahrung.

Zu b, d und e: Kohlenhydrate, Eiweiße und Fette sind die Grundbausteine der Nahrung. Kohlenhydrate und Fette dienen in der Regel als Energielieferanten. Eiweiße dienen in der Regel als Baustoffe für Strukturproteine oder Enzyme und Antikörper.

Zu c: Wasser ist ein Lebenswichtiger Bestandteil unserer Nahrung, enthält aber keine Energie und gehört auch nicht zu den Grundbausteinen der Nahrung.

FRAGE 9 **Wodurch kommt es zu einer Blutzuckererhöhung?**

a) Durch die Kohlenhydrate in der Nahrung
b) Durch Mangel an Insulin
c) Durch mangelnde Ansprechbarkeit der Insulinrezeptoren

LÖSUNG **a, b und c**

KOMMENTAR Grundsätzlich steigt der Blutzucker nach jeder Mahlzeit deutlich an. Die Bauchspeicheldrüse des Menschen (Pankreas) schüttet daraufhin Insulin aus, das eine Verwertung des Zuckers durch die Körperzellen erst möglich macht. Durch das Insulin sinkt der Blutzucker wieder auf normale Werte. Der vom Körper aufgenommene Zucker (Kohlenhydrate) besteht in der Regel aus Vielfachzucker (Polysaccharide) oder Zweifachzucker (Disaccharide) wie z. B. dem Haushaltszucker. Unser Organismus zerlegt diese Mehrfachzucker in kleine Bausteine, die Monosaccharide, vor allem Traubenzucker (Glucose), die über den Darm in die Blutbahn gelangen. Unser Organismus kann diesen Traubenzucker (Glucose) nur unter Einwirkung des Hormons Insulin verwerten, das in den Inselzellen der Bauchspeicheldrüse produziert wird. Ohne Insulin kann der Traubenzucker nicht ihn die jeweilige Zelle transportiert werden (Muskelzelle, Nervenzelle, Fettzelle und Leberzelle).

Zu b: Wenn Insulin fehlt, kann der Zucker nicht verwertet werden. Der Blutzucker steigt an.

Zu c: Wenn die Insulinrezeptoren nicht mehr auf das Insulin reagieren, steigt der Blutzucker ebenfalls.

FRAGE 10 **Welches der folgenden Symptome (Krankheitszeichen) ist nicht typisch für einen Diabetes mellitus?**

a) Tachykardie
b) Müdigkeit
c) Durstgefühl
d) Juckreiz
e) Infektanfälligkeit
f) Sehstörungen
g) Koma
h) Abgeschlagenheit
i) häufiges Wasserlassen
j) häufige Eiterungen (Abszesse, Furunkel)

LÖSUNG **a**

KOMMENTAR Alle diese Krankheitszeichen sind als einzelne Zeichen nicht typisch für den DM. Erst die Kombination einiger oder aller weisen auf einen DM hin. Die Verdachtsdiagnose eines Diabetes mellitus muss dann durch Nüchternblutzuckerkontrollen bestätigt oder verworfen werden. Viele der Krankheitszeichen eines DM kommen auch bei anderen Erkrankungen vor.

FRAGE 11 **Welches der folgenden Symptome gehört nicht zu einer Unterzuckerung?**

a) Zittern
b) Darmblutungen
c) Blässe
d) Schweißausbrüche (kalt)
e) Herzrasen/Klopfen
f) Heißhunger
g) Angst/Aggressivität
h) Blutdruckanstieg, später Abfall
i) Sprach- und Sehstörungen (wie bei einem Schlaganfall)
j) sich immer wiederholende Bewegungen (Automatismen)
k) Pelzigkeit der Zunge
l) epileptische Anfälle
m) Koma
n) Kopfschmerz
o) Konzentrationsschwäche

LÖSUNG **b**

KOMMENTAR Eine Unterzuckerung ist immer eine lebensbedrohliche Situation. Schauen Sie sich das Diabetikertagebuch Ihres Patienten oder Kunden, wenn möglich, vor jeder Behandlung an und fragen Sie Ihren Diabetiker, ob er alle seine Medikamente und **seine Mahlzeiten** eingenommen hat. Wenn er/sie die Fragen bejahen, sind Sie in der Regel vor Überraschungen gefeit.

FRAGE 12 **In welchen Fällen sind die Zielwerte der Diabeteseinstellung besonders streng zu stellen?**

a) Sensomotorischer Neuropathie
b) Schwangerschaft
c) KHK (koronare Herzkrankheit), Herzinfarkt, Bypass (künstlicher Umgehungskreislauf einer verengten Arterie)
d) AVK (arterielle Verschlusskrankheit)
e) Diabetischem Fuß

f) Beginnender Nephropathie (Nierenerkrankung)
g) Diabetischer Retinopathie

LÖSUNG b

KOMMENTAR Vor allem in der Schwangerschaft hängt das Leben des Kindes und der Mutter unter Umständen von einer normnahen Blutzuckereinstellung ab. Bei den anderen Erkrankungen ist die scharfe Einstellung nur noch ein Versuch der Schadensbegrenzung, da viele dieser Krankheitszeichen gleichzeitig Spätschäden eines schlecht eingestellten Diabetes mellitus sein können.

FRAGE 13 **Was ist als kardiovaskuläre (Blutgefäße des Herzens) Manifestation der diabetischen autonomen Neuropathie nicht zu erwarten?**
a) Ruhetachykardie (zu schneller Herzschlag in Ruhe)
b) Herzrhythmusstörungen (unregelmäßiger Herzschlag)
c) Ausgeprägte respiratorische Arrhythmie (in Abhängigkeit von der Atmung auftretender unregelmäßiger Herzschlag)
d) Subjektiv geminderte Wahrnehmbarkeit von Angina pectoris
e) Orthostatische Hypotonie (niedriger Blutdruck durch Lagewechsel; Aufstehen aus liegender oder sitzender Position)

LÖSUNG c

Eine wesentliche Komplikation des DM ist die diabetische Neuropathie, die sowohl die peripheren Nerven als auch die autonomen (unwillkürlichen) Nerven betrifft. Störungen durch die diabetische Neuropathie finden Sie also im Bereich folgender Organsysteme:
Magen-Darm-Trakt: Die unwillkürlich gesteuerten Funktionsabläufe (autonom) des Magen-Darm-Traktes werden durch eine diabetische Polyneuropathie gestört. Es kommt zu Motilitätsstörungen (Transport, Durchmischung des Speisebreis) der Speiseröhre (Ösophagus), des Magens und des Darmes.
Kardiovaskuläres System (Gefäßsystem des Herzens): schlechtere Anpassung der Herzfrequenz an die Bedürfnisse des Organismus, zu schnelle Herzfrequenz in Ruhe (Ruhetachykardie), orthostatische Hypotonie (niedriger Blutdruck durch Lagewechsel; Aufstehen aus liegender oder sitzender Position), stumme Myokardischämie (geminderte

Wahrnehmungsfähigkeit von Angina pectoris), verschiedene Herzrhythmusstörungen (Störungen der regelmäßigen Herzschlagfolge).
Urogenitalsystem: Blasenentleerungsstörungen, erektile Dysfunktion (Potenzstörungen),
Auge: Störungen der Pupillomotorik (Fähigkeit der Pupille, die Größe der Lichteintrittsöffnung des Auges zu ändern und sich damit an unterschiedliche Lichtverhältnisse anzupassen)

Zu c: Die respiratorische Arrhythmie ist eine physiologische (normal), vegetativ (unwillkürlich) bedingte Sinusarrhythmie (bestimmte Form der Herzrhythmusstörung). Hierbei kommt es zu einer Frequenzzunahme bei der Einatmung und einer Frequenzabnahme bei der Ausatmung. Diese Reaktionsweise setzt ein funktionsfähiges autonomes Nervensystem voraus und fehlt unter Belastung, bei Hyperthyreose (Schilddrüsenüberfunktion), diabetischer Neuropathie und meist höherem Alter.

FRAGE 15 Der Diabetes mellitus Typ 1 ist charakterisiert durch
a) Erstmanifestation nach dem 40. Lebensjahr.
b) Häufiger hyperosmolares und seltener ketoazidotisches Coma diabeticum als bei Diabetes mellitus Typ 2.
c) Assoziation mit HLA-Antigenen vorhanden.
d) Inselzellantikörper im frühen Stadium der Manifestation nicht nachweisbar.
e) Manifestationsrisiko über 30%, wenn ein Elternteil daran erkrankt ist.

LÖSUNG c

Der Diabetes mellitus ist eine multifaktorielle (durch viele Faktoren bedingt) Erkrankung. Beim DM Typ 2 spielen vor allen Dingen Adipositas (Übergewicht), erbliche Faktoren (familiäre Häufung ohne HLA-Assoziation) eine Rolle.

Beim DM Typ 1 gibt es Hinweise auf unterschiedliche Ursachen:

1. Erbliche Veranlagung (bei 20% DM in der Familie, 50% Auftreten bei eineiigen Zwillingen, Zusammenhang mit HLA-Merkmalen).
2. Autoimmuninsulitis (bereits bei frisch aufgetretenem DM nachweisbar (Lösung D also falsch):
   Lymphozytäre Infiltration der Langerhans' Inseln (ß-Zellen)
   Nachweis von Autoantikörpern (ICA, IA, IRA)
   Remission (Rückbildung) unter immunsuppressiver Behandlung
3. Virusgenese (Zusammenhänge zwischen Viruserkrankungen und Diabetesmanifestation, jahreszeitliche Häufung im Herbst und im Winter, erhöhte AK-Titer (Antikörper) gegen Coxsackie-B4, gehäuftes Auftreten bei Embropathia rubeolosa (Röteln-Embryopathie)

Unterschiede zwischen DM Typ 1 und 2

	Diabetes mellitus Typ 1	**Diabetes mellitus Typ 2**
Manifestation (Erstauftreten)	Meist rascher Beginn zwischen dem 15. und 24. Lebensjahr (Lösung **a** ist falsch)	Schleichender Beginn meist nach dem 40. Lebensjahr
Klinik (Krankheitszeichen)	Meist akute diabetische Krankheitszeichen mit starker Ketoseneigung (Lösung **b** ist falsch)	In etwa 30% der Fälle ein Zufallsbefund. Meistens chronische Krankheitszeichen eines DM mit geringer Ketoseneigung
Therapie	Ausschließlich Insulin	In Abhängigkeit von der Schwere der Erkrankung: Diät, körperliche Aktivität, orale Antidiabetika, Insulin oder Kombination der vorgenannten Therapieformen

KOMMENTAR Diese Daten sind sicher interessant, werden aber hoffentlich in keiner Prüfung in dieser Kombination abgefragt. Wenn doch, gehören sie eindeutig in den Bereich „spezielle Krankheitslehre“.

FRAGE 16 **Was verstehen Sie unter einem metabolischen Syndrom?**

a) Die Kombination aus Fettstoffwechselstörung, arterieller Hypertonie, Hyperglycämie und Übergewicht.
b) Eine andere Bezeichnung für den Diabetes mellitus Typ 1.
c) Eine andere Bezeichnung für das Cushing Syndrom.
d) Eine andere Bezeichnung für das Wohlstandssyndrom (Metabolisches Syndrom X).

LÖSUNG **a und d**

Zu a: Die folgende Symptomkombination entspricht dem metabolischen Syndrom:

1. Glucoseintoleranz (Diabetes Typ 2 mit Insulinresistenz, Hyperinsulinämie und Hyperglykämie)
2. Fettstoffwechselstörung (erhöhtes LDL-Cholesterin; LDL = Low Density-Lipoprotein; erhöhte Triglyceride = Neutralfette; erniedrigtes HDL = High Density Lipoprotein). LDL wird als „schädliches“ Fett, HDL als „gutes“ Fett betrachtet, weil durch LDL Fette in den Gefäßen eingelagert (atherogen) werden und durch HDL teilweise wieder abgebaut werden (antiatherogen).
3. stammbetonte Adipositas (Fettsucht)
4. essentielle arterielle Hypertonie (Hochdruck unklarer Ursache)

Zu b: Der DM Typ 1 kann nur mit Insulin behandelt werden. Er teilt sich in den Typ A (immunologisch bedingt) und den Typ B (Idiopathisch = Ursache unklar). Das metabolische Syndrom X ist keine andere Bezeichnung für den DM Typ 1.

Zu c: Das Cushing-Syndrom entsteht durch Überproduktion von Steroiden mit Glukokortikoidwirkung (Cortisonwirkung). Die unphysiologische Glukokortikoidproduktion führt zu den typischen Krankheitszeichen des Cushing-Syndroms. Leitsymptome sind: Fettumverteilung mit Vollmondgesicht, Büffelnacken und Stammfettsucht, Hypertonie und Knöchelödeme, Amenorrhoe und Hirsutismus (männliche Behaarung) bei Frauen, Akne, Libido- und Potenzverlust, Muskelschwäche und Förderung einer diabetischen Stoffwechsellage, Hemmung der Proliferation von Bindegewebe, Osteoporose, Infektanfälligkeit und psychische Störungen. Zu unterscheiden sind das zentrale Cushing-Syndrom (= Morbus Cushing; vermehrte ACTH-Sekretion) und das adrenal bedingte Cushing-Syndrom (durch vermehrte Glucortikoid-Freisetzung aus Nebennierenrinden-Adenomen bzw. -Karzinomen)

FRAGE 17 **Bei welcher der folgenden Wirkstoffkombinationen zur Behandlung des DM gibt es praktisch keine Gefahr der Hyperinsulinämie (übermäßige Insulinausschüttung) und Hypoglykämie?**

a) Insulin und Sulfonylharnstoff
b) Acarbose und Metformin
c) Sulfonylharnstoff und Metformin
d) Sulfonylharnstoff und Acarbose
e) Insulin und Metformin

LÖSUNG b

Bei allen Therapieformen des DM, bei denen Insulin- oder Sulfonylharnstoff eingesetzt werden, kann es zu Hypoglykämien (Unterzuckerung) und Hyperinsulinämien (übermäßige Ausschüttung von Insulin) kommen.

FRAGE 18 **Welche Faktoren können zur Entgleisung eines bisher gut eingestellten DM führen?**

KOMMENTAR

Mangelhafte Compliance: Diätfehler (Getränke, Festtage), fehlerhafte Dosierung von Tabletten oder Insulin, veränderte körperliche Aktivität.
Körperliche Ursachen: Infektionen, Hyperthyreose, Durchfall, wegen dem Elektrolyt- und Nahrungsverlust

FRAGE 19 **Was ist eine typische Komplikation im Bereich der Augen durch den Diabetes mellitus?**

a) Gefäßverschluss der zentralen Netzhautarterie
b) Diabetische Retinopathie

LÖSUNG b

FRAGE 20 **Wie verändert sich die Akkommodationsfähigkeit bei Diabetes mellitus?**

ANTWORT Die Akkommodationsfähigkeit ist abhängig von der Elastizität des Linsenkörpers (damit Brechkraftänderung) und somit abhängig vom Blutzucker-Spiegel (Verquellung der Linse). Mit steigendem Blutzuckerspiegel nimmt die Akkommodationsfähigkeit der Linse ab (Patienten klagen bei Hyperglykämien häufig über vorübergehende Sehstörungen!).

P.S.: Akkomodationsfähigkeit des Auges: Fähigkeit des optischen Apparates des Auges Objekte in unterschiedlicher Entfernung scharf einzustellen. An Ihrer Kamera macht das der „Autofokus" oder Sie selbst durch Drehen an der Entfernungseinstellung des Objektivs.

FRAGE 21 **Welche Hauterscheinungen zeigen sich häufig bei Diabetes mellitus?**

ANTWORT Zum Beispiel:

- Gehäufte bakterielle Infektionen der Haut (und Pilzinfektionen),
- Necrobiosis lipoidica: an Unterschenkelstreckseite,
- Xanthosis: gelbliche Verfärbung der Palmae (Handinnenflächen),
- Acanthosis nigricans benigna (Hyperpigmentierung der Haut),
- Malum perforans (durchbohrendes Geschwür),
- Ulcera cruris (Unterschenkelgeschwüre),
- Trockene Haut,
- Onychomykose (Nagelpilz),
- Diabetische Gangrän (Gewebstod durch Sauerstoffmangel mit Selbstauflösung des Gewebes).

FRAGE 22 **Definieren Sie die Risikofaktoren des diabetischen Fußsyndroms.**

ANTWORT

- Lange bestehender, schlecht eingestellter Diabetes mellitus (erhöhte Werte für HbA_{1c}, Retinopathie, Nephropathie).
- Älterer Patient, mit weiteren Risikofaktoren für periphere Durchblutungsstörungen (positive Raucheranamnese, generalisierte Arteriosklerose, metabolisches Syndrom).
- chronisch venöse Insuffizienz (venöse Abflussstörungen).
- Lymphabflussstörungen.
- Lokale Faktoren: bereits abgeheilte Läsionen (Unterschenkelgeschwüre = Ulcera cruris).
- schlechte Fußpflege.
- ungeeignetes Schuhwerk.

FRAGE 23 **Was macht ein Fußpfleger bei Verdacht auf Gestationsdiabetes (Schwangerschaftsdiabetes)?**

a) Er führt eine Ernährungsberatung durch, um den Zuckerstoffwechsel der Schwangeren zu normalisieren.
b) Er macht ein Blutzuckertagesprofil, da heute jeder Podologe ein Blutzuckermessgerät in der Praxis hat.
c) Er nimmt eine komplette Anamnese (Krankengeschichte) auf und überzeugt die Patientin, dass sie ihren Hausarzt bezüglich weiterer Untersuchungen konsultieren (befragen) muss.
d) Er schreibt eine Kurzmitteilung an den Hausarzt der Patientin, in der er auf die mögliche Glucosetoleranzstörung der Patientin hinweist und seinen Verdacht begründet.

LÖSUNG **c und d**

KOMMENTAR Der Podologe darf natürlich weder eine Behandlung einleiten noch eine Diagnose stellen. Er sollte aber bei begründetem Verdacht auf eine diabetische Stoffwechsellage die Schwangere zu ihrem Hausarzt schicken. Dieser wird dann in aller Regel einen oGTT (oraler Glukose-Toleranz-Test) durchführen. Es wird ohnehin angestrebt, Schwangere zum Ausschluss einer diabetischen Stoffwechsellage künftig einem Screening (alle Schwangeren sollen künftig auf Zuckerkrankheit während der Schwangerschaft untersucht werden) zu unterziehen.

FRAGE 24 **Wie entsteht ein Malum perforans pedis?**

a) Wenn man sich einen Nagel in den Fuß tritt.
b) Bei Beschäftigten im Friseurhandwerk, bei denen sich häufig Haare in die Fußsohle bohren.
c) Bei einer diabetischen Polyneuropathie.
d) Durch eine arterielle Durchblutungsstörung.

LÖSUNG c

Zu a: Wenn man sich einen Nagel in den Fuß tritt, hat man zwar eine perforierende (durchbohrende) Verletzung aber nicht das, was man unter einem Malum perforans pedis (durchbohrendes Geschwür am Fuß) versteht.

Zu b: Bei Beschäftigten im Friseurgewerbe bohren sich gelegentlich Haare in die Interdigitalräume (zwischen die Finger) oder in die Fußsohle. Hierdurch entstehen unangenehme Entzündungen. Auch das ist kein Malum perforans pedis.

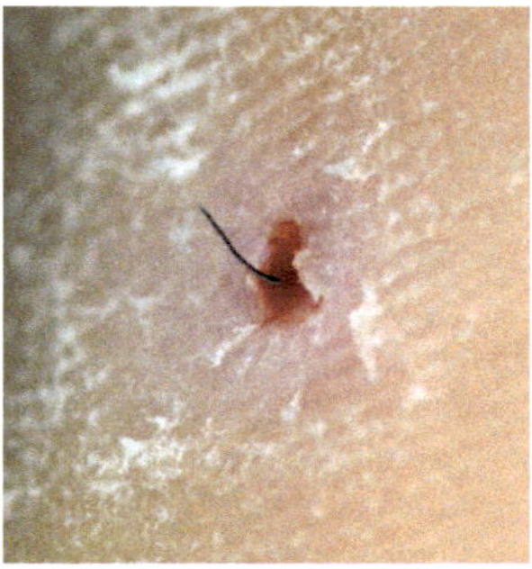

Haar in der Fußsohle einer Friseurmeisterin

Zu c: Bei einer Polyneuropathie kann es zu einem Malum perforans pedis kommen. Polyneuropathien gibt es beim Diabetes mellitus, bei Alkoholabhängigkeit, bei Vergiftungen, nach Syphiliserkrankungen und häufig auch ohne erkennbare Ursache.

Zu d: Bei der arteriellen Verschlusskrankheit kommt es eher zur trockenen Gangrän.

FRAGE 25 **Bei welchen Blutzuckerkonzentrationen erscheint Glukose im Urin?**

ANTWORT Die Nierenschwelle (tubuläre Transportmaximum) für Glukose liegt bei 180 mg/dl (160-200 mg/dl). Wenn diese Konzentration überschritten ist, bleibt Glukose (Zucker) im Ultrafiltrat. Dann kommt es zur Glukosurie (Zucker im Urin). Der Zucker ist im Urin nachweisbar mit Harnteststreifen. Diese sind also höchstens als Screening-Test aber nicht zur Blutzuckereinstellung geeignet.

FRAGE 26 **Wie unterscheidet sich die Blutzuckerkonzentration im Kapillarblut von der im venösen Blut?**

a) Der Blutzucker im Kapillarblut ist niedriger.
b) Der Blutzucker im venösen Blut ist nicht beurteilbar, weil der Körper schon zuviel verbraucht hat.
c) Es gibt keinen Unterschied.
d) Keine Antwort ist richtig.

LÖSUNG **d**

Zu a: Kapillarblut wird beispielsweise aus der Fingerbeere oder aus dem Ohrläppchen entnommen. Dieses Blut hat den venösen Schenkel noch nicht erreicht, so dass der Organismus noch nicht so viel Nährstoffe entziehen konnte. Der Blutzucker im Kapillarblut ist in der Regel um 10 – 30 mg/dl höher als im venösen Blut. Also wäre die Antwort „a" falsch.

Zu b: Der aus dem venösen Blut bestimmte Blutzucker ist ebenfalls verwertbar. Er ist allerdings niedriger als der aus dem Kapillarblut, weil der Organismus bereits Nährstoffe also auch Glucose entzogen hat. Deshalb ist es wichtig zu wissen, welche Art von Blut für die Blutzuckerbestimmung verwendete wurde.

FRAGE 27 **Wie verlaufen die Blutzuckermesswerte bei einem oralen Glukose-Toleranz-Test (oGTT)?**

ANTWORT Die Nüchternglukose sollte nach zwölf Stunden Nahrungskarenz (zwölf Stunden keine Nahrungszufuhr) zwischen 70 – 100 mg/dl liegen.

Eine Stunde nach oraler Aufnahme von Glukose dürfen sich maximale Blutzuckerwerte von 160 mg/dl, nach 120 min maximal 180mg/dl ergeben.

FRAGE 28 **Wofür ist die glykosylierte Fraktion des Hämoglobins (HbA_{1c}) ein Indikator?**

KOMMENTAR Für die Blutzuckereinstellung der vergangenen vier bis zwölf Wochen (Lebensdauer eines Erythrozyten).
Normalwerte: bis 6%.
Es gibt derzeit keinen internationalen Standard.

FRAGE 30 **Wie unterscheidet sich der DM Typ 1 vom DM Typ 2?**

ANTWORT

- Der DM Typ 1 kann nur mit Insulin behandelt werden, beginnt in der Regel mit akuten Symptomen wie Hyperglykämien (Überzuckerungen) mit Durst, Gewichtsverlust, Coma diabeticum, tritt meist vor dem 30. Lebensjahr auf und beruht auf einem absoluten Insulinmangel.
- Der DM Typ 2 hat meist einen schleichenden Beginn, tritt in der Regel erst nach dem 40. Lebensjahr auf, muss nicht mit Insulin behandelt werden, ist in 80% der Fälle mit Übergewicht vergesellschaftet. Beim DM Typ 2 besteht ein relativer Insulinmangel.

FRAGE 31 **Wie entsteht das „diabetische Fuß-Syndrom“?**

ANTWORT Es kommt zu schmerzlosen Druckulzera an den Zehen, Fersen, Fußballen.
Auslöser für die Entwicklung dieser Veränderung ist bei Diabetikern das Tragen von falschem Schuhwerk und unbemerkte Verletzungen bei der verminderten Sensibilität durch die Neuropathie.
Weitere Faktoren sind: geringste Infektionen der Füße bei schlechter Durchblutung und mangelnder Fußpflege.
Der „diabetische Fuß“ ist ein Mischbild aus Mikro- und Makroangiopathie plus Neuropathie.

FRAGE 32 **Wie sieht der „Stufenplan" zur Einstellung eines Altersdiabetes aus?**

ANTWORT

- Diätetische Maßnahmen, Gewichtsreduktion, regelmäßige körperliche Aktivität.
- Medikamentöse Therapie: Acarbose (alpha-Glukosidase-Hemmer), Biguanide (z. B. Metformin: reduziert die Glukoseresorption und -aufnahme in die Zellen und verbessert die Ansprechbarkeit der Rezeptoren auf Insulin), Sulfonylharnstoffe (Stimulation der Insulinresektion, allein oder in Kombination mit Metformin).
- Kombination von oralen Antidiabetika und Insulingabe (1x/d). Insulintherapie (mehrmalige Gabe von Mischinsulinen).
- Eventuell Basis-Bolus-Therapie (Gabe von Verzögerungsinsulin ein- bis zweimal pro Tag und zusätzlich Gabe eines schnell wirkenden Insulins zu jeder Mahlzeit nach vorheriger BZ-Kontrolle)

KOMMENTAR Sie werden natürlich keine Einstellung eines DM vornehmen. Sollten Sie jedoch viele Diabetiker behandeln, dürfte die Therapie ein häufiges Gesprächsthema sein. Dann ist es gut, wenn Sie sich auskennen.

FRAGE 33 **Nennen Sie die Indikationen einer Insulintherapie.**

ANTWORT Ein Typ-1-DM oder einTyp-2-DM, der sich unter oralen Antidiabetika nicht mehr ausreichend einstellen lässt, bei Komplikationen des Diabetes (Nierenschäden, diabetische Retinopathie), perioperativ (vor und nach Operationen, da die Operation ein Stressfaktor ist, der den Zuckerstoffwechsel beeinträchtigt) (natürlich immer unter Diät).

FRAGE 34 **Nennen Sie die Komplikationen einer Insulintherapie.**

ANTWORT

- Hypoglykämie (Unterzuckerung)
- Lipodystrophie (Fettgewebsveränderung an Injektionsstellen)
- Antikörperbedingte Verminderung der Insulinwirkung (das Insulin wird durch Antikörper deaktiviert)
- allergische Reaktionen bei Tierinsulinen (heute selten, da fast alle Insuline gentechnisch hergestellt werden)

KOMMENTAR Die wichtigste Nebenwirkung der Insulintherapie ist die Unterzuckerung, die lebensbedrohliche Formen annehmen kann und ein akutes Ereignis darstellt. Eine solche Situation kann auch in der Podologenpraxis auftreten. Häufig haben die betroffenen Diabetiker zwar ihr Insulin gespritzt, aber eine Mahlzeit ausgelassen oder eine Durchfallerkrankung, so dass die Nahrung vom Organismus nicht verwertet werden konnte. Bei Diabetikern mit Sehstörungen kann auch eine zu hohe Dosis die Ursache einer Überdosierung mit anschließender Unterzuckerung sein (wegen der mangelnden Sehfähigkeit).

FRAGE 35 **Was ist das Ziel der Einstellung eines Diabetes mellitus mit Diät, oralen Antidiabetika und/oder Insulin?**

ANTWORT Im Vordergrund der Therapie steht die Vermeidung von akut- und Spätkomplikationen und die Verbesserung des Allgemeinbefindens der Patienten.
Blutzuckerwerte in Abhängigkeit vom Alter und des Typs des DM zwischen 120 und 200 mg/dl (Ein NBZ von 200 mg/dl ist eigentlich nicht tolerabel, allenfalls bei sehr alten Patienten. Solche Werte sind aber in der Praxis noch sehr häufig anzutreffen) Ein DM Typ 2 bei einem Diabetiker über 65 Jahren wird nicht so scharf eingestellt, wie der DM Typ 1 eines jungen Menschen. Grundsätzlich sollte der NBZ unter 160 mg/dl bleiben, was aber bei älteren Diabetikern häufig scheitert.
Es sollen keine Hypoglykämien (Unterzuckerungen) auftreten.
Normalisierung des Körpergewichtes und der Blutfette.

Langzeit-Therapieziele für die Einstellung des Diabetes mellitus nach der St. Vincent-Deklaration 1989:

- Reduktion der Neuerblindung um ein Drittel oder mehr.
- Die Zahl der terminalen Niereninsuffizienz (dialysepflichtige Niereninsuffizienz) um mindestens ein Drittel senken.
- Die Amputationsrate nach diabetischer Gangrän auf die Hälfte senken.

FRAGE 36 **Was meint ein Patient, wenn er von „Mückensehen" spricht und worum handelt es sich?**

ANTWORT

- Mouches volantes (fliegende Mücken) können vorkommen bei: Myopie (Kurzsichtigkeit), Glaskörpertrübung.
- Zu Russregen, Lichtblitzen kann es kommen bei: Netzhautruptur, diabetischer Retinopathie, Entzündungen der Hornhaut.

KOMMENTAR Da die letztgenannte Störung auch beim DM auftritt, sollten Sie einen solchen Patienten zum Arzt schicken.

FRAGE 37 **Welche Möglichkeiten der Feststellung einer peripheren diabetischen (oder anderen) Polyneuropathie kennen Sie?**

ANTWORT

- Stimmgabeltest nach Rydel-Seiffer mit der C128 (Testung der Vibartionsempfindung)
- Monofilament-Test mit dem 10g Semmes-Weinstein-Monofilament (Testung des Berührungsempfindens)
- Temperaturtest (Testung des Temperaturempfindens mittels Thermode oder Tip-Therm)
- Prüfung der Nervenleitgeschwindigkeit bei einem Neurologen

KOMMENTAR Die ersten drei Tests können Sie in Ihrer Praxis durchführen, wenn Sie keine Diagnose stellen. Sollten Sie Verdacht auf eine Polyneuropathie haben, schicken Sie den Patienten zu einem Arzt.

Literatur:

- Becher, Barbara (2000): Unverzichtbares Spurenelement. In: Privatärztliche Praxis 1/2000, Promedico Verlag für Wissenschaft und Medizin GmbH, Hamburg
- Bopp, A. (2001): Diabetes. Stiftung Warentest, Berlin
- Göke, B., Parhofer, K., Otto, C. (2003): Diabetes mellitus. Urban & Fischer Verlag, München
- Hasche, Helmut (1999): Der diabetische Fuß. In: Der Allgemeinarzt S. 1266-1281, 15/1999.
- Herausgeber FDKB e.V.-Arbeitskreis Diabetischer Fuß (2000): Diabetisches Fußsyndrom. Litho und Druck: Brandstätter Druck, München
- Klare, W. - R., (1999): Diabetiker müssen Ihre Füße behandeln wie rohe Eier! In: Forschung und Praxis. S. 3-5, 283/99. Künzel, D., Wahel, K. (2000): Diabetes - alltägliche Herausforderung. In: Hausarzt-Praxis. S. 4-20, 06/00.
- Kunigk, F., (2000): Was gibt es Neues in der Therapie des Diabetikern. In: Forschung und Praxis, S. 6-10, 303/00.
- Lobmann, R., (2000): Diabetisches Fußsyndrom – so weit sollte es erst gar nicht kommen! In: Forschung und Praxis. S. 18-22, 303/00.
- Piwernetz, K., Piehlmeier, W., Landgraf, R., Haslbeck, M. (2001): Klassifikation, Früherkennung und Diagnostik. In: MMW-Fortschr. Med., Urban und Vogel, München
- Standl, E. (1999): Was ist ein Typ-2-Diabetes?. In: Fortschritte der Medizin 117. Jg., Nr. 6. Fachkommission Diabetes in Bayern, München
- Stiefelhagen, Peter (2000): Diabetes – alltägliche Herausforderung. Diagnostik, Therapie und Case-Management einer Volkskrankheit. In: Seminar Hausarztpraxis; 6/2000, 5. Jg., Verlag Med.Komm. Gesellschaft für medizinische Kommunikation GmbH, München

Podologische Arbeitsmethoden und theoretische Grundlagen der podologischen Behandlung

Die folgenden Fragen betreffen podologische Arbeitsmethoden und sind damit alle wichtig und sicher auch Bestandteil der meisten podologischen Prüfungen.

Fragen zur bilateralen Fraser-Spange

FRAGE 1 **Bei welchen Patienten sind bilaterale Fraser-Spangen kontraindiziert (verboten)?**

ANTWORT Bei:

1. Diabetikern
2. Patienten die unter Blutgerinnungsstörungen leiden (Bluter und Patienten die mit gerinnungshemmenden Medikamenten behandelt werden
3. Paronychie (Nagelwallentzündung)
4. Hypergranulation (wildes Fleisch) des Nagelwalles bei Unguis incarnatus
5. Onycholyse mit Befall von mehr als 1/5 der Nagelplatte
6. Onychomykose mit Befall von mehr als 1/5 der Nagelplatte
7. Fehlendes Nagelwachstum
8. periphere arterielle Verschlusskrankheit (pAVK) mit fehlendem Nagelwachstum
9. Onychorrhexis (Nagelbrüchigkeit)
10. Beau-Reil'sche Querfurchen (Querfurchen in der Nagelplatte)
11. Pachyonychie
12. Onychogrypose

FRAGE 2 **Welche Indikationen zur Anwendung einer bilateralen Fraser-Spange kennen Sie?**

ANTWORT

- Unguis incarnatus bei Unguis convolutus mit Hyperkeratosen (übermäßige Hornhautbildung) im Nagelfalz.
- Hühneraugen im Nagelfalz

- Sicherung des Therapieerfolgs nach der Behandlung eines Unguis incarnatus.
- Rollnägel mit Tütenform
- Schienung des nachwachsenden Nagels nach Extraktion oder traumatischem Nagelverlust.

FRAGE 3 **Welche Werkzeuge und Materialien zur Anfertigung einer bilateralen Fraser-Spange kennen Sie?**

ANTWORT

- Ein Rundhammer (Spezialhammer)
- Rundzange (hiermit wird die klassische, Ω-förmige Schlaufe gebogen)
- Flach/Rundzange (Drahtfasszange, Spitzzange mit kurzen Branchen, gerieft)
- Federharter Chrom-Nickel-Stahldraht (Cr/Ni; 18/10) in einer Stärke von 0,3 – 0,5mm
- Seitenschneider zum Abkneifen der Drahtenden
- Stufen- oder Radingzange (hiermit kann eine v/u-förmige Schlaufe gebogen werden, als Alternative zum klassischen Omega)
- Stufenzange für nur zwei unterschiedliche Schlaufengrößen (Alternative zur Radingzange)
- Hohlkehlzange (ist geeignet, eine dem „Omega"- ähnliche Schlaufe herzustellen; Alternative zur Rading oder Stufenzange)
- Nadel/-Spangenhalter zum Halten der zu fertigenden Spange
- Ein kleiner Schmiedeamboss (im Goldschmiedebedarfshandel erhältlich)
- Mischspatel zum Anmischen der Silikonmasse und des Zweikomponentenharzes
- Anmischblock (dreiseitig geleimter spezieller Papierblock)
- Mittelvisiköser Silikonkautschuk (z. B. Silone von der Firma Detax in Ettlingen)
- Härter (Katalysator) für das Silikon
- Hartgips
- Abform/Abdrucklöffel

KOMMENTAR Nicht alle genannten Werkzeuge sind notwendig. Sie sind teilweise alternativ (Stufenzangen sind nicht erforderlich, wenn das „Ω" mit einer Rundzange gebogen wird, der Amboss ist nicht zwingend erforderlich. Er wird häufig zum Runden der Spangenschenkel und zum Abflachen der Spangenenden genutzt).

FRAGE 4 **Welche Arbeitsschritte zur Anfertigung einer bilateralen Fraser-Spange kennen Sie?**

ANTWORT Die Spangenherstellung erfolgt in fünf Schritten:
1. Erstellung des Negativs für den Gipsabdruck (Negativabdruck aus mittelvskösem Silikon; kondensationsvernetzendendes Silikon, z. B. Silone von der Firma Detax in Ettlingen oder Sitran N/F von der Firma Erich Kopp GmbH/Erkodent in Pfalzgrafenweiler oder anderen vergleichbaren Silikonen).
2. Anfertigung des Abdrucks aus Gips oder Kunststoff (Positivabdruck).
3. Maßanfertigung (Biegen) der bilateralen Fraserspange und Festlegen des Nullpunktes.
4. Aufsetzen der bilateralen Fraserspange auf den Nagel und Aktivierung derselben.
5. Fixieren der Fraserspange auf der Nagelplatte.

FRAGE 5 **Was benötigen Sie für die Herstellung des Nagelmodells (Abdruckverfahren) zur Anfertigung einer bilateralen Fraser-Spange?**

ANTWORT Für die spätere Anpassung der Spange benötigen Sie einen Gipsabdruck oder einen Positivabdruck der Nagelplatte aus Zweikomponentenharz (z. B. Onycholit oder Unguisan). Um einen Gipsabdruck des Zehs oder die Nagelplatte aus Zweikomponentenharz anzufertigen, benötigen Sie einen Negativabdruck des Zehs beziehungsweise des Nagels. Diesen Negativabdruck stellen Sie aus Silikon her. Sie benötigen:
- Mittelvisköses, kondensationsvernetzendes Silikon (z. B. Silone von der Firma Detax, Ettlingen oder Sitran N/F von der Firma Erich Kopp GmbH/Erkodent in Pfalzgrafenweiler)
- Härter
- Anmischspatel
- Anmischblock
- Spülmittel.

FRAGE 6 **Wie müssen Sie die Nagelplatte vor der Anfertigung des Negativabdrucks für die Anfertigung einer bilateralen Fraser-Spange vorbereiten?**

ANTWORT

- Die Oberfläche der Nagelplatte glätten, Unebenheiten abschleifen und die Nagelplatte auf eine gleichmäßige Stärke (Dicke) fräsen.
- Den Nagelfalz von Verhornungen, Schmutz und Hautresten befreien.
- Den Nagelrand eventuell von dem Nagelfalz mit einem feinen Fissurenschleifer trennen, wenn er mit diesem im Nagelfalz verwachsen ist. Sonst können Sie den Haken der Spange nicht auf den Nagelrand aufschieben.

FRAGE 7 **In welcher Weise können Sie den Positivabdruck des Nagels beziehungsweise der Nagelplatte herstellen?**

ANTWORT Das Modell (Positivabdruck) des Nagels oder der Nagelplatte können Sie auf drei mögliche Arten herstellen:

1. Durch Ausgießen mit Hartgips (gesamtes Negativ wird ausgegossen).
2. Durch Auffüllen mit Nagelmasse (Zweikomponentenharz, z. B. Onycholit, hier wird meist im Silikon-Negativabdruck nur die Form der Nagelplatte ausgefüllt; Methode Dr. Robert A. van Lith).
3. Durch Auffüllen mit lichthärtendem Polymerisationsharz (z. B. Pedique opaque von LCN, hier wird ebenfalls nur die Form der Nagelplatte ausgefüllt; von mir modifizierte Methode Dr. Robert A. van Lith).

FRAGE 8 **Wie erfolgt die Modellherstellung für die Formung der bilateralen Faser-Spange aus Hartgips?**

ANTWORT Folgend beschreibe ich die klassische Methode, die auch von Ross Fraser angewandt wurde. Die Anfertigung erfolgt aus Hartgips.

Die Verarbeitungsrichtlinien für den Superhartgips von Erkodent lauten wie folgt:

- Empfohlene Verarbeitungstemperatur des Hartgipses 23°
- Mischungsverhältnis Gips/Wasser wie 100:23 oder grob 4:1 (d. h. 4 Teile Gips und 1 Teil Wasser)
- Mischdauer 60 Sek.
- Verarbeitungszeit fünf Minuten (die Zeit, in der Sie den Gips noch problemlos verarbeiten können)
- Lagerung trocken und luftdicht

In einem geeigneten Gefäß (Gummi- oder Silikonbecher, Pappbecher, der später entsorgt werden kann) mischen Sie den Gips nach Vorschrift des Herstellers an. Erko-Super-Hartgips wird im Verhältnis vier Teile Gips zu einem Teil Wasser gemischt. (bei einem Verhältnis von 100:23 würden exakt 46 g Gips mit 10,80 g Wasser vermischt. Die grobe Formel „4 Teile Gips und 1 Teil Wasser“ ist aber ausreichend genau. Die angegebenen 46 g Gips reichen genau aus, um den Abformlöffel mit dem Negativabdruck komplett mit Gips zu füllen. Sie geben erst das Wasser in das Gefäß (einen Gummi- oder Silikonbecher, Einmaltrinkbecher oder ein anderes geeignetes Gefäß) und füllen den Gips nach (Sie lassen den Gips „einsumpfen“). Wasser und Gips vermischen Sie zügig miteinander (Mischungszeit ca. 60 Sek.). Dabei achten Sie darauf, dass Sie keine Luft in den Gips einmischen, da Luftblasen die Verarbeitung später erschweren und möglicherweise zum Ausbrechen von Teilen aus dem Modell führen. Der Gips soll eine sämige Konsistenz haben, bevor Sie ihn mit einem Gips-Anmischspatel (dieser Anmischspatel ist wesentlich größer als der für das Anmischen eines Zweikomponentenharzes) auf das im Abformlöffel befindliche Negativ geben. Diese Gipsmasse lassen Sie jetzt aushärten. Nach dem Aushärten können Sie das Negativ mit dem ausgehärteten Gips aus dem Abformlöffel herauslösen. Jetzt müssen Sie auch den ausgehärteten Gips aus dem Silikonabdruck herauslösen, um das Positiv (den Positivabdruck) des Nagels und der Zehe zu erhalten. Hierfür benötigen Sie gelegentlich einen Hartmetallfräser, wenn die Silikonmenge nicht ausgereicht hat, um den Abformlöffel bis zum Rand zu füllen. Mit dem Hartmetallfräser schleifen Sie die überlappenden Gipspartien ab, um den Negativabdruck von dem Positivabdruck zu trennen. Wenn Sie bei der Erstellung des Silikonabdruckes genügend Silikon in den Abformlöffel gegeben haben, lässt sich das Negativ besser von dem Positiv trennen. Überstehende Gipsanteile können Sie entweder mit dem Hartmetallfräser abschleifen oder in noch nicht völlig ausgehärtetem Zustand mit einem Gipsmesser entfernen. Die Nagelplatte überziehen Sie mit lichthärtendem Polymerisationsharz. Dadurch erhält sie mehr Stabilität und bricht beim Herausarbeiten der Nagelränder nicht aus. Die seitlichen Nagelränder legen Sie mit einem Fissurenfräser von proximal (körpernah, von der Nagelwurzel) bis zum distalen (freien) Nagelrand frei. In diesem Bereich werden später die Haken der Fraser-Spange eingehängt. Den Negativabdruck bewahren Sie gut auf, damit Sie im Bedarfsfalle einen weiteren Positivabdruck anfertigen können.

FRAGE 9 **Welche Materialien benötigen Sie für die Anfertigung eines Nagelplattenmodells aus Zweikomponentenharz (z. B. Onycholit)?**

ANTWORT

- Einen schmalen Anmischspatel
- Ein Dappenglas oder einen kleinen Silikonbecher
- Den Silikon-Negativabdruck
- Nagelmassenpulver (z. B. Unguisan oder Onycholit)
- Flüssighärter

FRAGE 10 **Welche unterschiedlichen Arten der Spangenformung kennen Sie?**

ANTWORT

Unabhängig von der Art des Positivabdrucks haben Sie bei der anschließenden Spangenformung die Auswahl zwischen unterschiedlichen Techniken:

1. Formung einer Spange mit klassischem Ω (Omega)
2. Formung einer Spange mit einer v/u-förmigen Schlaufe (Stufenzange nach Rading)
3. Formung einer Spange mit der Hohlkehlzange
4. Formung des Omegas mit dem Biegeapparat („Easy Omega“)
5. Nutzung der von der Firma Göbel und Bökamp angebotenen Spangenrohlinge mit fertigem Omega

FRAGE 11 **Welche Spangenteile kennen Sie? Benennen Sie die einzelnen Spangenanteile auf dem folgenden Foto!**

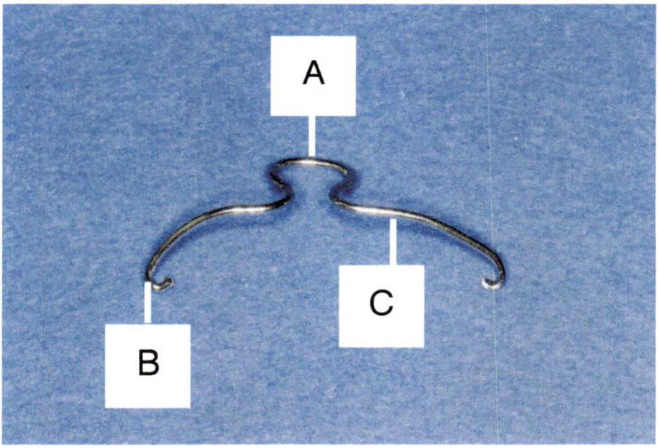

ANTWORT

A: Omega-Schlaufe
B: Endhäkchen
C: Spangenschenkel mit Krümmung, die an die Nagelwölbung angepasst ist

FRAGE 12 **Was Verstehen Sie unter dem Nullpunkt im Zusammenhang mit der bilateralen Fraser-Spange?**

ANTWORT Der Auflagepunkt der Schlaufe (gleich ob Ω-förmig oder u/v-förmig), wird Nullpunkt (oder 0-Punkt) genannt.

FRAGE 13 **Mit welchem Werkzeug biegen Sie das Omega und die Endhaken der bilateralen Fraser-Spange?**

a) Stufenzange
b) Hohlkehlzange
c) Rundzange

LÖSUNG c

KOMMENTAR

Zu a: Mit der Stufenzange können Sie v/u-förmige Biegungen aber unter keinen Umständen die Endhäkchen einer Spange biegen.

Zu b: Mit der Hohlkehlzange können Sie annähernd ein Omega biegen, aber keine Endhaken für eine Spange.

Zu c: Die „eingefleischten" Fraser-Therapeuten biegen die Endhäkchen mit einer Rundzange. Es geht aber auch mit einer gerieften Flach/Rundzange.

FRAGE 14 **Wie können Sie die Spangenlänge mittels einer Stufenzange verändern?**

ANTWORT Indem Sie die v/u-förmige Biegung vergrößern oder eine zweites v/u Biegen. Eine Verkürzung ist in gewissem Maß auch durch zusammenkneifen des v/u möglich.

FRAGE 15 **Wo befindet sich der Nullpunkt des Nagels?** Zeichnen Sie an den untenstehenden Nägeln den Nullpunkt ein!

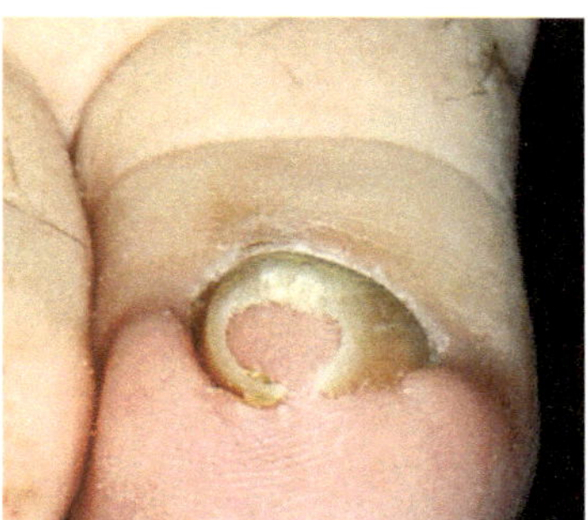

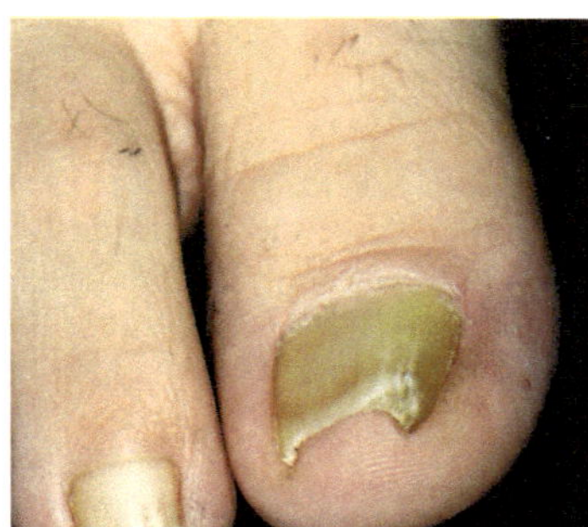

FRAGE 16 **Wofür benötigen Sie vor allen Dingen einen kleinen Amboss bei der Anfertigung einer bilateralen Fraser-Spange?**

ANTWORT Zum Flachklopfen der Spangenenden, damit diese im Nagelfalz nicht so stark auftragen.

FRAGE 17 **Nach welchem Maßstab aktivieren Sie die Spangenschenkel?**

ANTWORT Die Spangenschenkel sollten in einer Breite von ein bis zwei Hakenbreiten aktiviert werden.

FRAGE 18 **Wie stark aktivieren Sie die Fraser-Spange bei konisch geformten Nägeln (Nägel die zum freien Ende hin schmaler werden)?**

ANTWORT In diesen Fällen aktivieren Sie die Spange nicht sondern setzen die Fraser-Spange bis zum ersten flacheren Drittel passiv auf (ohne Aktivierung der Spange). Wenn Sie die Spange in diesem Bereich in passivem Zustand fixieren, wirkt sie der Tendenz des Nagels, sich einzurollen, entgegen. Damit wird der Nagel mit der Flacheren Wölbung des ersten Drittel bis zum freien Nagelrand nach vorne wachsen. Nach Lockerung oder herauswachsen der Spange verfahren Sie in gleicher Weise, so dass der Nagel nach und nach seine normale harmonische Krümmung erhält.

FRAGE 19 **Wovon wird der Korrekturerfolg des Nagels (nach Grünewald) beeinflusst?**

ANTWORT

- Der Therapiebereitschaft des Patienten
- Dem in der Weite passenden Schuhwerk
- Der richtigen Einschätzung des Nagelproblems
- Der Stärke (Dicke) der Nagelplatte
- Der gleichmäßigen Nageldicke
- Dem Nagelwachstum
- Der richtigen Fixierung der Spange

- Der Mitkorrektur des Nagelbettes
- Der Aktivierung (zu wenig/zu viel)
- Der Härte der Nagelplatte
- Dem Grad, wie stark der Nagel eingerollt ist.

FRAGE 20 **Welche durchschnittliche Behandlungsdauer ist zur Korrektur mittels bilateraler Fraser-Spange notwendig?**

ANTWORT Die Behandlungsdauer liegt zwischen 10 und 14 Monaten. Die Spange muss in der Regel alle acht Wochen neu aktiviert werden, um weiter korrigierend zu wirken.

FRAGE 21 **Welche Fehler können Sie beim setzen einer Fraser-Spange machen?**

ANTWORT

1. Fehler, die dem Patienten Schaden zufügen

a) Zu lange Haken: Verletzen das Nagelbett, führen zu Entzündungen und verursachen unnötige Schmerzen.
b) Nicht parallel zum Spangenschenkel verlaufende Haken: bohren sich ins Nagelbett oder den Nagelfalz, verursachen Schmerzen und führen zu Entzündungsreaktionen.
c) Am seitlichen Nagelrand nicht anliegende Spangenschenkel und überstehende Haken: Führen zur Verhornung oder Clavusbildung im Nagelfalz.
d) Zu stark auftragende Versiegelung: Übt Druck auf die Nagelplatte aus, verursacht Schmerzen, führt im Extremfall zu subungualen Hämatomen oder zerreißt die Strümpfe des Patienten.
e) Bei zu starker Aktivierung ist eine Onycholyse (Ablösung der Nagelplatte) möglich.

2. Fehler die den Therapieerfolg gefährden oder unmöglich machen

a) Keine Indikation für eine bilaterale Fraser-Spange (entzündete Nagelwälle, Paronychie, Hypergranulation; in diesen Fällen wäre nur eine dreiteilige Nagelkorrekturspange angezeigt).
b) Hochstehende Schlaufe (bei Unguis inflexus nicht korrekt angepasst): beschädigt die Kleidung des Patienten, reibt im Schuh, führt zur Lockerung der Spange.

c) Zu geringe Aktivierung: kein Erfolg oder viel zu langsamer Therapiefortschritt.
d) „Einbetonieren“ der gesamten Spange: die wirksamen Kräfte der Spange werden behindert oder völlig aufgehoben.

Allgemeine Fragen zur Theorie podologischer Arbeitsmethoden und Erkrankungen am Fuß

FRAGE 22 **Welche Erreger einer Paronychie (Nagelwallentzündung) kennen Sie?**

ANTWORT Erreger einer Paronychie können sein:
- Staphylokokken
- Streptokokken
- Pseudomonas-Arten
- Candida albicans
- Schimmelpilze (selten)
- Herpes-Simplex-Viren (selten)

FRAGE 23 **Wie entsteht eine Paronychie (Nagelwallentzündung)?**

ANTWORT Geringe Verletzungen in der Umgebung des Nagelwalls oder des Nagels sind häufig Ausgangspunkt für Nagelwall- oder Nagelbettentzündungen. Bei diesen Verletzungen spielt auch das Nägelkauen und falsche Nagelpflege (Verletzung des Nagelhäutchens/Cutikula) eine wesentliche Rolle. Diese Verletzungen bieten den verschiedensten Keimen eine Eintrittspforte.

FRAGE 24 **An welchen Erreger einer Paronychie (Nagelbetterkrankung) denken Sie bei:**
- einer chronischen Nagelbettentzündung
- Bläschenbildung im Bereich der Entzündung

ANTWORT Bei chronischen Entzündungen dieser Art ist ein Hefepilzbefall (Candida albicans) wahrscheinlich. Bei Herpes-Simplex-Infektionen treten im Verlauf der Erkrankung Bläschen auf, wie sie auch beim Lippenherpes üblich sind. Bei bakteriellen Infektionen treten rasch serös-eitrige Einschmelzungen auf, die sehr druckempfindlich sind.

FRAGE 25 **Welche Medikamente können Paronychien (Nagelbettentzündungen) begünstigen?**

ANTWORT Nagelbettentzündungen können auch auftreten durch die Behandlung mit:
- Etretinat (Medikament zur Behandlung schwerer Formen der Schuppenflechte und Verhornungsstörungen der Haut)
- Isotretinoin (Medikament zur Behandlung schwerer Akneformen)

Häufig treten diese Entzündungen an mehreren Fingern oder Zehen gleichzeitig auf und bilden sich nach Absetzten der Medikamente wieder zurück. Deshalb ist die Frage nach eventuell eingenommenen Medikamenten dieser Art von Wichtigkeit. Diese Entzündungen sollten mit antibiotisch wirkenden Salben und Lösungen lokal behandelt werden, um einer zusätzlichen Infektion mit Bakterien oder Pilzen vorzubeugen.

FRAGE 26 **Welche Grunderkrankungen begünstigen eine Paronychie (Nagelwallentzündung)?**

ANTWORT Alle Erkrankungen, die das Immunsystem beeinträchtigen, können auch eine Paronychie begünstigen. Zum Beispiel:
- Diabetes mellitus
- Arterielle Durchblutungsstörungen (AVK)
- HIV (AIDS)
- Angeborene Immundefekte
- Behandlungen mit Kortison
- Andere Medikamente, die das Immunsystem unterdrücken.

Fragen zum Unguis incarnatus

FRAGE 27 **Nennen Sie Ursachen eines Unguis incarnatus (eingewachsener Fußnagel)?**

ANTWORT Die eigentliche Entstehung ist ein multifaktorielles Geschehen (viele Ursachen spielen eine Rolle). Hierbei sind genetische Faktoren, äußere und innere Einflüsse gleichermaßen beteiligt. Bei vielen Patienten treten eingewachsene Fußnägel mit Nagelwallentzündung (Paronychie) familiär gehäuft auf. Wesentlichen Anteil an der Entstehung des Unguis incarnatus haben außerdem folgende Faktoren:

- falsche Nagelpflege mit Ausschneiden der Nagelecken
- Wachstumsstörungen (Zangennägel, Rollnägel, Psoriasis)
- genetische Disposition
- Fehlformen des Fußes (Pes valgus)
- übermäßige Länge der Zehe
- Valgusabweichung der Zehe
- Überkreuzung der Zehen (Digitus superductus)
- bestimmte Dysplasien der Nägel (Uhrglasnägel, Zangennägel)
- zu enges Schuhwerk (elegante Schuhe mit hohen Absätzen)
- Schuhwerk mit wenig Halt (Turnschuhe)
- Schuhwerk mit Tendenz zur feuchten Kammer
- Schuhwerk mit Tendenz zum Umschlagen (Plateauschuhe, Buffaloes)

FRAGE 28 **Welche konventionellen (schulmedizinischen) Behandlungsmethoden des Unguis incarnatus (eingewachsener Fußnagel) kennen Sie?**

ANTWORT

- antibiotisch wirkende Lösungen und Salben
- Beschleifen des mittleren Nageldrittels der Nagelplatte von proximal nach distal
- Nagelextraktion
- Abtragung des Nagelbettes
- Emmert Nagelplastik (Keilexzision mit Entfernung der Nagelmatrix)
- ovaläres Adaptationsverfahren
- Keilexzision mit Phenolisation der Nagelmatrix
- Selektive laterale Matrixhornverödung
- Amputation des betroffenen Endgliedes in Extremfällen

KOMMENTAR In der Schulmedizin spielt die Behandlung mit Nagelkorrekturspangen eine untergeordnete Rolle Derzeit gibt es nur ca. 50 Ärzte in Deutschland, die diese Methoden anwenden.

FRAGE 29 **Welche einfachen podologischen Behandlungsmethoden zur Behandlung oder Vorbeugung eines Unguis incarnatus (eingewachsenen Fußnagels) kennen Sie?**

ANTWORT

- Sulci-Protektoren
- Tamponieren des Nagelfalzes
- Desinfektion des entzündeten Nagelwalles und des Nagelfalzes
- Beratung des Patienten zur Nagelpflege
- Beratung des Patienten zum Schuhwerk

Allgemeine Fragen zu Nagelkorrekturmethoden

FRAGE 30 **Wie viel Nagelkorrekturspangen kennen Sie?**

ANTWORT Es sind 19 Nagelkorrekturspangen bekannt, von denen sechs heute noch regelmäßig zur Anwendung kommen.

FRAGE 31 **Welche grobe Unterteilung der Spangentypen gibt es?**

ANTWORT

- Einteilige Federdrahtspangen aus Chrom-Nickel-Stahl
- Einteilige Metallspangen aus flachem Federstahl
- Klebespangen aus Kunststoff
- Dreiteilige Spangen aus Chrom-Nickel-Stahl
- Kunststoffhäkchen mit Gummizug
- Einteilige Federdrahtspangen nach Gorkiewicz

FRAGE 32 **Welche Drahtstärke wird für die Anfertigung von bilateralen Fraser-Spangen genutzt?**

ANTWORT In Abhängigkeit von der Nagelstärke 0,3, 0,4 oder 0,5mm

FRAGE 33 **Welche Spange bei welcher Indikation?**

1. Bei leichten Fällen.
2. Bei sehr starken Nägeln ohne entzündliche Veränderung.
3. Bei Unguis incarnatus mit schweren entzündlichen Veränderungen und Hypergranulation (wildes Fleisch).

ANTWORT

1. Bei leichten Fällen reicht in der Regel eine Klebespange. Sie hat folgende Merkmale

- Die Anwendung der Klebespange ist leicht erlernbar.
- Sie ist nur im sichtbaren Bereich des Nagelfalzes einsetzbar und deshalb nur bei leichteren Fällen geeignet.
- Zur Befestigung der Spange sind relativ aggressive Kleber erforderlich.
- Zur Befestigung muss die Spange stark angepresst werden, was bei entzündetem Gewebe schmerzhaft ist und nicht von jedem Patienten toleriert wird.

2. Bei sehr starken Nägeln ist eine bilaterale Fraser-Spange oder dreiteilige Metallspange angezeigt Merkmale der einteiligen Federspangen

- Einteilige Federspangen müssen exakt an den Nagel angepasst werden. Nach Anpassung der Spange ist nur eine minimale Korrektur der Länge möglich.
- Die Spange muss am Gipsmodell angepasst werden. Bei stark entzündetem Gewebe mit Hypergranulation ist ein Gips- oder Silikonabdruck nicht verwendbar, da dieser die Form des Nagels im Falz nicht darstellen kann.
- Die Spange muss unter Vorspannung aufgeschoben werden, was mit Schmerzen verbunden ist.
- Die Spange kann nicht sofort am Patienten eingesetzt werden, da das Anfertigen der Spange am Gipsmodell in der Regel ein bis zwei Tage benötigt.

3. Bei Unguis incarnatus mit Hypergranulation setzen Sie eine dreiteilige Metallspange. Merkmale der dreiteiligen Stahlspangen:

- Dreiteilige Spangen müssen nicht exakt der Breite des Nagels angepasst werden. Beim Aufsetzen der Spange wird die Spangenlänge über das Mittelstück (Schlaufe) korrigiert.
- Die Spange wird direkt ohne Gipsmodell an den Nagel angepasst.

- Die Spange wird ohne Vorspannung direkt auf den Nagel aufgesetzt.
- Der Zug auf die seitlichen Nagelränder muss so dosiert sein, dass die Nagelplatte sich nicht löst, der Zug aber trotzdem für eine Entlastung des Nagelfalzes ausreicht. Außerdem darf der Spangenhaken den Nagelrand nicht einreißen.

Hinweis zur Nomenklatur:
Bei den dreiteiligen Nagelkorrekturspangen wird die in der Mitte zur Verbindung angebrachte Zuggurtung als Schlaufe bezeichnet und die umgebogenen Spangenenden werden Häkchen genannt. Bei den übrigen Stahlspangen heißen die zum Patienten zeigenden Krümmungen, die auf der Nagelplatte aufliegen „Schlaufen" und die Krümmungen an den Spangenenden ebenfalls „Haken".

FRAGE 34 **Welche Anwendungsgebiete der unterschiedlichen Spangen kennen Sie?**

ANTWORT Anwendungsgebiete der unterschiedlichen Spangen:
- Klebespangen sind leicht erlernbar und sicher bei leichteren Fällen oder zur Prophylaxe geeignet.
- Die bekannteste Spange, die so genannte Schulspange bzw. Fraser-Spange, ist für den nicht entzündeten Nagel gut anwendbar und auch im nichtsichtbaren Bereich wirksam.
- Die dreiteilige Spange kann ohne Vorspannung und auch im entzündeten, empfindlichen Nagelfalz eingesetzt werden.

FRAGE 35 **Wodurch unterscheiden sich die einteiligen Fraser- und den dreiteiligen Metallspangen?**

ANTWORT
- Die Fraser-Spange muss am Gipsmodell angepasst und unter Vorspannung aufgeschoben werden. Die Zugwirkung auf den Nagelrand erfolgt durch das Biegemoment des Drahtes (Rückstellkraft).
- Die dreiteiligen Nagelkorrekturspangen bestehen aus zwei Spangenhälften, die ohne Vorspannung eingesetzt werden und keinerlei Schmerzsensationen hervorrufen. Die Biegekraft wird durch Biegemoment und Zugkraft des Drahtes individuell eingestellt. Es sind wesentlich höhere Kräfte als bei der Fraser-Spange erzielbar.

FRAGE 36 **Welche Spangentypen sehen Sie auf den folgenden Abbildungen?** Benennen Sie die abgebildeten Spangentypen!

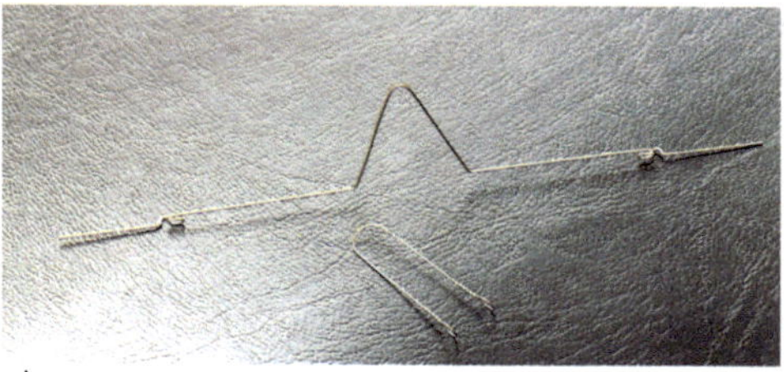
a)

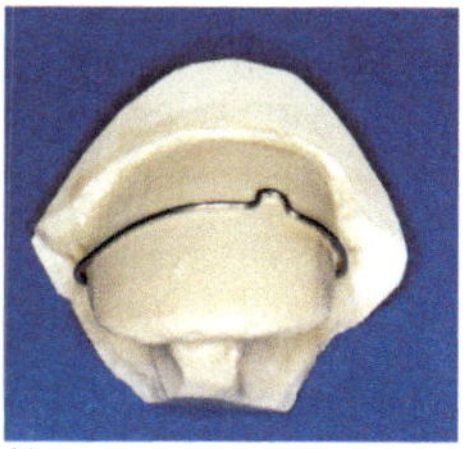
b)

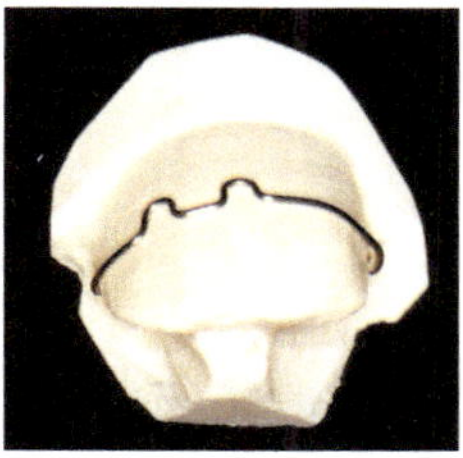
c)

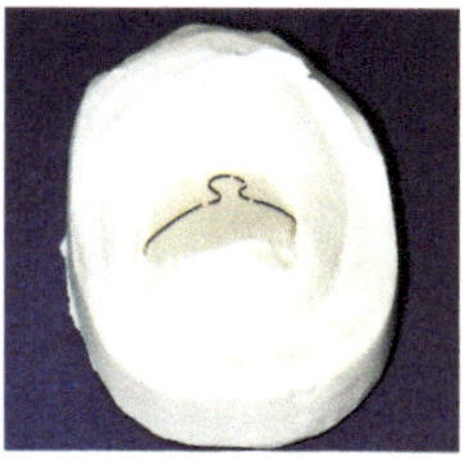
d)

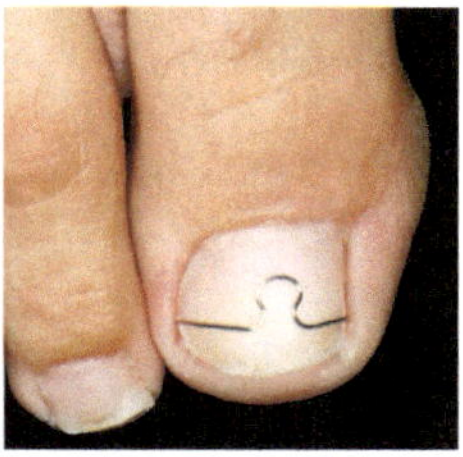
e)

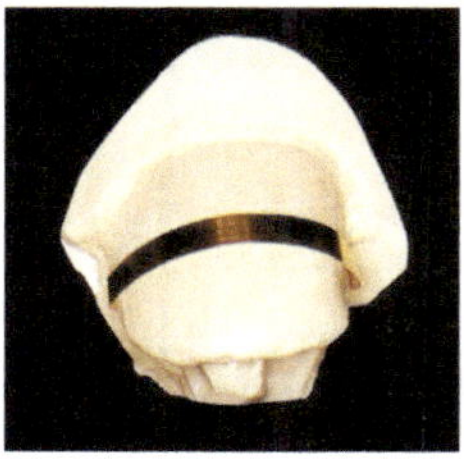
f)

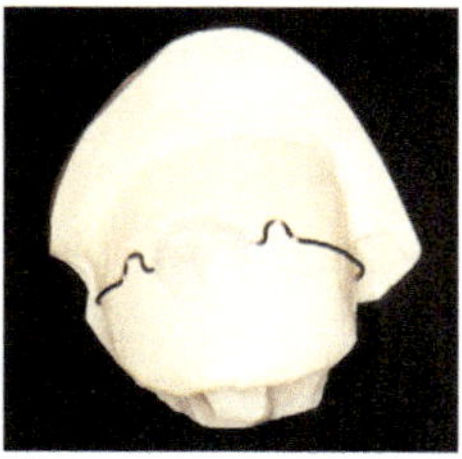
g)

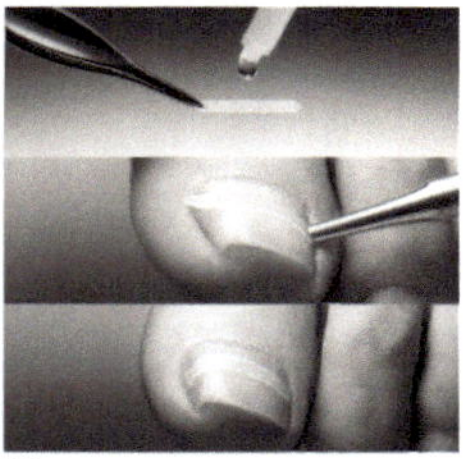
h)

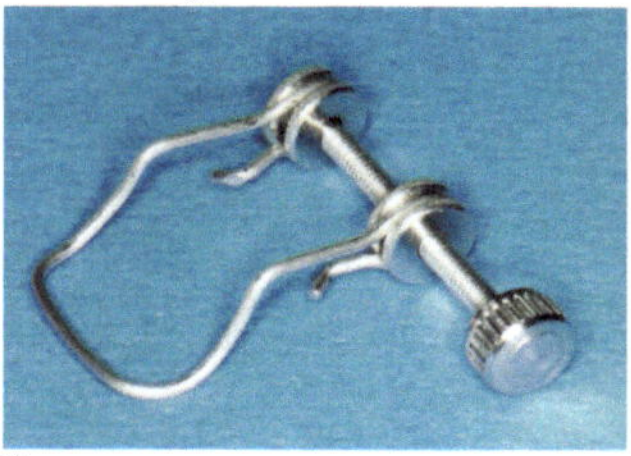
i)

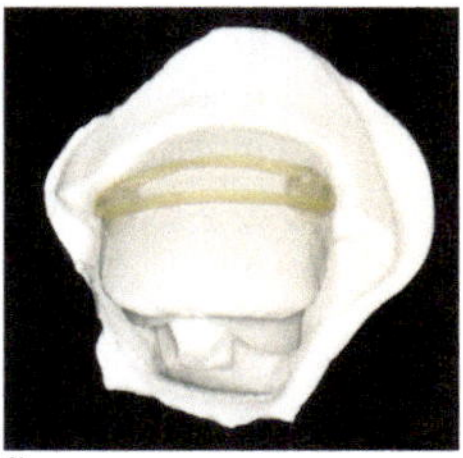
j)

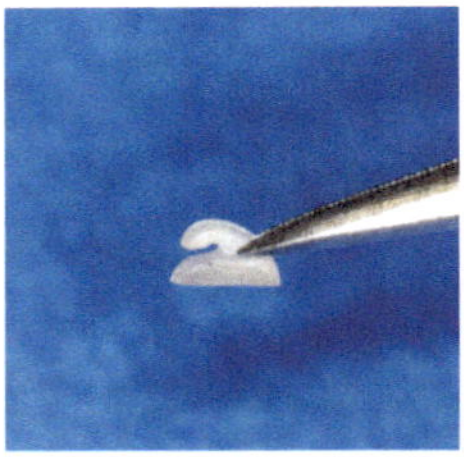

k)

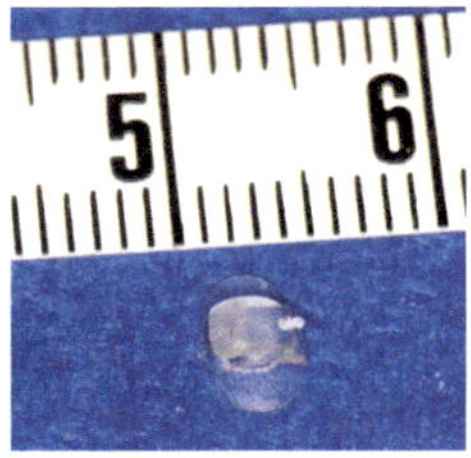

l)

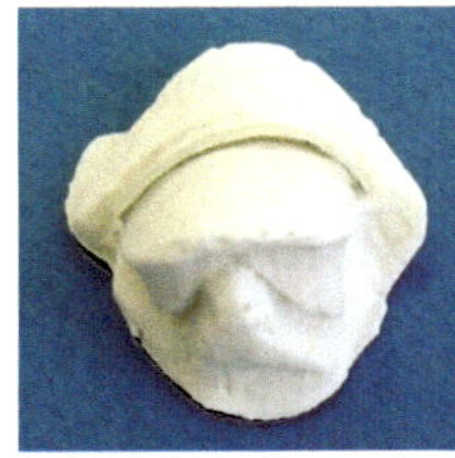

m)

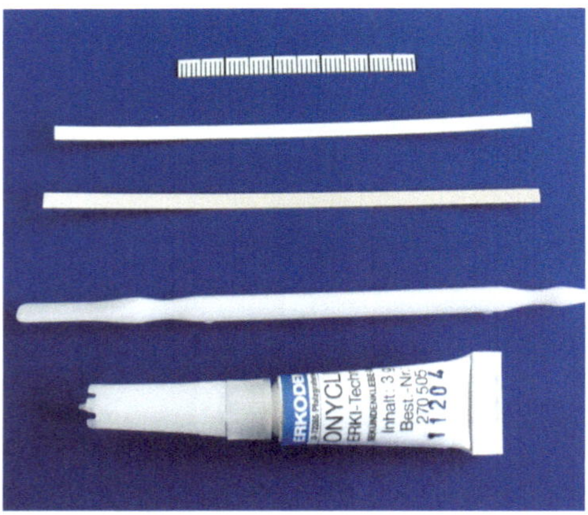

n)

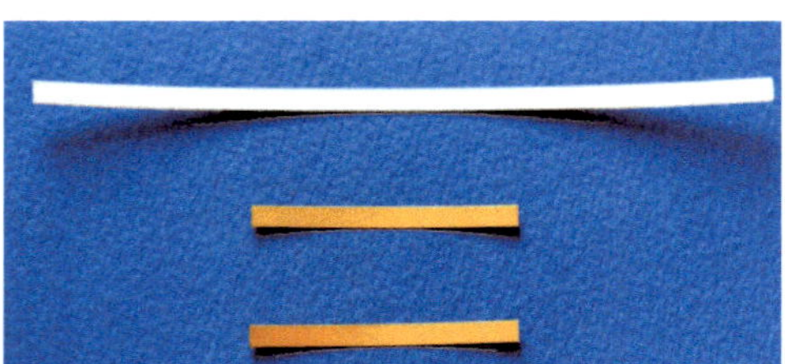

o)

ANTWORT

a) 3TO-Spangenrohling im Lieferzustand
b) bilaterale Fraser-Spange mit einer U-förmigen Mittelschlaufe, die mit einer Stufenzange gebogen wurde
c) bilaterale Fraser-Spange mit zwei U-förmigen Schlaufen, die mit einer Stufenzange gebogen wurden
d) bilaterale Fraser-Spange mit Omega-Schlaufe am Gipsmodell
e) bilaterale Fraser-Spange mit Omega-Schlaufe am Großzehnagel
f) Goldstadt-Spange mit zwei Endhaken am Gipsmodell
g) 3TO-Spange am Gipsmodell
h) Applikation einer BS-Spange am Nagel
i) Link-Regulierungsinstrument
j) Erki-Häkchen am Gipsmodel mit Gummizug
k) einzelnes Erki-Häkchen von der Seite betrachtet
l) einzelnes Erki-Häkchen neben einem Maßband zum Größenvergleich
m) Onyclip-Spange am Gipsmodell
n) Onyclip-Spangenset (je ein kunststofbeschichteter Metallstreifen 0,10 + 0,15 mm, Applikator, Kleber, Maßband)
o) Oberer Teil der Abbildung (langer Streifen) Onyclip-Spange (Metallstreifen); unterer Teil der Abbildung vergoldete Metallstreifen für die Goldstadt-Spange

FRAGE 37 **Nennen Sie die derzeit gebräuchlichsten Spangentypen!**

ANTWORT

- Bilaterale Fraser-Spange mit einer Schlaufe
- Bilaterale Fraser-Spange mit zwei Schlaufen
- Erki-Technik
- BS®-Spange
- VHO-Osthold-Spange®
- 3TO®-Spange
- Goldstadtspange®
- Onyclip®

FRAGE 38 **Welche Indikationen für eine dreiteilige Nagelkorrekturspange kennen Sie?**

ANTWORT

- eingewachsene Zehennägel (Unguis incarnatus) mit entzündlichen Veränderungen
- eingewachsene Zehennägeln eines Diabetikers zur Vermeidung einer Operation
- Rezidive nach operativen Eingriffen wegen Unguis incarnatus
- Zangen- oder Rollnägel
- Wachstumsstörungen: a) Psoriasis
  b) chronischer Polyarthritis
  c) Onychogrypose mit Verdickung der Nagelplatte
- Rezidive nach Nagelextraktion wegen Unguis incarnatus
- Nagelfehlwachstum nach traumatischem Nagelverlust oder bei genetischer Disposition
- Onychomykose mit Verdickung der Nagelplatte und eingegrabenen Nagelrändern
- Eingewachsene Fußnägel durch falsche Nagelpflege
- Eingewachsener Fußnagel bei Hallux valgus
- Paronychie durch eingewachsenen Fußnagel
- Unguis incarnatus mit schwerer Hypergranulation

KOMMENTAR Dreiteilige Spangensysteme werden aufgrund mangelnder Erfahrung von manchen Podologen abgelehnt.

FRAGE 39 **Welche Kontraindikationen (Gegenanzeigen) für dreiteilige Nagelkorrekturspangen gibt es?**

ANTWORT

- Onychorrhexis mit Verlust der Nagelstabilität (wenn trotzdem ein Unguis incarnatus mit Beschwerden besteht, kann der Nagel mittels Nagelmasse oder lichthärtendem Polymerisationsharz vor Applikation einer Spange stabilisiert werden)
- Fehlendes Nagelwachstum
- Fehlende Mitarbeit des Patienten (wenn der Patient die Nachsorge zu Hause vernachlässigt, sind weitere Spangen nicht indiziert oder kontraindiziert)

FRAGE 40 **Wie bereiten Sie einen Nagel für die Applikation (das Anbringen) einer Nagelkorrekturspange vor?**

ANTWORT

1. Zuschneiden von 1 – 2 cm langen und 0,5 cm breiten Tamponadestreifen (z. B. Copoline).
2. Großflächiges Desinfizieren des entzündeten Nagels – am besten mit einem Sprühdesinfektionsmittel (z. B. Cutasept, Codan, Octenisept). Zum Selbstschutz trägt der Anwender Einmalhandschuhe.
3. Reinigen und desinfizieren des Nagelfalzes, entweder mit Wasserstoffperoxid (3%ig) oder Betaisodona Lösung.
4. Nagelfalz mit einem Excavator (Doppelnagelinstrument) so lange tamponieren, bis er trocken ist. Die letzte trockene Tamponade wird im Falz belassen. Auf diese Tamponade wird noch einmal Desinfektionslösung getropft. Die Tamponade wirkt wie ein Docht und bringt die Desinfektionslösung tief in den Nagelfalz und die Wunde. Nach drei Minuten wird diese Tamponade mittels einer Feilchenfeldpinzette entfernt.
5. Zuschneiden des Nagels. Der Nagel wird mit Hilfe der Nagelzange zugeschnitten, mit dem Nagelschleifer geglättet und eventuell mit einem Nagelmeißel oder einer Hohlmeißelklinge für die Applikation der Spange vorbereitet.

Achtung: Durch das Tamponieren des Nagelfalzes geht das Ödem und die Schwellung innerhalb weniger Minuten zurück, so dass der Nagelfalz einsehbar wird.

FRAGE 41 **Was bewirkt eine dreiteilige Nagelkorrekturspange? Nennen Sie mindestens fünf Auswirkungen!**

ANTWORT Die dreiteilige Nagelkorrekturspange erreicht in Kombination mit Anleitung zur richtigen Nagelpflege und Auswahl des richtigen Schuhwerks folgende Ziele:

1. Der irritierende Druck auf den Nagelfalz wird sofort nach Einsatz der Spange reduziert oder völlig genommen. Dadurch reduzieren sich die Schmerzen, Entzündungsmediatoren werden vermindert ausgeschüttet und bereits bestehende Entzündungen können effektiv behandelt werden. Die entzündliche Schwellung und das Ödem gehen zurück.
2. Ein eventuell vorhandener Nagelspan, der im Nagelfalz die Entzündung unterhält und den Schmerz verursacht, kann nach einigen Tagen oder in der gleichen Sitzung entfernt werden. Damit ist die mittelbare Ursache der Erkrankung beseitigt.
3. Ein Fehlwachstum des Nagels wird langsam und kontinuierlich korrigiert. Das physiologische Nagelwachstum wird gefördert. In Einzelfällen muss die Behandlung nach ein bis zwei Jahren wiederholt werden, wenn eine Prädisposition zum Fehlwachstum besteht oder der Patient erneut enges Schuhwerk trägt oder die Nagelecken ausschneidet.
4. Durch den kontinuierlichen Zug der Korrekturspange wird der Nagelfalz dauerhaft entlastet und die Ursache der Beschwerden beseitigt.
5. Die Nagelkorrekturspange führt zu einer gleichmäßigen quer zur Wuchsrichtung des Nagels verlaufenden Wölbung, wodurch der Nagelfalz entlastet wird.
6. Die Nagelkorrekturspange kann in über 95% der Fälle eine Nagelextraktion oder Operation vermeiden (eigenes Krankengut). Nach meiner Erfahrung muss kein Unguis incarnatus operiert werden. Wenn trotz Spange operiert werden muss, liegt es am Therapeuten oder Patienten.
7. Eine Leitungsanästhesie ist nicht erforderlich, sondern der Therapie eher hinderlich. Ohne Anästhesie kann der Patient über Missempfindungen und Schmerzen durch eine falsch applizierte Spange sofort berichten.

FRAGE 42 **Was sehen Sie auf den folgenden Skizzen?**
Ordnen Sie die einzelnen Abbildungen in der richtigen Reihenfolge!

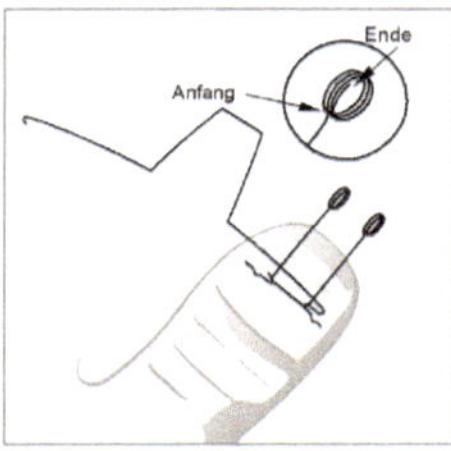

A

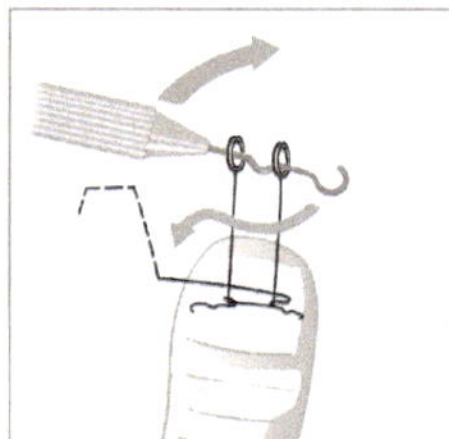
B

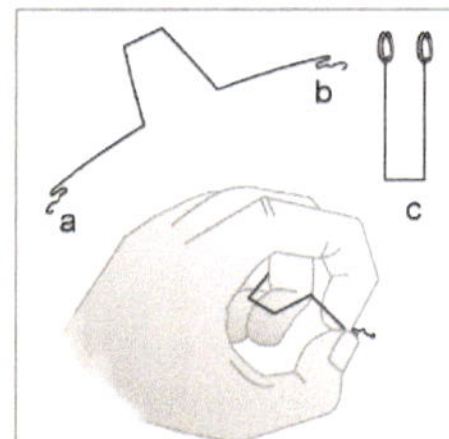

C

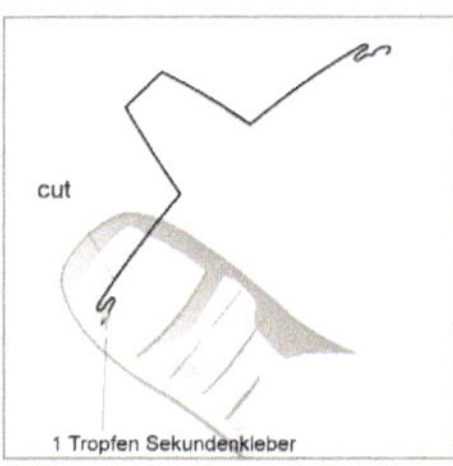

D

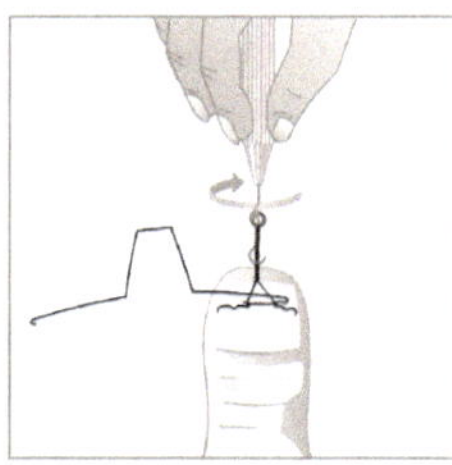
E

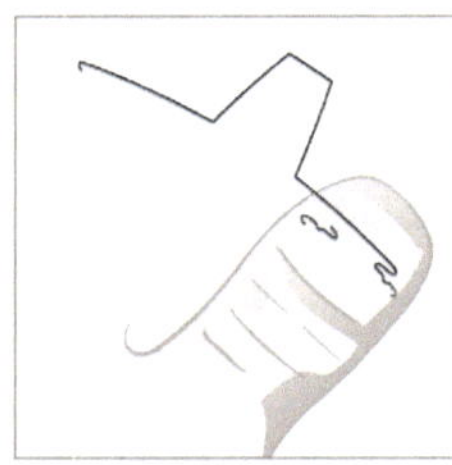
F

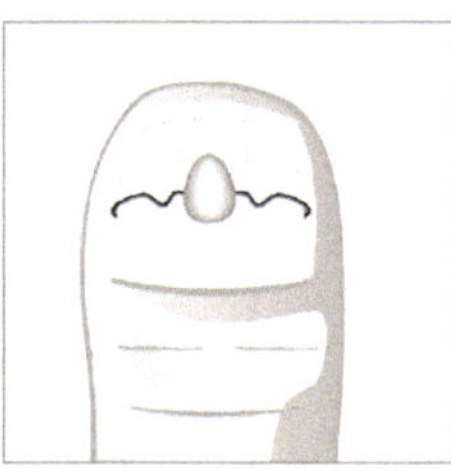
G

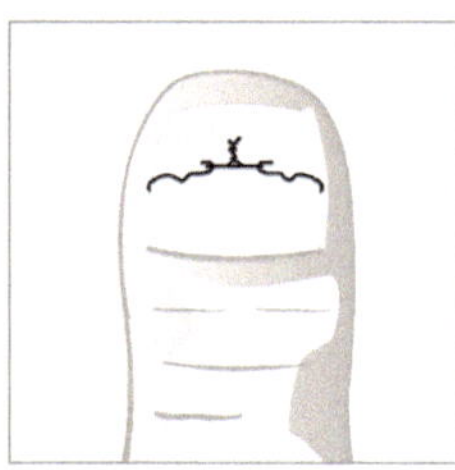
H

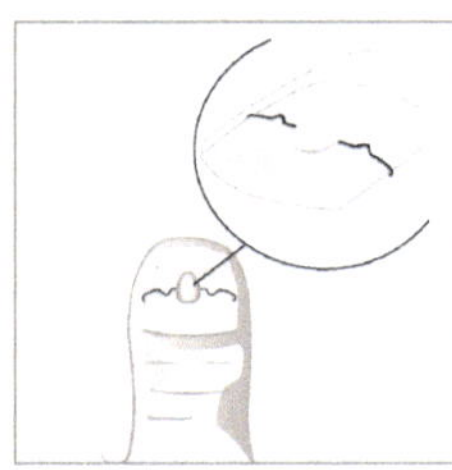
I

ANTWORT Die Zeichnungen zeigen die Applikation einer VHO-Osthold-Spange Perfect (Konkurrenzprodukt der 3TO-Spange).

A 4
B 5
C 1
D 2
E 6
F 3
G 8
H 7
I 9

FRAGE 43 **Wozu dient das Zwischenzehenpolster bei einem Unguis incarnatus mit Hypergranulation des lateralen Nagelwalles?**

ANTWORT Es vermindert oder verhindert Druck auf das entzündliche Gewebe.

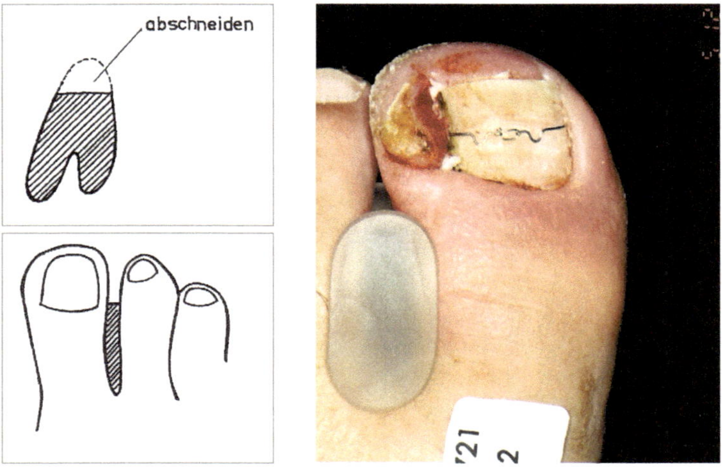

Beispeil für die Wirkung eines Zwischenzehenpolsters bei einem hypergranulierten Unguis incarnatus der linken Großzehe. Der Druck durch die 2. Zehe auf den lateralen Nagelwall wird vermindert. Das Foto zeigt ein Silikon-Zwischenzehenpolster, das nicht gekürzt werden muss. Die Schaumstoffpolster müssen gekürzt werden.

FRAGE 44 **In welchen Abständen bestellen Sie den Patienten mit entzündlichem Unguis incarnatus zur Kontrolle ein?**

ANTWORT

- bei schwersten Fällen (hochentzündlich mit Hypergranulation und Sekretion) täglich oder alle drei Tage.
- bei leichteren Fällen alle drei bis sechs Tage, später nach Besserung ein bis zweimal pro Monat.
- Bei Rollnägeln ohne entzündliche Veränderungen alle vier Wochen oder früher, wenn Beschwerden auftreten.

Fragen zu allgemeinen podologischen Arbeitsmethoden

FRAGE 45 **Aus welchem Grunde sollten Sie mit einem Hartmetallfräser den Nagel von rechts nach links mit rechtsdrehender Laufrichtung beschleifen (von Ihrer rechten Seite zu Ihrer linken Seite)?**

a) Weil das schon immer so gemacht wird.
b) Weil Stahl-und Hartmetallfräser auf Rechtslauf geschliffen sind und bei Linkslauf und Schleifen von links nach rechts kaum Abrasionsleistung haben.
c) Es ist gleichgültig ob man von links nach rechts oder umgekehrt schleift und auch die Laufrichtung spielt keine Rolle.

LÖSUNG b

KOMMENTAR Hartmetallfräser sind auf Rechtslauf geschliffen. Nur in dieser Richtung können Sie Nagel- oder Hornhaut optimal abtragen. Bei Diamantfräsern spielt die Laufrichtung und auch die Arbeitsrichtung tatsächlich keine Rolle, da die Diamantsplitter nicht auf eine bestimmte Laufrichtung ausgerichtet sind.

FRAGE 46 **Aus welchem Grunde sollten Sie Zangen mit geöffneter Verschlussklappe in den Sterilisator legen?**

a) Dies ist nur bei Heißluftsterilisatoren notwendig.
b) Weil bei geschlossenen Zangen durch die Ausdehnung des Stahls während der Erhitzung Spannungsrisse auftreten können.
c) Damit die Schnittflächen nicht stumpf werden.

LÖSUNG b

KOMMENTAR Metall dehnt sich bei Erwärmung aus. Deshalb würden geschlossene Zangen (besonders Kopfschneider und Doppelgelenkzangen reißen).

Zu a: Die physikalischen Gesetze der Erhitzung gelten auch für den Autoklaven. Auch hier dehnt sich das Metall während der Erwärmung aus.

Zu c: Die Schnittflächen enthärten sich und werden stumpf, wenn das Sterilgut zu stark erhitzt wird. Dies kann passieren, wenn der Sterilisator nicht ausreichend befüllt ist und eine höhere Temperatur erreicht, als vorgegeben ist. Das Öffnen der Zange könnte dies aber verhindern.

FRAGE 47 **Was ist ein Sulci-Protektor?**

ANTWORT Im Anfangsstadium eines Unguis incarnatus oder als Prophylaxe sind Sulci-Nagelfalz-Protektoren anwendbar. Hierbei handelt es sich um einseitig eingeschlitzte Kunststoffschienen, die mittels Pinzette oder Injektor in den Nagelfalz geschoben werden. Sie machen Tamponaden überflüssig, solange sich keine Entzündung und kein Sekret gebildet. hat. Sie wurden von Ross Fraser in die Fußpflege eingeführt.

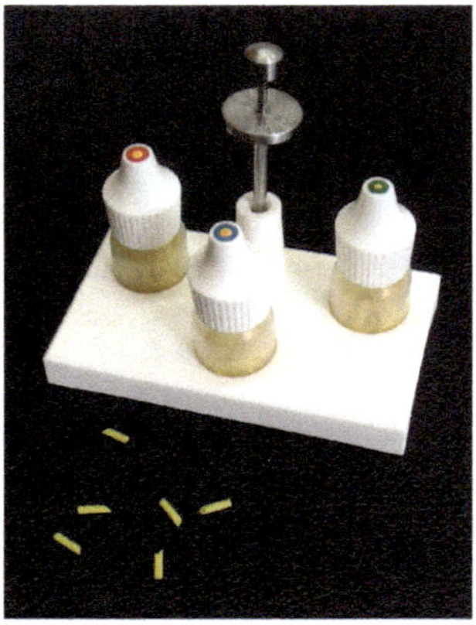

Sulci-Protektoren unterschiedlicher Länge mit Applikator (Injektor).

FRAGE 47 **Wer hat Sulci-Protektoren in die Fußpflege eingeführt?**

ANTWORT Die Sulci-Protektoren wurden von Ross Fraser 1959 in die Fußpflege eingeführt.

FRAGE 49 **Wozu dient der Temperaturtest bei einem Diabetiker?**

ANTWORT Mit dem Temperaturtest kann die Neuronenfunktion für Kälte- und Wärmereize (Temperatursinn) geprüft werden. Bei einer diabetischen Polyneuropathie ist das Empfinden für Hitze oder Kälte abgeschwächt oder aufgehoben. Die Testung kann mit zwei Reagenzgläschen, die jeweils mit kaltem beziehungsweise warmem Wasser gefüllt sind, geprüft werden. Für diese Testung gibt es auch Thermoden oder das Tip-Therm-Element.

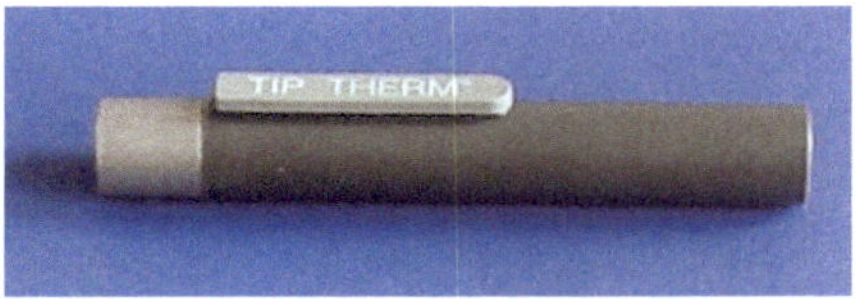

Tip-Therm-Element: Es besteht aus einem ca. 15 mm messenden Stab, dessen Enden auf der einen Seite aus Metall (empfindet der gesunde Kunde als kalt) und auf der anderen Seite aus Kunststoff bestehen (empfindet der Kunde als wärmer).

FRAGE 50 **Was ist ein Vibrationstest?**

ANTWORT Mit einem Vibrationsgerät oder einer Stimmgabel C 128 kann das Vibrationsempfinden getestet werden. Hierzu wird das Gerät oder die Stimmgabel auf Stellen aufgesetzt, unter denen sich unmittelbar knöcherne Strukturen befinden. So kann man feststellen, ob der Patient die Vibrationen empfindet. Besteht ein deutlicher Unterschied der Pallyästhesie (verringertes Vibrationsempfinden) mit wesentlicher Besserung nach proximal, so spricht dies für eine periphere Polyneuropathie (die diabetische Neuropathie ist eine periphere Polyneuropathie). Die Stimmgabel verfügt über zwei Dämpfer mit einer Skaleneinteilung, auf der die Vibrationsempfindung in Achteln abgelesen werden kann. 0/8 entspricht einer völlig aufgehobenen Vibrationsemfindung, 8/8 entsprechen dem besten Normalwert.
Unter 40 Jahren ist ein Wert unter 6/8 krankhaft, über 40 Jahren sind Werte unter 5/8 Skalenteile als krankhaft zu bewerten.

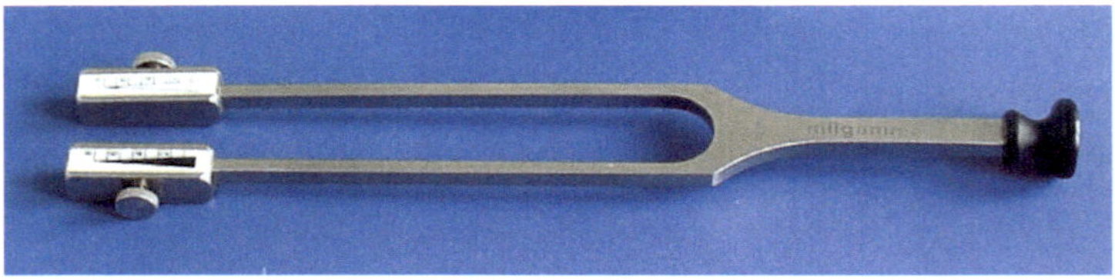

Stimmgabel C 128 nach Rydel-Seiffer mit Dämpfern.

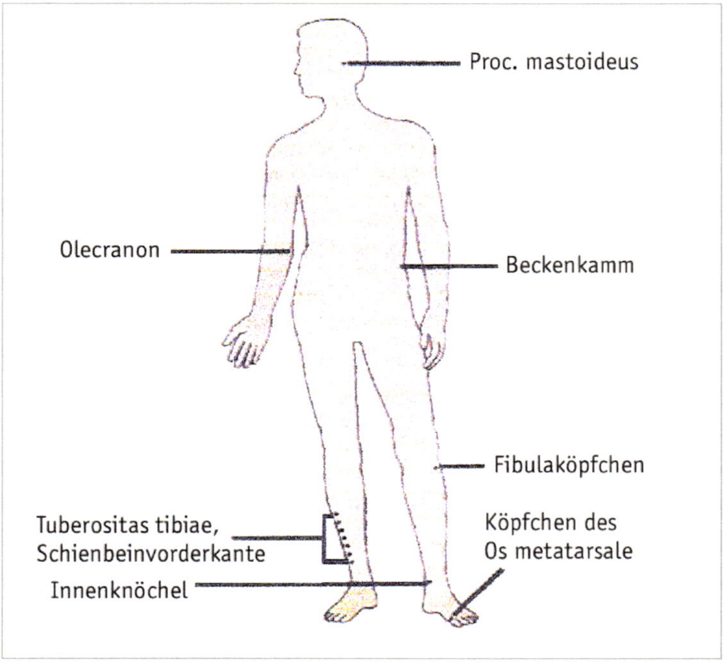

Aufsatzstellen für die Stimmgabel C 128 nach Rydel-Seiffer.

FRAGE 51 **Was verstehen Sie unter der Filamentmethode mit dem Semmes-Weinstein-Monofilament?**

ANTWORT Hierbei handelt es sich um die einfachste und preiswerteste Testmethode. Das Verfahren wurde 1978 in den USA eingeführt. Das Set besteht aus 20 standardisierten Nylonfasern verschiedener Länge und Dicke. Eine der Fasern wird an definierten Stellen lotrecht auf die Hautoberfläche gedrückt. Wenn die Faser umknickt, entspricht die dabei auf die Haut einwirkende Kraft (in Gramm) der Zahl, die auf dem Monofilamenthalter angegeben ist. Am häufigsten wird das 10-g-Monofilament angewendet. Der beste Testpunkt ist die Fußsohle des zweiten Metatarsalköpfchens. Spürt der Patient bei zwei bis drei vorgenommenen Testungen keinen Druck, handelt es sich um einen krankhaften Befund. Die Testung sollte nicht auf verhornten Stellen vorgenommen werden.

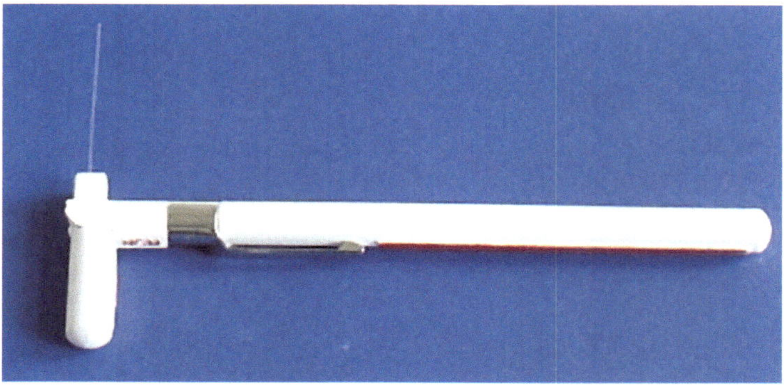

10-g-Semmes-Weinstein-Monofilament

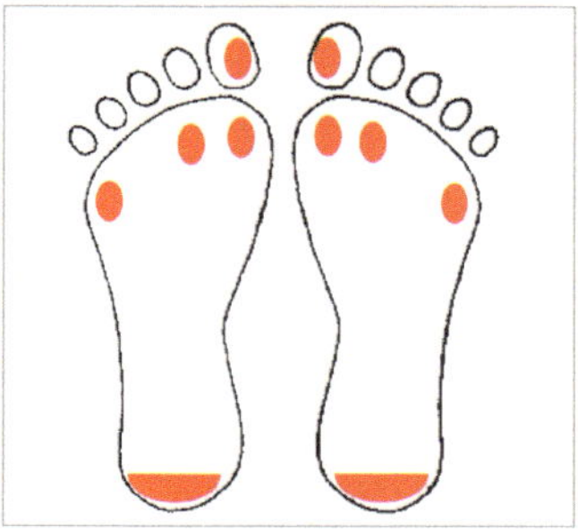

Testpunkte für das Semmes-Weinstein-Monofilament: MTK 1, 2, 5, Großzehe und Ferse. Normal: von drei Testungen zwei richtig beantwortet.

FRAGE 52 **Welche Monofilamente kennen Sie?**

ANTWORT Die drei am häufigsten benutzten Monofilamente

1-g-Monofilament:	entspricht der normalen Sensibilität eines gesunden Fußes
10-g-Monofilament:	wird vorbeugend zur Feststellung von Sensibilitätsstörungen und Einteilung in Risikogruppen angewendet
75-g-Monofilament:	Wahrnehmungsgrenze bei bestehender peripherer Polyneuropathie. Patienten mit diabetischen Ulcera und polyneuropathisch bedingten Sensibilitätsstörungen spüren keine Druckreize unter 75g

FRAGE 53 **Welche Risikogruppen kennen Sie im Zusammenhang mit der Testung mittels 10-g-Monofilament?**

ANTWORT Einteilung der Risikogruppen unter Verwendung des 10-g-Semmes-Weinstein-Monofilamentes

Risikogruppe 0	Veranlagung (Prädisposition) zu polyneuropathisch bedingten Sensibilitätsstörungen gegeben. Zum Zeitpunkt der Testung keine Sensibilitätsstörung. Testwiederholung einmal pro Jahr
Risikogruppe 1	Der Kunde/Patient spürt das Monofilament nicht. Er hat keine Formveränderungen des Fußes, keine Fußgeschüre in der Vorgeschichte. Kontrolluntersuchung in einer Diabetes-Schwerpunktpraxis, beim Neurologen, Hausarzt oder in einer Fußambulanz alle sechs Monate

Risikogruppe 2	Der Kunde/Patient spürt das Monofilament nicht. Er hat Formveränderungen des Fußes aber keine Fußgeschwüre in der Vorgeschichte. Druckentlastung der besonders belasteten Bereiche der Fußsohle und eventueller anatomischer Veränderungen durch einen Schuhorthopädietechniker. Kontrolluntersuchung in einer Diabetes-Schwerpunktpraxis, beim Neurologen, Hausarzt oder in einer Fußambulanz alle drei bis vier Monate
Risikogruppe 3	Der Kunde/Patient spürt das Monofilament nicht. Er hatte bereits ein Fußgeschwür. Besonders belastete Stellen des Fußes müssen über druckentlastende Maßnahmen, Schuhzurichtungen oder orthopädische Maßschuhe entlastet werden. Kontrolluntersuchung in einer Diabetes- Schwerpunktpraxis, beim Neurologen, Hausarzt oder in einer Fußambulanz alle ein bis zwei Monate

Risikogruppeneinteilung nach dem Carville Project, USA (5/92)

FRAGE 54 **Welche gebräuchlichen Abkürzungen für Erkrankungen oder Veränderungen am Fuß kennen Sie?**

ANTWORT Gebräuchliche Abkürzungen sind:

- Clavus durus: **Cd** (hartes Hühnerauge)
- Clavus mollis: **Cm** (weiches Hühnerauge)
- Clavus neurovascularis: **Cnv** (mit Gefäßen und Nerven durchsetztes Hühnerauge)
- Clavus papillaris: **Cp** (Hühnerauge mit überschießenden Papillen)
- Clavus vascularis: **Cv** (Hühnerauge mit kleinen Gefäßen)
- Clavus milliaris: **Cmil** (Hirsekornartige Verteilung von kleinen Hühneraugen)
- Verruca: **V** (Warze)
- Warze auf der Fußsohle: **Vpl**
- Callositas: **Call** (Hornhautbildung)
- Mykose: **Myk** (Pilzbefall)
- Blase: **Bul**
- Naevus: **Nae** (Muttermal)

Gebräuchliche Abkürzungen für Lagebezeichnungen

- Nagelplatte: **O** (Abkürzung für „Onyx“)
- Nagelfalz: **S** (Abkürzung für Sulcus)
- Zehen: **1 – 5** (1 für Großzehe, 5 für Kleinzehe)
- Zwischen den Zehen: **/** (2/3 bedeutet zwischen zweiter und dritter Zehe; 1/5 bedeutet zwischen allen Zehen)
- Zur Fußsohle gehörend: **pl** (Abkürzung für plantaris)
- Rechts: **re**
- Links: **li**
- Innenseite des Fußes: **med** (Abkürzung für medial, häufig wird auch „tibial“ gebraucht für schienbeinseitig; Tibia = Schienbein)
- Außenseite des Fußes: **lat** (Abkürzung für lateral, hier ist auch „fibular“ für wadenbeinseitig gebräuchlich; Fibula = Wadenbein)
- Metatarsalköpfchen: **Met. I – V** (Beispiel: Met. IV gleich Köpfchen des Mittelfußknochens der vierten Zehe) Hier ist auch die Abkürzung MTK (für Metatarsalköpfchen) oder MFK (für Mittelfußköpfchen) gebräuchlich. Die eindeutigste Bezeichnung dürfte hier MTK sein, da Met auch für den gesamten Mittelfußknochen in der Medizin verwendet wird und MFK ebenfalls Mittelfußknochen heißen kann und dann auch den ganzen Metatarsalknochen bezeichnet.

KOMMENTAR Auf die griechischen Bezeichnungen wurde bewusst verzichtet, da sie kaum noch gebräuchlich sind.

FRAGE 55 Welche Maßnahmen ergreifen Sie nach Abschluss der Fußpflege?

ANTWORT Säuberung des Arbeitsplatzes:

- Fußpflegebesteck und Fräser desinfizieren, reinigen und sterili-sieren.
- Fußpflegewagen- oder Schrank sorgfältig mit Desinfektionslösung säubern.
- Fußboden saugen und falls erforderlich desinfizieren. Desinfektionsplan bezüglich der Flächendesinfektion beachten (Desinfektionspläne können Sie bei den Lieferanten der Desinfektionsmittel erhalten).

Der Behandler desinfiziert und wäscht sich nach Reinigung des Arbeitsplatzes die Hände, bevor er den nächsten Kunden hereinbittet.

Nach Beendigung jeder kompletten Fußpflege sollte genau dokumentiert werden, welche Dinge auffällig waren und durchgeführt worden sind. Der Behandlungsverlauf sollte vom ersten Behandlungstermin an sorgfältig dokumentiert werden. Bei besonders eindrucksvollen Befunden machen Sie eine Fotodokumentation, am besten mit einem Makroobjektiv. So können Sie den Ausgangsbefund immer wieder zum Vergleich heranziehen und in Zweifelsfällen haben Sie eine verlässliche Dokumentation.

FRAGE 56 **Für welche Arbeiten benutzen Sie einen Excavator (Doppelnagelinstrument)?**

ANTWORT

- Um den Nagelwall von der Nagelplatte weg zu halten, um den Nagelfalz einsehen zu können.
- Um den Nagelfalz zu reinigen.
- Um Tamponaden in den Nagelfalz einzubringen (in manchen Schulen heißt das Doppelnagelinstrument „Tamponadenstopfer“).
- Um den Sitz einer Spange zu prüfen.
- Zum Ausloten des Nagelfalzes und der Nagelecken (wenn Sie mit dem Excavator problemlos durch den Nagelfalz und um die vorderen Nagelecken herumfahren können, ist die Nagelecke in der Regel nicht eingewachsen).
- Zum Weghalten von entzündlich verändertem Gewebe bei einem eingewachsenen Nagel.

FRAGE 57 **Warum sollen die Ecken des freien Nagelrandes im Normalfall nicht ausgeschnitten werden?**

ANTWORT Auf Dauer verkümmert ein Teil des Nagelbettes, weil der nach Ausschneiden der Nagelecke frei gewordene Raum von den Weichteilen (Nagelwällen) eingenommen wird. Es entwickelt sich langsam ein Roll-/Zangennagel. Der Patient besteht häufig auf Ausschneiden der Nagelecken, weil er dann für ein bis zwei Wochen beschwerdefrei ist.

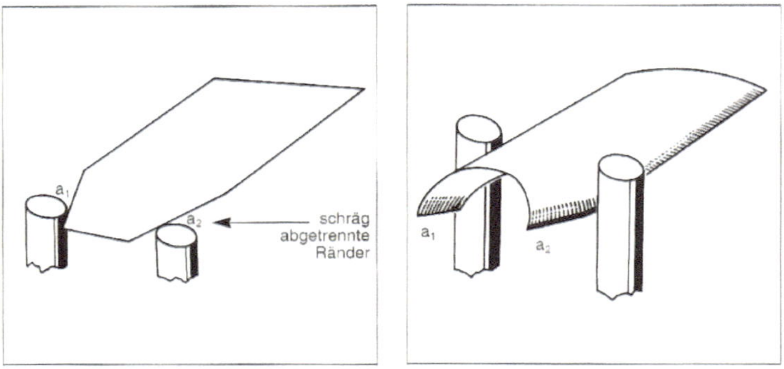

Schematische Darstellung der Folgen schräg ausgeschnittener Nagelränder nach Grünewald.
Linke Zeichnung: Papierblatt, das der Form der seitlich abgetrennten Nagelränder entspricht.
Rechte Zeichnung: Das Blatt Papier rollt sich an den Rändern ein, nachdem es nach vorne geschoben wurde.

Quelle: Grünewald, K. (2002): Theorie der medizinischen Fußbehandlung. Bd. 1. Verlag Neuer Merkur, München

FRAGE 58 **In welchen Fällen ist das Entfernen der Nagelecken angezeigt?**

ANTWORT In Ausnahmefällen ist dies erlaubt oder angezeigt, und zwar bei:

- eingewachsenen Fußnägeln (Unguis incarnatus), wenn anschließend eine Nagelkorrekturspange gesetzt wird). Das Ausschneiden ist einerseits notwendig, um einen eingewachsenen Span zu entfernen und andererseits um den Nagelrand zu begradigen.
- Hühneraugen im Nagelfalz unterhalb des Nagelrandes.
- Onychophosis (Verhornung des Nagelwalles), falls die verhornten Hautpartien unter der Nagelplatte nicht anders entfernt werden können.
- Granulationsgewebe unter dem Nagelrand (auch hier sollte erst eine konservative Behandlung versucht werden).
- Massiver Absonderung von Sekret wegen entzündlicher Veränderungen.

FRAGE 59 **Welchen wesentlichen Nachteil hat der Hornhauthobel im Vergleich zu Skalpell?**

ANTWORT Er verdeckt bei der Arbeit die Sicht auf das Arbeitsfeld. Dafür liefert er in der Regel ansatzfreie Hornhautabtragung.

FRAGE 60 **Warum kann die Drehrichtung eines rotierenden Instrumentes (Fräser) auch bei Diamantfräsern von Bedeutung sein?**

ANTWORT In Abhängigkeit von der Drehrichtung wird der Schleifstaub auf das Arbeitsgebiet geschleudert (z. B. in den Nagelfalz) und behindert die Sicht beim Arbeiten. Im rechten Nagelfalz sollte mit Linksdrehung gearbeitet werden, weil dann der Schleifstaub auf die Nagelplatte und nicht in den Nagelfalz geschleudert wird. Im linken Nagelfalz arbeiten Sie mit Rechtsdrehung.

FRAGE 61 **Warum sollen Sie mit einem Hartmetallfräser immer rechtsdrehend von rechts nach links arbeiten?**

ANTWORT Weil Hartmetallfräser auf Rechtslauf geschliffen sind und sonst kaum Abrieb haben.

FRAGE 62 **Warum arbeiten Sie mit Fräsern von proximal (körpernah) nach distal (körperfern)?**

ANTWORT Um den proximalen Nagelwall nicht zu verletzen.

FRAGE 63 **Wie Arbeiten Sie mit einem Fissurenfräser?**

ANTWORT Der Fissurenfräser wird längs von proximal nach distal durch den Nagelfalz gezogen, da er sich in umgekehrter Richtung in den Nagelfalz bohren würde. Sie halten ihn parallel zum Verlauf des Nagelfalzes.

FRAGE 64 **Wie behandeln Sie Rhagaden mit einem Fraser?**

ANTWORT Rhagaden werden immer im Verlauf und nie quer zum Verlauf geschliffen.

FRAGE 65 **Was ist richtig?**

Kappenschleifer sind:

a) Einmalmaterialien
b) Sehr sparsam, da man sie wochenlang ohne Abnutzung verwenden kann.
c) Auf Dauer teurer als Diamantschleifer, weil sie nur einmal benutzt werden dürfen.
d) In unterschiedlichen Größen erhältlich.
e) Haben keine so gute Rundlaufgenauigkeit wie Diamantschleifer.

LÖSUNG **a, c, d und e**

KOMMENTAR Diese Schleifkappen aus Sandpapier heißen auch Baehrschleifer, weil sie von der Firma Baehr eingeführt wurden. Auf einen Gummiträger mit Metallschaft stecken Sie die Sandpapierhütchen auf. Die Industrie liefert sie in Durchmessern von 5 – 16 mm. Diese aufsteckbaren Sandpapierhütchen sind als Einmalmaterial gedacht. Sie sollten sie aus hygienischen Gründen ausschließlich für einen Kunden verwenden. Lediglich den Gummiträger verwenden Sie immer wieder. Sie arbeiten kostengünstiger mit einem Diamantschleifer, da eine Kappe zwischen 0,40 € bis 0,55 € zuzüglich Mehrwertsteuer kostet. Wir verwenden diese Schleiferform nur noch selten in unserer Praxis. Meist nur zum Bearbeiten von Orthesen. Mit dem Kappenschleifer tragen Sie hauptsächlich Hornhaut ab. Die Anwendung unterscheidet sich nicht von den vergleichbaren Diamantschleifern. Die gängigsten Größen sind 10 – 13 mm. Die Gummiträger liefert die Industrie heute auch mit gehärtetem Schaft, wodurch ein besserer Rundlauf gesichert ist. Diese Schleifkörper sind nicht als Medizinprodukte zugelassen.

FRAGE 66 **Welche Clavusarten kennen Sie? Nennen Sie mindestens fünf Arten!**

ANTWORT

1. Clavus durus (Cd)
2. Clavus mollis (Cm)
3. Clavus vascularis (Cv)
4. Clavus neurovascularis (Cnv)
5. Clavus nenrofibrosus (Cnf)
6. Clavus papillaris (Cp)
7. Clavus miliaris (Cmil.)
8. Clavus subunguales (Cs)
9. Clavus spina (Csp)

FRAGE 67 **Wie entstehen Hornhaut und Schwielen?**

ANTWORT **Hornhaut oder Schwielen**

Die Hautveränderung, die sich an den Füßen am häufigsten zeigt, ist die „Hyperkeratose“ oder „Calositas“, die übermäßige Hornhautbildung. Sie tritt in zwei Formen auf, nämlich als **Schwiele** oder als **Hühnerauge**. Im Gegensatz zur Schwiele, einer nur oberflächlichen Verhornung, sind beim Hühnerauge (lateinisch clavus, griechisch **Heloma**) auch tiefere Schichten der Haut verändert. Das Hühnerauge hat einen meist scharf umrissenen, mehr oder weniger harten „Kern“, der in die Tiefe geht und sich auf der Hautoberfläche deutlich abzeichnet (sofern er nicht von einer Schwiele bedeckt ist). Man erkennt Hühneraugen außerdem an ihrer Schmerzhaftigkeit, verursacht durch Druck des Kerns auf die von Nerven durchzogenen unteren Hautschichten bzw. den Druck auf die nervenreiche Knochenhaut (Periost).

Wie die Erfahrung lehrt, entstehen sowohl übermäßig verdickte Hornhaut als auch Hühneraugen in erster Linie an solchen Stellen, an denen die Haut zu stark beansprucht wird, d. h. irgendeinem besonderen Reiz ausgesetzt ist. Dieser Reiz muss nicht immer ein Druck sein. Es kann sich um **Reibung** handeln (ein doppelter Reiz wegen der entstehenden Reibungswärme), um eine **Verletzung**, ebenso auch um die Einwirkung von **Hitze** oder **Kälte**, von **Säuren** oder **Laugen**.

FRAGE 68 **Wie entsteht ein Hühnerauge (Clavus)?**

ANTWORT Hühneraugen sind eine besondere Form der Hyperkeratose. Sie entstehen wie Schwielen durch Reibung, Druck und andere Reize (thermische Reize, Laugen, Säuren). Auf diese Reize verdickt sich die Haut und bildet eine Schwiele. Behindert jedoch irgend etwas diesen Prozess, ist z. B. der Druck zu stark, dann verhornen die Zellen bereits in der Tiefe und bilden dort eine feste Keratinmasse, das Hühnerauge. Im Grunde sind also Hühneraugen nichts anderes als eine dichte Zusammenballung ausgetrockneter verhornter Zellen, die nicht in die obersten Hautschichten abwandern konnten. Kehrt der Druck immer wieder, so presst sich der Keratinkern allmählich in die Lederhaut hinein. Die Papillen der Lederhaut werden entweder flachgedrückt oder (bei bestimmten Arten von Hühneraugen) in Reaktion auf den Reiz vergrößert und deformiert.

FRAGE 69 **Wie behandeln Sie subunguale Hämatome?**

ANTWORT Um die Schmerzen zu lindern, schafft man eine Druckentlastung, indem man die Nagelplatte anbohrt. Dies geschieht idealerweise mit einer sterilen Injektionsnadel der Größe 1 ohne Druck auszuüben. Das Anbohren der Nagelplatte mit einem feinen sterilen Rosenkopf sollte wirklich nur der Geübte versuchen. Wer unsicher ist, sollte den Patienten bitte zum Arzt schicken. Vor Anbohren der Nagelplatte wird diese selbstverständlich mit einem zugelassenen Desinfektionsmittel desinfiziert. Das Anbohren sollte innerhalb der ersten Stunden nach der Verletzung erfolgen, da das Blut sonst schon geronnen ist. Außerdem muss bei dem Patienten seitens des Arztes geklärt werden, ob ausreichender Tetanusschutz besteht. Wenn die Verletzung während der Arbeit entstanden ist, muss eine Meldung an die zuständige Berufsgenossenschaft erfolgen.

KOMMENTAR Hier bewegt sich der Podologe schon wieder in einer Grauzone. Er behandelt ohne ärztlichen Auftrag und verstößt damit gegen das Heilpraktikergesetz. Wenn es zu Komplikationen kommt, verliert er möglicherweise seinen Versicherungsschutz aus der Berufshaftpflicht. Es sei denn, er hat eine ärztliche Verordnung.

FRAGE 70 **Wodurch können subunguale Hämatome entstehen?**

ANTWORT

- Nach Verletzungen (Quetschungen)
- Durch zu enges Schuhwerk
- Nach langen Märschen oder Marathonläufen
- Unter der Einwirkung von gerinnungshemmenden Medikamenten

Wenn sich der medizinische Fußpfleger nicht sicher ist, ob es sich um ein Hämatom oder etwas anderes handelt (malignes Melanom = schwarzer Hautkrebs), sollte er in jedem Falle den Kunden/Patienten zu einem Hautarzt (Dermatologen) schicken.

FRAGE 71 **Wie kann es zu dunklen Verfärbungen des Nagels kommen?**

ANTWORT Grundsätzlich gibt es verschiedene Ursachen für dunkle Verfärbungen (Pigmentierungen) eines Nagels. Diese schwarzen, braunen, blauen oder grünen Verfärbungen sind, wie bereits oben erwähnt, sehr wichtig für das weitere therapeutische Vorgehen. Ein harmloses, wenn auch schmerzhaftes, subunguales Hämatom kann klinisch (ohne Probeentnahme) nicht von einem malignen Melanom (schwarzer Hautkrebs) unterschieden werden. Dunkle Verfärbungen können entstehen:

1. durch Einfärbung von außen (Holzbeize, Tinte, Filmentwickler, Haarfärbemittel, Nagellacke, Silbernitrat und andere Substanzen)
2. durch Einlagerung von färbenden Substanzen (z. B. Melanin, Hämosiderin (Eisen-Protein-Verbindung meist aus Blut)
3. durch Einlagerungen im Nagelbett oder dunkle Flecke unter dem Nagel, die durchscheinen (z. B. durch Aspergillus-Infektionen).

Neben den subungualen Hämatomen gibt es auch Einblutungen in die Nagelplatte, die zu größeren, diffusen fleckförmigen Bluteinlagerungen in die Nagelplatte führen. Unter Splitterblutungen versteht man 1 – 3mm lange, strichförmige, in Wachstumsrichtung verlaufende Mikroblutungen, meist in den Fingernägeln. Sie entstehen durch Blutaustritt in die fast horizontal gelegenen Papillen entlang der Gefäße des Nagelbettes. Wahrscheinlich sind kleinste Verletzungen die Ursache.

Sind mehrere oder alle Nägel betroffen, so spricht dies für eine systemische Erkrankung (den ganzen Organismus betreffend). Hämatomverfärbungen wachsen mit dem Nagel heraus, maligne Melanome nicht.

FRAGE 72 **Welche Verfahren zur Anfertigung von Nagelteilprothesen kennen Sie?**

ANTWORT Es gibt beispielsweise folgende Möglichkeiten:
- Fertige Nagelmasse (härtet nach Auftragen an der Luft aus und kann beschliffen und modelliert werden; z. B. Gehwol Nagelmasse).
- Zweikomponentenharz, muss angemischt werden und härtet ebenfalls an der Luft aus.
- Kaltformbare Kunststofffolien (z. B. Nagelprothesen nach Greppmayr)
- Tiefziehprothese nach Eckle (ebenfalls Kunststofffolien, die über ein Modell tief gezogen werden).
- Nagelteil- oder Vollprothesen aus lichthärtendem Polymerisationsharz.

FRAGE 73 **Wie wird der Nagel für die Anfertigung einer Nagelprothese vorbereitet?**

ANTWORT
- Reinigung und Aufrauhen der Restnagelplatte
- Nagelfalz reinigen
- Lose Nagelteile entfernen
- Restnagelplatte entfetten (z. B. mit Alkohol)

Danach kann die Nagelprothese angefertigt werden.

FRAGE 74 **Was sind Silikone?**

ANTWORT Seit 1940 werden großmolekulare Kunststoffe auch aus Silizium statt aus Kohlenstoff hergestellt. Wir fassen alle siliziumhaltigen organischen Verbindungen unter der Bezeichnung Silikone zusammen. Sie werden in der medizinischen Fußpflege seit 1953 als Silikonkautschuke verwendet. Sie gehören zu den Elastomeren (gummiartige Verbindungen), die sich durch Verkettung (Polymerisation) zu unterschiedlich langen Molekülketten verbinden.

FRAGE 75 **Wovon hängen die Eigenschaften der Silikone ab?**

ANTWORT

- der Länge des Moleküls
- der Art der Vernetzung
- den Zuschlagstoffen

FRAGE 76 **Wie wird die Verkettung (Polymerisation) der Silikone eingeleitet?**

ANTWORT Die Verkettung (Polymerisaton) wird in Abhängigkeit von der Kautschukart eingeleitet durch:

- Katalysatoren (Substanz, die eine chemische Reaktion beschleunigt, ohne dabei selbst verändert zu werden). Es kommen entweder flüssige Härter oder Pasten zum Einsatz (Kondensationsvernetzung).
- Zwei unterschiedliche Kautschukkomponenten (Additionsvernetzung).
- Wärme.

FRAGE 77 **Welche Arten von Silikonen kommen in der Fußpflege in Frage?**

ANTWORT

- Kondensationsvernetzende Silikone (K-Silikone)
- Additionsvernetzende Silikone (A-Silikone)
- Wärmevernetzende Silikone

FRAGE 78 **Welche grundsätzlichen Eigenschaften haben Silikone?**

ANTWORT

- Sie können nur Silikone der gleichen Verkettungsart (Polymerisationsart) miteinander verbinden.
- Die Knetbarkeit (abhängig von der Viskosität) der noch nicht verketteten kondensationsvernetzenden Silikone hängt von den Zuschlagstoffen ab (z. B. Zinkoxid, Quarzmehl).
- Die Katalysatoren können Hautreizungen und Ekzeme hervorrufen. Diese werden begünstigt durch kleine Verletzungen oder bereits bestehende Hautirritationen.
- Silikone verbinden sich nur mit sich selbst.
- Alle Silikone sind wasserabweisend.
- Silikone sind schwer brennbar (sie bleiben zwischen -60° und 300° C fast unverändert).
- Sie sind geruchsneutral und gegen Säuren, Laugen und die meisten anderen Chemikalien beständig.

Tabellarisch zusammengestellte Unterschiede zwischen kondensationsvernetzenden und additionsvernetzenden Silikonen

Kondensationsvernetzung	Additionsvernetzung
Mischungsverhältnis von Silikonkautschuk und Härter in Grenzen variabel	Mischungsverhältnis der beiden Kautschuk-Komponenten festgelegt
Vernetzer und Katalysator sind beide im Härter enthalten	Katalysator (Platinkomplex) in Kautschuk-Komponente A, Vernetzer in Kautschukkomponente B
Geringer Temperatureinfluss auf Vulkanisiergeschwindigkeit	Starker Temperatureinfluss auf Vulkanisiergeschwindigkeit
Geringe Schrumpfung etwa eine Stunde nach der Verkettung (Polymerisation) durch Abspalten von Reaktionsprodukten (Alkohol und Wasser)	Praktisch schrumpffrei
Längere Verarbeitungszeit durch längere Vulkanisationszeit	Lange Verarbeitungszeit mit plötzlich einsetzender Aushärtung besonders bei höheren Temperaturen

Kondensationsvernetzung	Additionsvernetzung
Umkehrung der Verkettung (Polymerisation) durch Spaltprodukte (z. B. Alkohol) schon ab 80° C möglich	Keine Umkehrung (Reversion) möglich

FRAGE 79 **Was verstehen Sie unter dem Härtegrad eines Silikons?**

ANTWORT Die Shore-Härtegrade dienen als international genormte Größe für die Härteprüfung an Elastomeren und Kunststoffen (DIN 53505). Unter diesem Begriff versteht man den Widerstand gegen das Eindringen eines Körpers bestimmter Form unter definierter Federkraft. Derzeit hat sich die generelle Angabe der Shore-Härtegrade für Entlastungsmaterialien in der medizinischen Fußpflege noch nicht durchgesetzt.

FRAGE 80 **Was müssen Sie vor der Anfertigung eines Druckschutzes aus Silikon für Ihren Kunden/Patienten beachten?**

ANTWORT

1. Ist die Patientin oder der Patient bereit, künftig adäquates (fußgerechtes) Schuhwerk zu tragen?
2. Hat die Patientin/Patient Schuhwerk, in dem die Orthese zu tragen ist oder entstehen durch die Orthese nur Druckstellen an anderer Stelle?
3. Wäre die Patientin/Patient unter Umständen bereit, adäquates Schuhwerk anzuschaffen?
4. Haben Sie die Patientin/Patient informiert, dass eine Orthese auf Verordnung eines Arztes von der Kasse übernommen wird, wenn sie von einem orthopädischen Schuhmacher angefertigt wird (wenn Sie Ihren Kunden nicht entsprechend informieren, wird er verärgert sein)?
5. Möchte die Patientin/Patient die Orthese trotz der eigenen finanziellen Belastung ausdrücklich von Ihnen hergestellt haben und hat sie Ihnen dies schriftlich bestätigt?
6. Ist die Patientin/Patient oder sind die Angehörigen in der Lage, die Orthese korrekt anzulegen (hier ist selbst manche Altenpflegerin überfordert)?

7. Haben Sie die Patientin/Patienten über die begrenzte Haltbarkeit der Orthese von vier bis acht Wochen, je nach Belastung, informiert?
8. Weiß die Patientin/Patient, dass die Orthese wahrscheinlich Jahre, möglicherweise sogar immer getragen werden muss?

Wenn Sie diese Fragen mit gutem Gewissen bejahen können, sollten Sie eine fachgerechte Orthese für das Problem Ihres Kunden anfertigen.

Fragen zu Clavi (Hühneraugen)

Wichtig ist es, die Schwiele von einem Hühnerauge zu unterscheiden. Die Schwiele zeigt eine flächenhafte Hyperkeratose (Verhornung), während der Clavus einen pflockförmigen Hornkegel hat, der in die Tiefe geht. Das Hühnerauge kann unter einer Schwiele verborgen sein. Sie können je nach Autor acht bis zwölf Hühneraugenarten unterscheiden, deren wissenschaftliche Unterscheidung voneinander nicht einheitlich ist. Als Podologe werden Sie die Unterscheidung ohnehin nur klinisch (nach den Krankheitszeichen und dem Aussehen sowie der Lokalisation) treffen können, da für die korrekte Unterscheidung eine histologische Untersuchung notwendig wäre. Die Einteilung der unterschiedlichen Clavi basiert auf den Erfahrungen und Beobachtungen der professionell tätigen Fußpfleger.
Die ausführlichste Darstellung zur Theorie und der Behandlung des Clavus finden Sie in: Grünewald, K. (2002): Theorie der medizinischen Fußbehandlung. Bd. 1, Seite 182 – 206. Verlag Neuer Merkur, München.

FRAGE 81 **Welche charakteristischen Eigenschaften eines Clavus durus (hartes Hühnerauge, gr. Heloma durum) kennen Sie?**

ANTWORT

Abkürzung: Cd (Variationen: Clavus durus subungualis = hartes Hühnerauge unter der Nagelplatte; Clavus durus sulci = hartes Hühnerauge im Nagelfalz; Clavus durus plantaris = hartes Hühnerauge auf der Plantarfläche der Fußes; Clavus durus apex = hartes Hühnerauge auf der Zehenkuppe)

Lokalisation: Meist auf dem Zehenrücken, besonders über den PIP-Gelenken (proximales Interphalangealgelenk) der zweiten bis fünften Zehe, auf der Fußsohle, häufig unter den Köpfchen der Metatarsalknochen, an der Ferse (selten), auf den Zehenkuppen (Clavus apex) und unter der Nagelplatte (Clavus subungualis) oder im Nagelfalz (Clavus durus sulci).
Aussehen: Glasig, feste Konsistenz
Form: Kegelförmiger, in die Tiefe gehender Hornkonus,
Oberflächliches Aussehen: rund, kranzförmig oder halbmondförmig. Nach dem Anschneiden weiße Schnittfläche
Schmerzen: auf vertikalen Druck

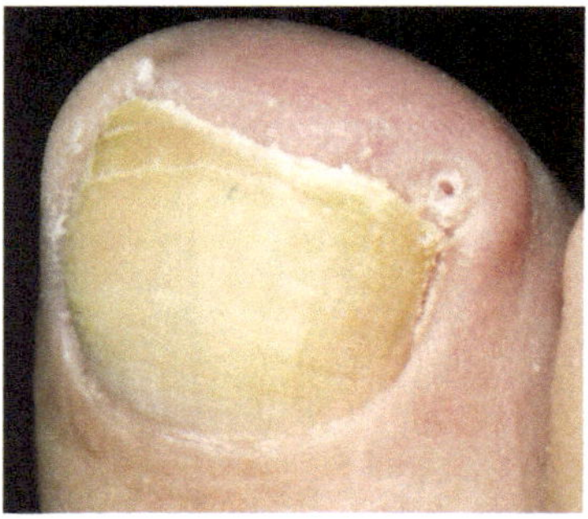

Clavus durus sulci im lateralen distalen Nagelfalz (nach Entfernen der distalen lateralen Nagelecke)

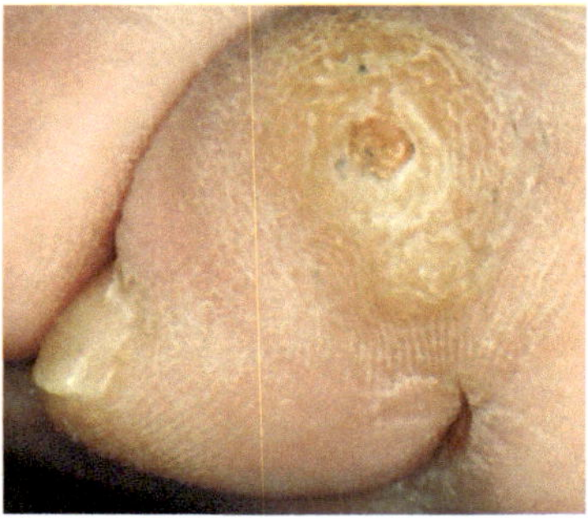

Clavus durus auf der fünften Zehe links

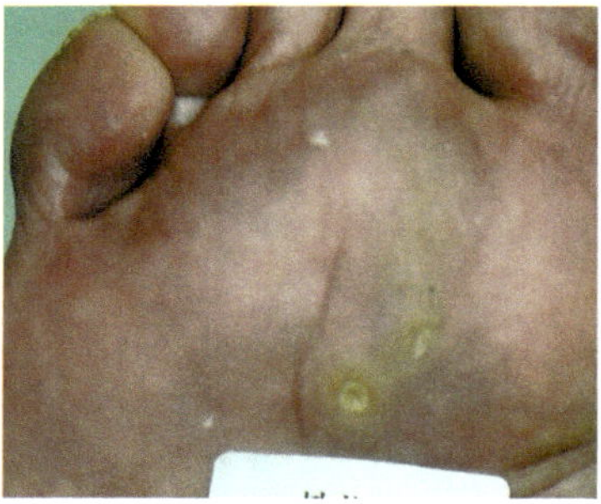

Clavi unter dem Vorfuß

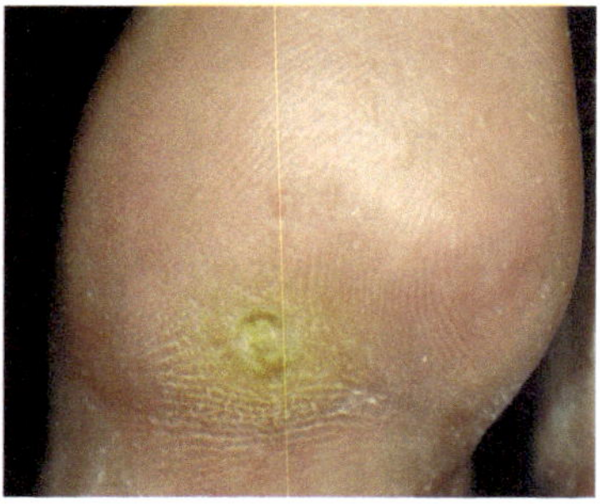

Clavus durus auf der plantaren Fläche der Großzehe

FRAGE 82 **Welche Eigenschaften eines Clavus mollis (weiches Hühnerauge) kennen Sie?**

ANTWORT

Abkürzung: Cm (Kombinationen: Cmnv = Clavus mollis neurovascularis; Cmp = Clavus mollis papillaris).
Lokalisation: zwischen den Zehen 1 – 5, oft an den einander zugewandten Seiten beider Zehen.
Aussehen: Weiß, marzeriert (aufgeweicht) durch die Feuchtigkeit zwischen den Zehen). Der Clavus mollis entsteht, weil die Feuchtigkeit nicht ausreichend verdunsten kann. Ansonsten sind die Entstehungsursachen die gleichen wie bei einem Clavus durus. Der Clauvs mollis ist flach und unscharf begrenzt.

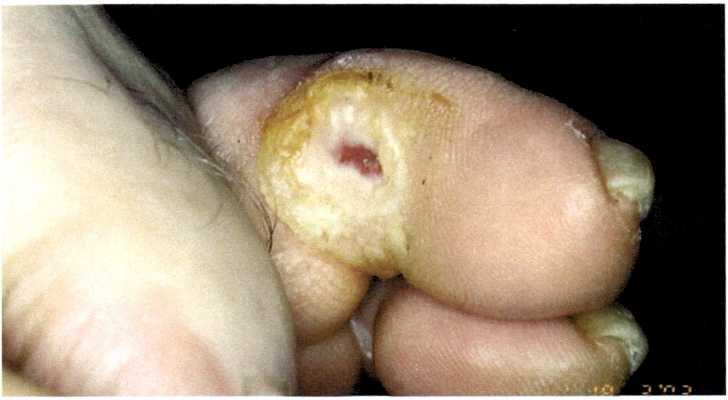

Clavus mollis zwischen 3. und 4. Zehe.

FRAGE 83 **Was verstehen Sie unter dem „roten Häutchen"?**

ANTWORT Nach Entfernung des Hühnerauges grenzt sich die nicht verhornende Schicht des Clavus als rötliche Haut ab. Dieser Bereich entspricht dem „roten Häutchen".

FRAGE 84 **Was verstehen Sie unter einem Clavus (Hühnerauge, gr. Heloma)?**

ANTWORT

- Der Clavus ist eine Hyperkeratose mit zentralem Keratinkern (in der Fußpflege werden acht bis zwölf Clavusarten unterschieden).
- Der Clavus ist die Reaktion der Haut auf Reibung und Druck (falsches Schuhwerk, Fußdeformitäten).
- Der Clavus geht mit einer Hyperkeratose einher. Diese entspricht einem Missverhältnis zwischen der Bildung und Abschilferung von Hautzellen. Ohne den Druck von oben würde sich der Clavus als Erhöhung auf der Haut ausprägen.
- Der zentrale Kern des Clavus kann auf Nervenenden drücken und so Schmerzen verursachen.
- Der Clavus kann sich entzünden.

FRAGE 85 **Was verstehen Sie unter einem Clavus miliaris (hirsekornartiger Clavus, gr. Heloma miliaris)?**

ANTWORT

Abkürzung: Cmil. Der Clavus miliaris ist der einzige Clavus, der nur selten Schmerzen verursacht. Die Verhornung reicht nicht so tief wie beim Clavus durus und auch nicht so tief wie beim Clavus mollis.
Lokalisation: Häufig an der Ferse, an der medialen (inneren) Seite und seltener im Vorfußbereich.
Aussehen: Hirsekornartige, flächige Verteilung.
Ursache: Der Clavus milliaris ist nicht nur an belasteten Stellen. Man vermutet eine stoffwechselbedingte Verhornungsstörung.

FRAGE 86 **Wie charakterisieren Sie einen Clavus vascularis?**

ANTWORT

Abkürzung: Cv. In den Clavus vascularis sprießen Blutgefäße ein. Beim Anschneiden finden sich dunkle Punkte (Einblutungen oder abgestorbene Gefäße mit geronnenem Blut) oder dunkle Striche, wenn die Gefäße längs angeschnitten wurden.
Lokalisation: Alle Bereiche des Fußes, die besonderen Belastungen ausgesetzt sind.
Klinik: Der Clavus vascularis ist auf seitlichen Druck schmerzhaft.

FRAGE 87 **Welche Besonderheiten finden Sie bei einem Clavus neurovascularis?**

ANTWORT

Abkürzung: Cnv. Beim Clavus neurovascularis wachsen hypertrophierte Papillen in die übermäßige Verhornung hinein. Hierdurch hat die Hornschicht keine einheitliche Tiefe. Dieser Clavus hat üblicherweise keinen zentralen Kern wie der Clavus durus, kann aber mit diesem kombiniert auftreten.
Lokalisation: An den gleichen Stellen wie auch der Clavus durus.
Schmerzen: Der Clavus neurovascularis hat seine Bezeichnung nicht zuletzt wegen seiner Schmerzhaftigkeit (neuro = Nerven) und der guten Vascularisation (vascularis = gefäßreich). Er ist vor allem auf seitlichen Druck schmerzhaft. Auch die Entfernung kann sehr schmerzhaft sein. Außerdem blutet er schnell und neigt zur schnellen Neubildung.
Klinik: Schmerz auf seitlichen Druck.

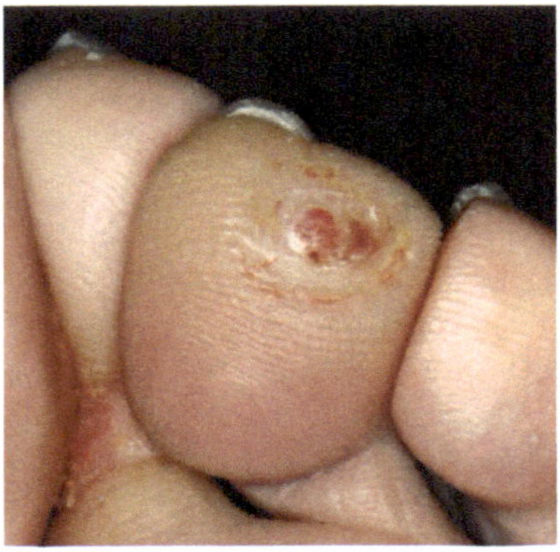

Clavus neurovascularis apex.

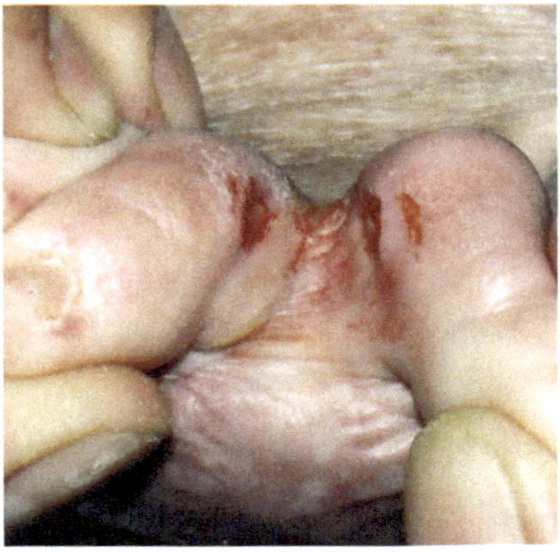

Zwei gegenüberliegende Clavi molles neurovasculares zwischen 2. und 3. Zehe. Während der Entfernung ist es zur Blutung gekommen.

FRAGE 88 **ANTWORT**

Wie beschreiben Sie einen Clavus neurofibrosus?

Abkürzung: Cnf. Der Clavus neurofibrosus ist von Nerven (neuro) und Bindegewebsfasern (fibrosus) durchzogen. Die Papillen mit den Gefäßen und Fasern reichen in die Verhornung hinein. Die Bezeichnung ist von der makroskopischen Betrachtung (Betrachtung ohne Mikroskop) abgeleitet. Es gibt meines Wissens keine histologischen Untersuchungen, die diese Bezeichnung rechtfertigen.
Lokalisation (nach Grünewald) vor allem:
- Unter dem phalangealen Gelenk der Großzehe
- Dem I. Metatarsalgelenk
- Dem V. Metatarsalgelenk
- Dem II. und/oder III. Metatarsalgelenk, wenn die Aufbiegung des Zehenstrahls sehr stark ist.

Klinik: Schmerzen auf seitlichen Druck, auch nach gründlicher Entfernung der Hornschichten. Leicht blutend durch die zahlreichen Gefäße. Häufig Einblutungen in die Hornschicht.

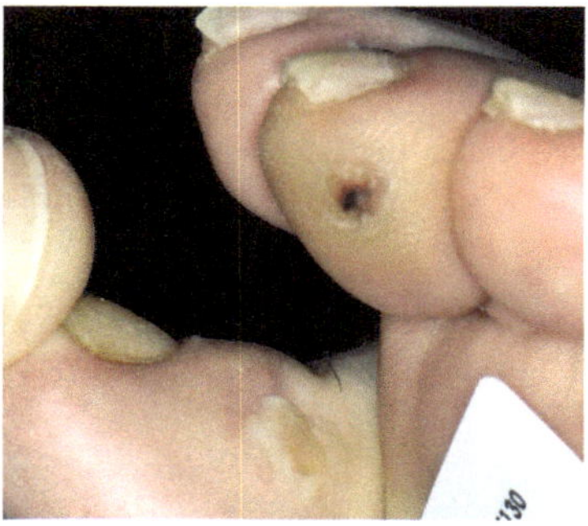

Clavus neurofibrosus der dritten Zehe mit Einblutung in die Hornschicht und Clavus mollis an der lateralen Seite der Großzehe.

FRAGE 89 **ANTWORT**

Wie beschreiben Sie einen Clavus papillaris?

Abkürzung: Cp. Papilla heißt im Lateinischen Erhebung. Der Clavus papillaris ähnelt dem Clavus durus, hat aber meist einen scharf abgegrenzten, eventuell marzerierten Rand seines Kernes. In der Tiefe finden Sie die beerenförmige Erhöhung, die ebenfalls entfernt werden muss. Die Entfernung ist für den Patienten oft extrem schmerzhaft.
Lokalisation: Der Clavus papillaris kann an den gleichen Stellen wie der Clavus durus oder mollis vorkommen. Er tritt selten auf der Zehenkuppe auf.
Klinik: Schmerzen auf seitlichen Druck, leicht Blutungen, sehr therapieresistent.

FRAGE 90 **Welche Folgen kann ein schmerzhafter Clavus haben?**

ANTWORT
- Fehlhaltung des Fußes oder Fehlahltung beim Gehen
- Einschränkung der Mobilität
- Entzündungen im Umfeld der Clavi
- Kann bei Risikopatienten (Diabetes mellitus, Durchblutungsstörungen) in Extremfällen bei falscher oder ohne Behandlung zu einer Amputation führen

FRAGE 91 **Welche Methoden der Clavusentfernung kennen Sie?**

ANTWORT
Manuell mit: - dem Skalpell
- der Hohlklinge
- der Hautzange

Maschinell: - mit Fräsern
- und Zirkuliermessern bei Umdrehungen von bis zu 10000 U/min
- mit Rosenbohrer unter Einsatz einer Turbine mit 40.000 – 400.000 U/min

Chemisch: - mit keratolytischen
- mit keratoplastischen
- mit ätzenden Mitteln.

Druckentlastung: als ursächliche Behandlungsmethode (Vermeidung von Reibung und Druck).

Die einzelnen Methoden können miteinander kombiniert werden und hängen ab von:
- der Lokalisation
- den Vorlieben des Therapeuten
- den Fähigkeiten des Therapeuten
- einer eventuellen ärztlichen Verordnung

KOMMENTAR Die Entfernungen von Clavi sind das tägliche Brot jedes professionell arbeitenden Podologen. Trotzdem arbeitet er bei Verletzung des Patienten am Rande der Legalität. Mit dem Einsatz von Ätzmitteln ohne ärztliche Verordnung überschreitet er eindeutig die Grenze zur Heilbehandlung. Im Falle einer Komplikation würde dies einer Körperverletzung entsprechen, der Behandler könnte seinen Versicherungsschutz verlieren, da er seine Kompetenz überschritten und gegen das Heilpraktikergesetz verstoßen hat. Mir ist bewusst, dass die Praxis anders aussieht. Einerseits propagieren auch die Fußpflegeverbände, keine aggressiven Antiseptika zu verwenden und andererseits wird bei Diabetikern und AVK-Patienten mit ätzenden Mitteln gearbeitet. Also Ätzmittel sind in jedem Falle kontraindiziert bei:

- Diabetikern
- AVK-Patienten
- Patienten mit Polyneuropathie
- Patienten mit bekannten Wundheilungsstörungen (Alkoholiker, unterernährte Patienten)

Folgend die Fotos eines mit Salizylsäure-Pflaster behandelten Clavus bei einer 84-jährigen Diabetikerin:

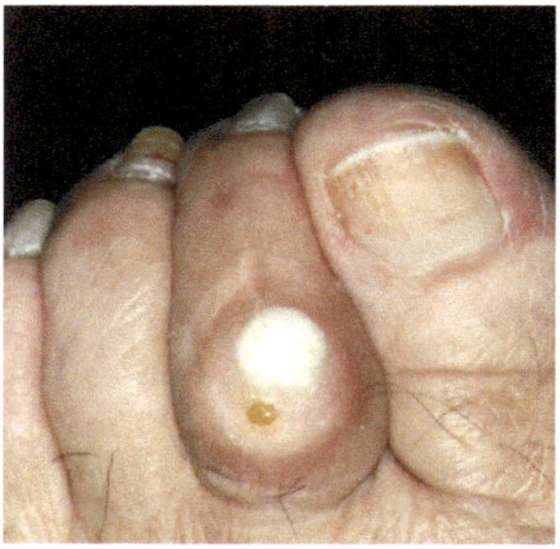

Clavus sofort nach Entfernung des salizylsäurehaltigen Pflasters. Es entleert sich honigfarbenes Sekret.

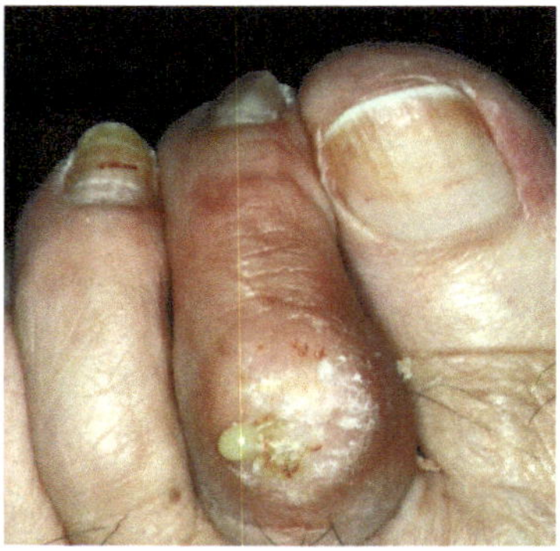

Eine Woche nach Entfernung des Pflasters entleert sich Eiter aus dem Clavus.

Ein Podologe, der Ätzmittel einsetzt, sollte sich durch eine ärztliche Verordnung Rückendeckung für diese Therapie verschaffen. Ich persönlich halte Ätzmittel in den meisten Fällen für überflüssig.

FRAGE 92 **Was verstehen Sie unter einem Unguis inflexus?**

ANTWORT Es handelt sich um einen „Papageienschnabel-Nagel", der im Gegensatz zum Unguis convolutus (Rollnagel) in Wachstumsrichtung wie ein Papageienschnabel gebogen ist.

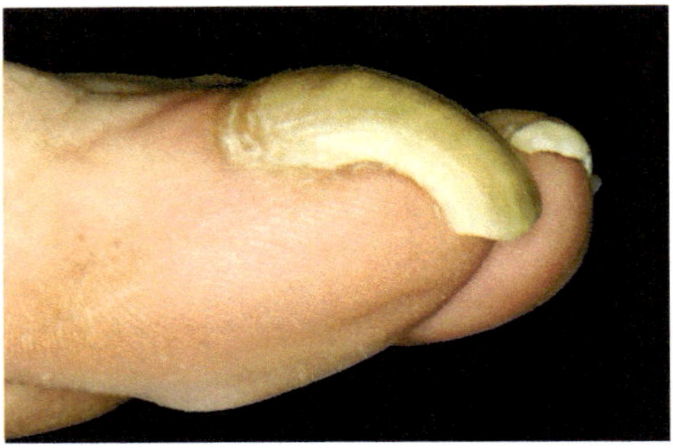

Unguis inflexus.

FRAGE 93 **Was heißt „Podologie"?**

ANTWORT Lehre vom Fuß.

FRAGE 94 **Welche Ziele verfolgt die zweijährige Vollzeitausbildung zum Podologen?**

ANTWORT Diese Ziele sind im Podologengesetz schriftlich in den §§ 3 folgende verankert und zwar:
Die Ausbildung soll befähigen, durch Anwendung geeigneter Verfahren nach den anerkannten Regeln der Hygiene allgemeine und spezielle fußpflegerische Maßnahmen selbständig auszuführen, pathologische Veränderungen oder Symptome von Erkrankungen am Fuß, die eine ärztliche Abklärung erfordern, zu erkennen, unter ärztlicher Anleitung oder auf ärztliche Veranlassung medizinisch indizierte podologische Behandlungen durchzuführen und damit bei der Prävention (Vorbeugung), Therapie und Rehabilitation (Wiederherstellung der Gesundheit) von Fußerkrankungen mitzuwirken. Die Ausbildung wird mittels einer staatlichen Prüfung abgeschlossen.

KOMMENTAR Entweder lernen Sie diesen Abschnitt auswendig wie sie den §1 der Straßenverkehrsordnung irgendwann einmal auswendig lernen mussten oder Sie üben mit Freunden, den Inhalt sinngemäß wiederzugeben, ohne ihn zu verfälschen. Auswendig lernen ist sicherer.

FRAGE 95 **Was empfehlen Sie einer Kundin, die zwar Pflegeprodukte bei Ihnen kauft, aber ihre Füße selbst pflegt, wenn Sie nach der richtigen Nagelpflege gefragt werden? Welche Antwort ist richtig?**

a) Ich rate ihr von der Nagelpflege ab und fordere sie auf, zur Fußpflege in meine Praxis zu kommen.
b) Ich berate sie eingehend und zeige ihr die wichtigsten Handgriffe für die Nagelpflege zu Hause.
c) Ich erkundige mich nach Erkrankungen (Diabetes, Polyneuropathie, Durchblutungsstörungen, Blutgerinnungsstörungen oder Einnahme von gerinnungshemmenden Medikamenten, schwere Sehstörungen). Nur wenn keine der vorgenannten Fakten zutreffen, berate ich die Patientin zur Nagelpflege.
d) Ich mache eine Beratung vom Alter, der Feinmotorik und der körperlichen Beweglichkeit (kann die Patientin ihre Füße überhaupt noch erreichen?) abhängig. Außerdem darf sie unter keiner der unter c genannten Erkrankungen leiden oder blutgerinnungshemmende Medikamente einnehmen.

LÖSUNG **a – d**

KOMMENTAR Grundsätzlich sind alle genannten Antworten richtig.
Zu a: Versuchen Sie Ihre Kundin zu überzeugen, dass die professionelle Fußpflege Krankheiten und Schäden am Fuß vorbeugen kann. Außerdem können Sie Ihr in diesem Zusammenhang die medizinische Fußpflege als ein „Wohlfühlprogramm“ (neudeutsch Wellness-Programm) nahe bringen, das die Füße gleichzeitig gesund erhält. Wenn die Kundin dies ablehnt, sollten Sie ihr beratend zur Seite stehen.

Zu b: Wenn Sie sich entschlossen haben, die Kundin zu beraten, dann zeigen Sie ihr die wichtigsten Handgriffe, erklären Ihr den Gebrauch der notwendigen Instrumente und bieten ihr auch an, diese für sie zu einem akzeptablen Preis zu beschaffen. Sollte die Patientin zu alt, zu unbeweglich (Adipositas per magna = massive Fettsucht) sein, ist es ihre

Aufgabe sie von den Folgen einer falschen Fußpflege zu überzeugen (siehe Punkt c und d).

Zu c: Kunden oder Patienten, die zu der unter c genannten Klientel gehören, sollten sich ausschließlich einer professionellen medizinischen Fußpflege unterziehen. Klären Sie Diabetiker über eventuelle Kostenerstattung der gesetzlichen Krankenkassen auf (Diabetisches Fußsyndrom Wagner Stadium 0) und weisen auf eventuelle Infektionen mit allen negativen Folgen (Geschwüre, Amputationen) hin. Wenn Sie die Kundin kennen, machen Sie sich eine Notiz über Ihre Aufklärung. Sollte die Patientin eine Hüftprothese haben, besteht die Gefahr, dass sie sich bei der Fußpflege zu Hause den Hüftkopf ausrenkt (luxiert). Also müssen Sie in der Anamnese auch danach fragen.

Zu b: Ältere Menschen können oft schlecht sehen, haben aufgrund von Gelenkerkranken oder Gelenkersatz (Knie- oder Hüftgelenksprothese) keine Möglichkeit mehr ihre Füße selbst zu pflegen. Dann sollten Sie besser den Angehörigen die richtige Pflege der Nägel zeigen. Dies ist oft der einzige Weg, da die finanzielle Situation mancher Kunden oder Patienten selbst eine professionelle medizinische Fußpflege nicht erlaubt.

FRAGE 96 **Wenn Sie sich entschlossen haben, die Kundin zur richtigen Nagelpflege zu beraten, was empfehlen Sie ihr und was beachten Sie sonst noch, wenn Sie Kunden zum Nagelschneiden beraten?**

ANTWORT

- Diabetiker, Patienten mit Polyneuropathie und Bluter oder Patienten, die mit gerinnungshemmenden Medikamenten behandelt werden, sollten ihre Nägel nicht schneiden sondern feilen. Ansonsten sind Blutungen, Infektionen und schwere Komplikationen möglich.
- Patienten oder Kunden, die sich die Nägel schneiden, benötigen entsprechende Instrumente. Sie sollten die Kunden beraten und im Gebrauch der Instrumente schulen.

Nun zu den konkreten Empfehlungen:

- Fußnägel regelmäßig schneiden. In Abhängigkeit von der Wachstumsgeschwindigkeit alle zwei bis vier Wochen (Nägel wachsen 0,6 – 1,2 mm pro Woche).

- Den Zeh, dessen Nagel geschnitten werden soll, hält der Patient mit Daumen und Mittelfinger. Mit dem Zeigefinger fängt er die abgeschnittenen Nagelsplitter ab.
- Der Nagelrand wird parallel zur Zehenkuppe geschnitten. Der freie Nagelrand sollte etwa 1 – 2 mm betragen. Wenn der Nagel zu kurz geschnitten wird, kann das freiliegende Sohlenhorn Schmerzen verursachen und die Zehenkuppe wölbt sich hoch, so dass der nachwachsende Nagel dagegen stößt.
- Die Nagelecken werden gering abgerundet. Die Ecken nicht Ausschneiden, da dies die Ausbildung von Rollnägeln fördert. In Ausnahmefällen ist dies angezeigt:
  Bei eingewachsenem Nagelrand (der Patient muss sich dann aber in die Obhut eines Podologen begeben, um eine Nagelkorrekturmaßnahme durchführen zu lassen).

FRAGE 97 **In welchen anderen Fällen ist das Ausschneiden der Nagelecken noch indiziert (notwendig)?**

ANTWORT

- Bei Hühneraugen im Nagelfalz
- Bei subungualen Clavi (Hühneraugen unter der Nagelplatte)
- Irritationen im Nagelfalz durch scharfe Nagelecken oder Kanten mit entzündlichen Veränderungen
- Verhornungen des Nagelwalles und Falzes (Onychophosis) im Bereich der Nagelecken

FRAGE 98 **Welche Pflegeempfehlungen geben Sie für die Haut der Füße?**

ANTWORT

Hornhaut, Schwielen, Hühneraugen und Risse soll der Kunde nicht mit scharfen Instrumenten angehen. Hornhaut entfernt er am besten mit der Hornhautfeile, einem Bimsstein oder Hornhautschwamm. Verhornte Risse (Rhagaden) feilt der Kunde im Verlauf derselben, sonst reißen sie noch weiter auf und bluten eventuell. Empfehlen Sie keine Hühneraugenpflaster. Meist können der Kunde und das Pflaster schon gar nicht zwischen gesunder und übermäßig verdickter Haut unterscheiden.

Auf gesunder Haut kann das Pflaster zu Verätzungen und Entzündungen führen.
Wenn die Hornhaut oder Schwielen immer wieder an derselben Stelle auftreten, muss nach Gründen gesucht werden:
- Zu enges Schuhwerk
- Fußdeformitäten
- Modische Schuhe mit hohen Absätzen

FRAGE 99 **Was empfehlen Sie als vorbeugende Maßnahme gegen Schweißfüße (Hyperhidrosis pedis) und die Infektion mit Haut- und Nagelpilz?**

ANTWORT
- immer Strümpfe aus natürlichen Materialien (Baumwolle, Wolle) tragen.
- täglich die Strümpfe wechseln, bei starker Schweißneigung mehrmals am Tag.
- Strümpfe bei mindestens 40° C waschen.
- die Schuhe vor dem nächsten Tragen ausdünsten lassen und eventuell mit einem antimykotischen Puder einstäuben (z. B. Batrafen-Puder) oder mit Zeitungspapier ausstopfen.
- in öffentlichen Badeanstalten immer Badeschuhe tragen.
- zu hause Handtücher und Waschlappen nicht gemeinsam benutzen.

FRAGE 100 **Was empfehlen Sie Ihren Kunden grundsätzlich zur Erhaltung der Fußgesundheit?**

ANTWORT
- Wann immer es möglich ist, auf unebenem Boden oder im Sand barfuss laufen
- Möglichst flache Schuhe tragen, weil dadurch die Sprunggelenkspumpe arbeiten kann. Dies fördert den Lymphabfluss und den Rückstrom des venösen Blutes zum Herzen.
- öfter die Schuhe wechseln, da hierdurch Belastungen nicht immer an derselben Stelle auftreten. Das vermeidet bei einem normal geformten Fuß in der Regel die Ausbildung von Schwielen oder Hühneraugen (Clavi).

- regelmäßige Fußgymnastik (mit den Zehen Handtücher oder Bleistifte zu greifen versuchen).
- Zehenstand mehrmals hintereinander.
- Treppen statt Aufzug benutzen.
- Regelmäßige sportliche Aktivität.
- Hautpflege entsprechend dem Hautbefund (normale, trockene oder sehr trockene Haut, fettige Haut, feuchte Haut). Lieferanten von Fußpflegebedarfsartikeln bieten hier die unterschiedlichsten Produkte. Jeder Podologe sollte seine eigenen Erfahrungen machen. Bei Diabetikern sind Cremeschäume angezeigt, um die Schweißporen nicht mit Fettsalben zu „versiegeln".

FRAGE 101 **Wie können Sie kurz und prägnant einen Clavus neurovascularis charakterisieren?**

ANTWORT

- Er ist gemäß der Definition mit Gefäßen und Nerven durchzogen.
- Er ist außerordentlich schmerzhaft.
- Er hat meist keinen zentralen Kern.
- Er blutet schnell.
- Ist schwer zu entfernen und sehr therapieresistent.
- Die Hornschicht ist mit hypertrophierten Papillen durchzogen, die in unterschiedlichen Ebenen liegen.
- Er ist seitendruckempfindlich.
- Er kommt überwiegend an den Zehen, den Zehenkuppen und als Clavus mollis neurovascularis zwischen den Zehen vor.

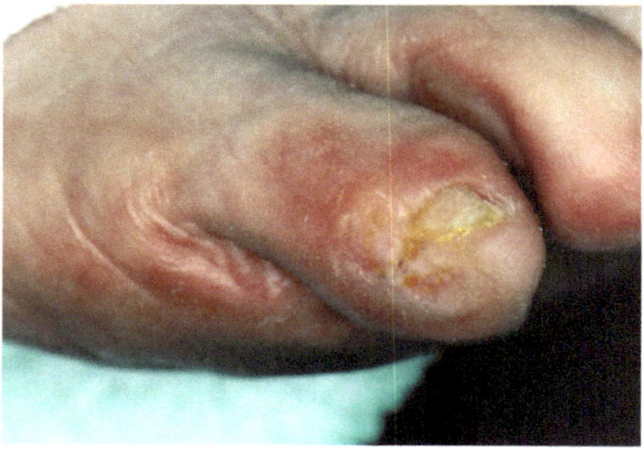

Clavus neurovascularis apex an der fünften Zehe rechts, verursacht durch die Kante eines offenen Schuhs.

FRAGE 102 **Was zeigt das folgende Foto?**

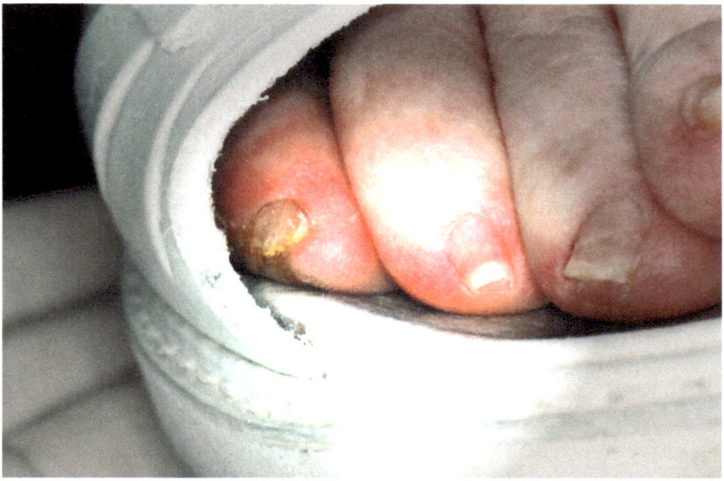

ANTWORT Das Foto zeigt den in Frage 101 abgebildeten Clavus neurovascularis apex in dem verursachenden Schuh.
Die laterale Schuhkante ist der Reibungs- und Druckpunkt. Da die Patientin fast ausschließlich diesen Schuh trägt, der außerdem zu eng ist, bildet sich der Clavus innerhalb von 14 Tagen immer wieder neu.

FRAGE 103 **Was fällt Ihnen auf den folgenden drei Fotos auf? Es handelt sich um Fotos von ein und derselben Patientin.**

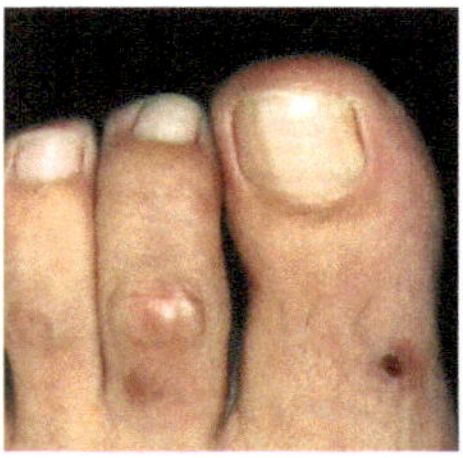

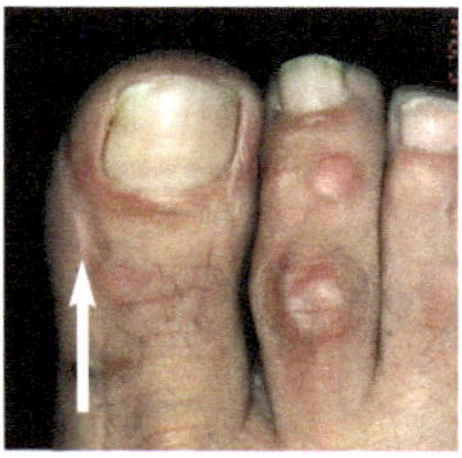

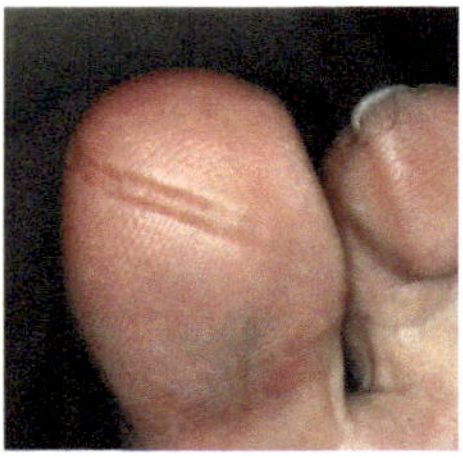

ANTWORT

- Auf den beiden ersten Fotos sind Einblutungen an beiden Großzehen medial im Bereich der Grundgelenke zu sehen. Es handelt sich offenbar um oberflächliche Verletzungen, die bereits verschorft sind.
- Über dem PIP (proximalen Interphalangealgelenk) der zweiten Zehe links sowie über dem PIP und dem distalen Interphalangealgelenk rechts sind deutliche Druckstellen, möglicherweise mit Clavi darunter, zu sehen.
- Am medialen Zehenrand der rechten Großzehe ist eine lang gezogenen Druckstelle zu sehen (Pfeil).
- Auf dem rechten Foto sehen Sie die Fortsetzung der Druckstelle auf die plantare Fläche der rechten Großzehe.

FRAGE 104 **Was ist bei der betreffenden Patientin wichtig?**

ANTWORT Sie sollten die Patientin von der Notwendigkeit adäquaten (geeigneten) Schuhwerks überzeugen. Wenn Sie das schaffen, sind Sie gut oder die Patientin hat wirklichen Leidensdruck.

FRAGE 105 **Was fällt Ihnen zu den folgenden drei Fotos ein?**

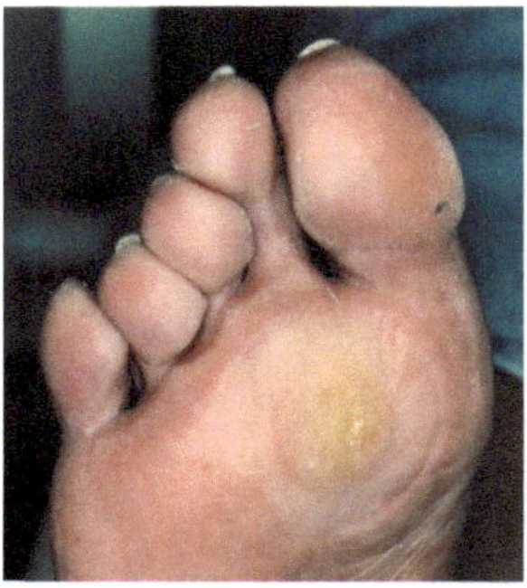

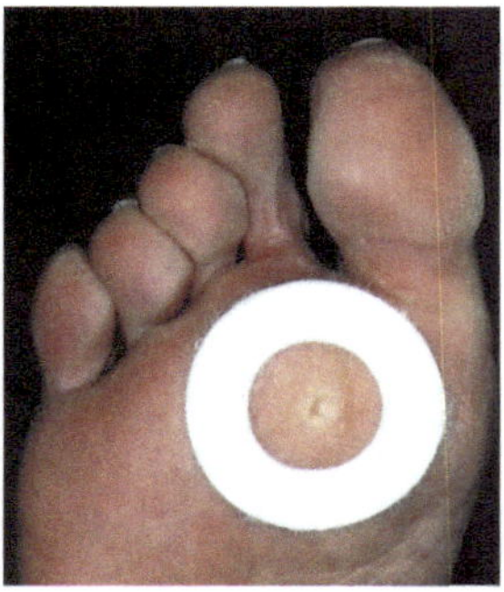

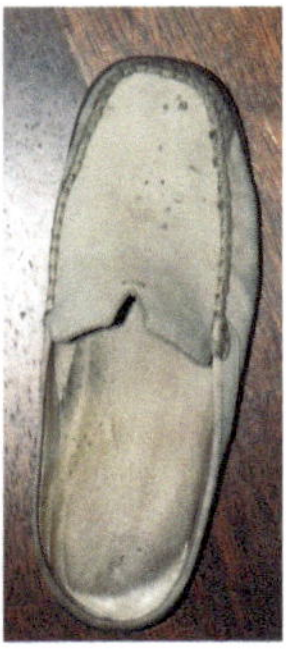

ANTWORT Das linke Foto zeigt einen Clavus durus unter dem Köpfchen des zweiten Metatarsalknochens mit Hyperkeratose der Umgebung. Die Patientin hat sich mit einem Druckschutz geholfen, was an der kreisrunden bandförmigen helleren Haut zu sehen ist (durch den Druck hat sich der Druckschutzring abgemalt).
Das mittlere Foto zeigt den Clavus durus nach Entfernung des Kerns und der umgebenden Hyperkeratose. Der Druckschutzring ist erneut platziert, bis zur Anfertigung von Einlagen mit Weichbettung in diesem Bereich.
Das rechte Foto zeigt den Schuh zum Clavus durus. Es handelt sich um Mokassins, ohne Fußbett und ohne jeden Halt. Beim Laufen mit solchen Schuhen auf hartem, ebenem Untergrund muss es zwangläufig zu Fußveränderungen, Clavi und Schwielen kommen.

FRAGE 106 **Welche Veränderung zeigt die Großzehe auf dem folgenden Foto?**

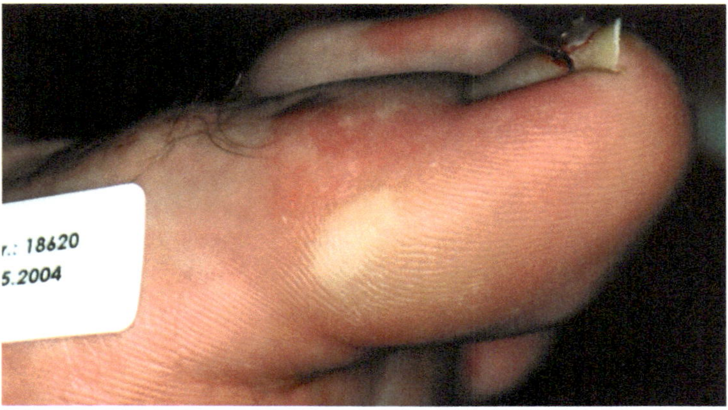

ANTWORT Die mediale Seite der linken Großzehe zeigt eine Blase, die offenbar mit einer gelben Flüssigkeit gefüllt ist (Eiter?).

Fragen zur Behandlung der Hypergranulation in der Podologie

Die Behandlung von Hypergranulationen („wildes Fleisch") gehört nach meinem Ermessen nicht in die Hand eines Podologen. Wenn überhaupt nur auf Verordnung und unter der Anleitung eines Arztes. Auch das Entfernen von Hypergranulationen mit dem Skalpell oder dem Elektrokauter sind rein ärztliche Tätigkeiten, wenn sie denn überhaupt notwendig sind.
Der Podologe überschreitet hier ohne ärztliche Verordnung eindeutig seine Kompetenzen und verstößt gegen geltendes Recht (Heilpraktikergesetz). Ich behandle seit 14 Jahren Wunden und Hypergranulationen am Fuß, insbesondere im Zusammenhang mit dem Unguis incarnatus (eingewachsener Fußnagel). Ich habe nicht ein einziges Mal Hypergranulationen mit dem Skalpell oder Elektrokauter entfernt. Ich setze auch heute noch Merbromin 2%ig (bis zum 1.7.2003 als Mercuchrom im Handel) zur Desinfektion der Hypergranulationen ein. Die folgenden beiden Fotos sollen ein Beispiel dafür liefern, dass Säuren in der üblichen Konzentration, Skalpell oder Elektrokauter zur Behandlung von Gewebswucherungen in der Podologie nicht notwendig sind.

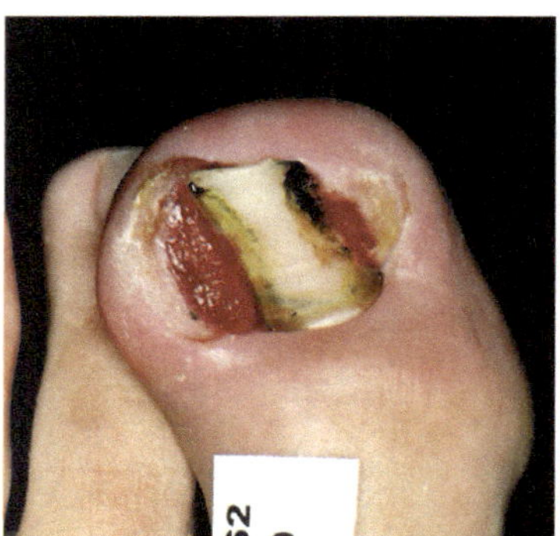

Anfangsbefund eines seit 6 Monaten bestehenden Unguis incarnatus.

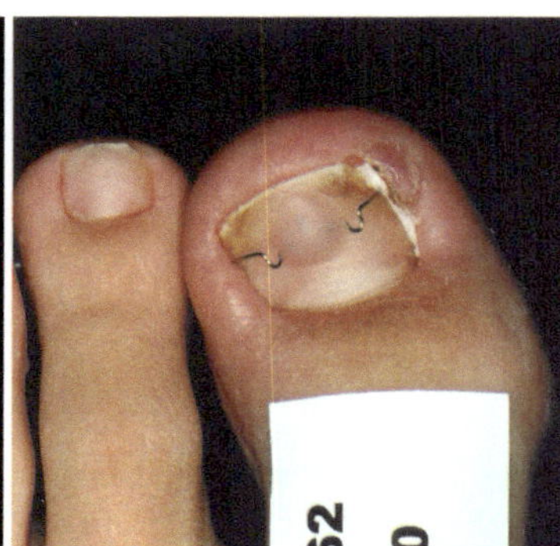

Befund fünf Monate nach Behandlungsbeginn mit einer dreiteiligen Nagelkorrekturspange, täglichem Tamponieren mit Baumwollvlies (z. B. Copoline oder Rhenafin). Desinfiziert wurde regelmäßig mit 2%igem Merbromin.

Die Diskussion um die Anwendung des quecksilberhaltigen Desinfektionsmittels Merbromin wird sehr emotional und wenig wissenschaftlich geführt. Es gibt weder Studien, die die Wirksamkeit von Merbromin belegen noch Studien, die die Wirksamkeit widerlegen. Merbromin enthält 0,5% Quecksilber, Amalgamfüllungen (als Zahnfüllungen verwendet) enthalten 53% Quecksilber. Merbromin ist sicher nicht für die großflächige Desinfektion von Wunden geeignet, zur Behandlung einer Hypergranulation ist es ideal. Es trocknet die feuchte Hypergranulation aus, so dass sich nach einigen Tagen die verschorfte Hypergranulation ohne Blutung abheben lässt. Der Podologe müsste sich in Absprache mit dem Hausarzt des Patienten Merbromin 2%ig als Rezeptur verschreiben lassen. Es muss sehr sparsam angewendet werden.

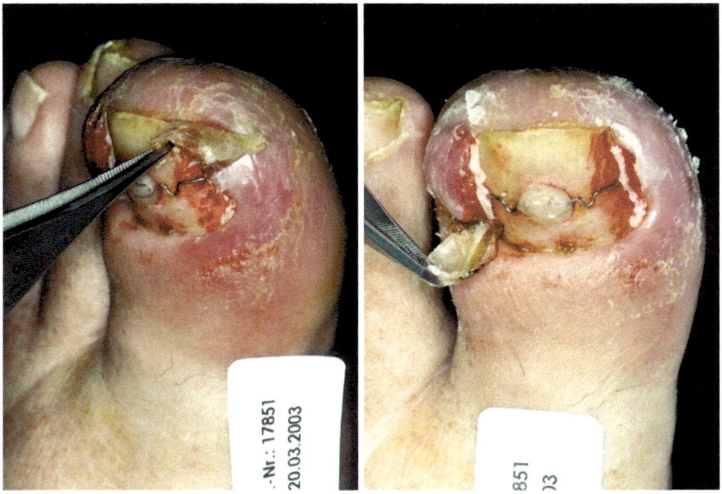

Ablösen einer verschorften Hypergranulation nach Anwendung von Merbromin

Da die Anwendung von Säuren, Salzen und Farbstoffen in der Podologie trotz der von mir geäußerten Bedenken noch weit verbreitet ist, möchte ich auch hierzu einige Prüfungsfragen vorstellen. Möglicherweise werden derartige Fragen in „Podologenprüfungen" gestellt. Beim diabetischen Fußsyndrom sind die folgenden Substanzen nach Grünewald kontraindiziert:

- 3%ige H_2O_2-Lösung (Wasserstoffperoxidlösung)
- 70%iger Isopropylalkohol
- Ethacridinlactat (Rivanol)
- Brillantgrün
- Tannin
- 2%iges Merbromin (früheres Mercuchrom)
- Iod-Lösungen
- Solutio Castellani
- Pyoktanin (Gentianaviolett)
- Kaliumpermanganat

Ich halte die genannten Kontraindikationen im Falle von 2%igem Merbromin und 3%igem Wasserstoffperoxid für relativ. Ätzende Substanzen sind beim Diabetiker, AVK-Patienten, Patienten mit Polyneuropathie und Blutern beziehungsweise mit gerinnungshemmenden Medikamenten behandelten Patienten unter keinen Umständen für zulässig.

FRAGE 107 **Welche Substanzgruppen oder Verfahren werden zur Behandlung der Hypergranulation in der Podologie eingesetzt?**

ANTWORT Rauchende Salpetersäure (Acidum nitricum), Chromsäure (Acidum chromicum), Essigsäure (Acidum aceticum) sowie Ameisensäure (Acidum formicicum) werden in der Fußpflege heute weniger häufig angewendet. Die Anwendung von Phenol ist in Deutschland wegen der carcinogenen (krebserzeugenden Wirkung) nur noch zur Sklerosierung von Krampfadern zugelassen. Aber selbst hier wird es fast nicht mehr eingesetzt.

Wer sich über Ätzmittel in der Podologie umfassend informieren will, sollte sich in dem Titel: Grünewald, K., 2002: Theorie der medizinischen Fußbehandlung. Bd. 1, Verlag Neuer Merkur, München, das Kapitel über Kaustika (Ätzmittel) gründlich durchlesen. Ich empfehle aber, die rechtlichen Vorgaben (ärztliche Verordnung) zu beachten.

Die folgend genannten Substanzen und Verfahren werden auch heute noch in der Podologie angewendet.

Säuren:

- Policresulen (Albothyl-Konzentrat)
- Acetylsalicylsäure (CH_3CO-O-C_6H_4COOH) (als Tabletten, die pulverisiert werden müssen und als Pulver aufgestreut werden)
- Trichloressigsäure (CCL_3COOH) (wird in Kristallform angewendet)

Salze:

- Bleinitrat ($Pb(NO_3)_2$
- Silbertnitrat (Argentum nitricum/$AgNO_3$)
- Alaun (Kaliumaluminiumsulfat/ $K_2Al_2(SO_4)_4.24\ H_2O$)
- Kaliumpermanganat ($KMnO_4$)

Austrocknende Mittel:

- 2%iges Merbromin
- Calcium-Alginat (z. B. Sorbalgon von der Firma Paul Hartmann AG)
- Pyoktaninum (Methylviolett)

Kryotherapie (Vereisung mit flüssigem Stickstoff oder anderen Verfahren [Biokry] bei Temperaturen zwischen -95° C – -196° C).

Hochfrequenz (Elektrokoagulation/Kauterisation/Fulguration).

KOMMENTAR Die Anwendung der oben genannten Substanzen oder Verfahren (außer Calcium-Alginat) ist durch den Podologen nach geltendem Recht nur auf Verordnung eines Arztes erlaubt.

Folgende Nebenwirkungen sind auch bei korrekter Anwendung möglich:

- Bei Säuren: Verätzung der gesunden Haut.
- Bei Salzen: Ebenfalls Verätzung der Haut. Die Salze bilden unter der Einwirkung von Feuchtigkeit ebenfalls Säuren.
- Kryotherapie: nach klassischen medizinischen Gesichtspunkten ist die Anwendung der Kryotherapie im Bereich der Akren (Finger, Zehen, Nase, Ohren) kontraindiziert wegen der möglichen Erfrierungen. Hier sind Podologen offenbar „mutiger“ in der Anwendung als Ärzte.

- Hochfrequenz: unerwartete Gewebszerstörungen mit Narbenbildungen und Kontrakturen. Hochfrequenz ist keine erlaubte Therapiemethode für den Podologen.

Es gibt hier keine Diskussionen, ob die vorgenannten Verfahren erlaubt oder nicht erlaubt sind. Die Anwendung durch einen Podologen ohne ärztliche Verordnung verstößt eindeutig gegen geltendes Recht. Es spielt hierbei keine Rolle, dass Geräte oder Substanzen für die An-wendung frei verkäuflich sind. Ein Bundesbürger ohne Führerschein kann sich jederzeit ein Auto kaufen. Er darf nur nicht damit fahren.

FRAGE 108 **Was ist Pentamethylparafuchsin (Methylviolett)?**

ANTWORT Ist auch unter der Bezeichnung Pyoktaninum bekannt. Wird von einigen Podologen zur Behandlung der Hypergranulation („wildes Fleisch") in einer Konzentration von maximal 2,5 % eingesetzt.

FRAGE 109 **Welche Eigenschaften haben Calcium-Alginat-Fasern?**

ANTWORT Calcium-Alginat-Fasern können viel Feuchtigkeit speichern. Sie halten Wasser zurück und binden auch Bakterien in dem entstehenden Gel. Sie werden bei stark sezernierenden Wunden (auch beim hypergranulierendem Unguis incarnatus) eingesetzt. Hier werden sie als dünne Lage tief in den Nagelfalz tamponiert. Bei Kontakt mit Natriumsalzen, wie sie beispielsweise in Blut und im Wundsekret vorhanden sind, quellen die Fasern und wandeln sich in ein feuchtes, saugfähiges Gel um, das die Wunde ausfüllt. Aufgenommene Keime werden sicher in der Gelstruktur gebunden. Calcium-Alginat-Fasern reinigen auf diese Weise den Wundgrund und fördern die Bildung von Granulationsgewebe.

FRAGE 110 **Was halten Sie von der Anwendung von Chloräthyl als Anästhetikum in der Podologie?**

ANTWORT Chloräthyl (C_2H_5Cl) wird in der Medizin als Lokalanästhetikum benutzt. Es wird als klare Flüssigkeit in kleinen Glasgefäßen geliefert und kann durch eine feine Düse auf das zu anästhesierende

Gebiet gesprüht werden. Da es sehr rasch verdunstet, kühlt es die besprühte Region stark ab. Die Temperatur kann je nach Menge des aufgesprühten Chloräthyls bis auf minus 30° C abkühlen. Zur Anwendung in der Podologie ist folgendes zu sagen:
Im Bereich der Akren (Finger, Zehen, Nase, Ohren) ist die Anwendung von Kältesprays kontraindiziert, da es zu Erfrierungen kommen kann. Da die Menge des aufgesprühten Mittels schlecht zu dosieren ist, kann es auch an anderen Stellen zu Erfrierungen kommen.

KOMMENTAR Chloräthyl wird in der Medizin z. B. bei kleineren Eingriffen zur Anästhesie („Vereisen“) benutzt. Es ist heute aber durch moderne Lokalanästhetika verdrängt worden, da diese besser zu dosieren und mit weniger Nebenwirkungen behaftet sind. Auch in der Medizin gelten die oben genannten Kontraindikationen. Andererseits muss die Frage erlaubt sein, welche Eingriffe ein Podologe mit Anästhesie durchführen muss, ohne dass er seine Kompetenzen überschreitet?

Literatur:

- Botzenhart, K. (1997): Vergleich der Partikelfreisetzung bei Fußpflegearbeiten. Gutachten für die Firma Helmut Ruck GmbH, Neuenbürg
- Grünewald, K. (2001): Theorie der medizinischen Fußbehandlung. Bd. 2. Verlag Neuer Merkur, München
- Grünewald. K. (2002): Theorie der medizinischen Fußbehandlung. Bd. 1. Verlag Neuer Merkur, München
- Harrer, J. (1998): Vorauszug aus: Therapie des Unguis incarnatus mit der VHO-Osthold-Spange - eine Alternative zur Emmert-Plastik? Dissertationsarbeit an der Chirurg. Klinik mit Poliklinik der Universität Erlangen/Nürnberg.
- Paul Hartmann AG (Hg) (1998): Kompendium Wunde und Behandlung. Hartmann medical edition, Heidenheim
- Ruck, H. (1990): Lehrbuch der medizinischen Fußpflege. Das Buch der Fußpflege. 10. neu bearbeitete und erweiterte Auflage, Helmut Ruck Verlag. Hausäcker 4, 7542 Schömberg 3.
- Scholz, N. (1998): Die konservative Behandlung des Unguis incarnatus mit Nagelkorrekturspangen. In: Naturheilpraxis, 8/98, S. 1266-1268.
- Scholz, N. (1999): Die konservative Behandlung des Unguis incarnatus mit Nagelkorrekturspangen. In: Ärztezeitschrift für Naturheilverfahren, 2/99, S. 85-91
- Scholz, N. (1999): Die konservative Behandlung eingewachsener Fußnägel mit Nagelkorrekturspangen. Erfahrungen in einer ärztlichen Praxis. In: Aktuelle Dermatologie. 11/99, S. 340-345
- Scholz, N. (2000):Spange statt Operation. In: Der Fuß. 1/2000, S. 10-14
- Scholz, N. (2000): Die Anwendung von Nagelkorrekturspangen. In: Podologie. 3/00, S. 14-26. Verlag Neuer Merkur GmbH, München
- Scholz, N. (2001): Klinischer Befund: ein ausgeprägter Unguis incarnatus mit Paronychie bei einem Diabetiker. In: Podologie, S. 12, Heft 4/2001
- Scholz, N. (2004): Lehrbuch und Bildatlas für die Podologie. Verlag Neuer Merkur, München

Literatur (Fortsetzung):

- Seifert, E. (1924): Operation des ein gewachsenen Nagels (Unguis incamatus). In: Chirurgische Operationslehre: J.F. Lehmanns, München, S. 162.
- Stranak, Ch. (1988): Behandlungsbedürftige Nägel: Korrekturen mittels Spangen. In: Der Fuss XXXIX. Heft 4.
- Strube, H. - O., Wasserscheid 8. (1990): Emmert-Plastik beim Unguis incamatus. In: Operat. Orthop. Traumatol. 2. S. 39-45.
- van Oirschot H., de Heus M., van Mameren H. (1994): Effektivität der Orthonyxie im Vergleich zu chirurgischen Maßnahmen. In: Der Fuss, XLV, Heft 9.
- Watson-Cheyne, W., Burghard F.F. (1899): A manual of surgical treatment.: Longmans. Green & Co. 1899: 2: 168-1 71. London.
- Zaun, H.; (1998): Krankhafte Veränderungen des Nagels. Spitta Verlag GmbH, 72336 Balingen

Hygiene in der Podologenpraxis

Kaum jemand wird bestreiten, dass die Hygiene in Fußpflegepraxen bisher ein Schattendasein geführt hat und oft sträflich vernachlässigt wurde. Auch heute noch bieten Firmen Desinfektionsbehälter an, die bei Hausbesuchen auf dem Weg zum nächsten Kunden das benutzte Besteck desinfizieren sollen („Desi Box" der Firma Clauberg). Es wird auch allen Ernstes diskutiert, ob für schneidende und scharfe Instrumente eine alleinige Desinfektion nicht ausreichend sei (Moderne Instrumenten-Hygiene in der medizinischen Fußpflegepraxis. Podologie, Heft 7/2000). Selbst für die Zulassung zur Versorgung gesetzlich Krankenversicherter ist zwar die Sterilisation im Autoklaven, aber nicht das Einschweißen in Folien vorgeschrieben. Dass Sterilität von Instrumenten in der Podologie im Zeitalter von HIV (AIDS), Hepatitis A, B, C, D, E, Viruswarzen und MRSA (Methicillinresisten Staphylococcus Aureus Stämmen) noch diskutiert wird, ist mehr als verwunderlich. Auch Gesundheitsämter scheuen sich vor zu strengen Hygienerichtlinien in der Podologenpraxis, da sie die Praxen kontrollieren müssen. In diesem Falle sollte der Podologe Eigenverantwortung üben und im Sinne seiner eigenen und der Gesundheit seiner Kunden/Patienten Hygienerichtlinien nach dem heutigen Stand der Wissenschaft umsetzen.

FRAGE 1 **Nach der Tochter des Asklepios Hygieia wurde die Hygiene als Lehre der Erhaltung von Gesundheit und Verhütung von Krankheit in verschiedenen Bereichen benannt. Nennen Sie Teilbereiche.**

ANTWORT Hygiene ist bekannt als:
- Individualhygiene
- Umwelthygiene

Aufgaben der Individual- und Umwelthygiene sind:
- Präventivmaßnahmen (vorbeugende Maßnahmen) zur Verhinderung von infektiösen (ansteckenden) und nicht infektiösen Krankheiten.

Weitere Felder der Umwelt- und Individualhygiene sind:
- Persönliche Körperpflege
- Kleidung
- Wohnung
- Arbeitsplatz
- Wasser
- Boden
- Lärm und andere

Außerdem gibt es noch die:
- Sozialhygiene
- Psychohygiene

KOMMENTAR Zur Individualhygiene gehört auch, dass Ihr Kunde mit gewaschenen Füßen zur Fußpflege kommt. Entweder muss er selbst die Reinigung vornehmen oder im Falle von Pflegebedürftigkeit muss dies durch die Angehörigen oder den Pflegedienst bzw. das Pflegepersonal des Heimes vorgenommen werden.

FRAGE 2 **Zählen Sie Beispiele für die Bedeutung der Gesundheitserziehung als Krankheitsprävention (Vorbeugung von Krankheiten) auf.**

ANTWORT
- Aufklärung über Körperpflege und -reinigung (insbesondere Zahn- und Mundhygiene) führt zur Verminderung von Infektions- und Degenerationserkrankungen
- Anleitung zum richtigen Zähneputzen
- Anleitung zur ausreichenden Körperpflege
- Intimpflege zur Vermeidung von übertragbaren Infektionserkrankungen
- Wohnhygiene
- Fußberatung
- Beratung zu gesundem Schuhwerk zur Vermeidung von Fußfehlformen und Unguis incarnatus
- Anleitung zum korrekten Nagelschneiden
- Ratschläge zur Hautpflege der Füße

FRAGE 3 **Welche zwei prinzipiell unterschiedlichen Mechanismen können zu einer lebensmittelbedingten Schädigung des Verzehrers führen?**

ANTWORT

- Besiedlung der Lebensmittel durch Mikroorganismen = Kontamination, man unterscheidet primäre Kontamination (im Rahmen der Produktion) und sekundäre Kontamination (bei der Verarbeitung)
- Intoxikation (durch Giftstoffe der Erreger)

FRAGE 4 **Was verstehen Sie unter der primären und der sekundären Kontamination von Lebensmitteln?**

a) Die primäre ist die erste Kontamination.
b) Die primäre Kontamination ist die bei der Produktion auftretende Kontamination.
c) Die sekundäre ist die zweite Kontamination.
d) Unter sekundärer Kontamination versteht man die Kontamination bei der Verarbeitung.

LÖSUNG **a und d sind richtig**

KOMMENTAR

Infektionswege und Infektionsquellen bei der Gewinnung und Verarbeitung von Lebensmitteln.

Primäre Kontamination	Sekundäre Kontamination
Nutztier mit Krankheitserregern belastet, oft ohne sichtbare Krankheitszeichen (z. B. Salmonellen bei Eiern und Geflügel, Campylobacter, Shigellen, Yersinien oder Coli-Keimen	Verunreinigung während der Gewinnung von Lebensmitteln durch Schmierinfektion (unsaubere Gerätschaften, mangelnde Körper- und Kleiderhygiene, mangelnde Küchenhygiene). Als Erreger kommen fast alle Arten in Frage: Darmkeime, Clostridien, Staphylokokken etc.

In der Podologenpraxis ist dieses Wissen nur wegen der Übertragungswege interessant. Schmierinfektionen kommen auch hier vor.

FRAGE 5 **Welche beiden verschiedenen pathophysiologischen Mechanismen muss man als Ursachen einer Nahrungsmittelvergiftung mit Bakterien unterscheiden?**

a) Die Vergiftung des Organismus durch Ausscheidungsprodukte der Erreger
b) Die Schädigung des Organismus durch die Erreger selbst
c) Lähmung des Organismus durch Erreger
d) Ekzeme durch Befall der Erreger

LÖSUNG **a und b**

KOMMENTAR

- Bacillus cereus, Clostridium botulinum, Clostridium perfringens und Staphylococcus aureus sind Toxinbildner (Giftproduzenten) und somit die Ursache einer Lebensmittelintoxikation (Lebensmittelvergiftung).
- Brucella abortus, Campylobacter jejuni, enteropathogene Escherichia coli, Listeria monocytogenes, Mykobakterien, Salmonellen, Shigellen, Vibrio subspecies, Yersinia enterocolitica sind Beispiele für bakterielle Lebensmittelinfektionen.

FRAGE 6 **Wodurch ist das hitzestabile Toxin des Staphylococcus aureus gekennzeichnet?**

ANTWORT Es übersteht 20 Min. Kochen = hitzestabil.

KOMMENTAR Das Auskochen von Instrumenten in der Fußpflege reicht also nicht aus, um die Gifte (Toxine) des Staphylococcus aureus zu entfernen (also reicht auch die Thermodesinfektion in einem Thermodesinfektor über 10 Minuten bei 93° C nicht aus. Ein Thermodesinfektor ist eine „Spülmaschine“ für chirurgische oder fußpflegerische Instrumente).

FRAGE 7 **Welche Erreger, können NICHT durch bestimmte Nahrungsmittel übertragen werden?**

a) Milch: Listerien, Brucella, Yersinia, Streptokokken
b) Fleisch: Campylobacter
c) Gemüse (Kontamination über Abwasser, Düngung, Muscheln): Shigellen, Ascaris lumbricoides, Hepatitis A-Virus
d) Fisch: Hepatitis B
e) Prionen: Gehirn und Nervengewebe infizierter Rinder

ANTWORT Hepatitis-B-Viren

KOMMENTAR Merken Sie sich:

- Hepatitis B wird nur durch Blut, andere Körpersekrete und Sexualverkehr übertragen.
- Hepatitis A kann auch über Trinkwasser und andere Lebensmittel, sowie Schmierinfektionen übertragen werden.

FRAGE 8 **Welche Erreger können nicht über die Milch übertragen werden?**

a) Mycobacterium tuberculosis
b) Brucella
c) gastroenterale Salmonellen
d) Masernvirus
e) Streptococcus A und B
f) Staphylococcus aureus
g) Coxiella
h) Toxoplasma
i) Listerien
j) Treponema pallidum

LÖSUNG **d und j**

KOMMENTAR Syphilis (Erreger: Treponema pallidum) und Masern werden natürlich nicht über die Nahrung übertragen.

FRAGE 9 **Was versteht man unter Verderb von Lebensmitteln?**

ANTWORT Veränderung von Lebensmitteln durch äußere Einflüsse oder durch Eigenschaften des Lebensmittels selbst. Man unterscheidet chemische Prozesse: Autolyse, Oxidation, Austrocknung und biologische Prozesse, z. B. mikrobieller Stoffwechsel, Schimmelpilzbefall).

FRAGE 10 **Welche Faktoren beeinflussen die Lagerungsfähigkeit eines Lebensmittels?**

ANTWORT Vorhandene Mikroorganismen (z. B. in Milch, Käse ...), pH-Wert, Anteil des verfügbaren Wassers, Lagerungstemperatur.
Der Anteil des verfügbaren Wassers wird z. B. durch Zugabe von Zucker, Salz gemindert; das Ansäuern z. B. erfolgt mit Wein, Sauerkraut (Zugabe von Essigsäure) = konservieren.

FRAGE 11 **Was ist der Unterschied zwischen Sterilisieren und Pasteurisieren?**

ANTWORT

- Nur Sterilisieren garantiert das Abtöten aller Krankheitserreger (völlige Keimfreiheit).
- Pasteurisieren = Erhitzen unter 100° C, Sporen werden nicht abgetötet, der relevante Anteil von Erregern wird jedoch abgetötet (das ist der Grund, warum Milch gekühlt werden muss und fault).

KOMMENTAR Bei der Ultrahocherhitzung (Art des Pasteurisierens) wird Bruchteile von Sekunden auf bis zu 150° C erhitzt.

FRAGE 12 **Wie unterteilt man den Krankenhausabfall in drei Klassen?**

ANTWORT

A - Hausmüll,
B - Blutkontaminiert, nosokomiale Infektionen in bestimmte Behälter,
C - Meldepflichtige Infektionen.

FRAGE 13 **Welche Infektionen werden über infektiöse Erreger in der Luft verstreut?**

ANTWORT

- Tuberkulose
- Ornithose
- Pest
- Pocken
- Milzbrand
- Lepra

KOMMENTAR Glücklicherweise kommen diese Erreger in der Fußpflegepraxis nur äußerst selten oder gar nicht vor.

FRAGE 14 **Welche pharmakologischen Substanzen reichern sich in Tierfleisch an?**

ANTWORT Als Beispiele können aufgezählt werden:
Antibiotika, Östrogene, Psychopharmaka, Cortikoide.

KOMMENTAR Es gibt meines Wissens keine Untersuchungen darüber, wie sich Medikamente im Fleisch unter der Einwirkung von Hitze, Gewürzen oder Kälte verändern und in welcher Form sie dann auf den menschlichen Organismus wirken. Da viele Medikamente unerlaubt verabreicht werden, sind Kontrollen auch sehr schwierig zu bewerkstelligen.

FRAGE 15 **Welche Erreger werden durch Abwasser übertragen?**

ANTWORT

- Salmonellen
- Shigellen
- Escherichia coli
- Enterokokken
- Hepatitis A-Virus
- Ascaris lumbricoides

FRAGE 16 **Definieren Sie kurz Sterilisation, Desinfektion.**

ANTWORT

- Sterilisation: Behandlung mit dem Ziel der völligen Freiheit von vermehrungsfähigen Mikroorganismen (Verfahren sind: physikalischer Art (Dampf, Heißluft, Strahlung), chemischer Art (Ethylenoxid, Formaldehyd, Plasma, Gas, Spülung, Tauchung)).
- Desinfektion: Behandlung zur Reduktion der Keimzahl, so dass von dort keine Infektion ausgehen kann (Verfahren sind physikalischer Art (Hitze, Verbrennen, Ausglühen, Abflammen, Filtration, Auskochen) und chemischer Art (Alkohol, Aldehyde, Oxidantien, Phenole)).

FRAGE 17 **Welche drei Verfahren zur Pasteurisierung kennen Sie?**

ANTWORT Pasteurisation beruht auf Erhitzung von Flüssigkeiten zur Teildesinfektion mit verschiedenen Temperaturen: Kurzzeitmethode: 40 Sekunden 71 – 74° C, Hocherhitzung: 10 – 15 Sekunden bei 85° C, Ultrahocherhitzung: Bruchteile von Sekunden bei 135 – 150° C.

FRAGE 18 **Sind Mykotoxine beziehungsweise Sporen hitzebeständig?**

ANTWORT

- Mykotoxine sind meist sehr hitzelabil.
- Pilzsporen sind sehr hitzeresistent.

FRAGE 19 **Was ist Autoklavierung, welche Resistenzstufen gibt es?**

ANTWORT Autoklavieren = Anwendung von stehendem Wasserdampf unter Überdruck (121° C, 15 min bei 2,5 bar; 134° C, 5 min bei 3,04 bar) = gespannter Dampf zur Sterilisierung.
Verschiedene Resistenzstufen:

- I - 100° C 5 min: vegetative Bakterien, Pilze (auch Sporen), Viren
- II - 105° C 5 min: bakterielle Sporen (z. B. Bacillus anthracis)
- III - 100° C 5 – 10 min höhere Resistenzstufe (Erdsporen, Clostridium, Tetanus-Sporen)121° C 15 min, 134° C 3 min

- IV - 131° C bis 6 h höchste Resistenz, thermophile native Erdsporen (Bacillus steatothermophilus)

Beim Autoklavieren werden Exotoxine (thermolabil) entfernt, nicht aber thermostabile Endotoxine.

FRAGE 20 **Beschreiben Sie Vor- und Nachteile der Heißluftsterilisation.**

ANTWORT

Verfahren: Anwendung von trockener Hitze: 160° C für 200 Min., 180° C für 30 Min., 200° C für 10 Min. zur Sterilisation.
Vorteile: Eignet sich für thermisch belastbare Materialien wie Metall, Glas, Porzellan; je höher die Temperatur, umso mehr Wasser kann gebunden werden.
Nachteile:

- Die Ausgleichszeit muss ermittelt und unbedingt beachtet werden
- Nötig ist eine effektive Luftzirkulation
- Edelstahlinstrumente leiden unter der hohen trockenen Hitze
- Es können keine hitzelabilen Materialien sterilisiert werden (Textilien, Latexhandschuhe)

FRAGE 21 **Nennen Sie den gefährlichsten Nachteil der Dampfsterilisation.**

ANTWORT Bei Restluft im Sterilisiergut können sich „Luftinseln“ bilden, die dort durch Persistenz der Erreger zu Infektionen führen können. Nötig ist zur besseren Sicherheit die Vakuumbildung zur Vermeidung von Restluft.

FRAGE 22 **Beschreiben Sie die Technik der Gassterilisation, deren Vorteil die mögliche Sterilisation von hitzeempfindlichen Materialien ist.**

ANTWORT Die Gassterilisation erfolgt mit:

- **Ethylenoxid:** Nachteile: lange Ausgasungszeit (Abgabe des giftigem Ethylenoxid an die Umgebungsluft), Eigenschaft als hochexplosiver Stoff, Siedepunkt bei 11° C, in Verbindung mit

Chlor kommt es zu Epoxidbildung (Etyhlenchlorhydrin). Kanzerogenität möglich.
- **Formaldehyd:** 0,2 bar, 2 – 3%ig, Dampfspülung für 90 Min., Formalin ist Formaldehydgas in Wasser 35%ige Lösung). Kanzerogenität!

FRAGE 23 **Welche Zeiten kennen Sie beim Autoklavieren/Sterilisieren ?**

ANTWORT
- Anheizzeit
- Sterilisierzeit (Ausgleichszeit, Abtötungszeit)
- Abkühlungszeit

KOMMENTAR Die Anheizzeit ist erforderlich, um die Temperatur in allen Bereichen der Sterilisationskammern auf gleiche Höhe zu bringen.
Die Sterilisationszeit ist die Zeit, die erforderlich ist, um alle Keime und Sporen sicher abzutöten.
Die Abkühlungszeit ist die Zeit, die erforderlich ist, um das Sterilisationsgut soweit abkühlen zu lassen, dass es dem Autoklaven oder Heißluftsterilisator entnommen werden kann.

FRAGE 24 **Wie kontrolliert man prinzipiell die Effektivität von Sterilisationen?**

ANTWORT Durch das Mitführen von:
- Thermo- und Chemoindikatoren
- Bioindikator (z. B. Bacillus subtilis)
- Sporenerdepäckchen
- Farbindikatoren

KOMMENTAR In der Regel sollten sich Fußpflegerische Instrumente in Folien befinden, die durch einen Farbindikator die erfolgreiche Sterilisation dokumentieren. Sporenerdepäckchen und Bioindikatoren werden in der Regel zur Testung der Effektivität des Autoklaven in gewissen zeitlichen Abständen benutzt. Moderne Autoklaven dokumentieren jede Sterilisation automatisch und drucken ein Protokoll aus.

FRAGE 25 **Welche Resistenzstufen der Erreger gegen Sterilisation gibt es?**

ANTWORT Einteilung der Resistenzstufen gegen Sterilisation:
A - vegetative Bakterien, Pilze, Sporen
B - Inaktivieren von Viren
C - Abtötung von Sporen, z. B. Bacillus anthracis
D - Abtötung der Sporen, z. B. von Clostridium perfringens

FRAGE 26 **Wie definiert man quantitativ den Effekt einer Desinfektion?**

ANTWORT „Entseuchung" durch Reduktion der Keimzahl infektiöser Keime in oder auf Materialien um mehr als fünf Logarithmus-Stufen.

FRAGE 27 **Welche Wirkstoffe zur Desinfektion sind nicht für die Desinfektion geeignet (nach der Liste der DGHM – Deutsche Gesellschaft für Hygiene und Mikrobiologie)?**

a) Alkohole (Ethanol)
b) Kochendes Wasser
c) Isopropanol
d) n-Propanol
e) Phenole
f) Aldehyde (Formaldehyd, Glutaraldehyd)
g) Chlorhexidin
h) Halogenabspalter (Chlor, Brom, Jod)
i) Peroxidverbindungen (Ozon, Peressigsäure)
j) Metallverbindungen (Quecksilber, Silber...)

LÖSUNG **b**

KOMMENTAR Kochendes Wasser ist kein Desinfektionsmittel!

FRAGE 28 **Womit sollte man sich NICHT die Hände desinfizieren?**

a) PVP-Jod (Polyvenylpyrrolidon)
b) 70%iger Ethylalkohol
c) 60%iger Isopropylalkohol
d) 50%iges n-Propanol
e) Mercuchrom
f) Rivanol

LÖSUNG **e und f**

KOMMENTAR **Mercuchrom** (Merbromin) ist seit dem 1.7.2003 nicht mehr im Handel und färbt alles intensiv rot. Die Farbe ist weder aus der Kleidung noch von den Händen problemlos zu entfernen. **Rivanol** ist intensiv gelb und färbt genauso intensiv wie Merbromin, nur eben gelb.

FRAGE 29 **Was verstehen Sie unter einer hygienischen und was unter einer chirurgischen Händedesinfektion?**

KOMMENTAR Als Präventivmaßnahme zur Verhinderung von Infektionen steht die Händedesinfektion sicher an erster Stelle.
Wir unterscheiden:

- Hygienische Händedesinfektion: Reduktion der transienten Hautflora durch Einreiben der Hände für 30 Sek. mit mindestens 3 ml eines DGHM-gelisteten Händedesinfektionsmittels.
- Chirurgische Händedesinfektion: Vorwaschen (2 Min.), Bürsten der Nägel, Händetrocknen mit sterilem Tuch, Desinfektion für 5 Min. (z. B. mit Alkohol, Jod), Trocknen an der Luft – zur Beseitigung der residenten Hautflora.

FRAGE 30 **Warum muss man Alkohole steril filtrieren ?**

ANTWORT Wegen der Persistenz von Bakterien- und Pilzsporen ohne Filtration. Diese sind als Sporen resistent gegen Alkohol und könnten später auskeimen.

KOMMENTAR Die Filtration nimmt der Hersteller der desinfizierenden Lösungen oder der Apotheker vor. Dies macht nicht der Podologe in seiner Praxis.

FRAGE 31 **Was unterscheidet chemische und physikalische Sterilisation?**

ANTWORT

- Chemisches Verfahren: Die Sauberkeit der Gegenstände vor der Sterilisation beeinflusst den Wirkungsgrad der Sterilisation, typischer Eiweißfehler bei mikrobieller Kontamination (Serum, Eiter, Eiweiß).
- Bei physikalischem Verfahren werden auch mikrobiell vorher kontaminierte Abfälle steril (steriler „Dreck“).

FRAGE 32 **Welche Nebenwirkungen hat Formalin/Formaldehyd?**

ANTWORT

- Akut: Augenreizung, Reizung der Atemwege, Allergisierung.
- Chronisch: im Tierversuch krebserzeugend (Plattenepithelkarzinom).

FRAGE 33 **Auf welche Erreger wirkt Formalin besonders?**

ANTWORT

- Clostridien
- Mycobacterium tuberculosis
- Hepatitis A-Virus.

FRAGE 34 **Was ist primäre, sekundäre, tertiäre Prävention. Nennen Sie jeweils Beispiele aus der Hygiene?**

ANTWORT

- **Primär:** Vorsorge- Impfung gegen Kinderkrankheiten.
- **Sekundär:** Screening-Überprüfung der Effektivität von Sterilisationsverfahren (z. B. mittels Bioindikatoren), Einstellungsuntersuchungen auf Ausscheidung von pathogenen Keimen.
- **Tertiär:** Rezidivprophylaxe, z. B. Kontrolluntersuchungen nach Tuberkuloseinfektion.

FRAGE 35 **Was ist Dispositionsprophylaxe? Was ist Expositionsprophylaxe?**

ANTWORT

- **Dispositionsprophylaxe** = Chemoprophylaxe oder Impfung mit dem Ziel der Stärkung der Abwehr.
- **Expositionsprophylaxe** = Bei möglicher Infektion ist das Ziel die Unterbrechung des Infektionsweges.

FRAGE 36 **Nennen Sie einige Beispiele für die Expositionsprophylaxe.**

ANTWORT

- Badewasserchlorierung
- chirurgische Händedesinfektion
- hygienische Händedesinfektion.

FRAGE 37 **Nennen Sie einige Hospitalismus-Keime.**

ANTWORT

- **Grampositive Kokken:** Streptokokken, Enterokokken, Staphylokokken (S. aureus, S. epidermidis)
- **Gramnegative Stäbchen:** Pseudomonas aeruginosa, Klebsiellen, Enterobacter, Proteus, Serrratia, Bacteroides
- **Grampositive Sporenbildner:** Bacillus subtilis, Clostridium (perfringens)
- **Pilze:** Candida, Aspergillus

FRAGE 38 **Durch welche besonderen Erreger werden die meisten Krankenhausinfektionen übertragen?**

ANTWORT

- Escherichia coli 25%,
- Staphylococcus aureus 20%,
- Proteus-Spezies 10%,
- außerdem Klebsiella, Pseudomonas aeruginosa, Enterokokken, Streptokokken.

80% der Erreger werden durch die Hände des Pflegepersonals übertragen oder durch Kontakt mit Berufskleidung oder Sekreten.

FRAGE 39 **Wenn bei Ihnen in der Fußpflegepraxis vermehrt Wundinfektionen auftreten, welche Infektionswege sollten Sie bedenken?**

ANTWORT Vor allem:
- Kontamination durch fußpflegerische Instrumente.
- Kontamination durch Übertragung von Erregern durch Sie oder Ihr Personal (Keimträger?, mangelnde hygienische Händedesinfektion, Fußbäder und andere).

FRAGE 40 **Wie lange halten Impfungen vor?**

ANTWORT Impfschutz:
- unter 1 Jahr: Typhus (es gibt neuere Impfstoffe, die für Typhus längeren Schutz bieten sollen), Cholera,
- 1 Jahr: Influenza, Keuchhusten,
- 3 – 6 Jahre: Tollwut, Pocken, Hepatitis B, Diphtherie, BCG-Tuberkulose,
- 10 – 15 Jahre: Gelbfieber, Masern, Mumps, Polio, Tetanus.

FRAGE 41 **Bei welchen Indikationen denken Sie an eine Grippeimpfung?**

ANTWORT
- Personen über 60
- hohes Expositionsrisiko
- hohes Komplikationsrisiko bei Grunderkrankungen
- Pandemien (Ausbreitung einer Infektionskrankheit über Länder und Kontinente)

FRAGE 42 **Welche Aufgaben hat das Gesundheitsamt?**

ANTWORT Zum Beispiel:

- Überprüfung von Trinkwasseranlagen, Kindergärten, Altenheimen, Krankenhäusern, öffentlichen Bädern, Schulen, Fußpflegepraxen, Heilpraktikern
- Betreuung, Beratung psychisch Kranker, Behinderter, Alkoholiker, HIV-Kranker
- Gesundheitshilfe für Familien, Reihenuntersuchungen, Aufklärung
- Regelmäßige Gesundheits-Checks von Beschäftigten in der Lebensmittelherstellung
- Ausstellung amtsärztlicher Zeugnisse
- und andere

FRAGE 43 **Haben Sie eine Vorstellung von der Größe von Bakterien?**

ANTWORT Bakterien: Größe ca. 0,5 – 5 µm, z. B. Escherichia coli 1 – 3 µm lang und ungefähr 0,5 µm breit.

FRAGE 44 **Was bedeuten die folgenden Fachbegriffe?**

a) Hygiene
b) Antiseptisch
c) Aseptisch
d) Sterilisation
e) Desinfektion

ANTWORT

Zu a, Hygiene: Nach der Tochter des Asklepios Hygieia wurde die Hygiene als Lehre der Erhaltung von Gesundheit und Verhütung von Krankheit in verschiedenen Bereichen benannt. Es gibt folgende Teilbereiche:

- Individualhygiene
- Umwelthygiene

Aufgaben der Individual- und Umwelthygiene sind:

- Präventivmaßnahmen (vorbeugende Maßnahmen) zur Verhinderung von infektiösen (ansteckenden) und nicht infektiösen Krankheiten.

Weitere Felder der Umwelt- und Individualhygiene sind:

- Persönliche Körperpflege
- Kleidung
- Wohnung
- Arbeitsplatz
- Wasser
- Boden
- Lärm und andere

Außerdem gibt es noch die:

- Sozialhygiene
- Psychohygiene

Zu b, Antiseptisch: Hemmung oder Vernichtung von Infektionserregern in Wunden mit chemischen Mitteln.

Zu c, Aseptisch: Keimfreiheit zur Vermeidung einer Infektion oder Kontamination durch Sterilisation oder Desinfektion (Desinfektion kann keine Keimfreiheit, sondern nur eine Keimreduktion erreichen; im Pschyrembel ist Asepsis auch durch Desinfektion definiert).

Zu d, Sterilisation: Maßnahme, mit der eine völlige Keimfreiheit eines Gegenstandes erreicht wird. Es werden alle pathogenen (krankmachenden) und nicht pathogenen Keime abgetötet.

Zu e, Desinfektion: Maßnahme, die durch Abtötung bzw. Entfernung von Mikroorganismen eine Reduzierung der Keimzahl um mindestens fünf Zehnerpotenzen erreicht, damit von dem desinfizierten Material keine Infektion mehr ausgehen kann.

FRAGE 45 **Was verbirgt sich hinter der Abkürzung DGHM und was bedeutet sie für die Fußpflege bzw. für die Hygiene in der Fußpflegepraxis?**

ANTWORT Die Deutsche Gesellschaft für Hygiene und Mikrobiologie (DGHM) ist eine wissenschaftliche Fachgesellschaft. Sie erstrebt den Zusammenschluss aller in der Mikrobiologie und Hygiene tätigen Wissenschaftler in Deutschland und hat die Aufgabe, Forschung und Lehre auf den verschiedenen Teilgebieten der Mikrobiologie und In-

fektionsimmunologie sowie der Hygiene und des Gesundheitswesens durch Austausch wissenschaftlicher und praktischer Erfahrung, Durchführung von wissenschaftlichen Veranstaltungen und gemeinsamen wissenschaftlichen Vorhaben zu fördern.
Der Zweck des Vereins ist – entsprechend seiner wissenschaftlichen Zielsetzung – ausschließlich und unmittelbar gemeinnützig im Sinne der §§ 51 ff Abgabeordnung.

Desinfektionsmittel-Kommission der DGHM hat die Aufgaben:

- die Erarbeitung und Herausgabe von Richtlinien zur Wirksamkeitsprüfung von Desinfektionsverfahren .
- die Zertifizierung von Desinfektionsverfahren aufgrund von zwei unabhängigen Desinfektionsmittelgutachten, die auf der Basis der Richtlinien zur Überprüfung der Wirksamkeit von Desinfektionsverfahren der DGHM angefertigt worden sind.
- die Zusammenfassung der zertifizierten Desinfektionsverfahren in einer Liste und Herausgabe der Desinfektionsmittelliste.

Bei der Desinfektionsmittelliste handelt es sich um die Liste der nach den Richtlinien für die Prüfung chemischer Desinfektionsmittel geprüften und von der Deutschen Gesellschaft für Hygiene und Mikrobiologie als wirksam befundenen Desinfektionsverfahren (inkl. Verfahren zur Händedekontamination und hygienischen Händewaschung). (Stand: 4. Februar 2002)
Die Desinfektionsmittelliste kann angefordert werden vom:
Mhp-Verlag
Marktplatz 13
65183 Wiesbaden
Tel.: (06 11) 50 59 30
Fax: (06 11) 50 59 311

FRAGE 46 **Welche Arbeitsgänge sind nach einer medizinischen Fußpflege notwendig? Nennen Sie den Ablauf in der korrekten Reihenfolge.**

ANTWORT

1. Desinfektion
2. Reinigung
3. Sterilisation

Während der Arbeit sind Schutzhandschuhe aus Latex (bei bekannten Allergien latexfreie Handschuhe) zu tragen. Die Instrumente werden nach dem Gebrauch in eine Desinfektionswanne (Zangen in geöffnetem Zustand) gelegt. Bohrer, Fräser und besonders verschmutzte Instrumente kommen in ein Ultraschallbad. Sie müssen vollständig von Flüssigkeit bedeckt sein. Sie sind in Körbe, Bohrer und Fräser in Ständer zu legen, damit es keine Kontaktschäden gibt.

Wenn das Ultraschallbad mit einem Desinfektionsmittel beschickt wurde, ist die Konzentration, die Temperatur und die Wirkzeit entsprechend der Herstellerangaben zu beachten.

Nach der Desinfektion werden die Instrumente, Fräser und Bohrer möglichst mit destilliertem Wasser abgespült, gereinigt und getrocknet, idealerweise mit einem Kompressor trocken geblasen.

Vor der Sterilisation erfolgt die Instrumentenpflege mit einem Spezialöl, das auch vor Korrosion schützt. Anschließend werden die Instrumente in Sterilisationsfolien oder in Sterilisationskassetten verpackt und im Heißluftsterilisator oder im Autoklaven sterilisiert. Die Instrumente bleiben bis zum nächsten Gebrauch in der Sterilisationsfolie oder der Sterilisationskassette.

FRAGE 47 **Warum wird erst desinfiziert und dann gereinigt?**

ANTWORT Damit man sich niemand bei der Reinigung an den scharfen Instrumenten verletzt und eventuell selbst infiziert. Nur bei Anwendung eines Thermodesinfektors (Spülmaschine für chirurgische Instrumente) erfolgt Desinfektion und Sterilisation parallel).

FRAGE 48 **In welchem Fall spielt die Reihenfolge von Desinfektion und Reinigung keine Rolle?**

ANTWORT Bei Nutzung eines Thermodesinfektors. Hier erfolgt Desinfektion und Reinigung innerhalb der Maschine in einem Arbeitsgang.

FRAGE 49 **Aus welchem Grunde sollen Zangen nur in geöffnetem Zustand in den Thermodesinfektor, Autoklaven oder Heißluftsterilisator?**

a) Damit mehr Instrumente pro Charge in die Geräte passen und Energie und Wasser gespart wird.
b) Weil sonst Spannungsrisse auftreten können.

LÖSUNG **b**

KOMMENTAR Metalle dehnen sich unter der Einwirkung von Hitze aus. Wenn die Zangen geschlossen sind, können sie sich nicht ausdehnen und reißen. Natürlich sollte ein Autoklav oder Heißluftsterilisator möglichst erst dann beschickt werden, wenn genügend Instrumente sterilisiert werden müssen. Bei einem nur halb gefüllten Gerät kann es zu überhöhten Temperaturen kommen, die zur Schädigung der Instrumente führen. Bei elektronisch gesteuerten Geräten ist diese Gefahr nicht so groß.

FRAGE 50 **Warum dürfen Sie angerostete Instrumente nicht mit einwandfreien Instrumenten zusammen desinfizieren oder sterilisieren?**

a) Es entsteht Flugrost, der auch die einwandfreien Instrumente beschädigt.
b) Verrostete Instrumente sollten vor weiterem Gebrauch aufgearbeitet werden.
c) Benutzte, verrostete Instrumente müssen in jedem Fall desinfiziert werden (nicht mit einwandfreien Instrumenten zusammen).

LÖSUNG **a – b**

KOMMENTAR

Zu a: Rost wird während der Desinfektion und der Sterilisation durch den Dampf oder die Luftumwälzung bzw. das flüssige Desinfektionsmittel auf einwandfreie Instrumente übertragen.

Zu b: Verrostete Instrumente müssen vom Rost befreit werden (entweder mit entsprechenden Pflegemitteln oder durch einen Scheren/Zangenschleifer.

Zu c: Benutzte, verrostete Instrumente können eine Infektionsquelle sein. Deshalb müssen sie vor weiterer Bearbeitung durch Sie, Ihr Personal oder den Scheren/Zangenschleifer desinfiziert werden.

FRAGE 51 **Welche Aussage ist richtig?**

a) Instrumente, die auf dem Fußpflegewagen ohne Schutzfolie liegen, können trotzdem beim nächsten Kunden/Patienten verwendet werden, wenn sie nicht benutzt wurden.
b) Instrumente, die schutzlos auf dem Arbeitstisch gelegen haben, müssen erneut desinfiziert, gereinigt und sterilisiert werden, auch wenn sie nicht benutzt wurden.
c) Für nicht benutzte Instrument reicht es, wenn sie 15 Minuten in der UV-Schublade gelegen haben, bevor man sie wieder benutzt.
d) Diese Instrumente müssen kurz im Kugelsterilisator sterilisiert werden, bevor sie wieder benutzt werden können.

LÖSUNG **b**

KOMMENTAR Schutzlos auf dem Arbeitstisch liegende Instrumente sind nicht mehr steril. Sie sind dem Schleifstaub mit Sporen und den Keimen in der Umgebung ausgesetzt. Sie sind nach der Fußpflege wie benutzte Instrumente zu behandeln. Weder der Kugelsterilisator (der in Deutschland zur Sterilisation nicht erlaubt ist) noch die UV-Schublade können korrekt sterilisieren.

FRAGE 52 **Welche Mittel sind in der Fußpflege zur Instrumentendesinfektion zugelassen?**

a) Alle Mittel, die keimreduzierend wirken.
b) Alle im Supermarkt erhältlichen Desinfektionsmittel.
c) Nur die Mittel, die in der Desinfektionsmittelliste der DGHM aufgelistet sind.

LÖSUNG **c**

KOMMENTAR Es dürfen natürlich nur die Mittel verwendet werden, die in der Desinfektionsmittelliste der DGHM aufgeführt sind. Bei der Desinfektionsmittelliste handelt es sich um die Liste der nach den Richtlinien für die Prüfung chemischer Desinfektionsmittel geprüften und von der Deutschen Gesellschaft für Hygiene und Mikrobiologie (DGHM) als wirksam befundenen Desinfektionsverfahren (inkl. Verfahren zur Händedekontamination und hygienischen Händewaschung) (Stand: 4. Februar 2002).

FRAGE 53 **Was machen Sie, nachdem Sie Ihre Hände desinfiziert haben, bevor Sie mit der Fußpflege beginnen?**

a) Ich begrüße den Patienten mit Handschlag.
b) Ich packe alle Instrumente aus den Sterilisationsfolien aus, damit der Arbeitsablauf nicht durch das immer wiederkehrende Auspacken der Instrumente gestört wird.
c) Ich desinfiziere das Arbeitsfeld (Füße des Patienten und die angrenzende Haut des Unterschenkels) mit einem nach der Liste der DGHM zugelassenen Mittel.

LÖSUNG **c**

KOMMENTAR

Zu a: Wenn man sich gerade die Hände desinfiziert hat, begrüßt man den Patienten nicht mehr mit Handschlag. Er könnte vorher gerade auf der Toilette gewesen sein und noch Coli-Keime an seinen Händen haben, die Sie dann auf eine kleine Verletzung an seinem Fuß übertragen könnten.

Zu b: Jedes Instrument, das Sie in der Sterilisationsfolie belassen, können Sie beim nächsten Kunden oder Patienten noch verwenden. Das spart Arbeit, Zeit und Geld.

FRAGE 54 **Welches Virus wird parenteral (nicht über den Magen-Darm-Trakt) übertragen?**

a) Hepatitis-A-Virus
b) Hepatitis-C-Virus
c) Rotaviren
d) Mumpsviren
e) Rötelnviren

LÖSUNG **b**

Während Hepatitis A- und Rotaviren fäkal-oral, sowie Mumps- und Rötelnviren durch Tröpfcheninfektion übertragen werden, erfolgt die Verbreitung von Hepatitis C parenteral über den Kontakt zu infiziertem Blut.

Literatur:

- Grünewald, K. (2001): Theorie der medizinischen Fußbehandlung. Bd. 2. Verlag Neuer Merkur, München
- Grünewald, K. (2002): Theorie der medizinischen Fußbehandlung. Bd. 1. Verlag Neuer Merkur, München
- Paul Hartmann AG (Hg) (1998): Kompendium Wunde und Behandlung. Hartmann medical edition, Heidenheim
- Pschyrembel (1998): Klinisches Wörterbuch. Walter de Gruyter Verlag, Berlin
- Scholz, N. (2001): Klinischer Befund: ein ausgeprägter Unguis incarnatus mit Paronychie bei einem Diabetiker. In: Podologie, S. 12, Heft 4/2001
- Scholz, N. (2004): Lehrbuch und Bildatlas für die Podologie. Verlag Neuer Merkur, München

Pharmakologie

Die Pharmakologie in der Podologie bezieht sich natürlich nicht auf zu verschreibende Arzneimittel, sondern auf frei verkäufliche, meist nicht einmal apothekenpflichtige Externa (Mittel zur äußeren Anwendung). Außerdem setzt der Podologe unterschiedliche Verbandmaterialien zur Versorgung kleinerer Wunden oder chronischer Wunden auf Verordnung eines Arztes ein. Akute Wunden versorgt der Podologe in der Regel nur, wenn er sie selbst verursacht hat. Derzeit ist das Durchschnittsalter der Kundinnen und Kunden einer Podologenpraxis immer noch sehr hoch. Diese Menschen verfügen häufig über empirisches Wissen (Wissen, das ihnen von Eltern und Großeltern weitergegeben wurde), mit dem sie sich bei kleineren „Weh-Wehchen" selbst zu helfen versuchen. Schon aus diesem Grund empfiehlt es sich zu wissen, welche pflanzlichen oder volkstümlichen Heilmittel man wann gefahrlos anwenden kann. Die in der Podologenpraxis verwendeten und zu verkaufenden Externa werden von den Herstellern mit ausführlichen Hinweisen zur Anwendung ausgeliefert. Sie enthalten häufig die Inhaltsstoffe, die Ihre Kunden auch zu hause anwenden oder früher angewendet haben. Allerdings sind die heutigen Arzneimittelzubereitungen in Qualität und Standardisierung nicht mehr mit früheren Hausmitteln zu vergleichen. Heutige Pflegemittel in der Fußpflege entsprechen höchsten Ansprüchen.
Die folgenden Fragen beziehen sich nicht nur auf den praktischen Alltag des Podologen, sondern sind am Curriculum der Podologenausbildung ausgerichtet, in dem Spielraum für die Prüfung eines umfangreicheren Fachwissens ist.

FRAGE 1 **Was ist Pharmakokinetik, Pharmakodynamik?**

ANTWORT

Pharmakokinetik: Die Pharmakokinetik beschreibt die Reaktion des Organismus auf das Pharmakon. Wie wird es resorbiert, im Körper verteilt und eliminiert (ausgeschieden).
Pharmakodynamik: Die Pharmakodynamik beschreibt die Wirkung des Pharmakons auf den Organismus. Was macht es an den Rezeptoren, welche Dosis/Wirkungsbeziehungen bestehen, welche Nebenwirkungen hat es, wie giftig (toxisch) ist es.

FRAGE 2 **Wie erfolgt die Elimination (Ausscheidung) in Abhängigkeit von der HWZ (Halbwertszeit) eines Pharmakons?**

ANTWORT Ausgeschieden werden nach:
- der ersten HWZ 50% des Stoffes,
- nach der zweiten HWZ 75%,
- nach der dritten HWZ 87,5%,
- ab der vierten HWZ ist ungefähr das „steady state“ (Fließgleichgewicht) erreicht (93,8% bereits eliminiert).

KOMMENTAR Die Halbwertszeit gilt für alle Stoffe, die vom Organismus aufgenommen oder in ihn eingebracht werden. Hierbei spielt es keine Rolle, ob der Stoff als Salbe resorbiert oder als Tablette geschluckt wird. Allerdings erreicht ein Stoff durch eine Tablette oder Spritze schneller höhere Konzentrationen im Körper, als durch eine extern aufgetragene Salbe.

FRAGE 3 **Wie können Sie sich über die Nebenwirkungen eines Medikamentes informieren?**

ANTWORT Die Nebenwirkungen, Wechselwirkungen, Kontraindikationen und andere wichtige Informationen z. B. über Dosierung und Gegenmaßnahmen bei Überdosierungen finden Sie in:
- der „Roten Liste“
- der „Gelben Liste“
- dem Beipackzettel (befindet sich in Deutschland in jeder Arzneimittelpackung)
- beim Arzt oder Apotheker
- im Internet

FRAGE 4 **Wie viel Energie liefern zwei Liter einer 5%igen Glukoselösung?**

ANTWORT Um diese Frage beantworten zu können, müssen Sie folgendes wissen: 1 g Glucose liefert 4 Kcal

Die Rechnung sieht dann folgendermaßen aus:
Eine 5%ige Glucoselösung enthält 50 g Glucose auf 1000 ml (1 Liter).

Bei zwei Litern entspricht das 100 g Glucose. Da 1 g Glucose 4 Kcal Energie abgibt, entspricht die Energie bei 100 g 400 Kcal.

FRAGE 5 **Wie wirken Catecholamine auf den Blutdruck?**

ANTWORT Wirkungen von Catecholaminen (Noradrenalin und Adrenalin) auf das kardiovaskuläre System sind:

- Adrenalin wirkt blutdrucksteigernd (periphere Vasokonstriktion = Engstellung der Gefäße, positive Inotropie = Steigerung der Herzkontraktion)
- Noradrenalin wirkt eher auf alpha-Rezeptoren als auf betarezeptoren (keine positive Inotropie am Herzen, sondern nur Vasokonstriktion = Gefäßverengung; eine Gefäßverengung führt ebenfalls zu einer Blutdrucksteigerung).

KOMMENTAR Heute wird selbst bei Jugendlichen schon vom „Adrenalinkick“ gesprochen. Zur Beantwortung der Frage müssen Sie also noch wissen, dass Adrenalin und Noradrenalin zu den Katecholaminen gehören.

FRAGE 6 **Was verstehen Sie unter arterieller Hypertonie?**

ANTWORT Die arterielle Hypertonie wird über die Blutdruckwerte (mindestens drei Messungen an zwei Tagen) definiert:

- 140 – 160 systolisch und 80 – 90 mmHg diastolisch: Grenzwerthypertonie,
- Ab 160/95 mmHg: manifeste Hypertonie.
- Für die maligne Hypertonie (gefährliche arterielle Hypertonie) wurden nach einer Definition (uneinheitlich) die diastolischen Werte, die konstant über 120 mmHg liegen, festgesetzt. Außerdem kommt es zu morphologischen Veränderungen, z. B. Augenhintergrundsveränderungen (Fundus hypertonicus II-IV) und klinischen Symptomen.

KOMMENTAR Bluthochdruck, seine Behandlung und die Nebenwirkungen der Medikamente werden in der Praxis des Podologen ein häufiges Thema sein. Da müssen Sie mitreden können, aber keine Therapieempfehlungen abgeben.

FRAGE 7 **Welche Verhaltensmaßregeln sollte ein Patient mit arterieller Hypertonie Ihrer Ansicht nach beachten?**

ANTWORT

- Regelmäßige Blutdruckkontrollen,
- Gewichtsnormalisierung,
- beschränkte Kochsalz-Aufnahme (5 g/d),
- regelmäßige, körperliche Bewegung,
- geregelte Lebensführung,
- Genussmittel vermeiden (Nikotin, Alkohol, Koffein)

FRAGE 8 **Welche Insulinarten kennen Sie?**

ANTWORT Unterscheidung durch Wirkdauer:

- Kurzwirkendes = Normalinsulin: Wirkung: 6 – 8 h, Indikation: Stoffwechselentgleisung, intermittierende Therapie, intensivierte konventionelle Therapie (Basis-Bolus-Prinzip).
- Mittellang wirkendes = Verzögerungsinsulin in Kombination mit Zink, Surfen: Lente-NPH = Neutrales protaminverzögertes-Insulin-HAGEDORN). Wirkdauer bis zu 15 h, Indikation: Kombinationstherapie.
- Langwirkendes = Verzögerungsinsulin: Verbindung mit Protaminzink: Bei den langwirkenden Insulinen besteht eine größere Gefahr für Unterzuckerungen (Hypoglykämien) als bei den kurz wirkenden.

FRAGE 9 **Welche Mischpräparationen von Insulin kennen Sie?**

ANTWORT Insulinmischung aus Normalinsulin und NPH-Insulin (Neutrales Protamin Hagedorn): Zur konventionellen Insulintherapie mit Spritz-Ess-Abstand von 30 Minuten, Applikation s.c.(subcutan = unter die Haut):
Depot H 25® (mit Anteil von 25% Normalinsulin), Depot H 15® (15% Normalinsulin), Komb H Insulin® (50% Normalinsulin), andere Firmennamen sind Actraphane®, Profil®.

FRAGE 10 **Wie hoch schätzen Sie den täglichen Insulinbedarf?**

ANTWORT Beim Gesunden beträgt der Insulinbedarf etwa 40 IE, der Bedarf an Einheiten ist abhängig von der Ernährung, körperlicher Belastung, Stress-Situationen, Infektionskrankheiten und anderen Faktoren.

FRAGE 11 **Was verstehen Sie unter intensivierter konventioneller Insulintherapie (ICT)?**

ANTWORT Beruht auf dem Basis-Bolus-Prinzip: 40 – 50% der Gesamtdosis werden als Basalinsulin (NPH-Insulin, meist zwei Mal am Tag) verabreicht.
Schnell wirkendes Insulin wird zusätzlich an die Energiemenge der Mahlzeit, Blutzuckerwert, Tageszeit und geplante körperliche Belastung angepasst: Morgens ca. 1 – 3 IE/BE, mittags 0,5 – 1,5 IE/BE, abends 1 – 2 IE/BE.

FRAGE 12 **Welche oralen Antidiabetika kennen Sie?**

KOMMENTAR

- Acarbose (Glucobay® = Alphaglucosidasehemmer): bewirkt eine verzögerte Kohlenhydratresorption durch Hemmung der Glukoamylase, Saccharase und Maltase der Dünndarmmukosa. Nebenwirkungen sind Völlegefühl, Aufstoßen, Meteorismus (Blähungen), Diarrhö (Durchfall).
- Biguanide, Metformin (z. B. Glucophage®): Die Insulinabgabe aus B-Zellen des Pankreas wird nicht stimuliert, die blutzuckersenkende Wirkung entsteht über die Hemmung der oxydativen Phosphorylierung der peripheren Zellen, die die anaerobe Glykolyse stimuliert. Hauptnebenwirkung: Laktatazidose, verminderte Glukoseresorption. Die Ansprechbarkeit der Rezeptoren wird erhöht.
- Sulfonylharnstoffe, Glibornurid (Glutril®), Glibenclamid (Euglucon N®): Insulinausschüttung aus den Zellen wird vermehrt. Beim juvenilen Diabetiker ohne B-Zellen des Pankreas wirken Sulfonylharnstoffe nicht. Zusätzlich zur vermehrten Ausschüttung wird die periphere Wirkung des Insulins verstärkt. Nebenwirkungen sind

z. B.: Antidiurese (Hemmung der Urinproduktion und Ausscheidung), Hypoglykämie (Unterzuckerung). Vorraussetzung für die Wirkung ist ein funktionsfähiger Restanteil an Beta-Zellen der Bauchspeicheldrüse (Pankreas).

FRAGE 13 **Welche Maßnahmen können bei der diabetischen Polyneuropathie (periphere PN) helfen?**

ANTWORT

- Optimale Blutzuckereinstellung
- Alpha-Liponsäure
- Neurotrope Vitamine

KOMMENTAR Eine bereits bestehende periphere PN lässt sich nicht heilen sondern nur in ihrem Fortschreiten aufhalten. Hilfreich sind die neurotropen (nervenernährenden) Vitamine B_1, B_6 und B_{12}. Auch Alpha-Liponsäure soll ein Fortschreiten der pPN bremsen und die Symptomatik bessern. Die Anwendung dieser Substanzen ist in der Medizin allerdings umstritten. Die Wirkung ist nicht eindeutig durch Studien belegt.

FRAGE 14 **Welche Stoffe wirken als Insulinantagonisten (wirken dem Insulin entgegen)?**

ANTWORT Folgende Stoffe verschlechtern die Insulinwirkung (wirken antagonistisch):

- Glukokortikoide (Nebennierenrindenhormone)
- Kontrazeptiva („Pille“)
- Catecholamine (Adrenalin und Noradrenalin)
- Glukagon (direkter Gegenspieler des Insulins)
- Thyroxin (Schilddrüsenhormon)
- Saluretika der Klasse der Hydrochlorothiazide (Esidrix®) und Diazoxid (Hypertonalum®) (wassertreibende Medikamente).

FRAGE 15 **Was tun Sie bei einer hypoglykämischen Entgleisung (Unterzuckerung)?**

ANTWORT Eine Unterzuckerung bei einem Diabetiker ist immer eine gefährliche Situation. Wenn der Patient bei Bewusstsein ist, geben Sie ihm eine zuckerhaltige Lösung (Cola, Limonade, Zuckerwasser) zu trinken. Einem bewusstlosen Patienten keine Flüssigkeiten verabreichen.
Ist der Patient bewusstlos, rufen Sie den Notarzt und leisten erste Hilfe, bis der Notarzt eintrifft.

FRAGE 16 **Nennen Sie die Ihnen bekannten Antimykotika und ihre Anwendungsgebiete?**

ANTWORT Antimykotika werden vom Podologen allenfalls lokal als rezeptfreie Lösungen oder Cremes eingesetzt. Trotzdem ist es für den Podologen wichtig, auch andere Therapiemöglichkeiten zu kennen. Einige der Antimykotika können Nagelwachstumsstörungen oder Änderungen der Nagelkonsistenz machen (eigene Erfahrungen).

Systemische Antimykotika (Präparate die eingenommen werden):
Mit breitem Spektrum:
- Amphotericin B (Amphomoronal®)
- Ketoconazol (Nizoral®)
- Itraconazol (Sempera)
- Terbinafin-HCL (Lamisil)

Mit besonderen Indikationen:
- Griseofulvin Besonderheit: systemische Anwendung, aber nur Anwendung bei Hautmykosen durch Dermatophyten).

Lokale Antimykotika:
- Clotrimazol (Canesten®) – breites Spektrum,
- Ciclopiroxolamin (Batrafen®) – nur wirksam gegen Dermatophyten, nicht gegen Hefen.
- Miconazol (Daktar®) – Mundgel

Der Fußpflegebedarfshandel bietet antimykotikahaltige Pflegemittel an (zz. B. Allpresan Cremeschaum 7 mit Clotrimazol).

FRAGE 17 **Wie weist man einen Befall mit Candida albicans nach?**

ANTWORT Färbung mit Methylenblau oder Darstellung der Hyphen im Grampräparat.

KOMMENTAR Keine diagnostische Maßnahme für den Podologen. Die Diagnostik macht in aller Regel der Hautarzt. Es gibt aber mittlerweile Hautärzte, die Podologen für zahlungswillige Patienten eine Pilzdiagnostik anbieten.

FRAGE 18 **Welche Halogene lassen sich gut als Desinfektionsmittel einsetzen?**

ANTWORT Chlor und Jod

- Chlor: in Chlorgas, Chloramine hemmen Enzyme, reizen Haut und Schleimhäute (Clorina®)
- Jod: als alkoholische Lösung, Enzymhemmung, Vorsicht Allergien, Gastroenteritis, Nierenschäden (Jodo®)

FRAGE 19 **Welches Desinfektionsmittel ist wegen relativ geringer systemischer Nebenwirkungen (Nebenwirkungen auf den Gesamtorganismus) bei infizierten Hautwunden einsetzbar?**

ANTWORT Acridinderivate sind relativ wenig toxisch: Ethacridin (Rivanol®). Die Lösung wird in einer Konzentration von 1:1000 angesetzt und ist intensiv gelb. Der Farbstoff lässt sich schlecht aus Textilien entfernen. Farbige Antiseptika werden mehr und mehr durch andere Mittel verdrängt. Durch die Färbung lässt sich die Haut und die Wunde schlechter beurteilen.

FRAGE 20 **Welche antitumoralen Wirkstoffe kennen Sie? Nennen Sie spezielle Nebenwirkungen (NW)?**

ANTWORT

- **Alkylierende Substanzen:** N-Lost, Cyclophosphamid (Endoxan®, NW: Leber- und Nierenschäden), Chlorambucil (Leukeran®, NW: Lungenschäden, Leberschäden), Platin (NW: Nephritis);

- **Mitosegifte:** Vinca-Alkaloide (Vinblastin, Vincristin);
- **DNA-Analoga:** Azathioprin (Imurek®) ist das Pro-drug von Mercaptopurin (NW: Cholestase);
- **Mitose-inhibierend:** Antibiotika wie Daunorubicin, Doxorubicin (NW: kardiotoxisch (herzschädigend), ulzeröse Stomatitis (Geschwüre in der Mundschleimhaut), Dermatitis), Bleomycin (NW: Pneumonitis (interstitielle plasmazelluläre Lungenentzündung), Hautveränderungen), Mitomycin;
- **Folsäureantagonisten:** Methotrexat (NW: Stomatitis, Exantheme, Leber-, Lungen- und Nierenschäden);
- **Hormone:** ablative, additive Therapie mit Sexualhormonen (durch diese Hormone verkümmern die Geschlechtsorgane), Prednison (NW siehe dort).

Allgemeine Nebenwirkungen der Zytostatika sind:
Haarausfall, Magen-Darm-Störungen, Übelkeit, Erbrechen, Infektionsneigung, Knochenmarksdepression, Unfruchtbarkeit, mutagene (erbschädigende Wirkungen), karzinogene (krebserregende) Wirkung, Nagelwachstumsstörungen und Nagelverlust.

Kein Podologe wird je mit diesen Substanzen direkt zu tun haben, wenn er nicht auf einer onkologischen Station arbeitet. Er wird aber immer wieder Patienten behandeln müssen, die unter den Nebenwirkungen dieser Präparate zu leiden haben. Hier sind vor allem die schädigenden Wirkungen auf die Nagelsubstanz und die Wundheilung zu nennen.

FRAGE 21 **Nennen Sie generelle Nebenwirkungen zytotoxischer (Zellgifte) Substanzen in der Onkologie (Krebstherapie)?**

ANTWORT

- Frühreaktionen: Erbrechen, Übelkeit, Schwitzen, Fieber, Allergie.
- Spätreaktionen: Suppression (Unterdrückung) der Hämopoese (Blutbildung), (Erythro-, Leuko- und Thrombozytopenie), Haarausfall (meist reversibel), Schleimhautveränderungen, hepatotoxisch (leberschädigend), kanzerogene Wirkung. Nagelwachstumsstörungen und Nagelverlust.

Bei der Chemotherapie stehen vor allem auch die Störungen des Nagelwachstums bis zum Nagelverlust im Vordergrund. Diese Störungen fallen meist nur dem Patienten und dem Podologen auf.

FRAGE 22 **Welche Genussmittel machen Schlafstörungen?**

ANTWORT Kaffee (Koffein) und Nikotin sind häufige Auslöser von Schlafstörungen. Außerdem führen opulente Mahlzeiten zu unruhigem Schlaf.

Unter Medikamenten beeinflussen vor allem folgende Substanzen den Schlaf negativ:

- Theophyllin (Asthmamittel)
- Amphetamine (Aufputschmittel)
- Beta-Rezeptoren-Blocker (Blutdrucksenker)
- trizyklische Antidepressiva (Medikamente gegen Traurigkeit)
- Phenytoin (Mittel gegen Epilepsie und neuralgische Schmerzen)

FRAGE 23 **Welche Medikamente verstärken die Alkoholwirkung?**

ANTWORT Es gibt kaum ein Präparat, dessen Wirkung unter der gleichzeitigen Einnahme von Alkohol unbeeinflusst bleibt. In der Regel wird die Wirkung des Alkohols verstärkt oder aber die Wirkung des Medikaments. Viele Medikamente konkurrieren mit dem Alkohol um die Rezeptoren der abbauenden Enzyme. Medikamente, die die Alkoholwirkung verstärken sind:

- Barbiturate (Schlafmittel)
- Tranquilizer (Beruhigungsmittel)
- Hypnotika (das Bewusstseinbeeinflussende Medikamente)
- Phenothiazin (Neuroleptika, antiallergische Medikamente)
- trizyklische Antidepressiva (Medikamente gegen Traurigkeit)
- Antihypertensiva (blutdrucksenkende Mittel)
- Analgetika (Schmerzmittel)
- Und andere

FRAGE 24 **Welche Substanz hat die größte Arzneimittelkatastrophe in Deutschland hervorgerufen?**

ANTWORT Es handelt sich um Thalidomid (das Präparat Contergan®), aus der Gruppe der Piperidindione (zu Barbituraten gehörig). Dieses Medikament war aufgrund der angeblichen niedrigen akuten Toxizität (Giftigkeit) für die Anwendung als Schlafmittel während der

Schwangerschaft zugelassen. Durch die teratogene (fruchtschädigende) Wirkung kam es zu Fehlbildungen mit Phokomelie (verkürzte Gliedmaßen), Amelie (Fehlen der Gliedmaßen); ca. 4000 Fälle traten zwischen 1958 und 1961 in der BRD auf. Es gab Prozesse, die sich jahrelang hinzogen und schließlich zu Schadenersatzleistungen der Firma Grünenthal führten.

FRAGE 25 **Welche Therapiemöglichkeiten der Trigeminusneuralgie kennen Sie?**

ANTWORT Ein Therapieversuch mit der Substanz Carbamazepin (Tegretal®), das üblicherweise als antiepileptisches Mittel eingesetzt wird, ist gerechtfertigt.
Vorher sollten Therapieversuche mit Akupunktur stehen.

FRAGE 26 **Was ist eine Lotion, Paste, Kühlsalbe?**

ANTWORT

- Lotion: Puder in Aqua destilata (destilliertem Wasser).
- Paste: Talk und Vaseline (fest und fett).
- Kühlsalbe: enthält viel Wasser.

FRAGE 27 **Auf welcher Basis wendet man Externa bei der Neurodermitis an?**

ANTWORT Ein einfaches Therapieprinzip der Neurodermitis (atopische Dermatitis) gibt es nicht. Oft stecken versteckte Nahrungsmittelallergien dahinter. Grundsätzlich kann man aber sagen, dass Neurodermitispatienten viel Öl eher als Vaseline (Fett) vertragen.

FRAGE 28 **Bei welcher Blutalkoholkonzentration ist mit welchen zentralnervösen Störungen zu rechnen?**

ANTWORT Die Alkoholwirkung kann individuell sehr unterschiedlich sein und hängt von vielen Faktoren ab. Trotzdem kann man sich an folgenden Zahlen orientieren:

- 0,3‰ - Erste Gangstörungen,
- 0,5‰ - Finger-Nase-Versuch positiv, Romberg-Steh-Versuch positiv, leichte Sprachstörungen,
- 0,8‰ - Grenze der Fahrtüchtigkeit,
- 1,4‰ - Kräftiger Rausch,
- 2‰ Bewusstsein stark eingetrübt, Erinnerungsvermögen aufgehoben,
- 4-5‰ - Tödliche Grenzkonzentration.

KOMMENTAR Bei 0,8‰ können Sie sicher den Fräser nicht mehr korrekt führen.

FRAGE 29 **Wie unterteilt man das vegetative Nervensystem in zwei Anteile?**

ANTWORT Die funktionelle Einteilung in das trophotrope und das ergotrope System bietet sich aus didaktischen Gründen an:

- Trophotropes System: Ernährungssystem = Erholungssystem, vagaler, parasympathischer Anteil.
- Ergotropes System: Leistungssystem = sympathisches Nervensystem.

FRAGE 30 **Beschreiben Sie anhand eines Beispiels die Ziele der adjuvanten (begleitenden) Chemotherapie.**

ANTWORT Nach potentiell kurativer operativer oder strahlentherapeutischer Behandlung eines Tumors (z. B. eines kolorektalen Karzinoms) wird im Anschluss eine systemische Tumortherapie (Chemotherapie) durchgeführt. Hierbei soll versucht werden, eventuelle vagabundierende Metastasen abzutöten. Das gleiche gilt für die Bestrahlung.

FRAGE 31 **Welche Stoffwechselvorgänge werden durch das Pankreasinselhormon „Insulin“ beeinflusst?**

ANTWORT Das Inselhormon (Insulin aus den ß-Zellen der Bauchspeicheldrüse) ist ein Hormon, das anabole (aufbauende) Stoffwechselvorgänge positiv beeinflusst (Protein-, Fett-, Glykogensynthese).

FRAGE 32 **Welche Medikamente oder Erkrankungen erhöhen möglicherweise den Insulinbedarf?**
a) Dauertherapie mit Glucocortidoiden (Kortison)
b) Hyperthyreose (Schilddrüsenüberfunktion)
c) Einnahme von Benzothiadiazinen (wassertreibende Substanz)
d) Niereninsuffizienz (Nierenschwäche)

LÖSUNG **a – c sind richtig**

KOMMENTAR Folgende Erkrankungen können den Insulinbedarf eines Diabetikers erhöhen:
- langdauernde Glucocorticoidtherapie, Cushing-Syndrom, M. Cushing (Übergewicht der kontrainsulinären Hormone; Corticoide, ACTH (Adrenocortikoides Hormon)
- Hyperthyreose (ebenfalls vermehrtes Auftreten der kontrainsulinären Hormone bei gesteigertem Stoffwechsel)
- Stress-Situationen, Fieber, Infektionen, Operationen, Myokardinfarkt (Sympathikusaktivierung)
- Therapie mit Benzothiadiazinen (Diuretika) (vermutlich durch gesteigert Glykogenolyse in der Leber)

Bei einer chronischen Niereninsuffizienz ist der Insulinbedarf dagegen nicht erhöht.

FRAGE 33 **Durch die Aufnahme welcher Substanzen wird die Gefahr einer insulininduzierten Hypoglykämie erhöht?**
a) Alkohol
b) Sympathomimetika
c) Glucocorticoide
d) Thiaziddiuretika
e) Furosemid

LÖSUNG a

ANTWORT Folgende Substanzen führen zur Blutzuckersteigerung durch **Erhöhung der Glykogenolyse und Gluconeogenese**:

- Sympathomimetika (den Sympathikus anregende Medikamente)
- Glucocorticoide (Kortison)
- Thiazide (zusätzlich Hemmung der Insulinfreisetzung)
- Furosemid (wassertreibende Substanz)

Alkohol dagegen **hemmt** die **Gluconeogenese** und führt dadurch zu Hypoglykämien.

FRAGE 34 **Bei welcher der folgenden Arzneistoffkombinationen zur Behandlung des Diabetes mellitus besteht praktisch keine Gefahr der Hyperinsulinämie und Hypoglykämie?**

a) Insulin und Sulfonylharnstoff
b) Acarbose und Metformin
c) Sulfonylharnstoff und Metformin
d) Sulfonylharnstoff und Acarbose
e) Insulin und Metformin

LÖSUNG b

Acarbose verzögert als Hemmstoff der α-Glucosidase die Resorption der Kohlenhydrate aus dem Darm. Dadurch werden Blutzuckerspitzen mit reaktiver Hyperinsulinämie vermieden.
Die Gefahr von Hypoglykämien besteht bei alleiniger Gabe von Acarbose nicht.
Metformin (z. B. Glucophage®) ist ein Biguanid.
Wirkprinzip:

- Hemmung der Glucoseresorption aus dem Darm
- Hemmung der Gluconeogenese
- Verstärkung der Wirkung von Insulin an peripheren Geweben

Hypoglykämien unter Therapie mit Metformin sind selten.
Daher stellt die Kombination von Acarbose und Metformin kaum eine Gefahr der Hypoglykämie dar (Antwort **b** ist richtig).

Zu a: Sowohl Insulin als auch **Sulfonylharnstoffe** senken den Blutglucosespiegel.

Wirkprinzip der Sulfonylharnstoffe:

- Stimulation der Insulinsekretion

Die Kombination beider Substanzen kann Hypoglykämien hervorrufen, gleichzeitig kommt es bei beiden Substanzen zu einem Anstieg des Insulinspiegels.

Zu c und d: Bei die Kombination eines **Sulfonylharnstoffes** mit **Metformin** oder **Acarbose** kann durch die Wirkung des Sulfonylharnstoffes die Gefahr der Hypoglykämie Unterzuckerung) und Hyperinsulinämie (zuviel Insulin) entstehen.

Zu e: Durch Gabe von **Insulin** kann sowohl eine Hypoglykämie als auch eine Hyperinsulinämie entstehen.

FRAGE 35 **Nennen Sie den Hauptwirkungsmechanismus der Glitazone (Thiazolidindione)!**

a) Verminderung der peripheren Insulinresistenz
b) Verzögerung der Glucoseaufnahme im Darm
c) Hemmung der Aufspaltung von Disacchariden im Darm
d) Steigerung der hepatischen Glucoseproduktion (Zuckerproduktion in der Leber)
e) Senkung der peripheren Insulinspiegel durch Hemmung der Insulinsekretion

LÖSUNG **a**

Glitazone (z. B. Rosiglitazon, Pioglitazon) sind eine relativ neue Gruppe der oralen Antidiabetika. Sie vermindern die periphere Insulinresistenz und verbessern die Ansprechbarkeit von Insulin, so dass körpereigenes bzw. appliziertes Insulin besser wirken kann.
Des Weiteren vermögen Glitazone auch den Triglyzeridspiegel zu senken.
Indiziert (angezeigt) sind Glitazone in der Kombination mit Metformin oder Sulfonylharnstoffen, wenn diese alleine nicht mehr ausreichend wirksam sind.
Der in Antwort (**b**) und (**c**) beschriebene Wirkmechanismus trifft auf Glukosidasehemmer wie Acarbose zu.

FRAGE 36 **Welches in der Therapie des Diabetes mellitus eingesetzte Medikament ist als Monotherapeutikum (einziges Arzneimittel) (bei Alkoholkarenz) mit dem geringsten Risiko einer bedrohlichen Hypoglykämie behaftet?**
a) Insulin Lispro
b) Normalinsulin
c) Metformin
d) Glibenclamid
e9 Glimepirid

LÖSUNG c

Die unter (**a**), (**b**), (**d**) und (**e**) beschriebenen **Medikamente** führen bei Überdosierung oder mangelnder Nahrungsaufnahme zu einer bedrohlichen Hypoglykämie. Selbst wenn Sie den Begriff Lispro-Insulin noch nicht gehört haben, können Sie mit der Kenntnis der anderen Substanzen die Frage lösen.
Glibenclamid (**d**) und **Glimeperid** (**e**) sind **Sulfonylharnstoffe**. Diese fördern durch Blockade von K+-Kanälen (Kanäle für Kalium) im Pankreas (Bauchspeicheldrüse) die Freisetzung von Insulin und können daher ebenfalls eine Unterzuckerung hervorrufen.
Metformin, ein Biguanid, erhöht die Insulinwirkung, ohne den Insulinspiegel zu erhöhen. Daher ist eine Hypoglykämiegefahr kaum gegeben. Eine typische und oft gefragte Nebenwirkung des Metformins ist die Laktatazidose.

FRAGE 37 **Unter dem Begriff „Pharmakodynamik" eines Arzneistoffes versteht man:**
a) Seine Elimination (Entfernung, Ausscheidung) aus dem Organismus
b) Seine Wirkungen
c) Seinen Stoffwechsel in der Leber

LÖSUNG b

Während sich der Begriff **Pharmakodynamik** auf die Wirkung eines Präparates bezieht, beschreibt die Pharmakokinetik die Resorption (Aufnahme), Metabolisierung (Verstoffwechselung) und Ausscheidung von Medikamenten.

FRAGE 38 **Welche Komponenten wirken bei äußerlich anzuwendenden Arzneimitteln zusätzlich zum Wirkstoff?**

ANTWORT Neben dem eigentlichen Wirkstoff wirken bei äußerlich anzuwendenden Arzneimitteln (Externa) vor allem die kühlende oder wärmende Komponente.

FRAGE 39 **Nach welchen Kriterien richtet sich die äußerliche (externe) Behandlung der Haut?**

ANTWORT Die externe Behandlung der Haut richtet sich nach der Art der Erkrankung und zwar, ob sie:
- Akut
- Subakut oder
- Chronisch ist.

FRAGE 40 **Welche Zubereitungsformen an äußerlich anzuwendenden (Arznei)mitteln kennen Sie?**

ANTWORT An Zubereitungsformen für die äußerlich anzuwendenden Mittel unterscheiden wir:
- Salben
- Puder
- Flüssigkeit
- Paste
- Schüttelmixtur
- Emulsionen
- Sprays
- Creme-Schäume

FRAGE 41 **Was versteht man unter Salben?**

ANTWORT Salben sind streichfähige, halbfeste Zubereitungen, die lokal (am Ort der Erkrankung, Verletzung) aufgetragen, eingerieben oder einmassiert werden. Sie enthalten hauptsächlich Fette, Öle oder Wachse. Sie wirken rückfettend und werden als Grundlage bei ausgetrockneter (exsikkierter), sebostatischer (verminderte Talgproduktion) Haut und bei anderen trockenen Hauterkrankungen eingesetzt. Salben sind sehr gut als Träger für viele Wirkstoffe geeignet, die sie optimal in die Haut einbringen.

FRAGE 42 **Welche Salbengrundstoffe unterscheiden Sie?**

ANTWORT Wir unterscheiden:

- Salbengrundstoffe, die **Wasser aufnehmen**. Hierzu gehören Wollwachs (Adeps lanae anhydricum) nimmt das auf der Haut befindliche Wasser auf und bildet eine W/Ö-Emulsion, die sich mit der hauteigenen Emulsion vermischt. Diese Salben werden bei akuten entzündlichen Hauterkrankungen (Dermatitiden) angewandt. Sie wirken mehr an der Oberfläche und haben wenig Tiefenwirkung.
- Salbengrundstoffe, die **Wasser abweisen**. Hierzu zählen vor allem die Paraffin-Kohlenwasserstoffe, wie z. B. Vaseline. Sie vermischen sich nicht mit den körpereigenen Emulsionen und bilden einen abdeckenden und feuchtigkeitsundurchlässigen Film auf der Hautoberfläche. Der Schweiß kann nicht mehr verdunsten, so dass die oberen Hornschichten aufquellen. Diese Salbengrundstoffe fördern das Eindringen von Wirkstoffen in die Haut oder Hornschicht, sind tiefenwirksamer, weichen die Haut, Schuppen und Schorf auf. Sie eignen sich vor allem für chronische Hauterkrankungen. Wasserabweisende Salbengrundstoffe (vor allem zinkoxydhaltige Salben) werden häufig verwendet, um Wundränder abzudecken, um die gesunde Haut vor dem Wundsekret oder enzymatischen Wundreinigern zu schützen.

Salben werden heute in aller Regel als Fertigprodukte mit ausführlichen Anwendungsempfehlungen an den Patienten oder Kunden abgegeben. In Einzelfällen werden Salben auch heute noch auf Verordnung eines Arztes nach einem speziellen Rezept vom Apotheker gemischt. In diesen Fällen erhält der Verbraucher die Anwendungsinformation von seinem Arzt oder Apotheker.

FRAGE 43 **Bei welchen Erkrankungen oder zu welchem Zweck werden Salben eingesetzt?**

ANTWORT Generell werden Salben bei folgenden Erkrankungen eingesetzt:

- Chronischen Entzündungen
- Erosionen, Krusten, schuppenden Hauterkrankungen, Keratosen (überschießende Hornhautbildung), Narben, Hautschwund
- Als rückfettende Grundlage (z. B. nach dem Händewaschen)
- Als Trägerstoff für Medikamente (Antibiotika, Harnstoff, Corticoide, Antiallergica und andere)

FRAGE 44 **Was verstehen Sie unter Puder?**

ANTWORT Puder bestehen in der Regel aus:

- Zinkoxyd
- Talkum
- Stärke

FRAGE 45 **Welche Aufgaben haben die einzelnen Komponenten des Puders?**

ANTWORT

- Zinkoxyd:
  - nimmt kein Wasser auf
  - ist hart
  - deckt gut ab
  - haftet schlecht
- Talkum:
  - nimmt Wasser auf
  - ist „weich", macht gleitfähig
  - deckt schlecht ab
  - haftet gut
- Stärke:
  - nimmt viel Wasser auf
  - ist „sehr weich"
  - deckt schlecht ab
  - haftet gut

FRAGE 46 **Warum sollten Sie bei stark nässenden Wunden keinen Puder verwenden?**

ANTWORT Grundsätzlich behandeln Sie stark nässende Wunden nur in Zusammenarbeit oder auf Anordnung eines Arztes. Sonst verstoßen Sie gegen das Heilpraktikergesetz. Trotzdem schadet es nicht, wenn Sie den Grund kennen.
Grundsätzlich sollte bei stark nässenden Wunden kein Puder verwendet werden, weil Puder die Sicht auf die Wunde verdeckt und so die Beurteilung des Heilungsverlaufes behindert. Unter dem Puder bzw. der Kruste kann sich ein Entzündungsprozess fortsetzen.

FRAGE 47 **Welche Eigenschaften hat Puder?**

ANTWORT Eigenschaften von Puder:
- Vergrößerung der Hautoberfläche
- Wärmeableitend bzw. -abstrahlend
- Kühlend
- Entzündungshemmend
- Talkum und Stärke sind stark wasseraufnehmend, dadurch trocknend und wegen der Verdunstung kühlend
- Puder vermindern die Reibung zweier Berührungsflächen

FRAGE 48 **In welchen Fällen werden Puder eingesetzt?**

ANTWORT Puder werden eingesetzt bei:
- Akuten Entzündungen
- Rötung, Schwellung und Bläschen
- Juckreiz
- Als wirkstofffreies Mittel zur äußerlichen Anwendung
- Als Trägerstoff für Medikamente, vor allem für Antibiotika (Mittel gegen Bakterien), Antimykotika (Mittel gegen Pilze) und Adstringenzien (gefäßverengende Substanzen)

FRAGE 49 **Was kennzeichnet eine Lösung und was eine Tinktur?**

ANTWORT
- eine Lösung enthält Wasser
- eine Tinktur enthält Alkohol

FRAGE 50 **Welche Flüssigkeiten werden häufig als Externa (äußerliche Mittel) angewendet?**

ANTWORT Bei Flüssigkeiten unterscheiden wir hauptsächlich zwei Trägerstoffe:

1. Wasser	verdunstet langsam wird als Lösung bezeichnet
2. Alkohol	verdunstet schnell wird als Tinktur bezeichnet

FRAGE 51 **Welche Eigenschaften haben die beiden Flüssigkeiten Wasser und Alkohol als Wirkstoffträger?**

ANTWORT

Wasser als Trägerstoff: Hier wirken vor allen Dingen die physikalischen und chemischen Eigenschaften des Wassers. Es wird in Form von Bädern, Waschungen und Auflagen verwendet. Durch bestimmte Wirkstoffzusätze und die Temperatur (kalt oder warm oder mit ansteigender Temperatur) kann man bestimmte Wirkungen erzielen. Warme Bäder entspannen und fördern in gewissem Rahmen die Durchblutung, regen den Stoffwechsel an, kalte Bäder oder Umschläge sind entzündungshemmend und adstringierend (zusammenziehend).

Alkohol als Trägerstoff: Hier steht der Wirkstoff im Vordergrund, da nach Verdunsten des Alkohols die Wirkstoffe der Tinktur, des Sprays oder des Lacks auf der Haut zurückbleiben.

FRAGE 52 **In welchen Fällen werden Flüssigkeiten als Wirkstoffträger eingesetzt?**

ANTWORT Flüssigkeiten als Wirkstoffträger oder Therapeutikum werden eingesetzt:

- Bei akuten nässenden und entzündlichen Hauterkrankungen. Wasser kann hier als Lösungsmittel für bestimmte Wirkstoffe dienen. Zum Beispiel Ethacridinlactat (Rivanol®) bei Entzündungen der Lymphbahnen (Lymphangitis)
- Nicht luftabschließende feuchte Verbände und Umschläge entsprechen dem Grundsatz der Anwendung von „feucht auf feucht" (feuchte, nässende Wunden werden feucht behandelt). Ich beachte diesen Grundsatz nicht immer. Beim eingewachsenen Zehennagel mit „wildem Fleisch" verwende ich mit großem Erfolg 2%iges Merbromin (früheres Mercuchrom), das sehr stark austrocknend wirkt. Der eingewachsene Nagel muss natürlich zusätzlich mit einer Spange behandelt werden. Feuchte Umschläge wirken:
  - kühlend
  - abschwellend
  - trocknend.

  Feuchte Umschläge müssen häufig gewechselt werden. Wadenwickel zur Senkung von erhöhter Körpertemperatur müssen meist nach drei bis fünf Minuten gewechselt werden, da sie dann ihre kühlende Wirkung verloren haben. Wadenwickel sind auch nur sinnvoll, wenn die unteren Extremitäten eine erhöhte Temperatur aufweisen.
- Feuchte Okklusivverbände (Verbände mit Luftabschluss) beschleunigen entzündliche Vorgänge (z. B. um ein Furunkel schneller reifen zu lassen), sie bilden eine feuchte Kammer und bieten damit ideale Bedingungen für Bakterien und Pilze. Okklusivverbände werden mit den entsprechenden Wirkstoffen kombiniert zur Hornhautablösung oder Nagelablösung angewendet.
- Bäder wirken aufgrund der physikalischen Eigenschaften des Wassers (kalt warm, Wechselbäder, Dampfbad). Sie können zusätzlich reinigen, entschuppen und Medikamente in die Haut einschleusen (Öle, Salze, Vitamine, Schwefel)

FRAGE 53 **Woraus bestehen Pasten?**

ANTWORT Pasten bestehen aus Puder- und Fettsubstanzen. Der Puder lockert die Fettschicht auf, wodurch ausreichend Flüssigkeit von der Hautoberfläche abdunsten kann.

FRAGE 54 **Welche Eigenschaften haben Pasten?**

ANTWORT

- Verbesserte Wärmeabstrahlung durch Vergrößerung der Hautoberfläche (bedeutet Kühlung)
- In Abhängigkeit vom Mischungsverhältnis zwischen Puder und Fett wirkt die Paste austrocknend oder fettend.
- Entzündungshemmend

FRAGE 55 **In welchen Fällen werden Pasten als Wirkstoffträger eingesetzt?**

ANTWORT

- Bei subakuten und chronischen Entzündungen an nicht behaarten Körperstellen
- Bei Schuppen, Krusten, Verhornungen, Narben, Hautschwund
- Wirkstoffe in Pasten werden nur langsam und in geringer Menge resorbiert (aufgenommen)

FRAGE 56 **Woraus bestehen Schüttelmixturen?**

ANTWORT Aus Puder und Flüssigkeit

FRAGE 57 **Welche Eigenschaften haben Schüttelmixturen?**

ANTWORT
- Nach Verdunstung der Flüssigkeit verbleibt auf der Haut eine festhaftende Puderschicht.
- Die Schüttelmixtur wirkt wie feuchte Umschläge und Puder.
- Sie kühlt durch die Verdunstung der Flüssigkeit (Wasser oder Alkohol).
- Sie wirkt abschwellend und abtrocknend.

FRAGE 58 **Warum muss die Schüttelmixtur vor der Anwendung geschüttelt werden?**

ANTWORT Die Schüttelmixtur muss vor der Anwendung geschüttelt werden (daher der Name), damit sich die flüssige Phase mit der festen (Puder) vermischt.

FRAGE 59 **Was verstehen Sie unter einer Emulsion?**

ANTWORT Emulsionen sind Mischungen aus zwei oder mehreren nicht ineinander lösbaren Flüssigkeiten. Wir unterscheiden Öl-in-Wasser und Wasser-in-Öl-Emulsionen. Bei Öl-in-Wasser-Emulsionen besteht die innere (disperse Phase) aus Wasserabstoßenden (hydrophoben) Substanzen (meistens Fetten) und einer äußeren Phase (dem Dispersionsmittel), in diesem Falle Wasser. Bei der Wasser-in-Öl-Emulsion sind die Verhältnisse umgekehrt. Einfacher gesagt versteht man unter Emulsionen Salben, die mit Wasser vermischt sind.

FRAGE 60 **Welche Arten der Emulsion unterscheiden wir?**

ANTWORT Wir unterscheiden je nach Mischungsverhältnis:
- Kühlsalbe
- Creme
- Milch
- Lotion

FRAGE 61 **Welche Eigenschaften haben Emulsionen?**

ANTWORT

- Bei der Verdunstung der Flüssigkeit entsteht Verdunstungskälte, die zu den fettenden Eigenschaften zusätzlich einen kühlenden Effekt hat.
- Cremes sind geschmeidiger als Salben und werden von der Haut besser aufgenommen und hinterlassen keinen Fettglanz.

FRAGE 62 **In welchen Fällen werden Emulsionen eingesetzt?**

ANTWORT

- Bei subakuten entzündlichen Hauterkrankungen im Gesicht und an den Händen oder Füßen.
- Bei trockener Haut im Gesicht und an den Händen oder Füßen.
- Zur Ganzkörperbehandlung bei Säuglingen und Kindern.

FRAGE 63 **Welche Eigenschaften der Salizylsäure kennen Sie?**

ANTWORT

- Fiebersenkend (antipyretisch), wenn sie als Tablette eingenommen wird.
- Schmerzstillend (analgetisch), sowohl als einzunehmendes Medikament als auch äußerlich in Salben oder Cremezubereitungen angewandt.
- Entzündungshemmend (antiphlogistisch), sowohl als einzunehmendes Medikament als auch äußerlich angewandt.
- Hornhautauflösend (keratolytisch), in Salbenzubereitungen oder als Hornhaut- und Hühneraugenpflaster.
- Ätzend (in pulverisierter Form auf Hypergranulationen).

FRAGE 64 **Welche Nebenwirkungen kann Salizylsäure haben?**

ANTWORT

- Allergische Reaktionen
- Vergiftungserscheinungen bei großflächiger Anwendung, vor allem bei Kindern
- Hautreizungen durch die hornhautlösende Wirkung
- Ätzend in Abhängigkeit von der Konzentration

FRAGE 65 **Welche Symptome könnten für eine Vergiftung mit Salizylsäure sprechen?**

ANTWORT

- Temperaturanstieg
- Übererregbarkeit
- Verwirrtheitszustände

FRAGE 66 **In welchen Fällen wird Salizylsäure äußerlich angewandt?**

ANTWORT Salizylsäure wird äußerlich angewendet bei:

- Überschiessender Hornhautbildung (Hyperkeratose) in Konzentrationen von 20 – 60% (z. B. in Hühneraugen- und Hornhautpflastern oder zur Behandlung von Warzen)
- Bei Schuppenflechte (Psoriasis) in Konzentrationen von 3 – 5% zur Ablösung der Hautschuppen
- Als Salizylöl zur Ablösung von Krusten und Schuppen am behaarten Kopf in Konzentrationen bis zu 5%
- Als 2 – 3%ige Salizylspirituslösung, gemischt mit anderen Wirkstoffen, zur Behandlung von Kopfhautekzemen, infizierten Dermatosen (Entzündungen der Haut) und Intertrigo (sog. Wolf, rote, juckende und brennende Hautveränderung in den Körperfalten, zwischen den Zehen, in den Brustfalten)
- In pulverisierter Form zur Behandlung von Hypergranulationen

FRAGE 67 **Welche Eigenschaften hat Schwefel äußerlich angewandt?**

ANTWORT

- Gering desinfizierend
- Antiparasitär durch Enzymhemmung der am Zellstoffwechsel beteiligten Enzyme (wird heute nicht mehr zur Bekämpfung von parasitären Erkrankungen eingesetzt)
- Gefäßerweiternd (hyperämisierend)
- Hornhautauflösend

FRAGE 68 **Welche Nebenwirkungen des äußerlich angewandten Schwefels kennen Sie?**

ANTWORT

- Allergien
- Hautreizungen

FRAGE 69 **Wann kann Schwefel äußerlich angewendet werden?**

ANTWORT Schwefelhaltige Externa (äußerlich anwendbare Arzneimittel) werden eingesetzt:
Als Salbe, Paste oder Schüttelmixtur in einer Konzentration von 3 – 5 % zusammen mit anderen Wirkstoffen

FRAGE 70 **Was ist ein Antibiotikum?**

ANTWORT Unter Antibiotika fassen wir alle Substanzen zusammen, die gegen Mikroorganismen gerichtet sind. Ursprünglich handelte es sich hierbei um Stoffwechselprodukte von Schimmelpilzen, Streptomyceten und Bakterien. Deren Stoffwechselprodukte waren geeignet, andere Bakterien im Wachstum zu hemmen oder gar zu töten. Heute werden die meisten Antibiotika synthetisch (künstlich) hergestellt.

FRAGE 71 **Welche Zubereitungsformen von Antibiotika kennen Sie?**

ANTWORT Antibiotika gibt es als:
- Tabletten
- Granulat zum Auflösen
- Injektionslösung
- Inhalationslösung
- Creme
- Salbe
- Puder
- Spray

FRAGE 72 **Welche erwünschten Eigenschaften haben Antibiotika?**

ANTWORT
- Sie wirken antibakteriell: entweder wachstumshemmend oder abtötend.
- Ihr Wirkungsmechanismus ist sehr unterschiedlich. Sie greifen häufig in den Stoffwechsel der Erreger ein.
- Sie senken das Fieber indirekt durch die Abtötung oder Hemmung der Mikroorganismen.

FRAGE 73 **Welche Einsatzgebiete für Antibiotika in der Podologie kennen Sie?**

ANTWORT In der Fußpflege spielen Antibiotika nur in der Zusammenarbeit mit einem Arzt eine Rolle, da die meisten Antibiotika apotheken- und verschreibungspflichtig sind.
Lokal werden Antibiotika (zu denen im weiteren Sinne auch die Antimykotika = Mittel gegen Pilze) zählen, vor allem in Salben und Lösungen angewendet:
- Chloramphenicol (als Salbe in Leukomycin)
- Tetrazyklin (als Salbe in Aureomycin)
- Fusidin-Säure (als Fucidine-Salbe)
- Fusidin-Säure (als Salbengetränkte Gaze/Baumwollgitternetz)
- Nystatin (als Salbe, Creme und Lösung bei äusserlichem Pilzbefall)
- Tioconazol (z. B. als Fungibacid Creme bei äusserlichem Pilzbefall)

- Clotrimazol (als Creme, Salbe, Lösung bei äusserlichem Pilzbefall)
- Econazol (Lösung zur Behandlung des Hautbefalls mit Pityriasis versicolor/weiße Hautflecken)

Derzeit sind Antimykotikahaltige Cremes oder Salben auch im Fußpflegebedarfshandel frei verkäuflich zu erhalten (z. B. Allpresan Schaum 7 mit 1% Cotrimazol)

FRAGE 74 **Welche keimreduzierenden Mittel kennen Sie als frei verkäufliche Pflegemittel oder Kosmetika?**

ANTWORT Es gibt eine Reihe von frei verkäuflichen Lösungen und Cremes, die ebenfalls antibiotisch oder antimykotisch wirken.
Hierzu zählt z. B.:
- Teebaumöl
- Propolis

FRAGE 75 **Auf welche Substanzen kann ein Patient allergisch reagieren?**

a) Nur auf Wirkstoffe
b) Nur auf Trägerstoffe
c) Sowohl auf Wirkstoffe als auch auf Trägerstoffe
d) Grundsätzlich auf jede Substanz

LÖSUNG d

KOMMENTAR Bei allen Substanzen, die auf die Haut aufgetragen werden, muss mit Allergien auf die Wirksubstanz oder einen der Trägerstoffe gerechnet werden. Vor Anwendung immer nach Allergien fragen und wenn vorhanden, in den Allergiepass schauen. Es kann auch zu Vergiftungserscheinungen kommen, wenn große Mengen der jeweiligen Stoffe aufgenommen werden. Dies trifft vor allem für Kinder zu, deren Entgiftungsfunktionen noch nicht voll ausgereift sind.
Wichtig sind auch Resistenzentwicklungen der Erreger (Wirkungsverlust der Antibiotika durch Gewöhnung der Bakterien). Deshalb sollte der medizinische Fußpfleger immer mit einem Arzt zusammenarbeiten, bevor er Wirkstoffe für einen Patienten mit bekannten Allergien empfiehlt.

FRAGE 76 **Was verstehen Sie unter Antiseptika?**

ANTWORT

- Antiseptika sind chemische Substanzen zur Wunddesinfektion.
- Desinfektionsmittel dienen der Keimreduktion oder Keimabtötung.
- Als Asepsis bezeichnen wir die Keimfreiheit aller Gegenstände (Hände, Instrumente, Verbandsstoffe, Implantate), die mit einer Wunde in Berührung kommen.

FRAGE 77 **Welche Antiseptika werden zur Wundbehandlung eingesetzt?**

ANTWORT

- Wasserstoffperoxid 3% (H_2O_2)
- Jod
- Alkohol
- Formaldehyd (wird heute wegen der krebserzeugenden Wirkung kaum noch angewendet)
- Schwermetallsalze (Silbernitrat, Merbromin)
- 70%iger Isopropylalkohol
- 80%iger Ethylalkohol
- und andere

Die Anwendung von Antiseptika mit aggressiver Wirkung ist in der Wundbehandlung, besonders beim diabetischen Fußsyndrom, sehr umstritten.

FRAGE 78 **Was ist die DGHM-Liste?**

ANTWORT Als Desinfektionsmittel dürfen nur solche verwendet werden, die in der DGHM-Liste (Liste der Deutschen Gesellschaft für Hygiene und Mikrobiologie) aufgeführt sind. In der Fußpflege müssen die Desinfektionsmittel gegen Bakterien, Pilze und Viren wirken.

FRAGE 79 **Welche Eigenschaften sollte ein Antiseptikum haben?**

ANTWORT

- gute und schnelle Abtötung von Mikroorganismen
- breites Wirkungsspektrum (soll viele verschiedene Keime treffen)
- gute Löslichkeit und Benetzungsfähigkeit
- Stabilität gegen physikalische, chemische und biologische Einflüsse
- gute lokale Gewebeverträglichkeit
- fehlende Toxizität (Giftigkeit) bei Resorption
- gute Materialverträglichkeit
- keine Geruchsbelästigung
- Farblosigkeit
- Wirtschaftlichkeit

Es gibt kein Antiseptikum, das alle genannten Eigenschaften aufweist. Deshalb müssen bei der Anwendung unter Berücksichtigung des Einsatzgebietes immer Kompromisse gemacht werden.

FRAGE 80 **Welche Eigenschaften haben desinfizierende Farbstoffe?**

ANTWORT

- Antibakteriell, hauptsächlich gegen grampositive Bakterien wie Staphylokokken, vereinzelt auch gegen gramnegative wie Pseudomonas
- Antimykotisch (gegen Pilze) speziell gegen Hefepilze
- Adstringierend (zusammenziehend, das bedeutet gegen Ekzeme und juckkreizstillend)
- Austrocknend
- Stark färbend in Abhängigkeit von der Konzentration

FRAGE 81 **Welche unerwünschten Nebenwirkungen haben desinfizierende Farbstoffe?**

ANTWORT

- Intensive Färbung aller Gegenstände und Körperteile, die mit dem Farbstoff in Berührung kommen (Hände, Wäsche, Bodenbeläge etc.) Die Farben reichen von grün über blauviolett, intensiv gelb bis zu einem tiefen rot.

- Bei zu hoher Konzentration (über 1%) kann es zum Absterben von Gewebe (Nekrosen) kommen.

FRAGE 82 **In welchen Fällen werden desinfizierende Farbstoffe eingesetzt?**

ANTWORT Bei:

- Oberflächlichen eitrigen Entzündungen (Pyodermien)
- Superinfizierten Ekzemen
- Mykosen in Hautfalten

FRAGE 83 **Wie werden desinfizierende Farbstoffe eingesetzt?**

ANTWORT

- Umschläge mit der verdünnten Farbstofflösung
- Bäder
- Auftragen mit einem Watteträger auf den Wundbereich

FRAGE 84 **Welche farbigen Antiseptika kennen Sie?**

ANTWORT

- Merbromin (rot, in Mercuchrom, zählt eigentlich nicht zu den Farbstoffen sondern zu den Schwermetallsalzen)
- Solutio Castellani sine colore (Castellophyth)
- Brilliant grün
- Kaliumpermanganat (blauviolett, zählt eigentlich auch nicht zu den klassischen antiseptischen Farbstoffen, sondern anorganischen Salzen)
- Ethacridinlactat (intensiv gelb, Rivanollösung oder Salbe, ebenfalls kein reiner Farbstoff)

Die Anwendung von Ethacridinlactat (Rivanollösung) und Kaliumpermanganat ist bei richtiger Konzentration unbedenklich. Es handelt sich hierbei nicht um reine Farbstoffe. 2%iges Merbromin (früheres Mercuchrom) ist Quecksilberhaltig und zählt zu den Schwermetallsalzen (enthält 0,5% Quecksilber; zum Vergleich: Amalgam enthält 53% Quecksilber und befindet sich in Amalgamfüllungen im Zahn). Sofern hier nur kleine Flächen desinfiziert werden (kleine Hautverletzungen, Hypergranulationen etc.), ist nach meinem Ermessen gegen die Anwendung von Merbromin nichts einzuwenden. Ich habe beispielsweise sehr gute Erfahrungen mit Merbromin (Mercuchrom) beim Unguis incarnatus mit Hypergranulation (wildem Fleisch = Caro luxurians) gemacht. Zusätzlich muss allerdings immer eine dreiteilige Nagelkorrekturspange angefertigt und gesetzt werden (andere Spangen sind beim entzündeten Unguis incarnatus kontraindiziert oder halten nicht). Sehr gute Erfahrungen habe ich auch mit Ethacridinlactat-Lösung (Rivanollösung 1:1000) bei Wundrose (Erysipel), Lymphangitiden (Entzündung der Lymphgefäße) und bei der Thrombophlebitis (oberflächliche Venenentzündung) oder Thrombose (tiefe Venenentzündung) gemacht.

FRAGE 85 **Welche Desinfektionsmittel kennen Sie, die nicht zur Wunddesinfektion verwendet werden?**

ANTWORT Bei den Desinfektionsmitteln, die nicht zur Wunddesinfektion verwendet werden, unterscheiden wir zwischen:

- Händedesinfektion
- Hautdesinfektion
- Flächendesinfektion
- Instrumentendesinfektion

Für alle diese Mittel gibt es speziell von der Industrie hergestellte und geprüfte Lösungen, die in der DGHM-Liste aufgeführt sind. Wichtig ist beispielsweise, dass Händedesinfektionsmittel rückfettend sind, während Hautdesinfektionsmittel diese Eigenschaft nicht besitzen. Auf gefetteter Haut klebt kein Pflaster mehr. Die von der Industrie angebotenen Desinfektionsmittel sind kaum noch überschaubar. Deshalb sollte der medizinische Fußpfleger sich nur von einem Unternehmen beliefern und beraten lassen, da die Dosierungen und Anwendungsrichtlinien von Hersteller zu Hersteller sehr unterschiedlich sind. Wenn man immer wieder das Präparat wechselt, kommt es leicht zu Fehldosierungen mit mangelnder Wirksamkeit der Desinfektionsmittel oder Schäden für Mensch und Material durch Überdosierungen.

FRAGE 86 **Welche Eigenschaften haben kortisonhaltige Präparate?**

ANTWORT
- Antientzündlich
- Antiallergisch
- Juckreizstillend (antipruriginös)
- Antiexsudativ (verminderte Ausscheidung von Gewebswasser)
- Antiproliferativ (Zellwachstumshemmend)
- Hautatrophien (Verkümmerung der Haut)

FRAGE 87 **Welche unerwünschten Nebenwirkungen können Kortikoide haben?**

ANTWORT Obwohl der medizinische Fußpfleger keine kortisonhaltigen Tabletten oder Salben verordnen kann und auch die frei verkäuflichen nicht ohne ärztliche Zusammenarbeit empfehlen sollte, sind Kenntnisse über Wirkungen und Nebenwirkungen dieser Präparate hilfreich und empfehlenswert.

Unerwünschte Nebenwirkungen kortisonhaltiger Medikamente sind:
Bei äußerlicher Anwendung:
- Hautschwund (Atrophie der Haut)
- Erhöhte Verletzlichkeit der Haut
- Punktförmige Einblutungen
- Venenerweiterung und Erweiterung der Hautkapillaren mit Teleangiektasien
- Schwächung der zellulären Immunabwehr
- Hierdurch Neigung zu Entzündungen der Haut

Bei innerlicher Anwendung:
Die Nebenwirkungen von kortisonhaltigen Tabletten, Injektionen oder einzunehmenden Lösungen sind kaum übersehbar. Folgend ein Ausschnitt aus der Gebrauchinformation zu dem Kortikoid „Prednisolon 5 mg." Nicht alle dieser Nebenwirkungen treten immer auf, sind aber immer möglich. Wahrscheinlich wird sich diese Liste bei längerem Gebrauch und eventueller Liberalisierung auch der Kortisontabletten noch erweitern.

- **Haut:** Hautstreifen (Striae rubrae), Dünnwerden der Haut (Atrophie), punktförmige Hautblutungen (Petechien), Blutergüsse (Ekchymosen), Steroidakne, verzögerte Wundheilung, periorale Dermatitis. Überempfindlichkeitsreaktionen z. B. Hautausschläge (Exantheme).
- **Muskel und Skelett:** Muskelschwund (Atrophie), Osteoporose (Knochenschwund), aseptische Knochennekrosen (Absterben von Knochengewebe, z. B. des Oberarm- oder des Hüftknochens).
- **Augen:** Steigerung des Augeninnendruckes (Glaukom), Linsentrübung (Katarakt)
- **Psyche:** Depressionen, Gereiztheit, Euphorie, Antriebs- und Appetittsteigerung, Pseudotumor cerebri (Steigerung des Hirndrucks), Auftreten einer manifesten Epilepsie (Anfallsleiden)
- **Magen-Darm-Kanal:** Magenbeschwerden, Magengeschwür, Bauchspeicheldrüsenentzündung, Funktionsstörung aller Drüsen, Vollmondgesicht, Stammfettsucht, erhöhter Blutzuckerspiegel, Zuckerkrankheit Diabetes mellitus), Wasseransammlung im Gewebe (Natriumretention mit Ödembildung), vermehrte Kaliumausscheidung, Inaktivität oder Schwund der Nebennierenrinde, Wachstumsverzögerung bei Kindern, Störungen der Sexualhormonsekretion (Ausbleiben der Menstruationsblutung), abnormer Haarwuchs, Potenzstörungen.
- **Kreislauf und Gefäße:** Anstieg des Blutdrucks, Erhöhung des Arteriosklerose- und Thromboserisikos, Gefäßentzündung (Vaskulitis, auch als Entzugssyndrom nach Langzeittherapie)
- **Blut- und Immunsystem:** Blutbildveränderungen (mäßige Leukocytose, Lymphopenie, Eosinophilie, Polyglobulie), Verminderung der Immunabwehr (z. B. Erhöhung des Infektionsrisikos)

Bei langdauernder Kortisontherapie kann es nach abruptem Absetzen der Medikation zu Entzugssyndromen kommen, die sich beispielsweise in Muskel- und Gelenkschmerzen äußern können.

Literatur:

- Grünewald, K. (2001): Theorie der medizinischen Fußbehandlung. Bd. 2. Verlag Neuer Merkur, München
- Grünewald, K. (2002): Theorie der medizinischen Fußbehandlung. Bd. 1. Verlag Neuer Merkur, München
- Paul Hartmann AG (Hg) (1998): Kompendium Wunde und Behandlung. Hartmann medical edition, Heidenheim
- Pschyrembel (1998): Klinisches Wörterbuch. Walter de Gruyter Verlag, Berlin
- Scholz, N. (2001): Klinischer Befund: ein ausgeprägter Unguis incarnatus mit Paronychie bei einem Diabetiker. In: Podologie, S. 12, Heft 4/2001
- Scholz, N. (2004): Lehrbuch und Bildatlas für die Podologie. Verlag Neuer Merkur, München

Fragen zur Wundbehandlung

FRAGE 1 **Was ist eine komplizierte Wunde?**

ANTWORT Tiefergehende Schädigungen, die das Muskelgewebe, das Skelettsystem oder innere Organe betreffen, werden definitionsgemäß als komplizierte Wunden bezeichnet.

FRAGE 2 **Nach welchen Kriterien können Sie Wunden einteilen?**

ANTWORT Nach ihrer Entstehung, aber auch nach Tiefe und Ausdehnung des Defektes werden Wunden in verschiedene Wundarten unterschieden:

- mechanische bzw. traumatische Wunden
- thermische und chemische Wunden
- Geschwürswunden.

FRAGE 3 **Welche Schweregrade der Verbrennung kennen Sie?**

ANTWORT Es gibt fünf Schweregrade der Verbrennung und zwar:

Grad I: funktionelle Schädigung der oberen Epidermisschicht (Stratum corneum), die sich als Erythem (umschriebene Rötung der Haut) manifestiert

Grad IIa: Zerstörung der Epidermis bis zur Basalschicht mit Blasenbildung

Grad IIb: tief dermale Verbrennung, die die Epidermis und fast die gesamte Tiefe der Dermis (Corium=Lederhaut) betrifft

Grad III: Nekrose mit vollständiger, irreversibler (unwiderruflicher) Zerstörung von Epidermis, Dermis und oft teilweise der Subcutis („full-thickness-burn“),

Grad IV: Verkohlung, die die Muskeln, Sehnen und gegebenenfalls die Knochen mit betrifft.

Das folgende Schema zeigt, welche Tiefenausdehnung die einzelnen Schweregrade der Verbrennung haben.

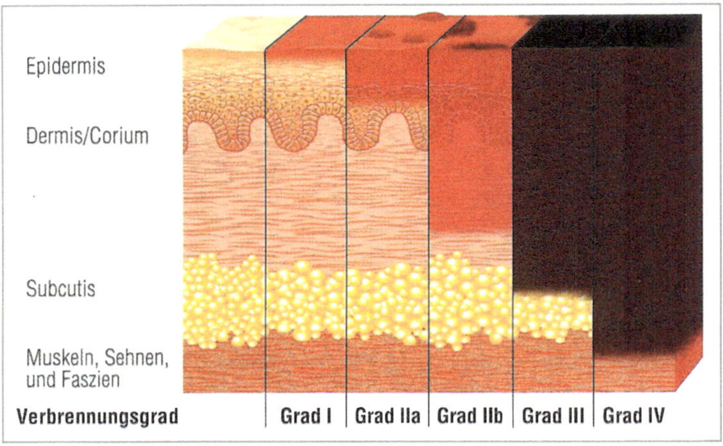

Die Schwere der Verbrennungen wird für Prognose und Behandlung in vier Grade eingeteilt, wobei Grad II nochmals in Grad IIa und IIb unterteilt ist. Die Einteilung bezieht sich dabei auf die Tiefe der Verletzung, d. h. welche Anteile der Haut verbrannt sind.

FRAGE 4 **Was sind chronische Wunden?**

ANTWORT Chronische Wunden benötigen zur Abheilung definitionsgemäß länger als acht Wochen. Hierzu zählen in aller Regel Ulcera cruris (Unterschenkelgeschwüre) oder diabetische Ulcera (Geschwüre bei Zuckerkranken).

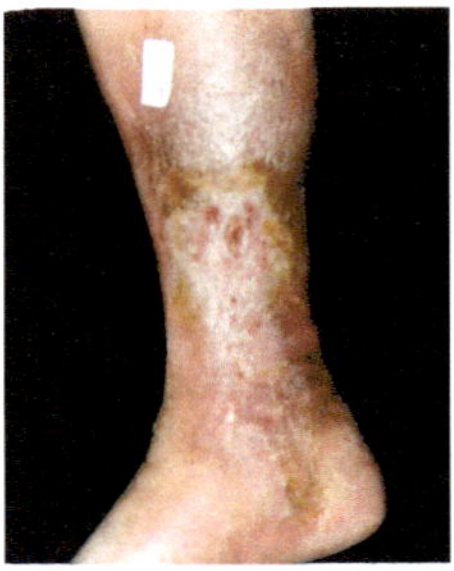

Ulcus cruris (chronisches Geschwür) z. B. bei Venenerkrankungen (chronisch venöse Insuffizienz = CVI)

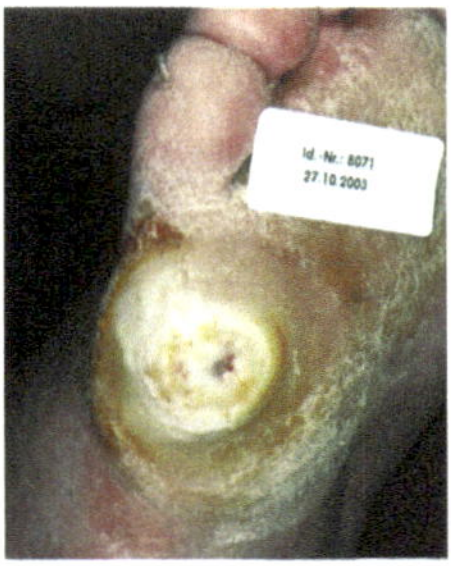

Typisches Malum perforans (chronische Wunde des Diabetikers)

FRAGE 5 **Wie entsteht der Wundschmerz?**

ANTWORT Der Wundschmerz entwickelt sich als Folge freigelegter Nervenendigungen und der Schwellung, aber auch durch bestimmte Entzündungsprodukte wie z. B. Bradykinin.

FRAGE 6 **Welche Aufgaben haben die Phagozyten (Fresszellen)?**

ANTWORT Etwa zwei bis vier Stunden nach einer Verletzung beginnt im Rahmen der Entzündungsreaktionen die Einwanderung von Leukozyten, die als so genannte Phagozyten (Fresszellen) zur Phagozytose (Aufnahme in die Zelle) von Detritus (Zellschutt), körperfremdem Material und Keimen befähigt sind.

FRAGE 7 **Wie kommt es zur Gefäßerweiterung nach einer Verletzung?**

ANTWORT Die zu Beginn der Verletzung kurzfristig enggestellten Arteriolen erweitern sich durch vasoaktive Substanzen wie Histamin, Serotonin und Kinin.

FRAGE 8 **Welche Rolle spielen Makrophagen in der Wundheilung?**

ANTWORT Es gilt heute als gesichert, dass eine Wundheilung ohne funktionierende Makrophagen nicht möglich ist. Der größte Teil der Makrophagen hat seinen Ursprung in hämatogenen Monozyten, deren Differenzierung (Ausbildung) und Aktivierung zum Makrophagen im Wundgebiet stattfindet. Angelockt durch chemotaktische Reize bakterieller Toxine (Gifte) und zusätzlicher Aktivierung durch neutrophile Granulozyten, wandern die Zellen in dichten Reihen aus dem zirkulierenden Blut in die Wunde. Im Rahmen ihrer phagozytierenden (fressenden) Tätigkeit, die den höchsten Aktivierungsgrad der Zellen darstellt, beschränken sich die Makrophagen dabei nicht nur auf einen direkten Angriff auf Mikroorganismen, sondern helfen auch bei der Antigenübermittlung an die Lymphozyten. Von Makrophagen abgefangene und teilweise aufgebaute Antigene (Substanz, die die Bildung von Antikörpern anregt) werden den Lymphozyten in einer erkennbaren Form angeboten. Des weiteren sezernieren Makrophagen entzündungsfördernde Zytokine (Interleukin-1/IL-1 und tumor necrosis factor α, TNF- α) und verschiedene Wachstumsfaktoren (bFGF = basis fibroblast growth factor, EGF = epidermal growth factor, PDGF = platelet-derived growth factor sowie TGF-α und -β = transforming growth factor (α und β).

FRAGE 9 **Welche Bedeutung hat die Gefäßneubildung für die Wundheilung?**

ANTWORT Ohne neue Gefäße, die eine ausreichende Versorgung des Wundgebietes mit Blut, Sauerstoff und Nährstoffen sicherstellen sollen, kann die Wundheilung nicht vorankommen. Die Gefäßneubildung (Vaskularisierung) geht von intakten Blutgefäßen am Wundrand aus. Durch die Stimulation von Wachstumsfaktoren sind die Zellen der Epithelschicht, die die Gefäßwände auskleidet (hier als Endothel bezeichnet) in der Lage, ihre Basalmembran abzubauen, sich zu mobilisieren und in das umgebende Wundgebiet und das Blutgerinnsel zu migrieren (einzuwandern). Durch weitere Zellteilungen formen sie hier ein röhrenförmiges Gebilde, das sich an seinem knospenartigen Ende weiter teilt.

FRAGE 10 **Was verstehen Sie unter Granulationsgewebe?**

ANTWORT In zeitlicher Abhängigkeit von der Gefäßbildung beginnt etwa am vierten Tag nach der Wundentstehung die Defektauffüllung mit neuem Gewebe. Es entwickelt sich das so genannte Granulationsgewebe, dessen Aufbau maßgeblich von den Fibroblasten angeregt wird. Sie produzieren zum einen Kollagen, das außerhalb der Zellen zu Fasern ausreift und dem Gewebe seine Festigkeit verleiht, zum anderen aber auch Proteoglykane als gallertige Grundsubstanz des extrazellulären Raums.

FRAGE 11 **Woher stammen die in der Wunde befindlichen Fibroblasten?**

ANTWORT Die spindelförmigen Fibroblasten werden nicht mit dem Blutkreislauf in die Wunde transportiert, sondern stammen vorwiegend aus dem ortsständigen Gewebe, das verletzt wurde. Sie werden durch Chemotaxis angelockt. Als Nährsubstrat dienen Aminosäuren, die beim Abbau der Blutgerinnsel durch die Makrophagen entstehen.

FRAGE 12 **Welche Aufgaben haben Myofibroblasten?**

ANTWORT Im Verlauf der Wundheilung wandelt sich ein Teil der Fibroblasten zu Myofibroblasten um, die die Kontraktion der Wunde bewirken. Der Myofibroblast ähnelt den Zellen der glatten Muskulatur und enthält wie diese den kontraktionsfähigen Muskeleiweißkörper Actomyosin. Die Myofibroblasten kontrahieren sich (ziehen sich zusammen), womit gleichzeitig die Kollagenfasern gestrafft werden. Dadurch schrumpft das Narbengewebe und zieht das Hautgewebe am Wundrand zusammen.

FRAGE 13 **Was ist eine Granulation in Bezug auf die Wundheilung?**

ANTWORT Die Bezeichnung Granulation wurde 1865 von Billroth eingeführt und rührt daher, dass sich bei der Entwicklung des Gewebes auf der Oberfläche hellrote, glasig-transparente Körnchen (lat. Granula) zeigen. Jedem dieser Körnchen entspricht ein Gefäßbäumchen mit zahlreichen feinen Kapillarschlingen, wie sie durch die Gefäßneubildung entstehen. An die Schlingen lagert sich das neue Gewebe an. Bei einer guten Granulation vergrößern sich die Körnchen mit der Zeit und nehmen auch zahlenmäßig zu, so dass schließlich eine lachsrote, feuchtglänzende Oberfläche entsteht. Eine solche Granulation zeigt eine gute Heilung. Gestörte, stagnierende Heilungsprozesse sind gegeben, wenn die Granulation mit schmierigen Auflagerungen belegt ist, blass und schwammig aussieht oder bläulich verfärbt ist. Das nachfolgende Foto zeigt frisches Granulationsgewebe.

Granulierende Wunde

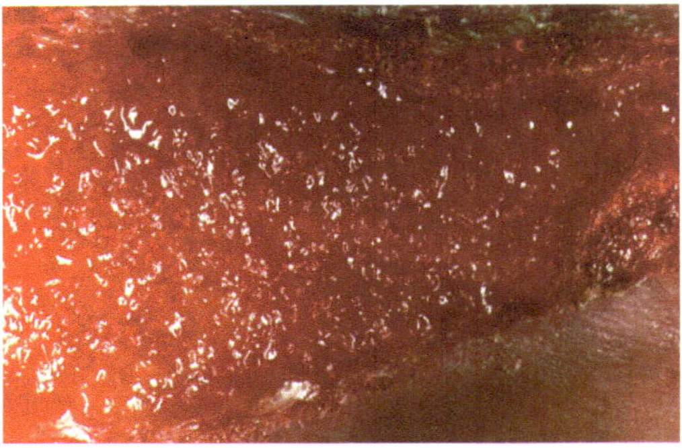

FRAGE 14 **Wodurch wird die Mitose der Zellen gesteuert?**

ANTWORT Die zur Wundheilungsreaktion befähigten stoffwechselaktiven Zellen der Basalschicht besitzen offensichtlich ein unbegrenztes Mitosepotential, das normalerweise durch gewebsspezifische Hemmstoffe, die so genannten Chalone, gedrosselt, im Läsionsfall (Verletzungsfall) jedoch voll wirksam wird. Sinkt also nach einer Epidermisverletzung der extrazelluläre Chalonspiegel infolge des Verlustes zahlreicher chalonproduzierender Zellen im Wundbereich stark ab, ergibt sich daraus eine entsprechend hohe mitotische Aktivität der Zellen der Basalschicht und leitet die für die Defektdeckung erforderliche Zellvermehrung ein.

FRAGE 15 **Welche Wundart hat die besten Heilungschancen?**

ANTWORT Am besten sind die Heilungsaussichten bei glatten, dicht aneinander liegenden Wundflächen einer Schnittwunde ohne nennenswerten Substanzverlust und ohne Einlagerung von Fremdkörpern in ei-nem gut mit Blutgefäßen versorgten Körpergebiet. In solchen Fällen kommt es beim Ausbleiben einer Wundinfektion zur primären Wundheilung (per primam intentionem).

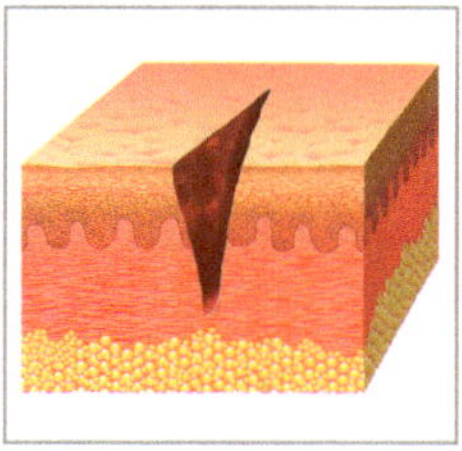

Glatte Wundränder einer nicht infizierten Wunde

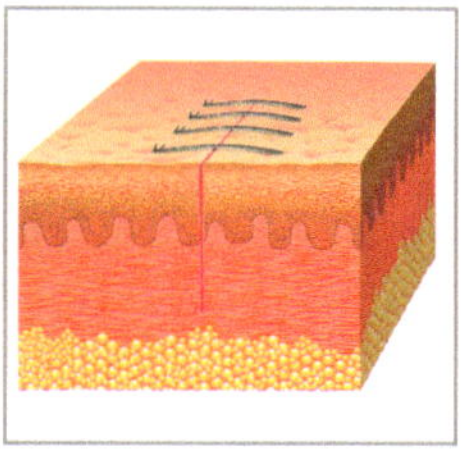

Gleiche Wunde nach Naht

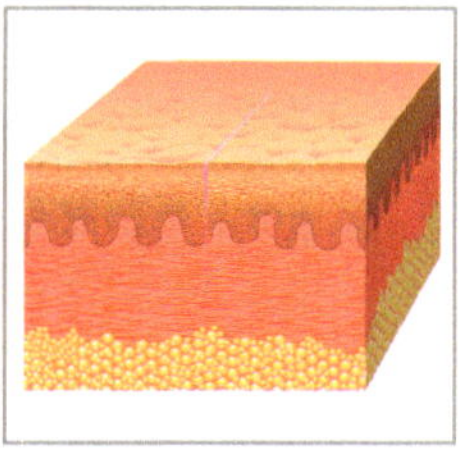

Wunde nach Abheilung mit feiner Narbe

FRAGE 16 **Wann ist mit einer verzögerten Primärheilung zu rechnen?**

ANTWORT Eine verzögerte Primärheilung tritt ein, wenn aufgrund der Wundentstehung mit einer Infektion zu rechnen ist und die Wunde nicht verschlossen werden darf. Zur Beobachtung der Infektionsentwicklung wird der Wundspalt tamponiert und offen gehalten. Bleibt die Infektion aus, kann die Wunde etwa zwischen dem 4. und 7. Tag verschlossen werden und heilt dann per primam intentionem. Manifestiert sich eine Infektion, wird die Wunde als sekundär heilend eingestuft und einer offenen Wundbehandlung zugeführt.

FRAGE 17 **Wann ist mit einer sekundären Wundheilung zu rechnen?**

ANTWORT Sekundäre Wundheilung ist immer dann gegeben, wenn Gewebslücken aufzufüllen sind bzw. wenn eine eitrige Infektion die direkte Vereinigung der Wundränder verhindert. Die Wundflächen liegen nun nicht mehr dicht beieinander, sondern klaffen mehr oder weniger auseinander. Um die Wunde zu schließen, muss Granulationsgewebe aufgebaut werden, dessen Entwicklung bereits beschrieben wurde. Die Arbeitsleistung, die dabei vom Organismus erbracht werden muss, ist also größer als im Falle der Primärheilung, wie auch insgesamt der Aufbau des Granulationsgewebes störanfälliger für endogene (Einflüsse aus dem Organismus) und exogene (von außen) Einflüsse ist.

FRAGE 18 **Wodurch ist eine reparative Heilung charakterisiert?**

ANTWORT Regeneration bedeutet den gleichwertigen Ersatz von untergegangenen Zellen oder Geweben und ist nur bei solchen Zellen möglich, die zeitlebens ihre Mitosefähigkeit behalten. Dazu zählen die Zellen der Basalschicht der Epidermis. Das Regenerat nach einer Verletzung unterscheidet sich deshalb kaum von der ursprünglichen Epidermis. Die Heilungsvorgänge entsprechen der Wundheilungsphase der Reepithelisierung (Bildung der neuen Haut).

FRAGE 19 **Was kennzeichnet einen chronischen Wundheilungsverlauf?**

ANTWORT Die chronische Wunde ist dem Wesen nach eine sekundär heilende Wunde, die durch Gewebsaufbau geschlossen werden muss. Benötigt dieser Vorgang mehr als acht Wochen, wird die Wunde als chronisch eingestuft. Der Übergang von einer akuten zur chronischen Wunde kann dabei in jeder der Wundheilungsphasen erfolgen. Mehrheitlich entwickeln sich chronische Wunden jedoch aus fortschreitenden Gewebszerstörungen infolge von Gefäßerkrankungen unterschiedlichster Genese, wie Diabetes mellitus, lokalen Druckschädigungen, Strahlenschäden oder Tumoren.

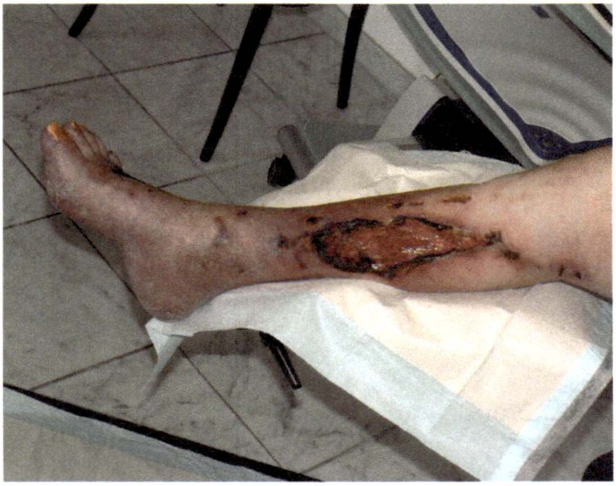

Beispiel für eine chronische Wunde.

FRAGE 20 **Wodurch wird die Wundheilung negativ beeinflusst?**

ANTWORT

- Hohes Alter
- Medikamente:
  - Immunsuppressiva (immununterdrückende Medikamente)
  - Zytostatika (zellschädigende Medikamente)
  - Antiphlogistika (hauptsächlich Glukokortikoide)
  - Antikoagulanzien (gerinnungshemmende Medikamente)
- Mangelernährung
- Vitaminmangel
- Schlechte Immunologie
- Schwere Grunderkrankungen:
  - Tumoren
  - Diabetes mellitus
  - Alkoholismus
  - periphere arterielle Durchblutungsstörungen (pAVK)
  - chronisch venöse Insuffizienz (CVI) und andere
- Postoperative Komplikationen:
  - Thrombosen und Thromboembolien
  - postoperative Pneumonien (Lungenentzündungen nach der Operation)
  - postoperative Peritonitis (Bauchfellentzündung nach der Operation)
  - postoperativer Ileus (Darmverschluss nach der Operation)
  - postoperative Urämie (Nierenversagen nach der Operation)

FRAGE 21 **Welche Faktoren sind bei der Beurteilung des Wundzustandes zu berücksichtigen?**

ANTWORT

- Entstehung/Ausmaß der Schädigung (Größe, Tiefe, Mitbeteiligung tieferliegender Strukturen wie Faszien, Muskeln, Sehnen, Knorpeln, Knochen)
- Zustand der Wundränder (glatt, unregelmäßig, zerklüftet, unterminiert, mit Wundtaschen)
- Beschaffenheit der Exsudation (blutend, blutig-serös, eitrig, ausgetrocknet)
- Ausmaß der Keimbesiedelung/Infektionsanzeichen

- Zustand des Wundgrundes (Anteil an nekrotischem Gewebe, Beschaffenheit der Nekrosen: geschlossene, schwarze Nekrosen, Schorf, schmieriges Gewebe, verschmutzt, Fremdkörpereinlagerung, sauber)
- Lokalisation der Wunde (in gut oder schlecht durchblutetem Gebiet)
- Alter der Wunde (akutes Trauma, verflossene Zeitspanne vom Unfall bis zur Erstversorgung /Behandlung, chronische Wundzustände)

FRAGE 22 **Wie können sich Wundheilungsstörungen darstellen?**

ANTWORT

- Stagnierende Wundreinigung
- minderwertiger beziehungsweise verzögerter Aufbau von Granulationsgewebe
- fehlende Reepithelisierung
- typische postoperative Komplikationen (Serome, Hämatome, Wunddehiszenzen und hypertrophe Narbenbildungen)
- die Wundinfektion als häufigste und schwerwiegendste Störung.

FRAGE 23 **Was ist ein Serom und wie entsteht es?**

ANTWORT Serome sind Ansammlungen von serösem Exsudat in Wundhohlräumen. Meist entstehen sie durch:

- Reizzustände im Wundgebiet, z. B. verursacht durch Fremdkörper
- Koagulationsnekrosen (durch Elektrokauter) oder Massenligaturen (Abbinden von Gefäßen)
- Spannungszustände in der Wunde bei stark angespannten Nähten
- unterschwellige Infektionen
- Transsudate bei allgemeinen Eiweißmangelzuständen
- Allgemeinerkrankungen
- behinderter Lymphabfluss

FRAGE 24 **Wie entstehen Wundhämatome?**

ANTWORT Wundhämatome bilden sich im Wundspalt als Folge mangelhafter Blutstillung der ins Wundgebiet einmündenden Gefäße oder bei postoperativ auftretender Blutdrucksteigerung. Sie finden sich häufig bei Hemmung der Blutgerinnung infolge Antikoagulantionstherapie oder bei krankhaften Veränderungen des Gerinnungssystems.

FRAGE 25 **Welche klinischen Symptome einer Nachblutung kennen Sie?**

ANTWORT Die klinischen Symptome einer Nachblutung sind:
- Pulsanstieg
- Blutdruckabfall
- Umfangszunahme im Bereich der Nachblutung

FRAGE 26 **Wie entstehen Weichteilnekrosen?**

ANTWORT Weichteilnekrosen entstehen, wenn die Ernährung von Wundrand- bzw. Weichteilgewebe durch die Verletzung oder Stauung nutritiver (ernährender) Gefäße vermindert bzw. unterbrochen wurde, so z. B. durch inadäquate Schnittführung, starker Traumatisierung der Haut oder falscher Nahttechnik. In der Regel sind sie nur im Bereich der Hautwunde erkennbar und in ihrer Demarkierung zu verfolgen.

FRAGE 27 **Wann ist der Verband zu wechseln?**

ANTWORT Wichtig für den ungestörten Heilungsverlauf ist nicht nur der schonende Verbandwechsel, sondern auch der richtige Zeitpunkt. Dabei ist die Häufigkeit des Verbandwechsels vom Zustand der Wunde und den jeweiligen Eigenschaften der Wundauflage abhängig. Ein unnötiges Wechseln ist jedoch möglichst zu vermeiden, da jeder Verbandwechsel eine Störung der Wundruhe bedeutet und unnötige Kosten verursacht.

Grundsätzlich ist der Verband zu kontrollieren und gegebenenfalls sofort zu entfernen:

- wenn der Patient über Schmerzen klagt,
- Fieber aufgetreten ist,
- der Verband durchgeweicht und verschmutzt bzw. die Aufnahmekapazität der Wundauflage erschöpft ist,
- sich die Fixierung gelöst hat.

Bei einer aseptischen, primär verheilenden Wunde, z. B. einer OP-Wunde, bleibt der Verband normalerweise bis zum Ziehen der Fäden geschlossen. Falls in den ersten Stunden nach der Operation Blut nachsickert, ist der Verband jedoch zu erneuern.
Schwieriger ist dagegen die Verbandwechselhäufigkeit bei sekundär heilenden Wunden mit Gewebsaufbau einzuschätzen. In der Reinigungsphase kann je nach dem Ausmaß des anfallenden Exsudats oder beim Vorliegen einer Infektion ein ein- bis zweimaliger Verbandwechsel pro Tag erforderlich werden.

Ist die Wunde sauber, frei von Infektionen und wird langsam hellrotes Granulationsgewebe sichtbar, lässt sich die Verbandwechselhäufigkeit reduzieren. Bei Verwendung hydroaktiver Wundauflagen wie Hydrosorb oder Hydrocoll können diese mehrere Tage auf der Wunde verbleiben.

FRAGE 28 **Was sind Wunddehiszenzen?**

ANTWORT Wunddehiszenzen sind Wundheilungsstörungen, bei denen Teile der Wundflächen trotz Adaptationsnähten nicht miteinander verkleben und bindegewebig verbunden werden, sondern infolge der Spannungszustände im Gewebe voreinander zurückweichen.

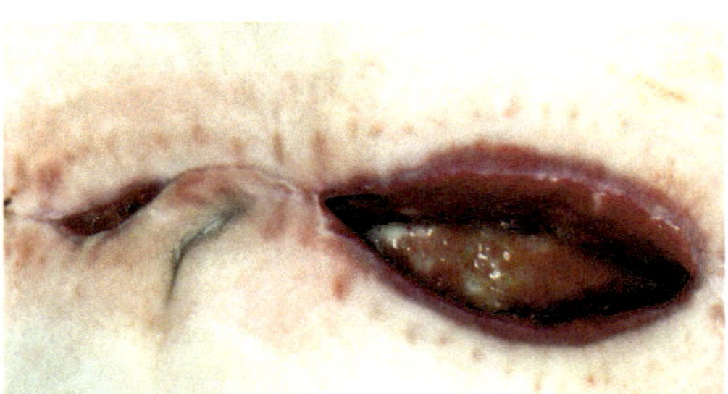

Wunddehiszenz unterhalb des Nabels nach Dickdarmresektion.

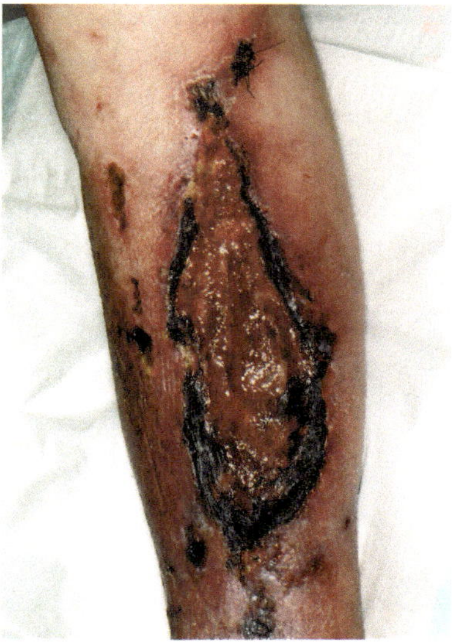

Wunddehiszenz am Unterschenkel nach Bypass-OP.

FRAGE 29 **Was begünstigt Wunddehiszenzen?**

ANTWORT

- ischämisierende Nähte (Nähte, die die Blutzufuhr unterbrechen)
- zu früh gezogene Fäden
- Malnutrition (Fehlernährung)
- Faktor XIII-Mangel (Gerinnungsfaktor)
- Adipositas
- konsumierende Neoplasmen (Krebserkrankungen)
- postoperativer Husten (bei Wunden im Bauchbereich)
- Diabetes mellitus
- Therapien mit Zytostatika, Kortikoiden oder Antibiotika

FRAGE 30 **Was sind hypertrophe Narbenbildungen?**

ANTWORT Manche Menschen neigen zu überschießender Narbenbildung, die auf Störungen in der Kollagenbildung und der -vernetzung zurückgeführt werden. Hypertrophe Narben entwickeln sich bald nach

der Operation, bleiben in der Regel auf das Wundgebiet begrenzt und zeigen eine spontane Tendenz zur Rückbildung.
Für die Ausbildung hypertropher Narben spielt auch die Wundlokalisation im Hinblick auf die Spaltlinien der Haut eine Rolle. Verläuft die Naht einer Wunde vertikal zur Richtung der Spaltlinien in diesem Hautareal, ist mit einer hypertrophen Narbenbildung zu rechnen. Dieser Umstand gewinnt besondere Bedeutung in Körperregionen, wo infolge großer Muskelbewegung Zugkräfte in Längsrichtung der Narbe einwirken. Das Ergebnis sind dann nicht nur kosmetische Fehlleistungen. Verläuft die Narbe über ein Gelenk hinweg, kommt es mit zunehmender Narbenkontraktur zu einer schwerwiegenden Funktionseinschränkung des Gelenks.

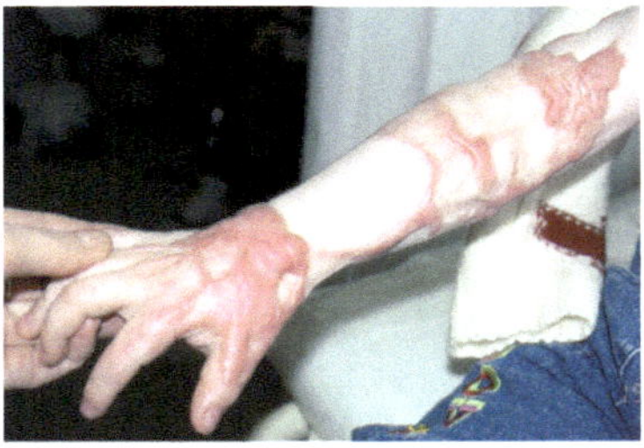

Beispiel für eine hypertrophe Narbe.

FRAGE 31 **Was verstehen Sie unter einem Keloid?**

ANTWORT Von den hypertrophen Narben sind die Keloide primär schwer abzugrenzen. Auch bei ihnen handelt es sich um faserreiche Narbenwucherungen, die selbst nach späterer Exzision zu Rezidiven (Rückfällen) neigen. Entscheidend in der Abgrenzung gegenüber der hypertrophen Narbenbildung ist ihre Struktur, die aus dicken glasigen oder hyalinen Strängen von Kollagen besteht, die in einer schleimigen Matrix eingebettet sind. Selbst kleinste Inzisionen können erhebliche Keloide verursachen, wobei diese sich unabhängig von Muskelbewegungen und selten über Gelenken entwickeln. Im Gegensatz zu hypertrophen Narben überschreiten die Keloide in ihrer Entwicklung häufig die Wundgrenzen und zeigen keine Tendenz zur Rückbildung. Chirurgische Korrekturen verschlechtern die Situation oftmals.

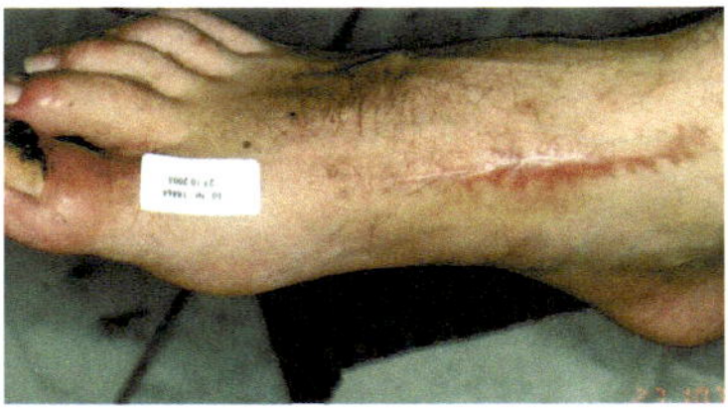

Beispiel für ein Keloid.

FRAGE 32 **Welche typischen Infektionszeichen kennen Sie?**

ANTWORT Anzeichen der Wundinfektion sind:
- Rubor (Rötung)
- Tumor (Schwellung)
- Calor (Wärme)
- Dolor (Schmerz)
- Functio laesa (Funktionsstörung)

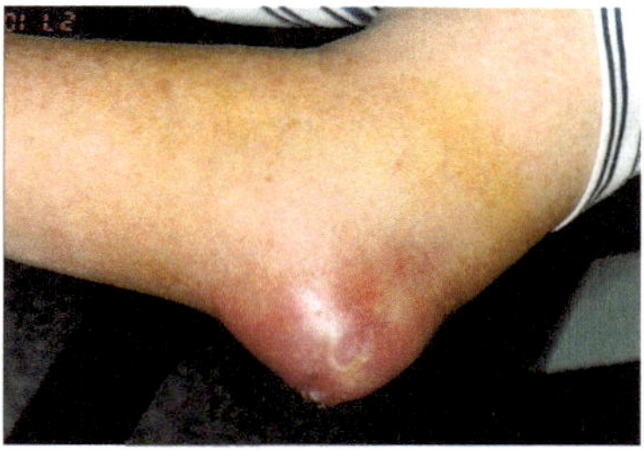

Beispiel für eine akute Entzündung. Das Foto zeigt eine Bursitis olecrani (Schleimbeutelentzündung) des linken Ellenbogens.

FRAGE 33 **Was ist ein Exotoxin?**

ANTWORT Das Exotoxin wird von den Bakterien laufend aus dem Zellinneren abgesondert, z. B. bei Gasödemerregern.

FRAGE 34 **Was ist ein Endotoxin?**

ANTWORT Das Endotoxin wird erst bei der Zellauflösung mit dem Zerfall der Zellwand frei.

FRAGE 35 **Welche pyogenen Erreger (Eitererreger) kennen Sie?**

ANTWORT Zum Beispiel:
- Staphylokokken: rahmig gelblicher, geruchloser Eiter
- Streptokokken: dünnflüssiger, gelbgrauer Eiter
- Pseudomonas: blaugrünlicher, süßlich riechender Eiter
- Escherichia coli: bräunlicher, fäkulent riechender Eiter

FRAGE 36 **Was kennzeichnet eine putride Infektion?**

ANTWORT Die putride Infektion oder faulig jauchige Gewebegangrän entwickelt sich vor allem aus Mischinfektionen von Escherichia coli und den Fäulniserregern Proteus vulgaris und Streptococcus putrides. Die Fäulniserreger zersetzen die Körperzellen, wobei sich beim Abbau der Eiweißstrukturen faulige Gase mit typisch jauchigem Gestank bilden. Das klinische Bild zeigt gangränöse Entzündungen mit Gasphlegmone im umgebenden Gewebe. Notfallmäßig muss sofort eine Therapie mit einem gegen Aerobier und Anaerobier wirksamen Antibiotikum einsetzen, der bakteriologische Befund kann nicht abgewartet werden.

FRAGE 37 **Wie entsteht Gasbrand?**

ANTWORT Die im Erdreich und Straßenstaub vorkommenden Gasbranderreger Clostridium perfringens, Clostridium novyi und Clostridium septicum sind obligate Anaerobier und finden ideale Wachstumsbedingungen in zerklüfteten, nekrotischen und mangeldurchbluteten Wunden. Sie geben rasch gewebeauflösende und gasbildende Ekto- und Endotoxine ab, die schnell zur allgemeinen Intoxikation des Organismus führen. Echter Gasbrand (im Gegensatz zu Gasphlegmone bei putriden Infektionen) tritt nur noch selten auf, verläuft dann jedoch meist tödlich.

FRAGE 38 **Was ist der beste Schutz gegen Tetanus (Wundstarrkrampf)?**

ANTWORT Die Impfung. Ist im Falle von Verletzungen die Grundimmunisierung nicht sicher nachzuweisen, gilt der Patient als ungeimpft und erhält aktiven und passiven Impfschutz (passiver Schutz wird durch ein Immunglobulin von Spendern erreicht, aktiver Impfschutz entsteht durch den bei der Tetanusimpfung verabreichten abgeschwächten Giftstoff des Erregers. Der Organismus produziert dann eigene Antikörper, was jedoch Zeit benötigt).

FRAGE 39 **Was ist ein Erysipel (Wundrose)?**

ANTWORT Das Erysipel ist eine relativ häufige bakterielle Erkrankung, meist hervorgerufen durch ß-hämolysierende Streptokokken. Es tritt akut mit Fieber, Schüttelfrost, Schwellung, Rötung, Überwärmung und Druckschmerz der befallenen Haut auf. Bevorzugte Lokalisationen sind der Unterschenkelbereich oder das Gesicht. Durch die typisch scharfe Abgrenzung gesunder Hautareale zur flammenden Rötung ist die Diagnose einfach zu stellen. Als Eintrittspforte genügen winzige Erosionen (Verletzungen) der Haut oder Schleimhaut.

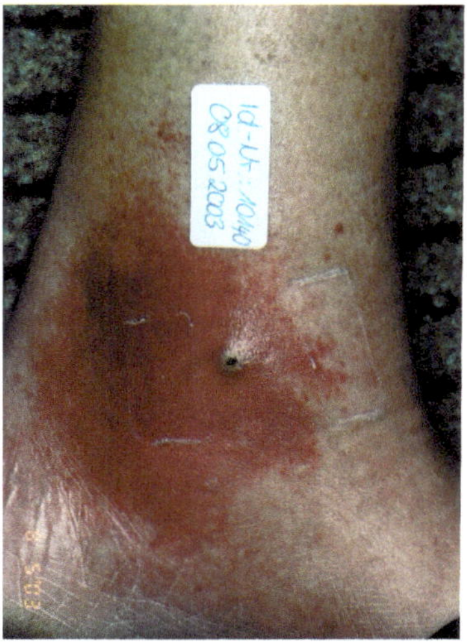

Linkes Bild: Erysipel nach Mückenstich.

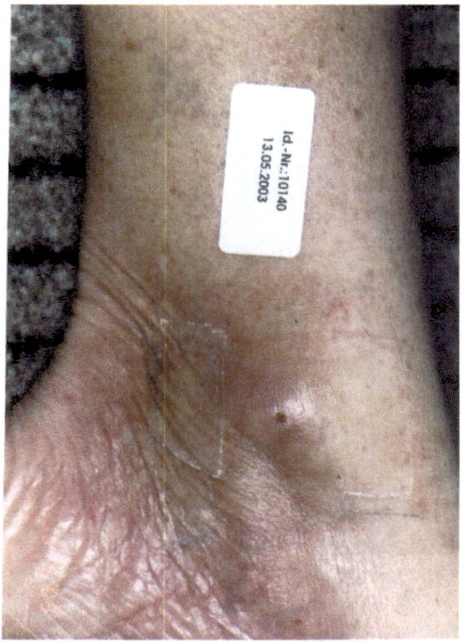

Rechtes Bild: Erysipel 5 Tage nach Behandlung mit Ethacridinlactat (Rivanol).

FRAGE 40 **Warum sind auch klinisch bereits infizierte Wunden unter aseptischen Bedingungen zu versorgen?**

ANTWORT Solche Wunden stellen ein Reservoir äußerst virulenter (aggressiver) Keime dar, deren Verschleppung nur durch umfassende Asepsis zu verhindern ist.

FRAGE 41 **Welche Maßnahmen der Wundreinigung stehen alternativ zum chirurgischen Débridement zur Verfügung?**

ANTWORT Sollte ein chirurgisches Débridement aufgrund spezifischer Situationen nicht möglich sein, ist eine physikalische Wundreinigung mit feuchter Verbandbehandlung und gegebenenfalls die lokale Applikation enzymatischer Präparate oder die Behandlung mit Fliegenmaden (Maden der Fliegenart Lucilia sericata/Schmeißfliege) angezeigt.

FRAGE 42 **Welche Nachteile von Antiseptika in der Wundbehandlung kennen Sie?**

ANTWORT Unterschiedlich ausgeprägte

- Zytotoxizität gegenüber immunkompetenten Zellen (Granulozyten, Lymphozyten und Makrophagen) sowie Fibroblasten (Störungen beim Aufbau von Granulationsgewebe) und Epithelzellen
- Allergisierung
- Resistenzentwicklung
- Schmerzen
- Verfärbungen der Wunde mit daraus resultierender schlechter Beurteilbarkeit des Wundzustandes bei Anwendung farbiger Antiseptika.

FRAGE 43 **Welche Prinzipien der Behandlung akuter Wunden kennen Sie?**

ANTWORT Ziel jeder Wundbehandlung ist es, den Organismus dabei zu unterstützen, frühestmöglich eine funktionsgerechte Regeneration bzw. Reparation des geschädigten Gewebes herbeizuführen. Grundsätzliche Maßnahmen dazu bestehen:

- in der Bewertung der Wunde hinsichtlich Genese (Entstehung), Lokalisation, Alter und Zustand sowie eventueller Begleitverletzungen und Grunderkrankungen
- in der Eliminierung der Keimbesiedelung und der sie begünstigenden Faktoren durch ein gründliches Débridement sowie
- im Wundverschluss durch primäre oder sekundäre Naht bzw. durch Haut- oder Lappentransplantationen.

FRAGE 44 **Welche Ursachen für chronische Ulzerationen kennen Sie?**

ANTWORT Obwohl das Erscheinungsbild chronischer Ulzerationen sehr unterschiedlich erscheint, sind die pathophysiologischen Mechanismen, die zur Chronizität führen, untereinander sehr ähnlich. Alle zugrunde liegenden Gefäßschädigungen, auch wenn sie unterschiedlicher Genese (Ursache) sind, münden letztlich in Ernährungsstörungen des Hautgewebes mit zunehmender Hypoxie (Sauerstoffmangel) und Ischämie (Mangeldurchblutung), was dann den Zelltod mit Nekrosenbildung zur Folge hat.

FRAGE 45 **Was verstehen Sie unter Wundkonditionierung?**

ANTWORT Hierunter versteht man die gezielte Förderung des Granulationswachstums bis der Defekt auf annähernd Hautniveau aufgefüllt ist und ein frischer, sauberer Granulationsrasen vorliegt, der die Grundvoraussetzung für eine anschließende Spontanepithelisierung bzw. zur Deckung durch eine Hauttransplantation darstellt.

FRAGE 46 **Wie entsteht ein Ulcus cruris venosum (venöses Unterschenkelgeschwür)?**

ANTWORT Das Ulcus cruris venosum spiegelt die schwerste durch chronisch venöse Insuffizienz verursachte Stoffwechselstörung in der Cutis und Subcutis wider. Ist der venöse Rücktransport des Blutes zum Herzen gestört (Veneninsuffizienz), wird weniger Blut aus den vorgeschalteten Venenabschnitten abtransportiert und der Venendruck fällt nur unzureichend ab. Diese Überlastung der Venen wirkt sich im Sinne einer Rückwärtsdekompensation bis in die Kapillaren der End-strombahn aus (hat Ödembildung zur Folge). Die für einen geregelten Stoffwechsel erforderlichen Niederdruckwerte werden erhöht, die Strömung in den Gefäßen ist dagegen verlangsamt oder sistiert gar. Der Stoffwechsel, insbesondere in Cutis und Subcutis, wird beeinträchtigt.

FRAGE 47 **Welche Schweregrade der CVI (chronisch venösen Insuffizienz) kennen Sie?**

ANTWORT Die chronisch venöse Insuffizienz (CVI) wird üblicherweise in drei Schweregrade eingeteilt.

Grad I ist durch um die Knöchel und oberhalb des Fußgewölbes angeordnete besenreiserartige Venen gekennzeichnet. Zusätzlich besteht ein Knöchelödem.

Grad II äußert sich durch Hyper- und Depigmentierung der Haut, Unterschenkelödem und Dermatoliposklerose bis hin zur Atrophie blanche (auch als Capillaritis alba bezeichnet).

Grad III manifestiert sich als florides oder abgeheiltes Ulcus cruris venosum. Es bildet sich bevorzugt im Bereich der Knöchel (Bisgaard'sche Kulisse) aus, kann jedoch auch an anderen Stellen am Unterschenkel auftreten.

FRAGE 48 **Wo finden Sie meistens Nekrosen als Folgen schwerster Durchblutungsstörungen?**

ANTWORT Nekrosen infolge schwerster Durchblutungsstörungen sind meist:

- am lateralen Fußrand
- der Ferse
- im Interdigitalraum
- und an den Streckseiten der Unterschenkel lokalisiert

FRAGE 49 **Kennen Sie die Einteilung von chronischen Wunden nach Knighton?**

ANTWORT

Stadium	Ausdehnung
I	Oberflächliche Wunde (Dermis, Epidermis)
II	Tiefe Wunde (ins subkutane Fettgewebe reichend)
III	Mitbeteiligung von Faszien
IV	Mitbeteiligung von Muskulatur
V	Mitbeteiligung von Sehnen, Bändern und Knochen
VI	Mitbeteiligung großer Körperhöhlen

KOMMENTAR Die Stadien I bis V können am Fuß auftreten.

FRAGE 50 **Welche Stadieneinteilung der arteriellen Verschlusskrankheit (AVK) kennen Sie?**

ANTWORT Die klinische Stadieneinteilung der arteriellen Verschlusskrankheit erfolgt modifiziert nach Fontaine:
Stadium I: symptomlos, eventuell leichte Ermüdbarkeit
Stadium IIa: ab einer Gehstrecke von 200 m setzen Schmerzen ein
Stadium IIb: Gehstrecke unter 200 m
Stadium III: Ruheschmerz
Stadium IV: Dauerschmerz, Nekrose, Ulcus, Gangrän

FRAGE 51 **Wie sieht die Therapieplanung zur Behandlung des Ulcus cruris arteriosum aus?**

ANTWORT Nach Sicherung der Diagnose und Verschlusslokalisation muss ein Therapieplan erstellt werden, der nach Möglichkeit die verschiedenen pathogenetischen (ursächlichen) Faktoren berücksichtigt. Er beinhaltet:

- Ausschaltung der Risikofaktoren (z. B. Nikotin)
- Behandlung der Begleiterkrankungen (z. B. normnahe Blutzuckereinstellung bei Diabetes mellitus)
- Maßnahmen zur Wiederherstellung bzw. der Verbesserung der Durchblutung durch den Gefäßchirurgen, Angiologen und Interventionsradiologen (Radiologe, der mit Kathetern versucht, Stenosen zu beheben)
- lokale Wundbehandlung

FRAGE52 **Welche Therapiegrundsätze lassen sich für die Lokaltherapie des neuropathischen Ulcus aufstellen?**

ANTWORT Für die lokale Therapie des neuropathischen Ulcus lassen sich folgende Therapiegrundsätze formulieren:

- absolute Entlastung der Läsion (Gehhilfen, Weichbettungen, Vorfuß-/Rückfußentlastungsschuhe, Rollstuhl, Bettruhe)
- sachgerechte Wundbehandlung mit adäquatem Débridement und feuchter Verbandbehandlung bis hin zum vollständigen Wundverschluss durch ein belastbares Epithel
- Versorgung mit geeignetem orthopädischen Schuhwerk
- spezialisierte Nachsorge
- Schulung des Patienten
- Rezidivprophylaxe

FRAGE 53 **Welche klassischen Lokalisationen für Druckgeschwüre (Dekubitalulcera) kennen Sie?**

ANTWORT Dekubitalulcera können sich grundsätzlich an jeder Körperstelle entwickeln. Das größte Risiko aber ist gegeben, wenn der Aufliegedruck des Körpers und der Gegendruck der Aufliegefläche auf ein Hautareal einwirken, das über einem Knochenvorsprung liegt und wenig durch Unterhautfettgewebe abgepolstert ist. Als klassische Lokalisationen gelten:

- der Sakralbereich
- die Fersen
- die Sitzbeine
- der große Rollhügel (Trochanter major)
- die seitlichen Knöchel
- die Zehenkuppe durch den Druck der Bettdecke

FRAGE 54 **Welche Maßnahmen zur Behandlung von Druckgeschwüren (Dekubitalulcera) kennen Sie?**

ANTWORT Die Behandlung des Dekubitus stützt sich auf drei Therapiesäulen:

1. Vollständige Druckentlastung zur Wiederherstellung der Blutversorgung des geschädigten Hautareals. Ohne Druckentlastung ist

eine Heilung nicht möglich und alle weiteren Maßnahmen sind sinnlos. Dabei ist die Druckentlastung über die gesamte Behandlungszeit aufrechtzuerhalten. Jede – auch nur Minuten andauernde – Belastung bewirkt erneut eine Schädigung und führt zu Rückschlägen im Heilungsverlauf. Zur Druckentlastung dienen Lagerungstechniken, Matratzen aus speziellen Materialien und Wechseldruckmatratzen.

2. Die lokale Wundtherapie umfasst ein gründliches, möglichst chirurgisches Débridement sowie die fortlaufende Wundreinigung mit hydroaktiven Verbandstoffen, die Konditionierung der Wunde mit Aufbau von Granulationsgewebe sowie die abschließende Epithelisierung, ebenfalls durch feuchte Wundbehandlung.
3. Als dritte Maßnahme sind adjuvante Therapien zur Verbesserung des Allgemeinzustandes und der Ernährungssituation sowie zur Schmerzbekämpfung angezeigt. Kachexie mit Eiweißmangelzuständen, die die Wundheilung hemmen, sind gerade bei älteren Patienten häufig zu beobachten, so dass hier eine adäquate Nahrungsaufnahme mit erhöhtem Eiweißanteil und ausreichend Vitaminen und Mineralstoffen sicherzustellen ist.

FRAGE 55 **Welche Aufgaben übernimmt der Wundverband?**

ANTWORT Bis die Wunde abgeheilt und der Hautdefekt wieder geschlossen ist, übernimmt der Verband zwischenzeitlich wesentliche Aufgaben der intakten Haut. Er bietet:

- Schutz vor mechanischen Einflüssen (Druck, Stoß, Scheuern), vor Verschmutzung und chemischen Irritationen,
- Schutz vor Sekundärinfektionen,
- Schutz vor Austrocknung und Verlust von Körperflüssigkeiten (Elektrolytverlusten),
- Schutz vor Wärmeverlusten. Über den umfassenden Wundschutz hinaus kann der Wundverband aber auch aktiv das Heilungsgeschehen beeinflussen durch die Reinigung der Wunde, die Schaffung eines wundheilungsfördernden Mikroklimas und den Erhalt der Wundruhe.

FRAGE 56 **Worauf beschränkt sich heute die trockene Wundbehandlung?**

ANTWORT Die Anwendung trockener Wundauflagen beschränkt sich heute auf folgende Indikationen:
- Versorgung von Wunden im Rahmen der Ersten Hilfe,
- Versorgung primär heilender, mit Naht verschlossener Wunden zur Aufnahme von Sickerblutungen, als Schutz vor Sekundärinfektion und als Polsterschutz gegen mechanische Irritationen.

Eine Spezialindikation der trockenen Verbandbehandlung stellt die zwischenzeitliche Abdeckung von Brandwunden oder Konditionierung von Weichteildefekten mit synthetischen Hautersatzmaterialien dar.

FRAGE 57 **Wozu dienen Salbenkompressen?**

ANTWORT Salbenkompressen dienen zur atraumatischen Wundbehandlung in allen Phasen der Wundheilung, z. B. bei:
- Schürfwunden
- Verbrennungen
- Verbrühungen
- zur Abdeckung von Spender- und Empfängerstellen bei Hauttransplantationen

FRAGE 58 **Was benötigen Sie für einen Verbandwechsel?**

ANTWORT

a) Steriles Material
- anatomische und chirurgische Pinzetten zur Verbandabnahme, zum Débridement und zur Reinigung,
- Scheren und Skalpelle zum Débridement und zur Wundrandanfrischung,
- Klammerentferner, Fadenziehbesteck
- Knopfkanülen und -sonden zum Sondieren der Wundtiefe und zum Spülen,
- Spritzen und Spülflüssigkeiten (z. B. steriles Wasser, Ringerlösung), gegebenenfalls ein gut verträgliches Wunddesinfektionsmittel, z. B. Lavasept,

- Tupfer und Watteträger zur Wundreinigung,
- entsprechende Wundauflagen bzw. Tamponaden,
- Handschuhe und Abdecktücher

b) Unsteriles Material
- Fixiermaterialien wie Pflaster, Vliese, Binden, Netz- oder Schlauchverbände,
- Verbandscheren,
- Einmalhandschuhe,
- Abfall- und Desinfektionsbehältnisse,
- Händedesinfektionsmittel,
- Schutzbekleidung wie Einmalschürze und Mund- und Nasenmasken, eventuell auch OP-Hauben.

KOMMENTAR Diese Materialien benötigt der Podologe, wenn er unter Anleitung oder auf Anordnung eines Arztes Wundversorgungen vornimmt.

FRAGE 59 Wie schützen Sie sich bei infizierten Wunden während des Verbandwechsels?

ANTWORT Beim Verbandwechsel bei AIDS- und Hepatitis-Patienten oder Patienten mit therapieresistenten Staphylokokken-Stämmen (Abstrich) hat sich der Durchführende vor dem Infektionsrisiko besonders zu schützen. Erforderlich sind:
- Handschuhe aus Latex (oder latexfreie bei Latexallergie des Durchführenden)
- ein Augenschutz
- eine Mund- und Nasenmaske

FRAGE 60 Wie beurteilen Sie den Wundzustand?

ANTWORT Den Zustand der Wunde richtig einzuschätzen, ist selbst für den Erfahrenen nicht immer einfach. Eine zuverlässige Bewertung ist jedoch wesentliche Grundlage für die Wahl der anschließenden Lokaltherapie. Zu beurteilen sind:
- Wundgröße, Wundtiefe, Unterminierungen usw. (hat sich die Wunde seit dem letzten Verbandwechsel vergrößert/verkleinert?)

- Ausmaß und Beschaffenheit von Belägen und Nekrosen (schwarz, ledrig, Schorf, schmierig, eitrig?)
- Beschaffenheit des Exsudats (serös, blutig) und Ausmaß der Sekretion (stark sezernierend?, Wunde am Austrocknen?)
- Vorhandensein und Beschaffenheit der Granulation (kein Granulationsgewebe vorhanden, blass, schwammig, rosa, rot, fest)
- Umfang der Epithelbildung
- Grad der Blutungsneigung
- Schmerzhaftigkeit der Wunde
- Infektionsanzeichen (Schwellung, Rötung, gelbliche oder grünliche, schmierige Beläge, Geruch)

KOMMENTAR Bei der Behandlung chronischer Wunden ist eine fotografische Dokumentation des Benadlungsverlaufes unerlässlich.

FRAGE 61 **Wie reinigen Sie eine Wunde?**

ANTWORT Bei primär heilenden, aseptischen Wunden genügt eine einfache Reinigung mit einem sterilen Tupfer oder einem sterilen Watteträger von innen nach außen (damit aus der Wundumgebung keine Keime in die Nähe der Wunde gelangen können). Eine Desinfektion der Wundumgebung ist in der Regel nicht erforderlich.

Im Gegensatz dazu wird bei septischen, infizierten Wunden das Wundgebiet von außen nach innen (hier ist die Wunde selbst stärker mit Keimen besiedelt als die Wundumgebung), gegebenenfalls unter Anwendung eines gut verträglichen Desinfektionsmittels, gereinigt. Je nach Wundzustand können bei sekundär heilenden Wunden jedoch umfassendere Reinigungsmaßnahmen notwendig werden:

Mechanisch lassen sich Beläge und abgestorbenes Gewebe mit Skalpell, Schere oder einem scharfen Löffel abtragen. Von den drei Instrumenten ist das Skalpell vorzuziehen, da eine Abtragung mit häufig stumpfen Scheren oder stumpfen scharfen Löffeln bereits wieder das Risiko von Gewebequetschung und Traumatisierung in sich birgt.

Das mechanische Abtragen kann erleichtert werden, wenn durch hydroaktive Wundverbände die Beläge vorher aufgeweicht wurden.

KOMMENTAR Wundbehandlungen dieser Art darf der Podologe nur unter Anleitung oder auf Anordnung eines Arztes machen!.

Literatur:

- Blank, I.: Postoperative Wundheilungsstörungen und Komplikationen. In: WundForum 4/1997
- Brychta, P.: Die Verbrennungswunde - Pathophysiologie und Therapieprinzipien. In: WundForum 3/1995
- Ellermann, J.: Leitfaden zur Behandlung von Dekubitalulcera. In: WundForum 4/1995
- Ferber, Th., Mähr, R., Straub, A.: Interaktive Nasstherapie mit TenderWet - drei Jahre klinische Erfahrung bei chronischen Wunden. In: WundForum 4/1995
- Gericke, A.: Die Behandlung des Ulcus cruris venosum. In: WundForum 1/1998
- Germann, G.: Prinzipien der Defektdeckung bei akuten posttraumatischen Wunden. In: WundForum 4/1994
- Germann, G., Schmidt, J.: Die chronisch posttraumatische Wunde. In: WundForum 1 / 1996
- Howe, M., Germann, G.: Die Behandlung von Strahlenschäden der Haut. In: WundForum 4/1995
- Lang, F., Lippert, H., Piatek, S., Vanscheidt, W., Winter, H.: Häufige Probleme bei der Behandlung chronischer Wunden. In: WundForum 1 / 1996
- Lang, F., Röthel, H.: Der Verbandwechsel - Anregung für die Entwicklung von Standards. In: WundForum 3/1996
- Mast, B. A., Schultz, G. S.: Interaktionen von Zytokinen, Wachstumsfaktoren und Proteasen in akuten und chronischen Wunden. In: WundForum 3/1997
- Niedner, R., Vanscheidt, W.: Die Wundinfektion folgenschwerste Komplikation der Wundheilung. In: WundForum 2/1994
- Nusser, B.: Die Fixierung von Wundauflagen - Material und Methoden. In: WundForum 3/1995

Literatur (Fortsetzung):

- Paul Hartmann AG, Hrg.: Kompendium Wunde und Wundbehandlung. Paul Hartmann AG, Heidenheim 1998
- Pschyrembel: Klinisches Wörterbuch. 258. Auflage 1998.Walter de Gruyter Verlag, Berlin
- Rietzsch, H.: Diabetische Fußläsionen - Pathogenese und Therapie. In: WundForum 2/1995
- Röthel, H.: Verbandstoffsysteme für die feuchte Wundbehandlung. In: WundForum 2/1996
- Röthel, H., Schenck, K.: Passive und interaktive Wundauflagen - Aufbau, Wirkung und Einsatzbereiche. In: WundForum 2/1994
- Röthel, H., Vanscheidt, W.: Basisinformationen zum Wundmanagement (1): Die Reinigung der Wunde. In: WundForum 1 / 1997
- Röthel, H., Vanscheidt, W.: Basisinformationen zum Wundmanagement (11): Defektauffüllung und Reepithelisierung. In: WundForum 2/1997
- Schenck, K.: Verbandstoffkunde Teil 1: Calciumalginate zur feuchten Wundbehandlung. In: WundForum 4/1994
- Schenck, K.: Verbandstoffkunde Teil 11: Hydrogele zur feuchten Wundbehandlung. In: WundForum 1/1995
- Schenck, K.: Verbandstoffkunde Teil 111: Hydrokolloide zur feuchten Wundbehandlung. In: WundForum 2/1995
- Scholz, N.: Lehrbuch und Bildatlas für die Podologie. Verlag Neuer Merkur, München
- Seiler, W. O.: Chronische Hautulcera: Die Feuchttherapie als wesentliches Element moderner Ulcusbehandlung. In: WundForum 3/1995
- Seiler, W. O.: Impaired wound healing bei Dekubitalulcera. In: WundForum 2/1994
- Tautenhahn, J., Bürger, Th., Piatek, S., Lippert, H., Halloul, Z.: Diagnostik und Therapie des Ulcus cruris arteriosum. In: WundForum 1/1997
- v. Hallern, B., Hrg.: Kompendium der Wundbehandlung. Wirkungsweise und Indikationen von Wundbehandlungsprodukten. M & S Redaktions und Vertriebsservice Stade
- Wilde, J., Wilde jun., J.: Wundheilungstörungen I und II. In: WundForum 1/1995 und 2/1995

C

D

E

L

M

O

Q

R

T

V

X

Z